# DSM-5®
## GUÍA DE USO

El Complemento Esencial
del Manual Diagnóstico y Estadístico
de los Trastornos Mentales

5° EDICIÓN

# DSM-5®
## GUÍA DE USO

El Complemento Esencial
del Manual Diagnóstico y Estadístico
de los Trastornos Mentales

5ª EDICIÓN

Donald W. Black, M.D.
Jon E. Grant, M.D., M.P.H., J.D.

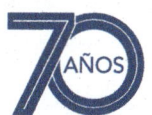
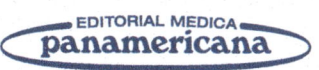

Desde 1953 formando Profesionales de la Salud

Buenos Aires - Bogotá - Madrid - México
www.medicapanamericana.com

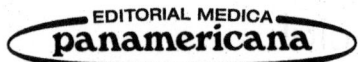

**Visite nuestra página web:**
http://www.medicapanamericana.com

**ARGENTINA**
Marcelo T. de Alvear 2.145 (C 1122 AAG)
Ciudad Autónoma de Buenos Aires, Argentina
Tel.: (54-11) 4821-2066 / Fax: (54-11) 4821-1214
e-mail: info@medicapanamericana.com

**COLOMBIA**
Carrera 7a A Nº 69-19 - Bogotá DC- Colombia.
Tel.: (57-1) 235-4068 / Fax: (57-1) 345-0019
e-mail: infomp@medicapanamericana.com.co

**ESPAÑA**
Sauceda, 10, 5.ª planta - 28050 Madrid, España
Tel.: (34-91) 131-78-00 / Fax: (34-91) 457-09-19
e-mail: info@medicapanamericana.es

**MÉXICO**
Av. Miguel de Cervantes Saavedra 233, Piso 8, Ofna. 801,
Colonia Granada, Alcaldía Miguel Hidalgo, Ciudad de México.
México. C.P. 11520
Tel.: Oficina: (5255) 5250 0664
e-mail: infomp@medicapanamericana.com.mx

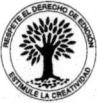

# Índice

# Sobre los Autores

**Donald W. Black, M.D.,** es profesor, director de formación de residentes y vicepresidente de docencia del departamento de psiquiatría del *Roy J. and Lucille A. Carver College of Medicine* de la Universidad de Iowa en Iowa City, Iowa, Estados Unidos.

**Jon E. Grant, M.D., M.P.H., J.D.,** es profesor del departamento de psiquiatría y neurociencias conductuales de la *Pritzker School of Medicine* de la Universidad de Chicago en Chicago, Illinois, Estados Unidos.

### Declaración de conflictos de intereses

*El Dr. Black refiere haber recibido becas de AstraZeneca y Psyadon Pharmaceuticals.*

*El Dr. Grant refiere haber recibido becas de investigación del* National Center for Responsible Gambling, *el* National Institute on Drug Abuse, Psyadon Pharmaceuticals *y* Transept Pharmaceuticals. *También* declara royalties de American Psychiatric Publishing, Oxford University Press, McGraw-Hill *y* W.W. Norton.

# Prefacio

Esta guía acompaña al *Manual diagnóstico y estadístico de los trastornos mentales*, 5ª edición (DSM-5; *American Psychiatric Association* 2013). El DSM se usa desde hace mucho como sistema de diagnóstico psiquiátrico en Estados Unidos y otros países, y el DSM-5 continúa la magnífica tradición de sus predecesores. Sin embargo, para muchos facultativos de salud mental, el método para clasificar los diagnósticos psiquiátricos resulta abrumador. Como el DSM-5 es de gran tamaño, con un total de 947 páginas (sin incluir la lista de la clasificación ni el prefacio), muchos usuarios lo encontrarán intimidatorio. Muchos pensarán: «¿Por dónde empiezo? ¿Cómo llegaré a entender y usar alguna vez los criterios?» Además, los usuarios del DSM-IV-TR (*American Psychiatric Association* 2000) se preguntarán en qué difiere el DSM-5. Estas son algunas de las cuestiones ordinarias que abordamos en esta guía.

El objetivo de este libro no es recapitular el DSM-5. Lo que pretendemos es ofrecer una guía de uso fácil para los psiquiatras, los psicólogos y los demás profesionales de la salud mental, así como para las demás personas interesadas. Partimos de la premisa de que, primero y ante todo, los usuarios quieren saber en qué difiere el DSM-5 de su inmediato predecesor, el DSM-IV-TR, en términos de organización general, de las muchas categorías diagnósticas y de los criterios diagnósticos en sí. Al abordar estas cuestiones describimos la lógica en que se basa la reorganización y los numerosos cambios sufridos por los criterios. Animamos al lector encarecidamente a que adquiera una copia del DSM-5 y estudie las categorías diagnósticas de especial relevancia para su ejercicio profesional, aunque entendemos que un libro de este tamaño, para muchos difícil de manejar, ni se aprende ni se digiere con facilidad.

En muchos sentidos, esta guía es un «manual de instrucciones» que ayuda a los facultativos a incorporar el DSM-5 a su consulta. El libro se ha escrito para enseñar a los clínicos a utilizar los criterios diagnósticos revisados. Explicamos la metaestructura (es decir, la organización) del DSM-5, sus muchas categorías diagnósticas (incluidas varias nuevas) y los criterios diagnósticos de los trastornos más importantes. Nos centramos en los diagnósticos de mayor importancia y describimos en detalle sus criterios. Al hacerlo, ponemos los criterios en su contexto y aportamos contraste a la edición anterior. Creemos que el DSM-5 Guía esquematiza los muchos cambios del manual y aporta información práctica sobre el uso de sus categorías diagnósticas y sus códigos.

En resumen, las metas que nos hemos propuesto con esta guía son:

1.  Realizar una sinopsis de la clasificación diagnóstica con el fin de situar el DSM-5 y sus predecesores en su perspectiva histórica.
2.  Repasar el desarrollo del DSM-5, sus innovaciones, su estructura general y los cambios principales con respecto al DSM-IV (y el DSM-IV-TR).
3.  Explicar cada categoría diagnóstica de importancia, los diagnósticos asociados y los criterios para clarificar su significado y facilitar la comprensión del proceso de diagnóstico diferencial.

4. Explicar los diversos componentes que constituyen un diagnóstico completo del DSM-5, incluido el uso de las escalas dimensionales descritas en la sección III.

El diagnóstico es fundamental para la práctica de la psiquiatría y la psicología. Para muchos clínicos, el proceso de formular un diagnóstico se tarda años en dominar; sin embargo, para los profesionales de la salud mental se trata de un proceso esencial que deben aprender hasta hacerse expertos. La introducción de los criterios diagnósticos operativos del DSM-III (*American Psychiatric Association*, 1980) facilitó en gran medida este proceso al hacer el diagnóstico mucho más fiable que antes y mucho menos sujeto a las opiniones y sesgos particulares de cada clínico. Nosotros dos nos formamos en la época posterior al DSM-III. Para nosotros, el uso de diagnósticos basados en criterios es perfectamente natural.

El DSM-5 es transformador en varios sentidos (Kupfer y Regier, 2011; Kupfer et al., 2013). El camino hacia el DSM-5 comenzó en 1999, y su publicación en 2013 fue la culminación de un proceso largo y laborioso que se analiza en el capítulo 1, «La marcha hacia el DSM-5.» El viaje contó con el esfuerzo de muchos expertos que revisaron detenidamente la bibliografía, reunieron datos nuevos y efectuaron análisis concretos de los datos ya existentes. El predecesor del DSM-5, el DSM-IV, se publicó en 1994 (*American Psychiatric Association*, 1994), y su texto se revisó en el año 2000 (DSM-IV-TR). A todos los efectos, los criterios del DSM-5 se han tardado en elaborar 19 años. No solo se han revisado y actualizado los criterios diagnósticos, sino que el orden de los capítulos ha cambiado. Se han introducido categorías nuevas y otras se han consolidado. Se han incluido muchos trastornos nuevos y se ha eliminado el esquema diagnóstico multiaxial. Se han añadido muchas evaluaciones dimensionales para ayudar a los clínicos a describir mejor los síntomas y el rendimiento del paciente.

Símbolo de la transformación es que, a diferencia de las ediciones previas, el DSM-5 se ha debatido como «documento vivo». Una futura meta a más largo plazo es actualizar el DSM-5 en respuesta a los avances científicos según se vayan produciendo. Esto se refleja en la decisión de usar en el título un número arábigo y no uno romano —DSM-5 en lugar de DSM-V— para que los cambios futuros puedan designarse con facilidad (p. ej., DSM-5.1, DSM-5.2).

No se confunda el lector: el DSM-5 no es infalible. Quienes no están familiarizados con el proceso diagnóstico —e incluso algunos que sí lo están— contemplan los criterios con la misma reverencia que empelarían ante pasajes de libros tales como la Biblia o el Talmud. Otros quizá vean el proceso diagnóstico como un recetario de cocina en el que cada ingrediente (es decir, criterio) es esencial y cualquier desviación conduce irremediablemente a un suflé caído. Recordamos a los lectores que el DSM-5 —como cualquier otro manual diagnóstico— no puede utilizarse sin aplicar el juicio clínico. Este es el elemento crítico que falta en todos los manuales y que no se aprende fácilmente en ausencia de formación y práctica. ¿Le dirá el psiquiatra a un paciente que no está deprimido solo porque no alcanza un umbral diagnóstico? ¿Está menos enfermo el paciente psicótico si no cumple todos y cada uno de los criterios de la esquizofrenia? El cumplimiento excesivamente estricto de las normas (es decir, los criterios) puede obstaculizar la correcta atención clínica, y los clínicos deben tener presente las necesidades de cada paciente, no los requisitos a veces arbitrarios de un sistema de codificación.

Hemos abordado esta guía partiendo de la experiencia que otorga nuestro trabajo diario como clínicos e investigadores. No aportamos detalles internos sobre los pormenores del grupo de trabajo del DSM-5 o sus muchos subgrupos porque no los conocemos personalmente.

En este sentido, escribimos como forasteros encargados de explicar cómo se usan correctamente los conjuntos de criterios en los ámbitos clínico y experimental. Como advertencia: lo que hemos escrito refleja nuestros puntos de vista y no los del grupo de trabajo del DSM-5 ni los de la *American Psychiatric Association* (APA). Ninguno de nosotros ha formado parte de ninguno de los subgrupos. Ni hemos editado ni somos responsables de ninguna de las partes de que consta el DSM-5. No obstante, no desconocemos el diagnóstico psiquiátrico ni las necesidades de nuestros colegas o alumnos, pues los dos somos miembros del claustro de un importante departamento académico de psiquiatría. Cada uno de nosotros tiene amplia experiencia en la formación de residentes, estudiantes de medicina y demás aprendices de las arcanas reglas del diagnóstico psiquiátrico, proceso que parece misterioso e insalvablemente difícil para los no iniciados, aunque rutinario (e incluso divertido) desde nuestro punto de vista.

Como elemento de perspectiva, tanto el DSM-III como el DSM-IV fueron recibidos con críticas desde todas partes y, aun así, se convirtieron en documentos saludables e influyentes. La Asamblea General de la APA aprobó el DSM-5 en noviembre de 2012 sin recomendar cambio alguno, y el documento fue después unánimemente aceptado por la junta directiva de la APA. Los copresidentes del grupo de trabajo del DSM-5, David J. Kupfer, M.D., y Darrel A. Regier, M.D., M.P.H., merecen todo el crédito por conducir el proceso y cumplir las tareas requeridas, si bien no los plazos. Aunque en la introducción resumimos el proceso que condujo al DSM-5, no hacemos ningún intento de relatar su historia con mayor detalle. Eso queda para otros. Ya se han publicado muchos volúmenes con los primeros puntos de vista sobre el proceso de revisión y sobre las metas y objetivos del DSM-5.

Repasemos la estructura de esta guía. En la introducción relatamos brevemente la historia de la clasificación de los diagnósticos psiquiátricos. Después, en el capítulo 1, nos centramos en la marcha hacia el DSM-5. El capítulo 2 nos lleva del DSM-IV al DSM-5, atendiendo a los principales cambios pero no a las muchas correcciones menores. En los capítulos 3-19 analizamos las principales categorías diagnósticas con sus diagnósticos específicos y sus criterios para clarificar su evaluación. Las escalas dimensionales incrustadas en el DSM-5 se explican en el capítulo 20, y en el 21 se presenta un modelo alternativo sobre los trastornos de la personalidad. Los trastornos propuestos y cuya inclusión se está considerando se resumen en el capítulo 22. A continuación, se incluyen una lista de referencias bibliográficas y un apéndice con la clasificación del DSM-5.

Creemos que este libro atraerá a una amplia audiencia de psiquiatras, psicólogos, enfermeros psiquiátricos, trabajadores sociales y profesionales de salud mental en ejercicio, que querrán saber cómo aplicar el DSM-5 en su trabajo. Esperamos que entre las audiencias institucionales habrá consultas, clínicas pequeñas, organizaciones para el mantenimiento de la salud, aseguradoras, hospitales, bibliotecas, instituciones académicas, facultades de medicina y programas de formación de residentes. Esta guía también beneficiará a estudiantes, residentes y personal auxiliar, y les ayudará a comprender mejor el encaje de los diagnósticos del DSM-5 en los actuales servicios de salud mental. Esperamos que muchos encontrarán este libro útil para formar a profesionales sanitarios de todo tipo en el uso del DSM-5.

# Agradecimientos

Cuando nos propusieron escribir este libro, no dejamos pasar la oportunidad. Los dos somos clínicos y docentes muy interesados en la clasificación y la evaluación psiquiátrica. Aunque ambos somos psiquiatras e investigadores universitarios, tenemos la influencia de años de atención clínica rutinaria en todo tipo de ámbitos: centros médicos académicos, consultas de salud mental, entornos penitenciarios y forenses, etc. Entre los dos tenemos más de 45 años de experiencia clínica, que aportamos a este proyecto.

Nuestra tarea se vio enormemente facilitada con el uso de la página web oficial (www.dsm5.org) —accesible a todo el mundo— y el acceso a los borradores del DSM-5, que nos suministró amablemente la *American Psychiatric Association*. Gran parte de nuestro trabajo consistió en comparar sencillamente el DSM-5 con sus predecesores (especialmente el DSM-IV y el DSM-IV-TR), lo que nos permitió ver dónde se habían producido cambios y por qué. Damos las gracias al grupo de trabajo del DSM-5 y sus subgrupos, y a sus muchos miembros y consultores. En la creación del DSM-5 participaron más de 1000 personas. La monumental tarea llevó incontables horas a colegas que dedicaron su tiempo gratuitamente a confeccionar un libro que transporta nuestro campo al futuro.

Al escribir la guía, influyeron en nosotros enormemente nuestras experiencias asistenciales, así como los años dedicados a enseñar a estudiantes de medicina y residentes las técnicas de la entrevista psiquiátrica y los métodos de evaluación. También somos sensibles a la necesidad que tienen los investigadores de recopilar sistemáticamente datos diagnósticos. Creemos que el DSM-5 será un estímulo importante de la investigación conforme los científicos vayan retocando su estrategia e incorporando los nuevos y reformados conjuntos de criterios a sus evaluaciones.

Nuestro estilo asistencial y nuestra base de conocimientos se vieron también afectados por nuestra experiencia docente. Uno de nosotros (D.W.B.) se formó en el departamento de psiquiatría de la Universidad de Iowa. Bajo la dirección del fallecido George Winokur, M.D., el departamento era miembro del «colegio invisible» de neokraepelinianos, cuyos miembros fueron los responsables de los primeros conjuntos de criterios útiles de la psiquiatría: los criterios Feighner y, posteriormente, los «*Research Diagnostic Criteria*», ambos predecesores intelectuales del DSM-III, como explicamos con más detalle en la introducción. El otro (J.E.G.) se formó en la Universidad de Minnesota, cuyo departamento de psiquiatría estuvo un tiempo dirigido por otro miembro del «colegio invisible», Paula Clayton, M.D. Estas experiencias nos llevaron a apreciar el valor de los criterios operativos basados en datos tanto en la clínica como en el medio experimental.

Estamos en deuda con el equipo de *American Psychiatric Publishing*. En concreto, damos las gracias a Robert E. Hales, M.D., que ayudó a dar forma al planteamiento y el alcance del libro, y a John McDuffie, que nos dio ánimos y soporte. Además del equipo editorial, queremos dar las gracias a los muchos mentores importantes que nos han influido en nuestras carreras, como Nancy Andreasen, M.D., Raymond Crowe, M.D., Russell Noyes, M.D.,

William Coryell, M.D., Bruce Pfohl, M.D., Suck Won Kim, M.D., Katharine Phillips, M.D., Larry Price, M.D., y Steve Rasmussen, M.D. Robert Spitzer, M.D., amigo y colega que dirigió los grupos de trabajo del DSM-III y el DSM-III-R, nos ha servido de inspiración. Queremos agradecer especialmente a Susan Schultz, M.D., compañera de la Universidad de Iowa, el habernos animado tanto. Como editora del texto del DSM-5, conocía especialmente bien el manual.

Damos también las gracias a los innumerables pacientes con los que hemos trabajado en Iowa, Minnesota y otros lugares, que nos han enseñado mucho de lo que sabemos acerca de sus trastornos. Ellos son los verdaderos maestros.

# Introducción

La ciencia es la clasificación sistemática de la experiencia.

George Henry Lewes, *The Physical Basis of Mind,* 1877

Después de catorce años de desarrollo, el *Manual diagnóstico y estadístico de los trastornos mentales*, 5ª edición (DSM-5, *American Psychiatric Association,* 2013), es una publicación esencial que sirve de norma internacional para el diagnóstico y la clasificación de los problemas psiquiátricos. Publicado por la *American Psychiatric Association* (APA), el DSM-5 continúa la noble tradición creada por sus predecesores, empezando por la primera edición (DSM-I), que apareció en 1952 (*American Psychiatric Association,* 1952). El DSM-5 compendia todos los diagnósticos utilizados por la psiquiatría y reconocidos oficialmente, y especifica los síntomas que deben estar presentes. El desarrollo del DSM-5 fue producto del primer intento sistemático de crear un sistema de clasificación oficial de los trastornos psiquiátricos en Estados Unidos. La psiquiatría es la única especialidad de la medicina que ha formalizado de manera sistemática y exhaustiva los procesos diagnósticos de los trastornos incluidos en su campo.

Para quienes formamos parte de la psiquiatría, el uso del DSM es algo natural, algo que ha formado parte de nuestra formación y nuestra experiencia. Sin embargo, nuestros colegas ajenos a este campo quizá se pregunten a qué viene tanto revuelo. ¿Por qué preocuparse por el DSM? Buena pregunta. Lisa y llanamente, el DSM nos ofrece un lenguaje común a quienes investigamos o tratamos a personas con trastornos psiquiátricos. Quizá una de sus misiones más importantes sea la de aportar a los clínicos uniformidad en la definición de los trastornos mentales, en Estados Unidos y en los demás países. Creado para profesionales formados en el ámbito de la salud mental, el DSM se usa ampliamente más allá de los confines de la psiquiatría. Entre sus muchos usuarios se encuentran investigadores, administradores, funcionarios, abogados y otros. Cuando se usa de la forma pretendida, el DSM requiere experiencia y formación clínica. Una limitación importante es que no contiene información de los tratamientos. Como la psiquiatría carece de análisis clínicos específicos al servicio del diagnóstico y de etiologías confirmadas para la mayoría de los trastornos, el diagnóstico se basa en gran medida en los síntomas y los antecedentes de los pacientes. Por ello, es esencial que los criterios diagnósticos sean precisos y claros.

La profesión psiquiátrica repasa y corrige periódicamente el DSM en respuesta a los nuevos descubrimientos. La ciencia ha avanzado deprisa, sobre todo en las dos últimas décadas, contribuyendo de esta forma a los muchos cambios del DSM-5. En la década de 1990 vivimos la llamada «década del cerebro», a la que siguió el proyecto del genoma humano. Después hemos entrado en la «década de la mente». Esta explosión de conocimientos en las neurociencias y las ciencias de la conducta ha expandido enormemente nuestra comprensión de los trastornos mentales, incluidos los factores de riesgo y la prevalencia, la estructura y la función del cerebro, y la influencia de los genes y el medio ambiente. Los avances tecnológicos nos han aportado herramientas nuevas que permiten investigar los trastornos mentales de maneras que antes no eran posibles. La clasificación de los trastornos mentales —y sus criterios diagnósticos— han de evolucionar en respuesta a los nuevos conocimientos.

## Consideraciones históricas

La clasificación de las enfermedades mentales se inició hace más de dos milenios, cuando estas dolencias se reconocieron como procesos discretos. Quizá el documento médico más antiguo que se conoce, el papiro Ebers (compuesto probablemente alrededor de 1550 a.C.), contiene referencias a síndromes específicos como la depresión. Los escritos bíblicos también contienen descripciones de personas que padecieron enfermedades mentales importantes; por ejemplo, en Samuel 1, Saúl aparece sumido en una grave depresión que le tratan con música relajante.

La psiquiatría le debe mucho a Hipócrates, que creó la primera clasificación de las enfermedades mentales. En el esquema se incluían la epilepsia, la manía (excitación), la melancolía y la paranoia, además de los delirios tóxicos (confusión mental acompañada de fiebre) y la histeria (episodios repentinos de dolencias somáticas). Hipócrates y sus seguidores creían que las enfermedades mentales se debían a desequilibrios en las cantidades de los distintos líquidos corporales. La melancolía, por ejemplo, se debía a un exceso de bilis negra, mientras que otras anomalías surgían de desequilibrios entre los otros líquidos o «humores» (sangre, flema y bilis amarilla). Las teorías humorales de la enfermedad mental persistieron durante la Edad Media e incluso hoy influyen en nuestra forma de entender los tipos de personalidad.

Durante el Renacimiento europeo y la Ilustración, los sistemas de clasificación de las enfermedades se basaron a menudo en modelos naturales. En el siglo XVI, Paracelso (1493-1541) creó una clasificación basada en etiologías donde se incluían trastornos causados por venenos, por las fases de la luna y por enfermedades hereditarias. Thomas Sydenham (1624-1689) fue uno de los primeros en lanzar la idea de las categorías discretas y uniformes de enfermedades. Realizó descripciones detalladas de las neurosis y de la histeria. Los contemporáneos Carolus Linnaeus (1707-1778) y François Boissier de Sauvages (1706-1767) trataron de aplicar los métodos taxonómicos de la biología a las enfermedades médicas y psiquiátricas, con categorías basadas en los signos y síntomas observados. El sistema de Boissier de Sauvages contenía más de dos mil enfermedades organizadas en clases, órdenes y géneros. Jean-Étienne-Dominique Esquirol (1772-1840), al igual que su mentor, Philippe Pinel (1745-1826), subrayó la importancia de la precisa descripción clínica de las enfermedades mentales, evitando las especulaciones sobre sus causas. (Se le conoce también por haber acuñado el término *alucinación*.)

La tensión entre los paradigmas basados en la observación y los basados en la teoría continuó durante el siglo XIX. La fundación de asilos permitió observar a los pacientes de una manera más prolongada e intensiva, antes del todo imposible. Las autopsias crecieron en frecuencia y aceptación al tratar de detectar causas físicas que explicaran los síntomas psiquiátricos. Emil Kraepelin (1856-1926) se propuso desarrollar una clasificación de los trastornos mentales que subrayaba la importancia de los síntomas, el curso y la evolución. Su aportación más famosa quizá sea haber separado la enfermedad maniaco-depresiva de la demencia precoz. Esta última fue rebautizada con el término *esquizofrenia* (división de la mente) por Eugen

Bleuler (1857-1939) en reconocimiento al deterioro cognitivo que se produce y para resaltar ciertos síntomas que él creía fundamentales del trastorno, como el aplanamiento afectivo y las alteraciones asociativas (es decir, el pensamiento peculiar y distorsionado). El detenimiento con que Kraepelin dedicó su atención a los síntomas y el curso clínico al separar los distintos síndromes sentó posteriormente las bases del marco conceptual del DSM-III (*American Psychiatric Association*, 1980).

Más allá de estas tendencias históricas existía una necesidad creciente de desarrollar sistemas de clasificación con fines estadísticos, epidemiológicos y comunicativos. El motivo inicial de que se desarrollara una clasificación de los trastornos mentales en Estados Unidos fue recopilar información estadística para el censo. Para el censo de 1880 se enumeraban siete categorías de trastornos mentales: manía, melancolía, monomanía, paresia, demencia, dipsomanía y epilepsia. La creciente intervención de la Administración en la sanidad estimuló aún más la uniformidad diagnóstica en ese período, y la primera clasificación psiquiátrica normalizada de Estados Unidos la creó en 1918 la *American Medico-Psychological Association*, precursora de la APA. Publicada con el título de *Manual estadístico de uso en instituciones para locos*, contenía 22 trastornos y se empleaba principalmente para reunir estadísticas uniformes de las instituciones mentales (Shorter, 1997).

## Desarrollo del DSM

En 1927, la Academia de Medicina de Nueva York lideró un movimiento para crear una nomenclatura de las enfermedades normalizada y aceptada en todo el país. Al año siguiente se organizó un congreso en el que hubo participantes de la Administración y de todas las especialidades médicas, entre ellas la psiquiatría (representada por la APA). Publicado en 1933 por la *American Medical Association* con el título *Nomenclatura clasificada estándar de la enfermedad*, el manual contenía 24 categorías psiquiátricas principales fuertemente influidas por la sexta edición (1899) del *Lehrbuch der Psychiatrie* de Kraepelin.

En respuesta a los retos planteados a los militares en la década de 1940, y la necesidad de categorías diagnósticas más idóneas para describir los problemas psiquiátricos de los combatientes, el Ejército y la Armada de Estados Unidos desarrollaron sus propios sistemas de clasificación. Mientras tanto, la Administración de Veteranos creó su propio sistema con el fin de incorporar las presentaciones ambulatorias de los veteranos de la Segunda Guerra Mundial. La situación de la nomenclatura psiquiátrica había producido una considerable confusión y existían al menos cuatro sistemas distintos: el estándar, el del Ejército, el de la Armada y el de la Administración de Veteranos. Algunos organismos usaban un sistema en la clínica, otro para valorar las discapacidades y un tercero para los informes estadísticos. La sexta revisión del *Manual de la clasificación internacional de enfermedades, lesiones y causas de muerte* (CIE-6), creado en 1948 por la Organización Mundial de la Salud (OMS), no resultaba totalmente satisfactoria para los psiquiatras estadounidenses, por lo que la APA decidió crear su propio manual.

El Comité de Nomenclatura y Estadística de la APA se puso a trabajar en un único sistema nacional de clasificación de las enfermedades mentales, que condujo a la publicación, en 1952, de la primera edición del *Manual diagnóstico y estadístico de los trastornos mentales* (DSM-I). Relativamente compacto, con solo 132 páginas, el DSM-I fue el primer manual oficial de trastornos mentales que se centró en la utilidad clínica de la clasificación. Las definiciones eran relativamente sencillas y consistían en breves descripciones prototípicas. La mayoría de los trastornos eran «reacciones», reflejo de la influencia de Adolf Meyer y su enfoque psicobiológico de la psiquiatría, que partía de la hipótesis de que los trastornos son tipos de patrones reactivos que constituyen exageraciones o aberraciones de las formas de vida normales, sanas y adaptables, o las sustituyen. Por ejemplo, la enfermedad maniaco-depresiva se definía de la forma siguiente:

> **Reacciones maniaco-depresivas:** Estos grupos comprenden las reacciones psicóticas fundamentalmente marcadas por cambios acusados del estado de ánimo y tendencia a la remisión y la recurrencia. A la alteración afectiva esencial pueden añadirse diversos síntomas accesorios, como ilusiones, delirios y alucinaciones. Reacción maniaco-depresiva es sinónimo de psicosis maniaco-depresiva. La reacción se subclasificará en el tipo que corresponda de entre los siguientes: maniaco, deprimido u otro. (*American Psychiatric Association, 1952,* pág. 25.)

Para fomentar la coherencia internacional, la OMS patrocinó una revisión que se publicó como CIE-8 en 1967 (Organización Mundial de la Salud, 1967). La APA contribuyó a la CIE-8 y también publicó el DSM-II (*American Psychiatric Association,* 1968) al año siguiente. Entre los varios cambios del DSM-II, el más llamativo era la omisión del término *reacción* en los diagnósticos. Los nombres de varios trastornos se cambiaron y el manual animaba a los usuarios a efectuar varios diagnósticos psiquiátricos (enumerados por orden de importancia) y las afecciones físicas asociadas, presagio de la creación del esquema de diagnóstico multiaxial del DSM-III.

En 1974, la APA creó un grupo de trabajo para producir una versión revisada del DSM que coincidiera con la publicación de la CIE-9 (Organización Mundial de la Salud, 1977). Robert Spitzer, jefe de la unidad de evaluación del Instituto Psiquiátrico del Estado de Nueva York y consultor de la revisión del DSM-II, fue nombrado para dirigir el grupo. A Spitzer le interesaban mucho el diagnóstico y la clasificación, y estaba influido por psiquiatras de ideas parecidas de la Universidad de Washington en St. Louis que ya habían publicado, en 1972, los criterios de Feighner, bautizados así en honor del primer autor —y residente de psiquiatría— John Feighner (Feighner et al., 1972). Este fue el primer intento de la psiquiatría de desarrollar criterios diagnósticos operativos. (Operativo significa, en este sentido, coger algo —en este caso el diagnóstico— y descomponerlo en sus partes con el fin de explicarlo y dominarlo.)

Aunque el intento fue relativamente modesto (con criterios de 15 enfermedades psiquiátricas más una categoría residual para las personas con síntomas no diagnosticados), los criterios de Feighner crearon una oleada de interés. Lo que esperaban Eli Robins, Samuel Guze, George Winokur y los demás líderes del grupo de St. Louis era que cada síndrome clínico quedara en última instancia validado por la coherencia de su cuadro clínico, su separación (o «delimitación») de los demás trastornos, un pronóstico y evolución en común, la agregación genética por familias y otras distinciones mediante pruebas complementarias futuras (que hoy abarcan las pruebas de neuroimagen, la genética molecular, los test neuropsicológicos, etc.).

Spitzer et al., desarrollaron los *Research Diagnostic Criteria* (RDC) para el Estudio longitudinal Cooperativo sobre la Psicobiología de la Depresión, avalado por el Instituto Nacional de Salud Mental (Endicott y Spitzer, 1978). Tanto los criterios de Feighner como los RDC formaron parte del fermento intelectual que condujo al DSM-III. El que un tercio de los integrantes del grupo de trabajo se hubieran formado en la Universidad de Washington refleja la influencia del «colegio invisible» de neokraepelinianos, como se les acabó llamando, que ayudaron a iniciar la era de la evaluación y clasificación sistemática y minuciosa.

Publicado en 1980, el DSM-III causó sensación. En forma de grueso tomo de 494 páginas, el DSM-III era reflejo del peso cada vez mayor que iban cobrando los datos empíricos en la práctica y la investigación psiquiátrica. Era el primer intento realizado por una especialidad médica de compilar un manual diagnóstico exhaustivo y detallado en el que todos los trastornos estuvieran definidos por criterios específicos, de forma que los métodos para realizar el diagnóstico psiquiátrico quedaban relativamente claros. Se puso mucho cuidado en la preparación de los criterios. Se escribieron borradores detallados, se recopilaron las opiniones de 550 clínicos y los resultados se sometieron a pruebas sobre el terreno con más de 12.000 pacientes. Además, el DSM-III se publicó de manera coordinada con el desarrollo de la novena revisión de la CIE.

Además de la inclusión de criterios diagnósticos, la otra gran innovación del DSM-III fue la introducción del sistema de clasificación multiaxial. Se definían cinco ejes:

I. Síndromes clínicos y «afecciones no atribuibles a un trastorno mental que constituyen el foco de atención y el del tratamiento».
II. Trastornos de la personalidad y trastornos específicos del desarrollo.
III. Trastornos físicos.
IV. Intensidad de los factores de estrés psicosocial.
V. Nivel máximo de funcionamiento adaptado en el último año.

El DSM-III se basaba menos que sus predecesores en los conceptos psicoanalíticos y su planteamiento descriptivo pretendía ser neutral («ateórico») con respecto a la etiología. Se optó por este abordaje porque los miembros del grupo de trabajo pensaron que la inclusión de teorías etiológicas supondría un «obstáculo al uso del manual por los clínicos de las distintas orientaciones teóricas, pues no era posible presentar todas las teorías etiológicas razonables de cada trastorno» (*American Psychiatric Association*, 1980, pág. 7).

Otro objetivo importante del DSM-III era mejorar la escasa fiabilidad de la que habían adolecido los sistemas previos. Debido a su vaguedad e imprecisión, las definiciones del DSM-I y el DSM-II no facilitaban la comunicación entre clínicos y a menudo no lograban distinguir un trastorno de otro. Las investigaciones habían dejado claro que los distintos clínicos que usaban el DSM-I o el DSM-II encontraban diagnósticos diferentes para un mismo paciente. Los miembros del grupo de trabajo del DSM-III acordaron que los criterios diagnósticos de cada trastorno debían ser tan objetivos como fuera posible y basarse en los datos científicos existentes, y no en opiniones de expertos, siempre que se pudiera. La fiabilidad, que es un concepto biométrico, hace referencia a la capacidad de acuerdo entre dos observadores con respecto a lo que ven. Se mide con distintos métodos estadísticos, como el acuerdo porcentual, los coeficientes de correlación o el parámetro kappa, que corrige el acuerdo casual. La fiabilidad del DSM-III se evaluó en ensayos sobre el terreno y se encontró que era relativamente buena, especialmente para la esquizofrenia y los trastornos afectivos mayores. El DSM-III contenía unas definiciones de los trastornos mentales que se han incorporado a todas las ediciones siguientes, si bien con cambios en su redacción:

En el DSM-III, cada trastorno mental se conceptualiza como un síndrome o patrón conductual o psicológico clínicamente significativo que se produce en una persona y que se asocia de forma característica a un síntoma doloroso (angustia) o a deterioro en una o más áreas importantes del funcionamiento (discapacidad). Además, se infiere la presencia de una disfunción conductual, psicológica o biológica, y que la alteración no solo afecta a la relación del individuo con la sociedad. (Cuando la alteración se limita a un conflicto entre el individuo y la sociedad, el problema puede representar una desviación social que podría o no ser encomiable, pero que no constituye en sí ningún trastorno mental.) (*American Psychiatric Association*, 1980, pág. 6.)

En 1987 se publicó una revisión del DSM-III: el DSM-III-R (*American Psychiatric Association*, 1987). Su objetivo era remediar algunas incongruencias detectadas en el DSM-III, a la espera de la cuarta edición (DSM-IV; *American Psychiatric Association*, 1994), que debía coincidir con la décima revisión de la CIE (Organización Mundial de la Salud, 1992). Se añadieron varios trastornos nuevos (p. ej., el trastorno dismórfico corporal) y otros se borraron o se incluyeron dentro de otras categorías (p. ej., la homosexualidad egodistónica).

La APA creó un grupo de trabajo en mayo de 1988 para empezar a trabajar sobre el DSM-IV. Como los primeros borradores de la sección de trastornos mentales de la CIE-10 diferían bastante de las descripciones de la CIE-9 y el DSM-III-R, parecía muy importante que los grupos que entonces trabajaban en el DSM-IV y la CIE-10 (en plena elaboración) tuvieran la oportunidad de debatir e influirse mutuamente. La APA había llegado a la conclusión de que los trabajos del DSM-IV y la CIE-10 debían coordinarse. En consecuencia, el DSM-IV resultó técnicamente compatible con la CIE-10, aunque contenía una serie de diferencias concretas y su codificación siguió estando vinculada a la de la CIE-9. Se crearon 13 subgrupos de trabajo, cada uno de ellos responsable de una sección de la clasificación.

El DSM-IV se publicó en 1994 y en su desarrollo influyeron revisiones sistemáticas de la bibliografía, análisis secundarios de los datos ya recopilados y análisis de los principales datos recogidos a partir de 12 ensayos de campo. Los cambios fueron conservadores y se basaron en datos objetivos en lugar de consensos de expertos siempre que fue posible. El objetivo era equilibrar el precedente histórico con los datos nuevos y la necesidad de mantener la compatibilidad con la CIE-10. Frances et al., (1990) observaron que «la primera prioridad es que se trate de una guía útil para la práctica clínica» (pág. 1441). Un cambio importante con respecto a las versiones anteriores fue la inclusión de un criterio de importancia clínica en casi la mitad de las categorías, que requería que los síntomas causaran «malestar o deterioro clínicamente significativo en los ámbitos social y ocupacional, y en otras áreas importantes del funcionamiento». Se introdujeron varios trastornos nuevos (p. ej., trastorno de estrés agudo, trastorno bipolar II, trastorno de Asperger) y otros se eliminaron o incluyeron dentro de otras categorías (p. ej., el lenguaje confuso, el trastorno de la personalidad pasivo-agresiva). Para el DSM-IV se llevaron a cabo ensayos de campo y estudios de fiabilidad aún más extensos que los efectuados anteriormente para el DSM-III y el DSM-III-R, todos ellos resumidos en los libros de fuentes del DSM-IV.

En 2000 se publicó una revisión textual (DSM-IV-TR; *American Psychiatric Association*, 2000). Su finalidad era corregir errores y añadir nueva información no disponible en 1994. No se cambiaron los criterios diagnósticos ni se añadieron o eliminaron trastornos. El camino hacia el DSM-5 comenzó incluso antes de la publicación del DSM-IV-TR, pero esta historia se relata a continuación en el capítulo 1, «La marcha hacia el DSM-5».

Las distintas ediciones del DSM —con su longitud y el número de trastornos analizados— se comparan en la Tabla 1.

**TABLA 1.** Los DSM de 1952 a 2013

| Edición | Año de publicación | Número de trastornos | Número de páginas |
|---------|--------------------|-----------------------|---------------------|
| DSM-I | 1952 | 106 | 132 |
| DSM-II | 1968 | 182 | 119 |
| DSM-III | 1980 | 265 | 494 |
| DSM-III-R | 1987 | 292 | 567 |
| DSM-IV | 1994 | 297 | 886 |
| DSM-IV-TR | 2000 | 297 | 943 |
| DSM-5 | 2013 | 157[a] | 947 |

[a] Sin incluir los otros trastornos especificados y los no especificados.

# CAPÍTULO 1

# La marcha hacia el DSM-5

El proceso de desarrollo del DSM-5 (llamado DSM-V durante gran parte del mismo) comenzó en 1999, cinco años después de la publicación del DSM-IV. Steven E. Hyman, M.D., entonces director del *National Institute of Mental Health* (NIMH), Steven M. Mirin, M.D., por entonces presidente de la *American Psychiatric Association* (APA), y David J. Kupfer, M.D., que presidía el *Committee on Psychiatric Diagnosis and Assessment* de la APA, se reunieron y acordaron que la APA y el NIMH colaborarían entre sí para ampliar las bases científicas del diagnóstico y la clasificación de la psiquiatría.

Como describen Regier et al. (2011), se abordaron las siguientes cuestiones:

1. La definición básica de enfermedad mental.
2. La opción de añadir criterios dimensionales a los trastornos.
3. La posible separación entre deterioro y evaluaciones diagnósticas.
4. La necesidad de abordar las distintas expresiones de una misma enfermedad durante la vida.
5. La necesidad de abordar las distintas expresiones de los trastornos mentales en función del género y la cultura.

En aquel mismo año se convocó una reunión, patrocinada conjuntamente por ambas organizaciones, para determinar las prioridades de la investigación. Entre los participantes había expertos en epidemiología, genética, neurociencias, ciencias cognitivas y conductuales, desarrollo infantil y adulto, y evaluación de discapacidades. A fin de fomentar el pensamiento «libre», no se contó con quienes habían estado muy implicados en el desarrollo del DSM-IV. Los participantes reconocieron que eran necesarios una serie de libros blancos para orientar las investigaciones futuras y promover el debate, y abrir aquellos temas generales que afectan a muchos trastornos psiquiátricos. Se crearon subgrupos de trabajo para abordar los problemas del desarrollo, los vacíos en el actual sistema diagnóstico, la discapacidad y el deterioro, las neurociencias, la nomenclatura y los aspectos transculturales.

Darrel A. Regier, M.D., M.P.H., entonces en el NIMH, fue contratado en el año 2000 como director del *American Psychiatric Institute for Research and Education* (APIRE) de la APA y para que coordinara el desarrollo del DSM-5. Hubo otras reuniones para determinar la agenda de investigaciones del DSM-5, para planificar los miembros de los subgrupos de trabajo y para tener conversaciones cara a cara. Estos grupos, en los que había enlaces de los *National Insti-*

*tutes of Health* (NIH) y la comunidad psiquiátrica internacional, elaboraron una serie de libros blancos, publicados en *A Research Agenda for DSM-V* (Kupfer et al., 2002). Después, la APA encargó una segunda serie de libros blancos, con el título *Age and Gender Considerations in Psychiatric Diagnosis,* que se publicaron en 2007 (Narrow et al., 2007).

En 2002, el APIRE y el director Regier trabajaron con representantes de la Organización Mundial de la Salud (OMS) y la *World Psychiatric Association* para crear una beca del NIMH que sirviera para celebrar una serie de reuniones con el fin de planificar investigaciones centradas en las pruebas científicas objetivas que pudieran avalar la revisión de determinadas áreas diagnósticas. Con Regier como investigador principal, se concedió una beca de cooperación de 1,1 millones de dólares, financiada conjuntamente por el NIMH, el *National Institute on Drug Abuse* y el *National Institute on Alcohol Abuse and Alcoholism.*

La beca, concedida para varios años (2003-2008), financió 13 reuniones internacionales. En cada una de ellas, los participantes escribieron documentos que abordaban aspectos diagnósticos concretos, y a partir de estos documentos y de las actas de las reuniones se compiló una agenda de investigaciones. Se escribieron más de 100 artículos científicos que luego se recogieron en monografías. Se produjo una recomendación recurrente sobre la necesidad de integrar mejor los criterios de las evaluaciones categóricas y dimensionales (Helzer et al., 2008). Los miembros del grupo de trabajo del DSM-IV se habían planteado si era factible el uso de medidas dimensionales para evaluar los umbrales de los trastornos y valorar la gravedad. Optaron por incorporar textos referentes al «malestar o deterioro clínicamente significativo» en todos los trastornos del DSM-IV, siendo el eje V (del esquema diagnóstico multiaxial), que permitía evaluar el funcionamiento global, el único componente dimensional.

El grupo de trabajo del DSM-5 fue creado en 2006 por el presidente de la APA, Steven S. Sharfstein, M.D., y su director médico, James H. Scully Jr., M.D., teniendo al Dr. Kupfer como presidente y al Dr. Regier como vicepresidente. Se nombraron otros cargos del grupo de trabajo, entre ellos los presidentes de los 13 subgrupos diagnósticos, con la responsabilidad de revisar las investigaciones y la bibliografía en las que basar sus recomendaciones.

La Junta Directiva de la APA determinó unas normas referentes a los nombramientos en las que se estipulaban límites para las inversiones e ingresos que pudieran recibirse de la industria farmacéutica; no más de dos representantes de una misma universidad podían participar en el grupo de trabajo o en el mismo subgrupo, y un subcomité de la Junta debía realizar una revisión y un riguroso examen. Los presidentes de los subgrupos de trabajo, junto con los doctores Kupfer y Regier, recomendaron a los sucesivos presidentes de la APA (Dr. Pedro Ruiz y Dra. Carolyn Robinowitz), candidatos que eran considerados como los mayores expertos en sus respectivos campos. Los miembros del grupo de trabajo se anunciaron en julio de 2007 y los de los subgrupos en mayo de 2008.

El grupo de trabajo del DSM-5 tenía cuatro grandes principios:

1. Dar prioridad a la utilidad clínica: es decir, todo cambio introducido en los criterios o la organización del manual debía resultar útil para los clínicos.
2. Usar los datos acumulados, procedentes de las investigaciones llevadas a cabo desde la publicación del DSM-IV, como guía para realizar los cambios.
3. Mantener la continuidad histórica con las ediciones previas, especialmente con el DSM-III y el DSM-IV.
4. No poner a priori ningún límite a los cambios propuestos por los grupos de trabajo.

Los miembros del grupo de trabajo respetaron lo anterior y entendieron que los cambios del manual influirían posiblemente en la atención clínica, la prevalencia de los trastornos, los protocolos de investigación y las prácticas de codificación y facturación. Los avances diagnósticos se reflejarían mediante un proceso minucioso y transparente consistente en revisiones detalladas de la bibliografía, análisis secundarios de los conjuntos de datos existentes y análisis primarios de los datos nuevos recopilados.

Al grupo de trabajo se le hizo responsable de abordar los aspectos conceptuales a través de seis grupos de estudio (distintos de los subgrupos de trabajo), cada uno de ellos encargado de orientar el proceso general de revisión de una de las siguientes áreas diagnósticas:

1. *Espectros diagnósticos y armonización DSM/CIE:* este grupo evaluó los espectros sindrómicos que atraviesan las actuales fronteras diagnósticas, hizo recomendaciones sobre la estructura general de las categorías del DSM e identificó 11 posibles criterios para probar la validez de los diagnósticos de los trastornos mentales, lo que supuso una expansión más allá de los cinco criterios originales de validación propuestos por Robins y Guze (1970).
2. *Enfoques dependientes del desarrollo durante la vida:* este grupo se centró en las distintas expresiones de los trastornos mentales que pueden surgir en las sucesivas edades o etapas de la vida del ser humano.
3. *Aspectos relativos al género y transculturales:* este grupo creó las diferentes expresiones sintomáticas equivalentes de los trastornos mentales en los distintos géneros y culturas.
4. *Interfaz psiquiátrica/médica general:* este grupo se formó para encontrar formas de facilitar y mejorar la interacción entre las metodologías diagnósticas de la medicina general y de los trastornos psiquiátricos.
5. *Deterioro y discapacidad:* este grupo se formó para abordar la creación de formas de evaluar el deterioro global y la discapacidad.
6. *Instrumentos de evaluación diagnóstica:* este grupo tuvo en cuenta la necesidad de abordar los aspectos referentes a la medición y la valoración.

Por último, se creó un séptimo grupo de estudio para revisar los análisis de datos secundarios propuestos para financiación por la APA, con el fin de evaluar lo datos objetivos en que basar las correcciones propuestas.

Los subgrupos de trabajo se reunieron periódicamente mediante videoconferencias y dos veces al año de manera presencial. Una de las primeras tareas de los subgrupos fue analizar el buen o mal funcionamiento del DSM-IV y si había o no logrado satisfacer las necesidades clínicas. Por ejemplo, los subgrupos de trabajo evaluaron cómo valorar mejor la gravedad de los síntomas y cómo atender al problema de la comorbilidad múltiple. Otros objetivos fueron la reducción de los diagnósticos «no especificados» (que se consideraban excesivamente utilizados y problemáticos) y la mejora de los criterios diagnósticos faltos de precisión. Los subgrupos de trabajo también se propusieron especificar mejor los objetivos terapéuticos con el fin de ayudar a los clínicos a detectar los síntomas tratables. Además, el grupo de trabajo del DSM-5 se centró en la mejor manera de incluir la evaluación de los síntomas comunes no abordados en los criterios diagnósticos de los cuadros concretos (p. ej., los síntomas de insomnio que puede presentar un paciente con esquizofrenia).

Además, se pidió a los grupos de trabajo que hicieran lo siguiente:

1. Clarificar las fronteras entre trastornos mentales para reducir la confusión de unos con otros y contribuir a orientar el tratamiento de forma eficaz.

2. Considerar los síntomas «transversales» (los que se producen a menudo en diagnósticos distintos).
3. Demostrar la solidez científica de las recomendaciones en el mayor número de niveles de evidencia posible.
4. Clarificar las fronteras entre determinados trastornos mentales y el funcionamiento psicológico normal.

Las revisiones de los criterios diagnósticos fueron desarrolladas por cada subgrupo de trabajo partiendo del examen de los datos científicos, del análisis de los datos más relevantes y del consenso entre expertos. Se subieron resúmenes de los problemas principales de los subgrupos a la página web dedicada al desarrollo del DSM-5 y se buscaron los comentarios del público y los profesionales. En la fase final del desarrollo del DSM-5 interactuaron entre sí los grupos de estudio y los subgrupos de trabajo diagnóstico.

Uno de los objetivos fue el de crear un marco evolutivo del sistema diagnóstico que fomentara el ejercicio clínico y facilitara la comprobación de los criterios diagnósticos de forma continuada. El grupo de trabajo llegó a la conclusión de que la incorporación de medidas dimensionales sencillas para evaluar los síndromes, tanto entre las distintas categorías diagnósticas como dentro de cada una de ellas, supondría un importante avance (Regier, 2007).

## ¿DSM-V o DSM-5?

Uno de los objetivos del grupo de trabajo consistió en convertir el DSM-5 en un documento «vivo», de forma que los cambios futuros pudieran efectuarse con rapidez en respuesta a los avances científicos. Los miembros del grupo de trabajo concluyeron que la mejor forma de reflejar la capacidad de responder de manera rápida y ágil era utilizando un número arábigo en lugar de los números romanos utilizados desde la publicación del DSM-II en 1968, y por ello surge el nombre de DSM-5 en lugar de DSM-V. Como la tecnología permite difundir la información en todo el mundo de forma inmediata, los números romanos se consideraron un obstáculo, especialmente teniendo en cuenta la probabilidad de revisiones futuras. Por ejemplo, la designación «TR» (como en el DSM-IV-TR) solo puede aplicarse una única vez. Para mayor sencillez, los futuros cambios previos a la próxima revisión completa del manual podrán denominarse DSM-5.1, DSM-5.2 y así sucesivamente.

## Evaluación dimensional

Una dificultad que presenta el diagnóstico preciso de los trastornos mentales es la de poder evaluar toda una serie de síntomas y otros factores en los pacientes. Desde el DSM-III, los trastornos se han descrito y ordenado de acuerdo con categorías, con una lista específica de criterios para cada trastorno mental. Con este sistema categórico, la persona tiene o no tiene un síntoma, y es necesario que presente un cierto número de síntomas para poder hacer el diagnóstico. Si no tiene dicho número, el trastorno no se diagnostica.

El uso de criterios supuso un gran avance con respecto a las directrices previas que servían para diagnosticar a los pacientes con trastornos mentales, pero los métodos categóricos no siempre coinciden con la realidad en términos de la gama sintomática que experimenta la gente. Por ejemplo, las personas con esquizofrenia suelen tener otros síntomas que no encajan en los criterios del diagnóstico de esta patología (p. ej., depresión, ansiedad). Como los criterios diagnósticos requieren que el clínico decida entre un sí y un no, al usar el DSM-IV, en la mayoría de los casos no es posible tener en cuenta la gravedad del trastorno y tampoco resulta fácil determinar si el paciente mejora o no con el tratamiento.

Se pidió a los subgrupos de trabajo que pensaran en cómo incorporar un método sencillo que permitiera a los clínicos captar tanto los síntomas como la gravedad de los trastornos mentales mediante medidas dimensionales capaces de evaluar sistemáticamente todo el espectro sintomático de los pacientes. Las evaluaciones dimensionales permiten valorar la presencia y la intensidad de los síntomas (p. ej., como *muy grave, grave, moderada* o *leve*). Esta valoración puede usarse para controlar la evolución del paciente con el tratamiento y servir para notar mejorías incluso si hay síntomas persistentes. Se pidió también a los subgrupos de trabajo que examinaran los datos científicos disponibles y determinaran las evaluaciones dimensionales más adecuadas para los cuadros objeto de revisión, y que aportaran a los clínicos instrucciones concretas sobre su uso. Las evaluaciones dimensionales se explican en el capítulo 20, «Medidas de evaluación».

## Fiabilidad diagnóstica y ensayos sobre el terreno

Los miembros del grupo de trabajo del DSM-5 entendieron que era necesaria la fiabilidad diagnóstica. *Fiabilidad* hace referencia a la certeza con que puede predecirse la asignación de un mismo diagnóstico a un mismo paciente por parte de distintos clínicos. Aunque rara vez es absoluta, si es que lo es alguna vez, en todos los campos de la medicina, la fiabilidad diagnóstica es de enorme importancia. Si dos clínicos le dan a un paciente dos diagnósticos distintos, uno de los dos será probablemente erróneo. Se desarrollaron métodos para comprobar la fiabilidad del DSM-5 con la intención de reflejar la clínica real más exactamente que los ensayos de campo en las ediciones previas (Kraemer et al., 2010, 2012). La fiabilidad se evaluó mediante una serie de ensayos sobre el terreno; el proceso consistió en examinar determinados criterios diagnósticos y los cambios generales aplicables a diversos trastornos, como la integración de las medidas dimensionales y las escalas diagnósticas de la gravedad.

En los ensayos sobre el terreno se utilizaron dos diseños. En el primero, un diseño a gran escala implantado en 11 centros médicos académicos, se examinaron alrededor de 2000 pacientes. En el segundo diseño, que se creó para clínicos aislados o en grupos pequeños en el ámbito de la práctica clínica rutinaria, se examinaron unos 1450 pacientes. Los diseños permitieron examinar la fiabilidad, la utilidad clínica y la viabilidad de los cambios propuestos tanto en centros asistenciales a gran escala como en consultas de atención habitual. Las entrevistas diagnósticas las realizaron psiquiatras y otros profesionales de la salud mental, esperándose de todos ellos que usaran el manual en sus consultas diarias. Las entrevistas fueron de índole naturalista, nunca estructuradas, con el fin de reproducir la práctica clínica del día a día.

En los ensayos de campo de las ediciones anteriores del DSM, el principal método utilizado para medir la fiabilidad fueron las *pruebas interpersonales,* en las que dos o más evaluadores analizan el mismo material clínico al mismo tiempo. El diseño tiene en cuenta el «ruido» de la incongruencia clínica, pero no así las diferencias de forma con que una misma afección puede presentarse, ni el hecho de que un mismo paciente puede mostrar manifestaciones diferentes en días distintos. Por este motivo, las pruebas de fiabilidad interpersonales es probable que arrojen puntuaciones que quizá no reflejen la realidad clínica. En los ensayos sobre el terreno del DSM-5 se examinó la fiabilidad entre pruebas repetidas. Este diseño requiere que dos o más evaluadores observen por separado a los mismos pacientes durante un intervalo de tiempo en que sea poco probable que la situación del enfermo cambie, calculándose el coeficiente kappa.

Entre las innovaciones de los ensayos sobre el terreno cabe citar la selección aleatoria de pacientes con escasos criterios de exclusión; el uso de clínicos no escogidos por su particular experiencia en los trastornos objeto de evaluación; la aplicación del sistema completo del DSM-5 en cada evaluación (en lugar de atender a un solo diagnóstico a la vez), y las instrucciones dadas a los clínicos participantes para que diagnosticaran de acuerdo con su proceder habitual y no basándose en una entrevista diagnóstica normalizada (rara vez utilizada en la clínica). Estos cambios se efectuaron para probar con la máxima fiabilidad unos criterios diagnósticos dirigidos a clínicos reales que tratan a pacientes reales.

Los resultados preliminares de los ensayos de campo se presentaron en el congreso anual de la *American Psychiatric Association* de 2012. Los criterios del DSM-5 resultaron al menos suficientemente fiables para la mayoría de los trastornos estudiados y las valoraciones dimensionales funcionaron mejor. Los valores kappa de las pruebas realizadas en centros académicos se consideraron «excelentes» para los siguientes trastornos: trastorno del espectro autista, 0,69; trastorno de estrés postraumático, 0,67; trastorno de déficit de atención/hiperactividad, 0,61, y trastorno neurocognitivo mayor, 0,78. Los trastornos siguientes obtuvieron valores «buenos»: trastorno bipolar I, 0,54; esquizofrenia, 0,46; trastorno esquizoafectivo, 0,50; traumatismo cerebral leve, 0,46, y trastorno de la personalidad límite, 0,58. Otros trastornos obtuvieron valores no tan buenos: trastorno de ansiedad generalizada, 0,20, y trastorno depresivo mayor, 0,32. Aunque el síndrome de psicosis atenuada logró un valor razonablemente bueno (0,46), el intervalo de confianza del 95 % llegaba hasta el cero, lo que indica que la prueba falló.

Aunque los valores kappa obtenidos con el DSM-III y el DSM-IV eran mejores (p. ej., 0,59 para el trastorno depresivo mayor), las muestras de pacientes fueron muy distintas en aquellos ensayos de campo, de los que se excluyeron los pacientes con comorbilidad psiquiátrica.

## Aprobación final

Las correcciones propuestas para el DSM-5 se revisaron de forma rigurosa en varias fases antes de su aprobación final por la Junta Directiva de la APA. A lo largo de los años 2011 y 2012, los cambios propuestos siguieron revisándose con las aportaciones de miembros de la APA y otras personas a raíz de tres publicaciones en la página web dedicada al desarrollo del DSM-5. Los datos de los ensayos de campo se analizaron, debatieron e integraron en propuestas durante el proceso de revisión. Un comité científico se encargó de revisar la validez científica de los datos que sirvieron de aval a las correcciones. Se llevó a cabo un proceso de revisión por profesionales en el que cientos de expertos consideraron los riesgos y beneficios que supondrían los cambios con respecto al DSM-IV en el ámbito clínico y de salud pública. La Asamblea General de la APA, su órgano colegiado, debatió el DSM-5 y votó la aprobación del nuevo manual en su consejo anual de otoño en noviembre de 2012.

Por último, el grupo de trabajo del DSM-5 realizó una revisión global e hizo unas recomendaciones finales que remitió, junto con todos los datos de respaldo, a la Junta Directiva de la APA para una revisión final. El borrador final fue aprobado por la Junta en diciembre de 2012 y enviado a *American Psychiatric Publishing*, que constituye una división de la APA. La publicación oficial del DSM-5 se programó para el CLXVI Congreso Anual de la APA, celebrado en San Francisco los días 18-22 de mayo de 2013.

# Controversia acerca del DSM-5

El proceso de revisión no estuvo exento de controversia, aunque es algo que ha de verse en perspectiva: todas las ediciones previas del DSM se vieron acompañadas de una considerable consternación pública, y el DSM-5 no ha sido la excepción. Las críticas comenzaron pronto tanto entre los profesionales como entre el público general.

Las preocupaciones principales de diversos críticos eran que el proceso del DSM-5 carecía de apertura y transparencia; que las decisiones se tomaban de forma caprichosa y no se atenían a los datos objetivos; que no se había realizado ninguna revisión científica independiente; que las tasas de fiabilidad eran inaceptablemente bajas; que las tasas de prevalencia aumentarían porque los umbrales de una serie de categorías importantes (p. ej., el trastorno de déficit de atención/hiperactividad, el trastorno neurocognitivo leve y el trastorno de desregulación del estado de ánimo) eran demasiado laxos, y que muchos de los miembros del grupo y los subgrupos de trabajo tenían conflictos de interés.

Las alegaciones referentes a conflictos de interés fueron espoleadas en parte por un artículo aparecido en una revista digital virtual que daba a entender que la política de transparencia económica del DSM-5 no había logrado reducir los conflictos (Cosgrove y Krimsky, 2012). El artículo realizaba comparaciones con el proceso del DSM-IV (donde hubo pocos requisitos estrictos al respecto) y señalaba que habían aumentado los conflictos entre los miembros del grupo y los subgrupos de trabajo del DSM-5. La APA respondió que, según los datos, el 72 % de los miembros del grupo y los *subgrupos* de trabajo carecían de relaciones con la industria farmacéutica en 2011. Del 28 % restante, el 12 % solo declaraban becas, el 10 % declaraban consultas remuneradas y el 7 % reconocían que habían recibido honorarios.

Varias categorías diagnósticas fueron criticadas especialmente. Una de las grandes preocupaciones era la introducción del diagnóstico de trastorno del espectro autista, donde se consolidaban cinco diagnósticos del DSM-IV-TR (trastorno autista, trastorno de Asperger, trastorno desintegrador de la infancia, trastorno de Rett y trastorno generalizado del desarrollo sin especificar). A los grupos concernidos, guiados por quienes deseaban preservar el trastorno de Asperger, les preocupaba que los nuevos criterios relegaran a las personas con este trastorno a la trastienda diagnóstica. La decisión de eliminar la «exclusión del luto» del trastorno depresivo mayor fue criticada por personas que afirmaban que el cambio convertiría al luto normal en un trastorno psiquiátrico. El síndrome de psicosis atenuada del DSM-5 recibió críticas muy duras de algunas personas preocupadas porque el diagnóstico pudiera injustamente estigmatizar a ciertos individuos por la mera razón de que otros los considerasen raros o a tenor de sus antecedentes familiares, y porque no es posible detectar de manera fiable a quienes tienen más probabilidades de desarrollar alguna psicosis; además, como no existen tratamientos probados para el trastorno propuesto, el diagnóstico solo serviría para incrementar el uso extraoficial de los antipsicóticos, tratando fútilmente de tratarlo. (El subgrupo de trabajo sobre trastornos psicóticos recomendó más tarde que el síndrome de psicosis atenuada se colocara en la sección III, «Afecciones necesitadas de más estudio».) Asimismo, el trastorno de desregulación disruptiva del estado de ánimo se criticó por etiquetar a los niños irritables con un trastorno mental que también aumentaría el uso extraoficial de antipsicóticos.

Finalmente, se reservaron ataques especiales al capítulo completo de los trastornos de la personalidad (esto se analizará en el capítulo 18). Además de recomendar la reducción del número de trastornos de 10 a 6, el subgrupo de trabajo dedicado a la personalidad y sus trastornos recomendó renovar los criterios diagnósticos de los restantes trastornos, incorporando al mismo tiempo un complejo esquema para valorar hasta 5 dominios y 25 facetas de la personalidad. Los críticos señalaron que los nuevos criterios eran tan complejos que resultarían ser un obstáculo para los ocupados clínicos, y que un grupo de pacientes ya de por sí marginados acabarían más marginados aun por los clínicos que ignorasen los nuevos criterios. El hecho de que dos miembros del subgrupo de trabajo dimitieran en 2012 echó más leña al fuego. Al final, la Junta Directiva de la APA votó la inclusión de los criterios del DSM-IV para los trastornos de la personalidad en la sección III y la colocación del modelo propuesto en la sección III.

A pesar de estas muchas dificultades, el grupo de trabajo y 13 de los subgrupos siguieron presionando y, aunque no podía ya cumplirse el calendario inicial (el plan previsto era publicar el manual en 2012), el DSM-5 nació sano y salvo, y probablemente muy mejorado gracias al gran interés (y las aportaciones) de los clínicos e investigadores, así como del público general.

## Resumen

El proceso que condujo al DSM-5 se inició hace 14 años y fue muy parecido a los procesos que dieron lugar a sus predecesores —DSM-III, DSM-III-R y DSM-IV—, contando con la participación activa de los psiquiatras más importantes, y de cientos de psiquiatras y psicólogos en ejercicio. El proceso fue laborioso, abierto y transparente, y constó de múltiples niveles de revisión. El grupo de trabajo había declarado desde el principio que el DSM-5 debía ser transformador y se mantuvo fiel a su promesa, y creó un documento de 947 páginas (sin incluir la lista de la clasificación ni el prefacio) que ha introducido la evaluación dimensional a un nivel más fundamental que el de sus predecesores, ha incluido muchos diagnósticos nuevos, ha consolidado muchos otros y ha eliminado algunos. Hasta donde fue posible, los cambios se basaron en los mejores datos científicos, el análisis de las bases de datos existentes y los nuevos datos surgidos de los ensayos realizados sobre el terreno.

# CAPÍTULO 2

# Uso del DSM-5 y principales cambios con respecto al DSM-IV

El DSM-5 representa un cambio importante con respecto a sus predecesores, como lo indican los cambios de determinadas categorías y trastornos, así como su organización global (su metaestructura). El manual se reorganizó a raíz de las recomendaciones propuestas por el *Diagnostic Spectra and DSM/ICD Harmonization Study Group*, convocado por la *American Psychiatric Association* para analizar los posibles modos de organizar los trastornos y si los avances de las neurociencias, las imágenes cerebrales y la genética podrían proporcionar el marco con que organizar los trastornos por algo más que los síntomas más frecuentes. Lo surgido de aquellos debates se refleja en la reorganización de las 19 grandes categorías diagnósticas del DSM-5 (Tabla 2-1).

El patrón seguido para colocar los capítulos en el DSM-5 refleja los avances científicos sobre el conocimiento de los trastornos psiquiátricos y las presuntas relaciones etiológicas y fisiopatológicas entre ellos (Andrews et al., 2009). Estos cambios se hicieron para facilitar un abordaje diagnóstico y terapéutico más exhaustivo. En lugar de ordenar las clases diagnósticas igual que en el DSM-IV, los desarrolladores del nuevo manual los han ordenado siguiendo el desarrollo de la vida. El DSM-5 empieza por los trastornos del neurodesarrollo, a menudo diagnosticados en los lactantes y los niños pequeños, y avanza a través de zonas diagnósticas que se observan más habitualmente en la edad adulta, como los trastornos del ciclo sueño-vigilia.

Dentro de cada clase diagnóstica, los trastornos concretos se ordenan de manera que los diagnosticados típicamente en la niñez aparezcan primero. Este orden nuevo supone también un intento de acercar entre sí aquellas áreas diagnósticas aparentemente relacionadas. Por ejemplo, se ha creado una categoría específica para los trastornos bipolares y relacionados, y se ha situado inmediatamente detrás de los trastornos del espectro de la esquizofrenia y otros trastornos psicóticos. Otro ejemplo es la ubicación de los trastornos disociativos entre la categoría de los trastornos relacionados con traumas y con factores de estrés, y la de los trastornos de síntomas somáticos y relacionados. Muchos creen que los trastornos disociativos están muy influenciados por los sucesos traumáticos, y de manera tradicional se ha venido pensando que se solapan con los trastornos de somatización. El trastorno de conversión, por ejemplo, se piensa desde hace mucho que constituye una forma de disociación.

**TABLA 2-1.** Clases diagnósticas del DSM-5

Trastornos del neurodesarrollo

Espectro de la esquizofrenia y otros trastornos psicóticos

Trastorno bipolar y trastornos relacionados

Trastornos depresivos

Trastornos de ansiedad

Trastorno obsesivo-compulsivo y trastornos relacionados

Trastornos relacionados con traumas y factores de estrés

Trastornos disociativos

Trastornos de síntomas somáticos y trastornos relacionados

Trastornos de la conducta alimentaria y la ingesta de alimentos

Trastornos de la excreción

Trastornos del sueño-vigilia

Disfunciones sexuales

Disforia de género

Trastornos disruptivos, del control de los impulsos y de la conducta

Trastornos relacionados con sustancias y trastornos adictivos

Trastornos neurocognitivos

Trastornos de la personalidad

Trastornos parafílicos

Otros trastornos mentales

El DSM-5 consta de tres grandes secciones:

- La sección I cubre el material histórico y describe el desarrollo del DSM-5, así como su organización y su uso.
- La sección II presenta los conjuntos de criterios de las 19 grandes clases diagnósticas más otros trastornos mentales. Se incluyen también en esta sección los trastornos motores inducidos por medicamentos y otros efectos adversos de los medicamentos, y otros problemas que pueden ser objeto de atención clínica (códigos V y Z).
- La sección III contiene medidas de evaluación, una formulación cultural, un modelo alternativo del DSM- 5 para los trastornos de la personalidad y conjuntos de criterios para otras afecciones que precisan estudiarse en mayor profundidad.

El apéndice contiene los aspectos principales de los cambios efectuados en el DSM-5 con respecto al DSM-IV, un glosario técnico, un glosario de conceptos culturales de angustia, listas de trastornos en orden alfabético y numérico (por código), y una lista de los asesores y los participantes en ensayos de campo que intervinieron en el desarrollo del DSM-5.

Las afecciones que precisan más estudio de la sección III se propusieron como integrantes del DSM-5, pero su inclusión como trastornos carecía de respaldo suficiente por parte de los respectivos subgrupos de trabajo. Estudiándose más a fondo, algunos de estos cuadros podrían elevarse a la categoría de trastornos plenos en el futuro. Estos se describen en el capítulo 22, «Afecciones que necesitan más estudio».

En el DSM-5 se incluyen varias clases diagnósticas y trastornos nuevos. El grupo de trabajo era consciente de que el número de diagnósticos nuevos se había elevado muy deprisa en las ediciones previas, alimentando las especulaciones de clínicos y críticos acerca de los motivos de esas adiciones. Como es más fácil añadir trastornos que eliminarlos, el grupo de trabajo del DSM-5 puso el listón muy alto a las inclusiones.

## Uso del DSM-5

Aunque el DSM-5 es grande y complejo, los usuarios no deben dejarse intimidar por estas características. Quienes llegan de nuevas al DSM pueden empezar examinando las listas de clases y diagnósticos, y estudiando las normas para su uso. Los usuarios primerizos deben centrarse en las partes más apropiadas para el tipo de trabajo que realicen habitualmente, en lugar de tratar de aprenderse el manual entero. Quizá se prefiera llevar encima la edición de bolsillo del DSM- 5 (*Guía de consulta de los criterios diagnósticos del DSM-5*), que contiene solamente la clasificación y los criterios diagnósticos, o usar su equivalente en la red, del que pueden descargarse fácilmente los conjuntos de criterios que necesiten. Animamos a los usuarios a que se familiaricen con los criterios de unas pocas afecciones (p. ej., trastorno depresivo mayor, esquizofrenia) y a que incluso memoricen los que utilicen con más frecuencia. El sistema es demasiado amplio como para aprenderlo todo de memoria, por lo que no hay que ser reacios a volver a consultar los criterios al evaluar los síntomas de un paciente y diagnosticarlo.

El proceso diagnóstico es crucial para toda evaluación y ayuda a elaborar la formulación íntegra y el plan de tratamiento. Aunque una descripción de la evaluación del paciente iría más allá del ámbito de este libro, el clínico, dentro de este proceso, valora el síntoma principal y realiza un detallado interrogatorio sobre el cuadro actual, los antecedentes psiquiátricos y médicos de otro tipo, y los antecedentes familiares y sociales. Con esta información, los datos del examen del estado mental y, en algunos casos, los análisis clínicos, el médico puede abordar el diagnóstico diferencial y llegar a un diagnóstico provisional. No es raro que el proceso diagnóstico prosiga al irse recogiendo más información, ni que el clínico revise su primera impresión.

## Propósito del diagnóstico

Los críticos quizá resten importancia a la importancia del diagnóstico psiquiátrico o lo minimicen, pero el proceso diagnóstico es fundamental para la función del clínico y prepara el camino a la elección del tratamiento. Cierta preocupación es comprensible, ya que el proceso descansa a veces en juicios educados (o subjetivos) y en diferentes niveles de experiencia. Algunos críticos menosprecian el diagnóstico psiquiátrico y lo tildan de «etiqueta», pero semejante caracterización trivializa el proceso e ignora las importantes funciones que cumple el diagnóstico.

El diagnóstico psiquiátrico ayuda a clarificar los complejos fenómenos clínicos que caracterizan a la enfermedad mental. La amplia serie de anomalías emocionales, cognitivas y conductuales puede manifestarse de varias formas, y las categorías diagnósticas generan orden en este caos. Los diagnósticos facilitan la comprensión de las enfermedades mentales por parte de los profesionales en formación, así como por parte de las personas que las sufren y de sus familiares y amigos. También facilitan la comunicación entre clínicos, pues las categorías del

DSM-5 son una especia de taquigrafía profesional. Los diagnósticos ayudan también a predecir qué le espera al paciente, pues muchos cuadros psiquiátricos poseen evoluciones y desenlaces característicos. El diagnóstico alerta a los cuidadores de los posibles problemas y complicaciones que pueden surgir. También puede servir para despertar al paciente y llevarlo a buscar ayuda. Además, los diagnósticos son importantes para los investigadores psiquiátricos, pues les permiten agrupar a las personas con síntomas y problemas parecidos. Esta investigación permite a quienes la realizan a determinar la incidencia, la prevalencia, los factores de riesgo y las causas de distintos diagnósticos. Los diagnósticos se usan también para seleccionar tratamientos por parte de la *Food and Drug Administration* y para diseñar directrices clínicas.

## Definición de trastorno mental

El DSM-III fue la primera edición del DSM que contó con una definición general de *trastorno mental*, que ahora se reproduce en la introducción de este libro. Esta definición se ha revisado en el DSM-5. Aunque ninguna definición puede captar todos los aspectos de todos los trastornos, cada trastorno identificado en la sección II debe cumplir la definición de trastorno mental incluida en el DSM-5:

> Un trastorno mental es un síndrome caracterizado por una alteración clínicamente significativa del estado cognitivo, la regulación emocional o el comportamiento del individuo que refleja una disfunción de los procesos psicológicos, biológicos o del desarrollo que subyacen en su función mental. Habitualmente, los trastornos mentales van asociados a un estrés significativo o a una discapacidad, ya sea social, laboral o de otras actividades importantes. Una respuesta predecible o culturalmente aceptable ante un estrés usual o una pérdida, tal como la muerte de un ser querido, no constituye un trastorno mental. Los comportamientos socialmente anómalos (ya sean políticos, religiosos o sexuales) y los conflictos existentes principalmente entre el individuo y la sociedad no son trastornos mentales, salvo que la anomalía o el conflicto se deba a una disfunción del individuo como las descritas anteriormente.

Diagnóstico de trastorno mental y necesidad de tratamiento no son equivalentes; esta última implica complicadas decisiones clínicas que tienen en cuenta la gravedad de los síntomas, la angustia subjetiva asociada a estos, la discapacidad que producen y otros factores (p. ej., los síntomas psiquiátricos que complican los cuadros orgánicos). Los clínicos a veces se encuentran con personas cuya presentación no cumple plenamente los criterios de ningún trastorno mental pero que necesitan claramente tratamiento o atención. El acceso a la atención no debe limitarse simplemente porque la persona no presente todos los síntomas de un diagnóstico.

En el DSM-5 se aclara que esta definición se creó con fines clínicos, de salud pública y de investigación, y que la inclusión de categorías diagnósticas tales como el trastorno de juego y el trastorno pedófilo no implica que dichas afecciones cumplan las definiciones de enfermedad mental, trastorno mental, defecto mental o discapacidad mental legales o de cualquier otro tipo ajeno a la medicina. Normalmente se requiere más información que la que aportan los criterios del DSM-5 para poder efectuar juicios legales sobre asuntos tales como la responsabilidad penal, el derecho a recibir pensiones por discapacidad y la competencia.

## Notación de los diagnósticos del DSM-5

Se anima a los clínicos a hacer varios diagnósticos siempre que sea necesario para describir plenamente la situación del paciente. En el DSM-III y el DSM-IV también se hacía esto. El grupo de trabajo del DSM-5 y los diversos subgrupos conocían las dudas planteadas por los diagnósticos múltiples y reorganizaron las jerarquías diagnósticas de varios trastornos para disminuir esta necesidad (p. ej., en el capítulo de los trastornos disociativos, el diagnóstico de trastorno disociativo de la identidad prima sobre la amnesia disociativa y otros diagnósticos del grupo). No obstante, los clínicos han de estar atentos a todos los síntomas y responder como corresponde. Con respecto a los trastornos de la personalidad, puede que el clínico prefiera utilizar las escalas que evalúan los dominios de rasgos de personalidad y las facetas que se describen en la sección III del DSM-5 para describir de manera más completa la situación del paciente.

El DSM-5 distingue entre *diagnóstico principal* y *motivo de la consulta*. El primero se refiere a la afección principalmente responsable de la estancia hospitalaria de un paciente, mientras que el segundo es el cuadro que llevó al paciente hasta la consulta ambulatoria, especialmente cuando se consigna más de un diagnóstico. El diagnóstico principal o el motivo de la consulta se anota en primer lugar, y el resto de los trastornos se enumeran de mayor a menor según la atención merecida o la importancia del tratamiento. Si el diagnóstico principal o el motivo de la consulta es un trastorno mental debido a otra afección médica (p. ej., un trastorno psicótico debido a un cáncer de pulmón), la normas de codificación de la CIE requieren citar primero la enfermedad orgánica que constituye la etiología. En la mayoría de los casos, el trastorno citado como diagnóstico principal o motivo de la consulta va seguido de la expresión calificativa «(diagnóstico principal)» o «(motivo de la consulta)». Por ejemplo, si un paciente ambulante con patología por el VIH acude por síntomas de trastorno cognitivo leve asociado al VIH, primero se anota «Infección por el VIH» y después se añade «Trastorno neurocognitivo leve debido a infección por el VIH (motivo de la consulta).»

Si el clínico no tiene suficiente información para un diagnóstico en firme, puede indicar su incertidumbre anotando «(provisional)» destrás del diagnóstico. Por ejemplo, la presentación clínica podría sugerir un diagnóstico de esquizofrenia, pero el paciente no puede aportar la anamnesis necesaria para confirmarlo. A veces resulta difícil distinguir el diagnóstico principal o el motivo de consulta, especialmente cuando son varios los cuadros que parecen haber motivado el ingreso o la visita (p. ej., esquizofrenia y trastorno por consumo de alcohol).

Damos a continuación algunos ejemplos de cómo podría un clínico anotar su impresión diagnóstica después de una evaluación. En estos ejemplos se anota primero el código de la CIE-9-MC, seguido entre paréntesis por el código correspondiente de la CIE-10-MC:

**Ejemplo 1:** Un varón de 25 años es llevado a la sala de urgencias por unos familiares por presentar un comportamiento extraño, como amenazar con hacer daño, murmurar obscenidades y hablar consigo mismo. Tal comportamiento parece motivado por delirios paranoides. Los familiares señalan que bebe casi a diario hasta emborracharse y que fuma cigarrillos sin parar. Ya lo han ingresado varias veces antes por motivos parecidos y le han diagnosticado una esquizofrenia. Sus diagnósticos del DSM-5 son:

**295.90 (F20.9)** Esquizofrenia (diagnóstico principal).
**303.90 (F10.20)** Trastorno por consumo de alcohol, moderado.
**305.1 (F17.200)** Trastorno por consumo de tabaco, grave.

**Ejemplo 2:** Un varón de 65 años es llevado a la consulta por su preocupada esposa. Ella refiere que al marido le han diagnosticado un cáncer de pulmón que los médicos piensan que ha metastatizado al cerebro. Oye «voces» que le dicen que no se fíe de sus familiares. Se ha vuelto muy suspicaz y ha amenazado a los parientes que, según él, están planeando matarlo. Carece de antecedentes psiquiátricos. Sus diagnósticos del DSM-5 son:

**162.9 (C34.90)** Neoplasia pulmonar maligna.

**293.81 (F06.2)** Psicosis debida a neoplasia maligna de pulmón (provisional).

**Ejemplo 3:** Una mujer de 27 años acude a la consulta porque tiene pensamientos intrusos referentes a una violación reciente y pesadillas recurrentes. Antes de estos últimos síntomas, dice haber padecido gran ansiedad en los actos sociales. Refiere también haberse producido cortes autolesivos deliberados y haber tenido problemas relacionales y miedo al abandono. Sus diagnósticos del DSM-5 son:

**309.81 (F43.10)** Trastorno de estrés postraumático (motivo de la consulta).

**300.23 (F40.10)** Trastorno de ansiedad social.

**301.83 (F60.3)** Trastorno de la personalidad límite.

Quienes conocen las ediciones anteriores del DSM saben que el manual sirve para diagnosticar trastornos mentales y *no* contiene normas de tratamiento. No obstante, el diagnóstico correcto es el primer paso hacia el tratamiento correcto en todas las enfermedades, y los trastornos mentales no son la excepción. Por este motivo, el DSM-5 es el punto de partida en la clínica, pues los facultativos empiezan por realizar una evaluación exhaustiva del paciente. Además, el DSM-5 puede servir para controlar la eficacia del tratamiento, pues muchas de las evaluaciones dimensionales que contiene pueden ayudar a medir la gravedad y el cambio en respuesta al tratamiento. A pesar de carecer de información terapéutica, el DSM-5 aporta, en relación con las clases diagnósticas y los trastornos, muchísimos datos que los lectores de todas las procedencias encontrarán útiles. Se detallan en la Tabla 2-2.

---

**TABLA 2-2.** Información útil del DSM-5 acerca de cada diagnóstico

---

Procedimientos de registro (si procede)

Subtipos y/o especificadores (si procede)

Características diagnósticas

Características asociadas que avalan el diagnóstico

Prevalencia

Desarrollo y curso

Factores de riesgo y pronósticos

Aspectos diagnósticos relacionados con la cultura

Aspectos diagnósticos relacionados con el género

Marcadores diagnósticos

Riesgo de suicidio

Consecuencias funcionales

Diagnóstico diferencial

Comorbilidad

---

# Codificación del DSM-5

La codificación es un componente esencial, aunque poco apreciado, del DSM-5. Se emplea para analizar el uso de recursos, para reunir estadísticas a efectos de la salud pública y para tomar decisiones referentes a facturaciones y cobros. Quizá sorprenda a los lectores saber que el sistema oficial de codificación en Estados Unidos no es el DSM-5, sino la *Clasificación Internacional de Enfermedades, Novena Revisión, Modificación Clínica* (CIE-9-MC), publicada por la Organización Mundial de la Salud en 1978. Esto se debe a un tratado que obliga a notificar las estadísticas sanitarias mediante el sistema CIE. El DSM-5 y la CIE-9-MC usan los mismos códigos, que van del 290 al 319. (Los códigos del DSM son un subconjunto del sistema de la CIE-9-MC, que llega al 999.) Algunos trastornos del DSM-5 tienen asignado el mismo código de la CIE, lo cual es inevitable dado que los códigos elegibles para el DSM-5 se limitan a los ya incluidos en la CIE-9-MC. Se esperaba que el DSM-5 y su homólogo, la CIE-10-MC, saldrían al mismo tiempo (mayo de 2013), de forma que ambos contuvieran los mismos códigos nuevos. Sin embargo, como la aplicación de la CIE-10-MC se retrasó a octubre de 2014, el DSM-5 usa los códigos de la CIE-9-MC. No obstante, los códigos de la CIE-10-MC aparecen en el DSM-5 entre paréntesis, aunque no deben usarse hasta que se produzca la implantación oficial.

El código de la CIE-9-MC es un número de tres a cinco dígitos que aparece situado junto al nombre del trastorno en el DSM-5; el código precede al nombre del trastorno en la clasificación y acompaña al conjunto de criterios de cada trastorno. En algunos diagnósticos, como la discapacidad intelectual (trastorno del desarrollo intelectual) —anteriormente llamado *retraso mental*—, el código apropiado depende de la ulterior especificación y aparece *después* de los criterios del trastorno. Los nombres de algunos trastornos van seguidos de términos alternativos entre paréntesis —por ejemplo, trastorno depresivo persistente (distimia)— que, en la mayoría de los casos, constituyen la denominación antigua correspondiente.

Por cada trastorno del DSM se elige el código de la CIE-9-MC que más se aproxima a sus síntomas. Por ejemplo, el código de la CIE-9-MC para la neurosis depresiva se asigna en el DSM-5 al trastorno depresivo persistente porque ese concepto de la CIE es el que más se acerca al del DSM-5. Si hay alguna categoría que no esté reflejada en la CIE-9-MC, la convención consiste en asignar un código de «otro». Estos códigos aparecen por la CIE-9-MC para acomodar la adición de trastornos nuevos. Por ejemplo, para el trastorno bipolar II, nuevo en el DSM-IV, se escogió el código 296.89, que corresponde a «otro trastorno bipolar» en la CIE-9-MC. La misma norma se sigue con los nuevos diagnósticos en el DSM-5: se elige un código examinando el sistema existente y hallando la categoría que mejor se corresponda con el cuadro en cuestión o asignando un código de «otro». Aunque el código del DSM recién asignado quizá no coincida exactamente, desde el punto de vista conceptual, con la entidad existente en la CIE-9-MC, en la práctica carece de importancia porque las compañías de seguros normalmente aceptan y pagan la mayoría de los códigos de la CIE-9-MC a menos que el código de que se trate haya sido excluido específicamente por dicha aseguradora.

Algunos trastornos tienen un código de tres dígitos, aunque la mayoría poseen cuatro o cinco. Determinados códigos diagnósticos tienen un espacio en blanco en el lugar de alguno de los dígitos. En estos casos, el usuario debe insertar en ese espacio un dígito concreto para indicar bien un subtipo o bien un grado de gravedad. Para aumentar la especificidad se facilitan subtipos y especificadores. Los *subtipos* definen subgrupos mutuamente excluyentes y conjuntamente exhaustivos de determinado diagnóstico y se indican mediante la instrucción «especificar si» en el conjunto de criterios. Por ejemplo, el trastorno delirante se subdivide en virtud del contenido de los delirios, y se incluyen siete subtipos (p. ej., tipo erotomaníaco).

En cambio, los *especificadores* no pretenden ser ni mutuamente excluyentes ni conjuntamente exhaustivos, y se indican mediante la instrucción «especificar» o «especificar si» en el conjunto de criterios (p. ej., en el trastorno obsesivo-compulsivo se le pide al clínico que especifique si está relacionado con tics). Los especificadores permiten definir subgrupos más homogéneos de individuos que padecen el trastorno y tienen en común determinados rasgos (p. ej., trastorno depresivo mayor con rasgos melancólicos). Aunque a veces se asigna un quinto dígito para codificar un subtipo o especificador, la mayoría de los subtipos y especificadores del DSM-5 *no pueden* codificarse en el sistema de la CIE-9-MC y se indican solamente incluyendo el subtipo o especificador detrás del nombre del trastorno (p. ej., trastorno de ansiedad social, solo actuación).

## Indicación de la certeza diagnóstica

En el DSM-5 existen varias formas de especificar el grado de certeza diagnóstica, como muestran los ejemplos siguientes:

Códigos V/Z: la información es insuficiente para saber si la presentación es atribuible a un trastorno mental (p. ej., problema académico, problema de pareja).

300.9 (F99) Trastorno mental no especificado: se observan síntomas de algún trastorno mental, pero la información que se tiene no es suficiente para hacer un diagnóstico más específico.

298.9 (F29) Trastorno del espectro de la esquizofrenia u otro trastorno psicótico: el paciente presenta un episodio psicótico pero no es posible especificarlo en mayor detalle.

Diagnóstico específico (provisional): la información existente es suficiente para hacer un diagnóstico «operativo», pero el clínico desea señalar un grado importante de incertidumbre diagnóstica añadiendo el término «(provisional)» a continuación del diagnóstico.

Diagnóstico específico: el clínico tiene información suficiente para confiar en su diagnóstico.

## Las categorías «otro especificado» y «no especificado»

En el DSM-5, las categorías «otro especificado» y «no especificado» abarcan en general la misma serie de cuadros que las secciones «sin especificar» del DSM-IV. La categoría de «otro trastorno especificado» permite comunicar a continuación el motivo concreto por el que la presentación no cumple los criterios de ninguna categoría específica. Por ejemplo, si una persona tiene uno o más episodios de hipomanía pero sus síntomas nunca han cumplido plenamente los criterios del episodio depresivo mayor o el episodio maniaco, el clínico puede anotar «otro trastorno bipolar o trastorno relacionado especificado, con episodio hipomaniaco sin episodio depresivo mayor previo». Si el clínico decide no especificar por qué no se cumplen los criterios de ningún trastorno específico, usará la categoría «trastorno bipolar o trastorno relacionado no especificado». La categoría «no especificado» se usa también cuando no hay información suficiente para un diagnóstico más específico.

# El fin del sistema multiaxial

El sistema diagnóstico multiaxial, parte familiar del proceso diagnóstico, se ha abandonado. Las opiniones acerca del valor del sistema multiaxial han dividido claramente a los psiquiatras en las tres últimas décadas, por considerarlo muchos de ellos inútil y farragoso. Muchos ignoraban sencillamente el sistema. El sistema diagnóstico multiaxial se incluyó por vez primera en el DSM-III con la creación de cinco ejes, cada uno de los cuales evaluaba un tipo diferente de información como se explica en la introducción de este libro. La finalidad del sistema multiaxial era, como se indicaba en el DSM-III (*American Psychiatric Association*, 1980), garantizar que «cada caso se evalúe en varios "ejes", refiriéndose cada uno de ellos a un tipo diferente de información» (pág. 23). El esquema multiaxial sobrevivió prácticamente sin cambios hasta el DSM-IV-TR.

Uno de los objetivos del sistema diagnóstico multiaxial era garantizar que los trastornos de la personalidad y el retraso mental (hoy discapacidad intelectual [trastorno del desarrollo intelectual]) se reconocieran debidamente y no se pasaran por alto, al estar los clínicos atentos a los trastornos más floridos objeto de la presentación. Además, se sabía que los cuadros psiquiátricos presentan con gran frecuencia comorbilidad orgánica que a menudo pasaba desapercibida o era ignorada. El sistema pretendía también asegurarse de que los clínicos prestaran atención a los factores psicosociales que pudieran haber intervenido en el comienzo o la exacerbación del trastorno psiquiátrico. El eje V permitía valorar el rendimiento general del paciente, algo que a menudo no captan los diagnósticos.

Desde el principio, los clínicos desdeñaron la separación artificial de los trastornos de los ejes I y II, señalando la ausencia de diferencias fundamentales ellos mismos y denunciando que el eje II solo servía para marginar aún más los trastornos de la personalidad y el retraso mental. Los pagadores sacaron provecho de esta situación y solían no pagar si el problema principal codificado pertenecía a los trastornos del eje II. Además, en muchas situaciones, la distinción entre el eje I y el eje II no era clara (p. ej., el trastorno de ansiedad social del eje I y el trastorno evitativo de la personalidad del eje II). El eje III no se usó nunca de forma sistemática y la distinción entre los trastornos de los ejes I y III era a menudo confusa o artificial. Los ejes IV y V se criticaron por ser arbitrarios y poco fiables. Aunque la escala de evaluación global del funcionamiento (*Global Assessment of Functioning*, GAF) derivaba de la escala de evaluación global (*Global Assessment Scale*; Endicott et al., 1976), de uso generalizado, no había motivos para pensar que los clínicos no habituados a usar escalas la fueran a utilizar correctamente. Por otra parte, las puntuaciones de la escala GAF las usaban arbitrariamente los pagadores para negar la asistencia si la puntuación era demasiado alta (el paciente rendía demasiado bien como para precisar tratamiento) o demasiado baja (el paciente estaba demasiado enfermo como para beneficiarse del tratamiento). Finalmente, ningún otro sistema diagnóstico emplea un diseño multiaxial, por lo que el DSM entraba en conflicto con el resto de la medicina.

Estas cuestiones llevaron al grupo de trabajo del DSM-5 a poner fin al sistema multiaxial. Ya no es necesario separar de manera artificial las afecciones antes incluidas en los ejes I a III. En lugar del eje IV, los clínicos pueden ahora especificar uno o más códigos V/Z («Otros problemas que pueden ser objeto de atención clínica»). En vez del eje V, los clínicos pueden usar la herramienta autocumplimentable «Cuestionario de evaluación de la discapacidad de la Organización Mundial de la Salud 2.0», incluido en la sección III y descrito brevemente en el capítulo 20, «Medidas de evaluación», de este mismo libro.

## Resumen de los cambios de cada categoría diagnóstica

Esta sección resume los cambios principales realizados en cada una de las categorías diagnósticas. Se describen en más detalle en los capítulos 3-19 del libro.

## Trastornos del neurodesarrollo

Los trastornos del neurodesarrollo son una reformulación del capítulo del DSM-IV dedicado a los «Trastornos de inicio en la lactancia, la niñez y la adolescencia». Se han realizado algunos cambios importantes. En primer lugar, el diagnóstico de retraso mental ha sido reemplazado por el de **discapacidad intelectual (trastorno del desarrollo intelectual)**. Ya no se parte del cociente intelectual (CI) como determinante de la inclusión en esta categoría. Se usan, en cambio, subtipos para clasificar la intensidad del trastorno en leve, moderada, grave o profunda, al tiempo que se hace mayor hincapié en el rendimiento adaptativo. El CI, como base arbitraria, se consideró limitante porque no tiene en cuenta los distintos ámbitos funcionales (social, conceptual/intelectual, práctico) que permiten contemplar de forma matizada a la persona con déficit intelectual.

Otro cambio importante fue la creación de una categoría global, la de **trastorno del espectro autista**, para los trastornos generalizados del desarrollo. En esta categoría se consolidan los siguientes diagnósticos del DSM-IV: **trastorno autista, trastorno de Rett, trastorno desintegrador de la niñez, trastorno de Asperger** y **trastorno generalizado del desarrollo sin especificar**. El cambio fue promovido por la investigación, que muestra que estos trastornos no son tan discretos e independientes como antes se pensaba, por lo que es difícil para el clínico distinguirlos. En todas las personas previamente diagnosticadas de estos trastornos, la presentación debe quedar cubierta por esta categoría nueva y las sutilezas han de encajar adecuadamente en los especificadores de gravedad.

En el **trastorno de déficit de atención/hiperactividad** se han añadido ejemplos a los criterios para facilitar su aplicación en las diversas etapas de la vida; además, la edad de inicio de los síntomas de inatención o de hiperactividad e impulsividad se ha cambiado de «antes de los 7 años» a «antes de los 12 años». Los subtipos se han sustituido por especificadores de la presentación y se permite ahora el diagnóstico de comorbilidad con el trastorno del espectro autista.

Los **trastornos de la comunicación** engloban el trastorno fonológico y el tartamudeo del DSM-IV, y el **trastorno específico del aprendizaje** combina los diagnósticos del DSM-IV de trastorno de la lectura, trastorno de las matemáticas, trastorno de la expresión escrita y trastorno del aprendizaje sin especificar.

Otros cambios introducidos en este grupo son el paso del **trastorno de la conducta** a un capítulo nuevo, el de «Trastornos disruptivos, del control de los impulsos y de la conducta». Los **trastornos de la excreción (enuresis y encopresis)** tienen ahora su propio capítulo. Los **trastornos de la conducta alimentaria (pica, trastorno de rumiación** y **trastorno de evitación/restricción de la ingesta de alimentos** [que sustituye y amplía al trastorno de la alimentación de la lactancia o la primera infancia]) se han combinado con los trastornos de la ingesta de alimentos en un capítulo más integrador que se titula «Trastornos de la conducta alimentaria y la ingesta de alimentos». El **trastorno de ansiedad por separación** y el **mutismo selectivo** se han pasado al capítulo «Trastornos de ansiedad», mientras que el **trastorno de apego reactivo** se ha llevado al capítulo de los «Trastornos relacionados con traumas y factores de estrés» debido a su relación con la desatención parental.

# Espectro de la esquizofrenia y otros trastornos psicóticos

Los trastornos se presentan ahora normalmente por orden de menor a mayor gravedad. El **trastorno de la personalidad esquizotípica** se ha incluido en este capítulo porque se considera parte del espectro de la esquizofrenia, aunque los criterios y la descripción se mantienen en el capítulo de los trastornos de la personalidad. Los criterios del **trastorno delirante** permanecen en su mayoría sin cambios, aunque se ha eliminado el adjetivo *no extrañas* (criterio A) y se ha modificado el subtipo somático para garantizar que las personas delirantes en relación con un «defecto físico» se diagnostiquen mejor de **trastorno dismórfico corporal** (que se ha pasado al capítulo «Trastorno obsesivo-compulsivo y trastornos relacionados»). El **trastorno psicótico compartido** se ha eliminado por ser un diagnóstico que se utilizaba raras veces y porque las presentaciones merecedoras de él cumplen normalmente los criterios de otro trastorno psicótico. En la **esquizofrenia** se ha eliminado el tratamiento especial de los delirios extraños y los tipos especiales de alucinaciones. Además, también se han eliminado los subtipos de la esquizofrenia. Aunque estos subtipos cuentan con una larga historia, su utilidad clínica y su validez pronóstica son escasas. El **trastorno esquizoafectivo** se ha modificado para orientar mejor a los clínicos acerca de la duración total de los síntomas anímicos. En vez de requerir su presencia durante una «parte sustancial de la duración total de los períodos activo y residual del cuadro» (como en el DSM-IV), el DSM-5 exige que los síntomas anímicos estén presentes en «la mayor parte de la duración total de los períodos activo y residual del cuadro». Se describen los criterios de la **catatonía** y el trastorno puede diagnosticarse con un especificador (de los trastornos depresivos, bipolares y psicóticos, incluida la esquizofrenia), en el contexto de un cuadro médico conocido o como diagnóstico no especificado.

# Trastorno bipolar y trastornos relacionados

Los trastornos del estado de ánimo del DSM-IV se han dividido en **trastorno bipolar y trastornos relacionados y trastornos depresivos**, cada uno con su propio capítulo. Se ha hecho mayor hincapié en los cambios de la actividad y la energía en el contexto de la manía/hipomanía con el fin de hacer más probable su detección precoz. Los criterios del **trastorno bipolar I, episodio más reciente de tipo mixto**, se han eliminado y en su lugar se ha añadido el especificador «con características mixtas», que puede aplicarse a los episodios de manía/hipomanía cuando hay rasgos depresivos y a los episodios de depresión cuando hay rasgos de manía en el contexto de los diagnósticos de **trastorno depresivo mayor** y **trastorno bipolar** en algún momento de la vida. También se ha descrito el especificador «con ansiedad».

# Trastornos depresivos

El **trastorno de desregulación disruptiva del estado de ánimo** y el **trastorno disfórico premenstrual** son diagnósticos nuevos. El primero se añadió por las dudas planteadas por el posible diagnóstico indebido y sobretratamiento del trastorno bipolar en los niños, mientras que el segundo se ha sacado del apéndice B del DSM-IV, «Conjuntos de criterios y ejes para ulterior estudio», y se le ha considerado un trastorno de pleno derecho. El **trastorno depresivo persistente** es nuevo y sustituye tanto a la distimia como al trastorno depresivo mayor crónico del DSM-IV. La coexistencia de al menos tres síntomas maniacos con un episodio depresivo mayor, sin llegar a satisfacer los criterios del episodio maniaco, se reconoce ahora con el especificador «con características mixtas».

La exclusión aplicada en el DSM-IV a los síntomas depresivos de menos de 2 meses de duración a raíz de la muerte de un ser querido (es decir, la llamada exclusión del duelo) se ha omitido y el luto se reconoce ahora como un factor de estrés psicosocial importante capaz de precipitar un episodio depresivo mayor. Los autores del DSM-5 creyeron que los datos objetivos no justifican la separación de la pérdida de un ser querido de los demás factores de estrés en términos de probabilidad de desencadenar un episodio depresivo mayor.

## Trastornos de ansiedad

El **trastorno obsesivo-compulsivo**, el **trastorno de estrés postraumático** y el **trastorno de estrés agudo** se han pasado del capítulo sobre «Trastornos de ansiedad» a otros capítulos. El **trastorno de ansiedad por separación** y el **mutismo selectivo** se han pasado de los «Trastornos diagnosticados normalmente en la lactancia, la niñez y la adolescencia» a los «Trastornos de ansiedad». En los diagnósticos de **fobia específica** y **trastorno de ansiedad social (fobia social)**, entre los cambios está la eliminación del requisito de que las personas mayores de 18 años reconozcan que su ansiedad es excesiva o irracional. En lugar de ello, la ansiedad debe ser desproporcionada con respecto al peligro o la amenaza real, una vez tenidos en cuenta los factores socioculturales del contexto. La duración de 6 meses, que se limitaba a las personas de menos de 18 años de edad, se ha ampliado a todas las edades. Este cambio se espera que minimice el diagnóstico excesivo de los miedos transitorios. El **trastorno de pánico** y la **agorafobia** se han desconectado entre sí y constituyen ahora diagnósticos aparte, codificándose su comorbilidad en forma de dos diagnósticos. Las **crisis de pánico** pueden usarse como especificador de cualquier trastorno mental y de algunas enfermedades orgánicas. Los tipos de **fobia específica** aparecen ahora como especificadores. En el **trastorno de ansiedad social** se ha eliminado el especificador «generalizada» y se ha sustituido por el de «solo de actuación». Finalmente, en el **trastorno de ansiedad por separación** se ha alterado la redacción para reflejar de forma más precisa la expresión de los síntomas de ansiedad por separación durante la edad adulta.

## Trastorno obsesivo-compulsivo y trastornos relacionados

Este nuevo capítulo reúne los trastornos relacionados con el **trastorno obsesivo-compulsivo**. Los otros trastornos son: **trastorno dismórfico corporal, trastorno de acumulación, tricotilomanía (arrancarse el pelo), trastorno de excoriación (rascarse la piel), trastorno obsesivo-compulsivo o trastorno relacionado inducido por medicamentos** y **otro trastorno obsesivo-compulsivo o trastorno relacionado debido a otra enfermedad médica**. El **trastorno dismórfico corporal** se sacó de los trastornos somatoformes. La **acumulación** aparecía como síntoma del trastorno de la personalidad obsesivo-compulsiva en el DSM-IV (criterio 5), pero las investigaciones han hallado datos de que es un trastorno distinto. La **tricotilomanía (arrancarse el pelo)** se obtuvo del capítulo del DSM-IV «Trastornos del control de los impulsos sin clasificar» y el **trastorno de excoriación (rascarse la piel)** es nuevo. El especificador de introspección del **trastorno obsesivo-compulsivo** le permite al clínico precisar mejor cuál es el nivel de introspección de la persona: buena o aceptable, mala y ausente/con creencias delirantes.

Se han incluido especificadores parecidos para el **trastorno dismórfico corporal** y el **trastorno de acumulación**. Se ha añadido un especificador referente a los tics en el **trastorno obsesivo-compulsivo** porque la presencia comórbida de un tic puede tener importantes consecuencias clínicas. El especificador de dismorfia corporal refleja la importancia de esta distinción en las personas con trastorno dismórfico corporal.

## Trastornos relacionados con traumas y factores de estrés

Este capítulo reúne los trastornos debidos a la exposición a traumas o factores de estrés y comprende: **trastorno de apego reactivo, trastorno de relación social desinhibida, trastorno de estrés postraumático, trastorno de estrés agudo** y **trastornos de adaptación**. En el **trastorno de estrés postraumático**, el criterio de los factores de estrés (criterio A) es ahora más explícito con respecto a los sucesos que cabe considerar experiencias «traumáticas». Además, se ha eliminado el criterio A2 (reacción subjetiva) del DSM-IV. Aunque en el DSM-IV había tres agrupaciones sintomáticas principales —reexperiencia, evitación/embotamiento y activación—, ahora existen cuatro porque el grupo de la evitación y el embotamiento se ha dividido en dos: evitación persistente y alteraciones negativas persistentes de la cognición y el estado de ánimo. Esta última categoría, que conserva la mayor parte de los síntomas de embotamiento del DSM-IV, incluye también síntomas nuevos o vueltos a conceptualizar, como los estados emocionales persistentes. La agrupación final —alteraciones marcadas de la activación y la reactividad— retiene la mayoría de los síntomas de activación vegetativa del DSM-IV. Contiene también el comportamiento irritable y los estallidos de ira, así como las conductas imprudentes y autodestructivas. El trastorno de estrés postraumático es ahora sensible al desarrollo en cuanto a que los umbrales diagnósticos se han bajado de cara a los niños y adolescentes. Se han añadido, además, criterios aparte para los niños de 6 o menos años de edad. Los síntomas disociativos ya no son necesarios (como en el DSM-IV) para diagnosticar el **trastorno de estrés agudo. Los trastornos de adaptación** requieren ahora que exista angustia y/o deterioro para su diagnóstico, en lugar de angustia o deterioro.

## Trastornos disociativos

La desrealización está incluida en el nombre y la estructura sintomática de lo que antes se llamaba **trastorno de despersonalización** (ahora **trastorno de despersonalización/desrealización**). La **fuga disociativa** se ha convertido en especificador de la **amnesia disociativa**, en lugar de ser un diagnóstico aparte. Los criterios del **trastorno de identidad disociativo** se han cambiado para indicar que los síntomas de desorganización de la identidad pueden comunicarse, además de observarse, y que las lagunas de memoria pueden afectar a los sucesos cotidianos y no solo a los episodios traumáticos. Además, se han incluido las experiencias de posesión patológica de algunas culturas en la descripción de la identidad desorganizada.

## Trastorno de síntomas somáticos y trastornos relacionados

Este capítulo se ha reorganizado y cambiado de nombre. Debido al sustancial solapamiento entre los trastornos somatoformes del DSM-IV y a la imprecisión de sus límites, el nuevo diagnóstico **trastorno de síntomas somáticos** sustituye al **trastorno de somatización, la hipo-**

condría, **el trastorno de dolor** y el **trastorno somatoforme indiferenciado**. La mayoría de las personas previamente diagnosticadas de trastorno de somatización recibirán ahora el diagnóstico de **trastorno de síntomas somáticos**, pero solo si presentan pensamientos, sentimientos y comportamientos excesivos además de los síntomas somáticos. Las personas con mucha ansiedad relativa a la salud pero sin síntomas somáticos reciben ahora el diagnóstico de **trastorno de ansiedad por enfermedad**, nuevo en el DSM-5. Los **factores psicológicos que influyen en otras enfermedades médicas** constituyen un trastorno mental nuevo en el DSM-5, mientras que antes se incluían en el capítulo del DSM-IV sobre «Otras afecciones que pueden ser objeto de atención clínica». Este trastorno y el trastorno facticio se sitúan entre los trastornos de síntomas somáticos y relacionados porque en ellos predominan los síntomas somáticos. Los criterios del **trastorno de conversión (trastorno de síntomas neurológicos funcionales)** se han cambiado para resaltar la importancia crucial que tiene la exploración neurológica y reconocer que los factores psicológicos más relevantes podrían no ser demostrables en el momento del diagnóstico. El **trastorno dismórfico corporal** se ha pasado al capítulo «Trastorno obsesivo-compulsivo y trastornos relacionados».

## Trastornos de la conducta alimentaria y la ingesta de alimentos

**La pica** y el **trastorno de rumiación** se han extraído del capítulo del DSM-IV sobre «Trastornos de inicio en la lactancia, la niñez y la adolescencia» porque conllevan conductas alimentarias perturbadas. El trastorno de la conducta alimentaria de la lactancia o la primera infancia se denomina ahora **trastorno de evitación/restricción de la ingesta de alimentos** y los criterios se han ampliado para poder usar este diagnóstico en los adultos que restringen la ingesta de alimentos y cuya presentación no cumple los criterios de ninguno de los trastornos de la conducta alimentaria. Desde el punto de vista conceptual, los criterios de la **anorexia nerviosa** permanecen igual excepto por la eliminación de la amenorrea como requisito. La redacción del criterio A se ha clarificado y ayuda ahora a juzgar si la persona tiene o no un peso significativamente bajo. El criterio B se ha ampliado para incluir no solo la expresión de un miedo intenso a ganar peso o engordar, sino también las conductas persistentes que interfieren con el aumento ponderal. El único cambio introducido en la **bulimia nerviosa** es una reducción de la frecuencia media de atracones y conductas compensatorias indebidas que como mínimo se requiere, que ha pasado de dos veces a una sola vez a la semana. El **trastorno de atracones** es un diagnóstico nuevo; antes se incluía en el apéndice B del DSM-IV. Los criterios se han cambiado de forma que la frecuencia media mínima de atracones que se requiere es de una vez por semana en los 3 últimos meses, igual que el criterio de frecuencia de la bulimia nerviosa.

## Trastornos de la excreción

Los trastornos de la excreción, **encopresis** y **enuresis**, son afecciones que la mayoría de las veces se diagnostican durante la infancia. Antes se hallaban incluidos en el capítulo «Trastornos de inicio en la lactancia, la niñez y la adolescencia» y ahora tienen su propio capítulo.

## Trastornos del sueño-vigilia

En el DSM-5 se han eliminado el **trastorno del sueño relacionado con otra afección médica** y el **trastorno del sueño relacionado con una enfermedad médica general** y, a cambio, se han especificado con mayor detalle las afecciones coexistentes con cada trastorno del ciclo sueño-vigilia. El diagnóstico de insomnio primario se denomina ahora **trastorno de insomnio** para impedir la distinción entre el insomnio primario y el secundario. El DSM-5 distingue también la **narcolepsia** de las otras formas de hipersomnolencia (**trastorno de hipersomnolencia**). En todo el grupo se han integrado los criterios y textos pediátricos y del desarrollo siempre que los datos científicos y las consideraciones relativas a la utilidad clínica lo han aconsejado. Los **trastornos del sueño relacionados con la respiración** se dividen en tres trastornos relativamente diferentes: **apnea o hipopnea obstructiva del sueño, apnea central del sueño** e **hipoventilación relacionada con el sueño**. Los tipos de **trastornos del ritmo circadiano de sueño-vigilia** se han ampliado e incluyen ahora el **tipo de fases de sueño avanzadas** y el **tipo de sueño-vigilia irregular**, mientras que el **tipo «jet lag» se ha eliminado**. El **trastorno del comportamiento del sueño REM** y el **síndrome de las piernas inquietas** constituyen ahora trastornos independientes.

## Disfunciones sexuales

Se han añadido las disfunciones sexuales específicas de cada género, y los trastornos del deseo sexual y de la excitación sexual de la mujer se han combinado en uno solo, el **trastorno femenino del interés/la excitación sexual**. Todas las disfunciones sexuales (excepto la **disfunción sexual inducida por sustancias/medicamentos, la otra disfunción sexual especificada** y la **disfunción sexual no especificada**) requieren ahora una duración mínima de unos 6 meses y criterios de gravedad más precisos. Esto ayudará a distinguir los problemas sexuales transitorios de la disfunción sexual más persistente. El vaginismo y la dispareunia se han unido en el **trastorno de dolor génito-pélvico/a la penetración**, pues ambos trastornos son difíciles de distinguir. El **trastorno de aversión sexual** se diagnosticó muy rara vez y se ha eliminado. Ahora solo hay dos subtipos de disfunciones sexuales: **de por vida** y **adquiridas**, y la mayoría de las disfunciones pueden ser también **generalizadas o situacionales**.

## Disforia de género

**La disforia de género** es una nueva clase diagnóstica que se ha extraído del capítulo del DSM-IV «Trastornos de la identidad sexual y de género». El nuevo nombre (tomado del trastorno de identidad de género del DSM-IV) refleja un cambio significativo al hacer hincapié en el fenómeno de la incongruencia de género en lugar de en la identificación con el género opuesto. Con respecto a la disforia de género de adolescentes y adultos, se ha añadido un conjunto de síntomas más detallado y concreto. El anterior criterio A (identificación con el género opuesto) y el criterio B (aversión hacia el propio género) se han unido por falta de datos objetivos que los separasen. La expresión «el otro sexo» se ha sustituido por «el otro género». Se usa *género* en lugar de *sexo* en todo el texto debido a que el concepto *sexo* es insuficiente para referirse a las personas que padecen un trastorno del desarrollo sexual. En los criterios infantiles, la frase «deseo intenso de pertenecer al otro género» sustituye a la anterior de «deseo repetidamente expresado de ser del otro sexo» para poder captar la situación de algunos niños que, en entornos coercitivos, quizá no verbalicen su deseo de pertenecer a otro género. En la **disforia de género infantil**, el criterio A1 («deseo intenso de pertenecer al otro género o insistencia en que uno es del otro género») es ahora necesario, aunque no suficiente, por lo que el diagnóstico es más restrictivo y conservador. Los subtipos referentes a la orientación sexual se han eliminado porque dicha distinción ya no se considera clínicamente útil.

Se ha añadido el especificador «postransición» para señalar a aquellas personas que se han sometido al menos a una intervención médica de cambio de sexo o a un tratamiento para respaldar la nueva asignación de género.

# Trastornos disruptivos, del control de los impulsos y de la conducta

En este capítulo se reúnen los trastornos caracterizados por problemas con la autorregulación de las emociones y los comportamientos, reemplazando en gran medida al capítulo del DSM-IV «Trastornos del control de los impulsos no clasificados en otro lugar». El capítulo abarca **el trastorno negativista desafiante, el trastorno explosivo intermitente, el trastorno de la conducta, el trastorno de la personalidad antisocial** (que se describe en el capítulo dedicado a los trastornos de la personalidad), la **piromanía** y la **cleptomanía**. En el DSM-5 se ha eliminado el criterio de exclusión del DSM-IV que permitía diagnosticar el **trastorno negativista desafiante** únicamente si no se cumplían los criterios del **trastorno de la conducta**. Los criterios del **trastorno de la conducta** incluyen un especificador descriptivo de las características para aquellas personas cuyos síntomas cumplen totalmente los criterios pero tienen también emociones prosociales limitadas. El cambio principal introducido en el **trastorno explosivo intermitente** es el tipo de estallidos de agresividad que deben tenerse en cuenta: en el DSM-IV se requería la agresión física, mientras que en el DSM-5 el criterio también se cumple si las agresiones son verbales o físicas no destructivas/no lesivas. Además, ahora es necesaria una edad mínima de 6 años (o un nivel de desarrollo equivalente).

# Trastornos relacionados con sustancias y trastornos adictivos

Este capítulo se ha ampliado para incluir el **trastorno de juego**. La inclusión de este trastorno refleja los crecientes datos que señalan que algunas conductas, como el juego, activan el mismo sistema de recompensa que las sustancias y tienen efectos parecidos a los de las drogas de abuso. *Es importante darse cuenta de que ya no se distingue entre abuso y dependencia*. Estos dos diagnósticos previos se han fundido en un único **trastorno por consumo de sustancias** porque la distinción entre abuso y dependencia a menudo es arbitraria, de escasa utilidad y causa de confusión. Dentro de los trastornos por consumo de sustancias, el criterio del DSM-IV referente a los problemas legales recurrentes en relación con la sustancia se ha eliminado y se ha introducido un criterio nuevo: el ansia, el fuerte deseo o el impulso urgente de consumirla. La gravedad del trastorno se especifica dependiendo del número de síntomas presentes. La **abstinencia de cafeína** y la **abstinencia de cannabis** son nuevas (la primera estaba incluida en el apéndice B del DSM-IV, «Conjuntos de criterios y ejes propuestos para ulterior estudio».

# Trastornos neurocognitivos

Los diagnósticos del DSM-IV de **demencia** y **trastorno amnésico** se incluyen en el nuevo diagnóstico de **trastorno neurocognitivo mayor**, aunque no se impide el uso de la palabra *demencia* en aquellos subtipos donde es normativo. El DSM-5 reconoce una forma menos grave de deterioro cognitivo, el **trastorno neurocognitivo leve**, un trastorno nuevo que permite diagnosticar los síndromes menos incapacitantes y que, no obstante, pueden ser motivo de atención y tratamiento. Se incluyen los criterios diagnósticos de los trastornos neurocognitivos mayor y leve, a los que siguen los criterios diagnósticos de los distintos subtipos etiológicos (p. ej., trastorno neurocognitivo mayor o leve debido a la enfermedad de Alzheimer).

## Trastornos de la personalidad

El grupo de los trastornos de la personalidad ya no se codifica en el eje II, pues el sistema multiaxial se ha eliminado. Los criterios de la sección II no han cambiado con respecto a los del DSM-IV. Para el DSM-5 se ha desarrollado un enfoque alternativo del diagnóstico de los trastornos de la personalidad; este enfoque se consideró posteriormente como objeto de ulterior estudio y puede encontrarse en la sección III del manual (véase el capítulo 21, «Modelo alternativo del DSM-5 para los trastornos de la personalidad»). Otro cambio introducido en esta clase diagnóstica es el traslado del **cambio de personalidad debido a otra afección médica**, situado en el DSM-IV en el capítulo «Delirium, demencia, trastornos amnésicos y otros trastornos cognitivos».

## Trastornos parafílicos

Los trastornos parafílicos se encontraban anteriormente en el capítulo del DSM-IV sobre «Trastornos sexuales y de la identidad de género». En el DSM-5 se han añadido a los conjuntos de criterios diagnósticos de todos los **trastornos parafílicos** (excepto el trastorno pedófilo) los especificadores de evolución «en un entorno controlado» y «en remisión». Estos especificadores pretenden indicar cambios importantes en el estado del individuo. En el DSM-5, las parafilias no son *ipso facto* trastornos mentales: «Un *trastorno parafílico* es una parafilia que actualmente produce angustia o deterioro a la persona o una parafilia cuya satisfacción ha conllevado daños o riesgo de daños personales a terceros. La parafilia es condición necesaria, pero insuficiente, del trastorno parafílico, y la parafilia en sí misma no justifica o precisa necesariamente intervención clínica alguna» (*American Psychiatric Association*, 2013, págs. 685-686).

## Otros trastornos

El DSM-5 contiene otras categorías para afecciones y problemas importantes que no se consideran trastornos mentales. Entre ellos están los **trastornos motores inducidos por medicamentos y otros efectos adversos de los medicamentos** (p. ej., discinesia tardía, síndrome de interrupción de antidepresivos) y **otros problemas que pueden ser objeto de atención clínica** (códigos V/Z). Estos últimos pueden producir gran malestar en los pacientes o sus familias. A pesar de su frecuencia, los diagnósticos con códigos V/Z están infrautilizados.

## Afecciones que necesitan más estudio

La ubicación de las «Afecciones que necesitan más estudio» en la sección III del DSM-5 garantiza que los investigadores interesados analicen e investiguen la misma entidad para su posible inclusión en futuras ediciones del DSM. Los conjuntos de criterios propuestos para estudiarse con mayor detalle se incluyeron por vez primera en el DSM-III-R como forma de fomentar la recopilación de nuevos datos que permitieran validar nuevos trastornos. Pocas de las afecciones propuestas han alcanzado el estado de trastorno de pleno derecho, pero este método permite que sea el proceso científico lo que determine el resultado final. Algunas de las afecciones propuestas en el DSM-5 son el **síndrome de psicosis atenuada**, el **trastorno de duelo complejo persistente** y el **trastorno de juego por Internet**.

## «Otra afección médica»

Los lectores atentos del DSM-5 notarán que se ha cambiado la redacción referente a la exclusión universal de las enfermedades médicas en el proceso diagnóstico. En el DSM-IV, la expresión utilizada era «afección médica general». En el DSM-5, la expresión es «otra afección médica». En ambos casos, antes de poder hacer un diagnóstico debe descartarse que la causa de los síntomas sea una enfermedad orgánica. La nueva redacción del DSM-5 sirve para subrayar que los trastornos psiquiátricos son afecciones *médicas* y que, dentro del diagnóstico diferencial, los clínicos han de descartar que la causa sea otra afección médica. Esto debería ayudar a comprender que los trastornos mentales tienen causas físicas.

## PUNTOS ESENCIALES

- El DSM-5 tiene tres secciones: I, que presenta el material histórico y describe la organización y el uso del manual; II, que presenta los conjuntos de criterios de las 19 clases diagnósticas principales más otros trastornos mentales, trastornos motores inducidos por medicamentos y otros efectos adversos de los fármacos, y otros problemas que pueden ser objeto de atención clínica (códigos V/Z); y III, que contiene medidas de evaluación, una formulación cultural, un modelo alternativo del DSM-5 para los trastornos de la personalidad y afecciones que necesitan más estudio.

- La organización general (metaestructura) se ha cambiado para reflejar mejor las relaciones entre varias clases. Los capítulos se han ordenado siguiendo las etapas sucesivas de la vida, empezando por los trastornos del neurodesarrollo y avanzando a través de las áreas diagnósticas más frecuentes en la edad adulta.

- El esquema diagnóstico multiaxial se ha abandonado.

- Las siguientes clases diagnósticas se han añadido en respuesta a la necesidad clínica y los avances científicos:

  - Trastornos relacionados con traumas y factores de estrés.

  - Trastorno obsesivo-compulsivo y trastornos relacionados.

  - Trastornos disruptivos, del control de los impulsos y de la conducta.

- Varias clases se han revisado, renombrado o reorganizado de manera considerable:

  - Trastornos del neurodesarrollo.

  - Trastornos de síntomas somáticos y relacionados.

  - Trastornos relacionados con sustancias y adictivos.

  - Trastornos neurocognitivos.

- Varias clases se han dividido o consolidado:

  - Los trastornos del ánimo se han separado en dos capítulos: «Trastorno bipolar y trastornos relacionados» y «Trastornos depresivos».

  - Los trastornos sexuales y de la identidad de género se han dividido en tres capítulos: «Disfunciones sexuales», «Disforia de género» y «Trastornos parafílicos».

  - Los trastornos de la eliminación se han sacado del capítulo del DSM-IV «Trastornos normalmente diagnosticados por vez primera en la lactancia, la infancia o la adolescencia» y se han pasado a su propio capítulo.

  - Los trastornos de la conducta alimentaria se han sacado del capítulo del DSM-IV «Trastornos normalmente diagnosticados por vez primera en la lactancia, la infancia o la adolescencia» y se han combinado con los trastornos de la ingesta de alimentos.

- Algunos trastornos se han pasado a capítulos diferentes:
  - El trastorno de la personalidad esquizotípica aparece ahora dos veces citado: en «Espectro de la esquizofrenia y otros trastornos psicóticos» y en «Trastornos de la personalidad».
  - El trastorno de la personalidad antisocial aparece también dos veces: en «Trastornos disruptivos, del control de los impulsos y de la conducta» y en «Trastornos de la personalidad».
  - El trastorno de ansiedad por separación y el mutismo selectivo se han sacado del capítulo del DSM-IV «Trastornos normalmente diagnosticados por vez primera en la lactancia, la infancia o la adolescencia» y se han pasado a «Trastornos de ansiedad».
  - El trastorno dismórfico corporal y la tricotilomanía (trastorno de arrancarse el pelo) se han pasado a «Trastorno obsesivo-compulsivo y trastornos relacionados».
  - El trastorno de apego reactivo se ha pasado a «Trastornos relacionados con traumas y factores de estrés».
  - La pica y el trastorno de rumiación se encuentran ahora en «Trastornos de la conducta alimentaria y la ingesta de alimentos».
  - El trastorno de juego se encuentra ahora en «Trastornos relacionados con sustancias y adictivos».
- Se han añadido los siguientes trastornos nuevos sobre la base de la necesidad clínica y los avances científicos:
  - Trastorno de evitación/restricción de la ingesta de alimentos.
  - Trastorno de atracones.
  - Abstinencia de cafeína.
  - Abstinencia de cannabis.
  - Trastorno de despersonalización/desrealización.
  - Trastorno de desregulación disruptiva del estado de ánimo.
  - Trastorno de excoriación (rascarse la piel).
  - Trastorno de dolor génito-pélvico/penetración.
  - Trastorno de acumulación.
  - Trastorno de ansiedad por enfermedad.
  - Trastorno neurocognitivo leve.
  - Trastorno disfórico premenstrual.

# CAPÍTULO 3

# Trastornos
# del neurodesarrollo

**Discapacidad intelectual**

\_\_\_.\_\_ (\_\_\_.\_\_)   Discapacidad intelectual (trastorno del desarrollo intelectual)

**317 (F70)**         Leve

**318.0 (F71)**       Moderado

**318.1 (F72)**       Grave

**318.2 (F73)**       Profundo

**315.8 (F88)**   Retraso global del desarrollo

**319 (F79)**     Discapacidad intelectual (trastorno del desarrollo intelectual) no especificada

**Trastornos de la comunicación**

**315.32 (F80.2)**   Trastorno del lenguaje

**315.39 (F80.0)**   Trastorno fonológico

**315.35 (F80.81)**  Trastorno de fluidez de inicio en la infancia (tartamudeo)

**315.39 (F80.89)**  Trastorno de la comunicación social (pragmático)

**307.9 (F80.9)**    Trastorno de la comunicación no especificado

**Trastorno del espectro autista**

**299.00 (F84.0)**   Trastorno del espectro autista

**Trastorno por déficit de atención/hiperactividad**

\_\_\_.\_\_ (\_\_\_.\_\_)   Trastorno por déficit de atención/hiperactividad

**314.01 (F90.2)**       Presentación combinada

**314.00 (F90.0)**       Presentación predominante con falta de atención

**314.01 (F90.1)**       Presentación predominante hiperactiva/impulsiva

**314.01 (F90.8)**   Otro trastorno por déficit de atención/hiperactividad especificado

**314.01 (F90.9)**   Trastorno por déficit de atención/hiperactividad no especificado

**Trastorno específico del aprendizaje**

\_\_\_.\_\_ (\_\_\_.\_\_)   Trastorno específico del aprendizaje

**315.00 (F81.0)**       Con dificultades en la lectura

**315.2 (F81.81)**       Con dificultad en la expresión escrita

**315.1 (F81.2)**        Con dificultad matemática

**Trastornos motores**

| | |
|---|---|
| **315.4 (F82)** | Trastorno del desarrollo de la coordinación |
| **307.3 (F98.4)** | Trastorno de movimientos estereotipados |
| **___.__ (___.__)** | Trastornos de tics |
| **307.23 (F95.2)** | Trastorno de Gilles la Tourette |
| **307.22 (F95.1)** | Trastorno de tics motores o vocales persistente (crónico) |
| **307.20 (F95.8)** | Otro trastorno de tics especificado |
| **307.20 (F95.9)** | Trastorno de tics no especificado |

**Otros trastornos del neurodesarrollo**

| | |
|---|---|
| **315.8 (F88)** | Otro trastorno del neurodesarrollo especificado |
| **315.9 (F89)** | Trastorno del neurodesarrollo no especificado |

Este capítulo es una reformulación del capítulo del DSM-IV sobre «Trastornos de inicio en la lactancia, la niñez y la adolescencia». La categoría se incluyó por vez primera en el DSM-III, y en ella se reunían los trastornos de la inteligencia (bajo la rúbrica «retraso mental»), el trastorno de déficit de atención/hiperactividad, el trastorno de la conducta, los trastornos de ansiedad de la infancia, los trastornos de la conducta alimentaria, los trastornos de movimientos estereotípicos y varios trastornos más. Esto supuso un avance sobre las ediciones previas, en las que los trastornos de la inteligencia se reconocían pero los demás trastornos de inicio en la infancia recibían escasa atención. En el DSM-I, los trastornos pediátricos quedaban incluidos dentro de las categorías de deficiencia mental, alteraciones transitorias y situacionales de la personalidad, reacción de adaptación del lactante, reacción de adaptación del adolescente y reacción de adaptación del niño. En esta última se incluían afecciones tales como los hábitos patológicos (morderse las uñas, chuparse el pulgar, enuresis, masturbación, rabietas, tics, espasmos habituales, sonambulismo, hiperactividad y fobias).

El término *retraso mental* se introdujo en el DSM-II (*American Psychiatric Association,* 1968) para sustituir a la *deficiencia mental,* y la categoría se amplió para dar cabida a las distintas causas físicas, infecciosas y de otro tipo de dicho retraso. La categoría «trastornos del comportamiento de la infancia y la adolescencia» se introdujo para agrupar los trastornos «que tienen lugar en la infancia y la adolescencia, y que son más estables, interiorizados y resistentes al tratamiento que las *alteraciones transitorias de tipo situacional* pero menos que las *psicosis,* las *neurosis* y los *trastornos de la personalidad*» (págs. 49-50). Entre ellos se incluían la reacción hipercinética, la reacción de retirada, la reacción hiperansiosa, la reacción de huida, la reacción agresiva asocial y la reacción de delincuencia grupal.

Los autores del DSM-III agruparon los trastornos intelectuales, comportamentales, emocionales, físicos y del desarrollo que tienen su origen en la lactancia, la niñez y la adolescencia. Una aportación importante fue la introducción de los *trastornos generalizados del desarrollo,* cuyo mejor ejemplo era el autismo infantil, que se conocían bajo una u otra forma desde hacía décadas pero nunca se habían clasificado formalmente. La otra novedad era el sistema multiaxial, quedando codificado el retraso mental en el eje II. Como se dijo en el capítulo 2, «Uso del DSM-5 y principales cambios con respecto al DSM-IV», el sistema multiaxial se ha omitido en el DSM-5. En el DSM-III-R y el DSM-IV se hicieron más cambios (p. ej., crear un capítulo nuevo para los trastornos de la conducta alimentaria), pero la categoría de los trastornos del desarrollo precoz permaneció en gran parte inalterada.

En este capítulo se destacan varios cambios importantes más. Para empezar, su ubicación como primera categoría del DSM-5 es reflejo de la metaestructura del manual, que destaca la situación de los trastornos a lo largo de la vida. En segundo lugar, el término *retraso mental* ha sido sustituido por el de *discapacidad intelectual (trastorno del desarrollo intelectual)*. En este diagnóstico revisado se incluye a las personas antes diagnosticadas de trastorno mental pero el diagnóstico no depende ya del CI como factor determinante de la inclusión. Ahora se emplean subtipos para clasificar esta discapacidad como leve, moderada o grave. El subgrupo de trabajo dedicado a los trastornos del neurodesarrollo consideró que el término *retraso mental* supone un estigma y ya no resulta útil. Además, el término *discapacidad intelectual* refleja la redacción adoptada por la legislación estadounidense en 2010 (la Ley de Rosa) y es el término que se utiliza en las revistas profesionales y que han adoptado las asociaciones de pacientes. El término *trastorno del desarrollo intelectual* concuerda con la redacción propuesta para la CIE-11. Otra duda expresada por el subgrupo de trabajo fue la dependencia arbitraria del CI como característica definitoria de la discapacidad intelectual, ya que no tiene en cuenta los diferentes ámbitos funcionales (social, conceptual/intelectual y práctico) que permiten matizar la descripción de la persona que presenta un déficit intelectual.

Otro cambio importante del DSM-5 fue la decisión de crear una categoría general, el trastorno del espectro autista, que consolidara los distintos diagnósticos del DSM-IV en este sentido: trastorno autista, trastorno de Rett, trastorno desintegrador de la infancia, trastorno de Asperger y trastorno generalizado del desarrollo sin especificar. El cambio se debe a que los estudios han mostrado que estos trastornos no son tan discretos e independientes como se pensaba y resultan difíciles de distinguir por los clínicos. Todas las personas antes incluidas en cada uno de estos trastornos deberían encajar ahora en esta nueva categoría, captándose las diferentes sutilezas mediante los especificadores de gravedad. Este cambio ha sido criticado por los clínicos, los pacientes y los padres de estos. A los padres les preocupa que esta categoría revisada pueda despojar a sus hijos de determinadas prestaciones educativas y de otros tipos, mientras que los afectados por el síndrome de Asperger que han logrado desarrollar el sentido de la identidad se sienten desposeídos de sus derechos legales.

Entre los demás cambios introducidos en esta categoría está el traslado del trastorno negativista desafiante y el trastorno de la conducta al capítulo de «Trastornos disruptivos, del control de los impulsos y de la conducta». Los trastornos de la excreción (encopresis y enuresis) tienen ahora su propio capítulo, y los trastornos de la alimentación (pica, trastorno de rumiación y trastorno de la alimentación de la lactancia o la primera infancia) se han combinado con los de la ingesta de alimentos en un único capítulo dedicado a las conductas alteradas con respecto a la alimentación. El trastorno de ansiedad por separación y el mutismo selectivo se han pasado al capítulo «Trastornos de ansiedad». El trastorno de apego reactivo se ha trasladado al capítulo «Trastornos relacionados con traumas y factores de estrés» dada su clara relación con el descuido social.

Entre los trastornos de la comunicación se encuentran el trastorno del lenguaje, el trastorno fonológico, el trastorno de fluidez de inicio en la infancia (tartamudeo) y el trastorno de la comunicación social (pragmático). El término *trastorno del aprendizaje* se ha cambiado por el de *trastorno específico del aprendizaje* y ya no se incluyen los anteriores tipos de trastornos del aprendizaje (trastorno de la lectura, trastorno matemático y trastorno de la expresión escrita). Ahora se presentan todos como un solo trastorno con especificadores de lectura, escritura y matemáticas. Por último, se han añadido los diagnósticos de otro trastorno de déficit de atención/hiperactividad especificado y trastorno de déficit de atención/hiperactividad no especificado (Tabla 3-1).

---

**TABLA 3-1.** Trastornos del neurodesarrollo del DSM-5

---

Discapacidad intelectual

    Discapacidad intelectual (trastorno del desarrollo intelectual)

    Retraso global del desarrollo

    Discapacidad intelectual (trastorno del desarrollo intelectual) no especificada

Trastorno de la comunicación

    Trastorno del lenguaje

    Trastorno fonológico

    Trastorno de fluidez de inicio en la infancia (tartamudeo)

    Trastorno de la comunicación social (pragmático)

    Trastorno de la comunicación no especificado

Trastorno del espectro autista

Trastorno por déficit de atención/hiperactividad

    Trastorno por déficit de atención/hiperactividad

    Otro trastorno por déficit de atención/hiperactividad especificado

    Trastorno por déficit de atención/hiperactividad no especificado

Trastorno específico del aprendizaje

Trastornos motores

    Trastorno del desarrollo de la coordinación

    Trastorno de movimientos estereotipados

    Trastornos de tics

    Trastorno de Gilles la Tourette

    Trastorno de tics motores o vocales persistente (crónico)

    Otro trastorno de tics especificado

    Trastorno de tics no especificado

Otros trastornos del neurodesarrollo

    Otro trastorno del neurodesarrollo especificado

    Trastorno del neurodesarrollo no especificado

---

# DISCAPACIDAD INTELECTUAL

## Discapacidad intelectual (trastorno del desarrollo intelectual)

Los rasgos esenciales de la discapacidad intelectual (trastorno del desarrollo intelectual) son los déficits de la capacidad mental general (criterio A) y el deterioro del rendimiento adaptativo diario en comparación con las otras personas de igual edad, género y ámbito sociocultural (criterio B), que se inician en el período de desarrollo (criterio C). Las personas con trastorno del desarrollo intelectual también pueden tener dificultad para controlar su comportamiento y sus emociones, para entablar relaciones interpersonales y para mantener la motivación durante el proceso de aprendizaje.

El diagnóstico se basa en la evaluación clínica y en las pruebas normalizadas para valorar la inteligencia. La *inteligencia* se ha definido como una capacidad mental general referida al razonamiento, la solución de problemas, la planificación, el pensamiento abstracto, la comprensión de ideas complejas, el juicio, el aprendizaje académico y el aprendizaje experiencial, en el seno de los estudios académicos y la comprensión social, así como el entendimiento práctico y la manipulación de objetos. El CI se mide habitualmente mediante pruebas normalizadas. En estas pruebas, el trastorno de la inteligencia se considera ubicado alrededor de dos desviaciones típicas o más por debajo de la media de la población, incluido un margen de error en las determinaciones (normalmente +5 puntos). En las pruebas con desviación típica de 15 y media de 100, esto supone una puntuación de 65-75. Se necesitan formación clínica y juicio clínico para interpretar los resultados de las pruebas y valorar el rendimiento intelectual. Existen factores distintos de los trastornos del desarrollo intelectual, como el trasfondo cultural, el idioma nativo y los trastornos de la comunicación, que pueden limitar el rendimiento.

Los trastornos del desarrollo intelectual son frecuentes (alrededor del 1-2 % de la población general), más en los niños que en las niñas. Casi con toda certeza, estos trastornos emergen de una ruta final común en respuesta a diversos factores que dañan el cerebro y afectan a su desarrollo normal. El síndrome de Down es la causa cromosómica más frecuente de retraso mental, mientras que el síndrome del X frágil es probablemente la forma heredable más corriente de discapacidad intelectual. Los errores congénitos del metabolismo (p. ej., la enfermedad de Tay-Sachs) representan un pequeño porcentaje de casos. Otros factores son la desnutrición materna o el abuso de sustancias por la madre; la exposición a mutágenos como, por ejemplo, la radiación; enfermedades maternas tales como la diabetes, la toxemia o la rubéola, y el maltrato o el descuido por parte de la madre. También pueden intervenir factores perinatales y posnatales precoces, como los partos traumáticos causantes de lesiones encefálicas y la desnutrición en la lactancia o la primera infancia.

Esta categoría ha sufrido varios cambios importantes en el DSM-5. La denominación *retraso mental* se cambió por la de *discapacidad intelectual (trastorno del desarrollo intelectual)* por ser la primera un término que ya no se utiliza ni a nivel internacional ni en la legislación federal estadounidense. Se escogió el nombre de *trastorno del desarrollo intelectual* por consistencia con el DSM-5 como clasificación de *trastornos* y para armonizar este diagnóstico con el propuesto para la CIE-11. En el DSM-5, las puntuaciones obtenidas en las pruebas y las desviaciones típicas de las medias de dichas puntuaciones, que en el DSM-IV formaban parte de los criterios diagnósticos del retraso mental, se han trasladado de dichos criterios al texto principal. Sin embargo, en el DSM-5 se sigue especificando que las pruebas psicológicas normalizadas deben formar parte de la evaluación de las personas que padecen estos trastornos, coincidiendo con la definición de la *American Association on Intellectual and Developmental Disabilities* (AAIDD), si bien acompañadas de evaluaciones clínicas. Al haberse eliminado la clasificación multiaxial en el DSM-5, el trastorno del desarrollo intelectual ya no queda relegado al eje II. Al sacarse las puntuaciones del CI de entre los criterios, este coeficiente ya no puede utilizarse indebidamente para definir la capacidad global de la persona. Los perfiles cognitivos son, en general, más útiles que una sola puntuación total de CI para describir las capacidades intelectuales y se requiere tener formación clínica y juicio clínico para interpretar los resultados de las pruebas.

Tanto la AAIDD como el DSM-5 definen el *funcionamiento intelectual* como una capacidad mental general que abarca el razonamiento, la solución de problemas, la planificación, el pensamiento abstracto, la comprensión de ideas complejas, el juicio, el aprendizaje académico y el aprendizaje experiencial. En el DSM-5, la definición se aplica al razonamiento en tres contextos: aprendizaje académico (dominio conceptual), comprensión social (dominio social) y entendimiento práctico (dominio práctico). Estos tres dominios del comportamiento adaptativo contienen una amplia gama de habilidades. En el dominio conceptual se hallan las habilidades usadas para resolver problemas en relación con el lenguaje, la lectura, la escritura, las matemáticas, el razonamiento, los conocimientos y la memoria, entre otros. El dominio social se refiere a la capacidad de tener en cuenta las experiencias de los demás, la empatía, la capacidad de comunicación interpersonal, la capacidad de hacer amigos, el juicio social y la autorregulación. En el dominio práctico se consideran los aspectos de la autogestión en los distintos ámbitos de la vida, como el cuidado personal, las responsabilidades laborales, la gestión del dinero, el ocio, el control de la propia conducta y la organización de las tareas académicas y profesionales.

En el DSM-5, la inclusión de los niveles de gravedad (leve, moderado, grave y profundo) hace recaer el foco en el funcionamiento adaptativo y no en el CI. Ahora es necesario que existan déficits en el funcionamiento adaptativo. El término *funcionamiento adaptativo* hace referencia a lo bien o mal que la persona afronta las tareas corrientes de la vida diaria en tres ámbitos generales (conceptual, social y práctico) y a lo bien o mal que la persona cumple los requisitos de independencia personal y responsabilidad social que cabe esperar normalmente de los individuos de edad, extracción sociocultural y entorno social similares en uno o más aspectos de la actividad cotidiana, como la comunicación, la participación social, el rendimiento académico o laboral y la independencia personal en casa o en los diferentes entornos públicos. En la persona con discapacidad intelectual (trastorno del desarrollo intelectual), las limitaciones del comportamiento adaptativo llevan a requerir apoyos constantes en los estudios, el trabajo o la vida independiente.

## Criterios diagnósticos de la discapacidad intelectual (trastorno del desarrollo intelectual)

La discapacidad intelectual (trastorno del desarrollo intelectual) es un trastorno que comienza durante el período de desarrollo y que incluye limitaciones del funcionamiento intelectual como también del comportamiento adaptativo en los dominios conceptual, social y práctico. Se deben cumplir los tres criterios siguientes:

A. Deficiencias de las funciones intelectuales, como el razonamiento, la resolución de problemas, la planificación, el pensamiento abstracto, el juicio, el aprendizaje académico y el aprendizaje a partir de la experiencia, confirmados mediante la evaluación clínica y pruebas de inteligencia estandarizadas individualizadas.

B. Deficiencias del comportamiento adaptativo que producen fracaso del cumplimiento de los estándares de desarrollo y socioculturales para la autonomía personal y la responsabilidad social. Sin apoyo continuo, las deficiencias adaptativas limitan el funcionamiento en una o más actividades de la vida cotidiana, como la comunicación, la participación social y la vida independiente en múltiples entornos, tales como el hogar, la escuela, el trabajo y la comunidad.

C. Inicio de las deficiencias intelectuales y adaptativas durante el período de desarrollo.

**Nota:** El término diagnóstico *discapacidad intelectual* es equivalente al diagnóstico CIE-11 *trastornos del desarrollo intelectual*. Aunque a lo largo del manual se utiliza el término *discapacidad intelectual*, en el título se usan ambos términos para facilitar la relación con otros sistemas de clasificación. Además, una cláusula federal de Estados Unidos (*Public Law* 111-256, *Rosa's Law*) sustituye el término *retraso mental* por *discapacidad intelectual*, y las revistas de investigación utilizan el término *discapacidad intelectual*. Así pues, *discapacidad intelectual* es el término de uso habitual en la profesión médica, educativa y otras, así como en la legislación pública y grupos de influencia.

*Especificar* la gravedad actual (véase la Tabla 1):

**317 (F70)   Leve.**
**318.0 (F71) Moderado.**
**318.1 (F72) Grave.**
**318.2 (F73) Profundo.**

# Criterios A y B

Para poder hacer el diagnóstico se necesita que haya deficiencias en las funciones intelectuales y deterioro del funcionamiento adaptativo. Por ejemplo, el trastorno del desarrollo intelectual no podría diagnosticarse en una persona con un CI inferior a 70 si no hay déficits importantes del funcionamiento adaptativo. La persona debe también presentar un deterioro significativo del funcionamiento adaptativo (es decir, en cómo afronta las tareas corrientes de la vida diaria y cumple los requisitos de independencia personal y responsabilidad social normalmente esperables de alguien de edad, trasfondo sociocultural y situación social semejantes). El comportamiento adaptativo refleja el rendimiento en los ámbitos académicos, sociales y prácticos con independencia de la capacidad intelectual, la formación, la motivación, los rasgos de la personalidad, las oportunidades sociales y vocacionales, y la coexistencia de enfermedades orgánicas o trastornos mentales. Cuando el funcionamiento adaptativo se deteriora, el rendimiento es escaso y la participación queda limitada en uno o más aspectos de la actividad del día a día, como la comunicación, la participación social y la vida independiente en casa o en los distintos ámbitos sociales.

# Criterio C

La expresión «inicio durante el período de desarrollo» hace referencia al hecho de que la detección y el diagnóstico tienen lugar antes de la adolescencia.

## Retraso global del desarrollo

El retraso global del desarrollo es un diagnóstico nuevo que permite al clínico anotar los casos en que los datos objetivos indican claramente un retardo del desarrollo o una discapacidad intelectual o general importante pero el nivel de gravedad clínico no puede evaluarse de manera fiable. El diagnóstico se reserva para niños menores de 5 años de edad.

## Retraso global del desarrollo                                        315.8 (F88)

Este diagnóstico se reserva para individuos menores de 5 años cuando el nivel de gravedad clínica no se puede valorar de forma fiable durante los primeros años de la infancia. Esta categoría se diagnostica cuando el sujeto no cumple con los hitos del desarrollo esperados en varios campos del funcionamiento intelectual y se aplica a los individuos en que no se puede llevar a cabo una valoración sistemática del funcionamiento intelectual, incluidos los niños demasiado pequeños para participar en pruebas estandarizadas. Esta categoría se debe volver a valorar después de un período de tiempo.

## Discapacidad intelectual (trastorno del desarrollo intelectual) no especificada

El diagnóstico de discapacidad intelectual (trastorno del desarrollo intelectual) no especificada se usa en las personas de más de 5 años de edad que presentan un retraso del desarrollo o una discapacidad intelectual o general importante y no pueden evaluarse de manera fiable.

| Discapacidad intelectual (trastorno del desarrollo intelectual) no especificada | 319 (F79) |
|---|---|

Esta categoría se reserva para individuos mayores de 5 años cuando la valoración del grado de discapacidad intelectual (trastorno del desarrollo intelectual) es difícil o imposible mediante los procedimientos localmente disponibles debido a deterioros sensoriales o físicos asociados, como la ceguera o la sordera prelingual y la discapacidad locomotora, a la presencia de problemas de comportamiento graves o a la existencia concurrente de un trastorno mental. Esta categoría sólo se utilizará en circunstancias excepcionales y se debe volver a valorar después de un período de tiempo.

# TRASTORNOS DE LA COMUNICACIÓN

Los trastornos de la comunicación se caracterizan por problemas del lenguaje, el habla y la comunicación. Aunque, tradicionalmente, no se han considerado trastornos mentales, pueden producir angustia y provocar deterioros del rendimiento en ámbitos importantes de la vida, y son relevantes a los efectos del diagnóstico diferencial. Los trastornos de la comunicación son el trastorno del lenguaje (donde se combinan las categorías de los trastornos expresivo y receptivo-expresivo mixto del lenguaje del DSM-IV), el trastorno fonológico y el trastorno de la fluidez de inicio en la infancia (llamado anteriormente tartamudeo). El trastorno de la comunicación social (pragmático) es una entidad de nuevo cuño que cursa con problemas persistentes en los usos sociales de la comunicación verbal y no verbal. El *trastorno del aprendizaje* del DSM-IV se ha cambiado por el *trastorno del aprendizaje específico,* y los antiguos tipos de trastornos del aprendizaje (trastorno de la lectura, trastorno matemático y trastorno de la expresión escrita) ya no están incluidos. En su lugar se emplean especificadores para describir el deterioro en cada caso.

## Trastorno del lenguaje

El rasgo esencial del trastorno del lenguaje es una alteración persistente en la adquisición y el uso del lenguaje hablado, escrito o de signos debido a déficits de la comprensión o la producción (criterio A). Las capacidades lingüísticas están considerable y cuantificablemente por debajo de las esperables para la edad e interfieren de manera significativa con la socialización, la comunicación eficaz, el rendimiento académico o el rendimiento ocupacional (criterio B). Las variaciones regionales del lenguaje (p. ej., los dialectos) no constituyen un trastorno del lenguaje. El inicio de los diversos síntomas tiene lugar al comienzo del período de desarrollo (criterio C). Se deben descartar otros trastornos como causa de los problemas lingüísticos (p. ej., discapacidad intelectual [trastorno del desarrollo intelectual], deterioro auditivo y disfunción motora) (criterio D).

## Criterios diagnósticos del trastorno del lenguaje    315.32 (F80.2)

A. Dificultades persistentes en la adquisición y uso del lenguaje en todas sus modalidades (es decir, hablado, escrito, lenguaje de signos u otro) debido a deficiencias de la comprensión o la producción que incluye lo siguiente:

1. Vocabulario reducido (conocimiento y uso de palabras).
2. Estructura gramatical limitada (capacidad para situar las palabras y las terminaciones de palabras juntas para formar frases basándose en reglas gramaticales y morfológicas).
3. Deterioro del discurso (capacidad para usar vocabulario y conectar frases para explicar o describir un tema o una serie de sucesos o tener una conversación).

B. Las capacidades de lenguaje están notablemente, desde un punto de vista cuantificable, por debajo de lo esperado para la edad, lo que produce limitaciones funcionales en la comunicación eficaz, la participación social, los logros académicos o el desempeño laboral, de forma individual o en cualquier combinación.
C. El inicio de los síntomas se produce en las primeras fases del período de desarrollo.
D. Las dificultades no se pueden atribuir a un deterioro auditivo o sensorial de otro tipo, a una disfunción motora o a otra afección médica o neurológica y no se explica mejor por discapacidad intelectual (trastorno del desarrollo intelectual) o retraso global del desarrollo.

## Trastorno fonológico

El trastorno fonológico se caracteriza por problemas persistentes en la producción del habla que son impropios de la fase de desarrollo y afectan a la articulación, la fluidez y la emisión de la voz en sus diversos aspectos. Este trastorno a menudo coexiste con el trastorno del lenguaje, la discapacidad intelectual (el trastorno del desarrollo intelectual) y entidades neurológicas como el síndrome de Landau-Kleffner.

## Criterios diagnósticos del trastorno fonológico    315.39 (F80.0)

A. Dificultad persistente en la producción fonológica que interfiere con la inteligibilidad del habla o impide la comunicación verbal de mensajes.
B. La alteración causa limitaciones en la comunicación eficaz que interfiere con la participa-

ción social, los logros académicos o el desempeño laboral, de forma individual o en cualquier combinación.

C. El inicio de los síntomas se produce en las primeras fases del período de desarrollo.

D. Las dificultades no se pueden atribuir a afecciones congénitas o adquiridas, como parálisis cerebral, paladar hendido, hipoacusia, traumatismo cerebral u otras afecciones médicas o neurológicas.

## Trastorno de la fluidez de inicio en la infancia (tartamudeo)

El trastorno de la fluidez de inicio en la infancia (tartamudeo) se caracteriza por una alteración de la fluidez y la organización temporal del habla normales para la edad. La alteración puede manifestarse en forma de repeticiones o prolongaciones frecuentes de los sonidos o las sílabas, o de otros tipos de habla poco fluida, como repeticiones de palabras, palabras fragmentadas (p. ej., pausas dentro una palabra), bloqueos audibles o silenciosos (p. ej., pausas con o sin sonido al hablar) o circunloquios (p. ej., sustituciones de palabras para evitar vocablos problemáticos). La alteración interfiere con los logros académicos o laborales, o con la comunicación social. El tartamudeo puede ser también causa de humillación y vergüenza, y llevar a la persona a evitar las situaciones que puedan asociarse a tener que hablar, como el uso del teléfono. El trastorno aparece normalmente antes de los 6 años de edad y la mayoría de los casos remiten. El estrés y la ansiedad pueden exacerbar el trastorno.

---

### Criterios diagnósticos del trastorno de la fluidez de inicio en la infancia (tartamudeo)                          315.35 (F80.81)

A. Alteraciones de la fluidez y la organización temporal normales del habla que son inadecuadas para la edad del individuo y las habilidades de lenguaje, persisten con el tiempo y se caracterizan por la aparición frecuente y notable de uno (o más) de los siguientes factores:

1. Repetición de sonidos y sílabas.
2. Prolongación de sonido de consonantes y de vocales.
3. Palabras fragmentadas (p. ej., pausas en medio de una palabra).
4. Bloqueo audible o silencioso (pausas en el habla, llenas o vacías).
5. Circunloquios (sustitución de palabras para evitar palabras problemáticas).
6. Palabras producidas con un exceso de tensión física.
7. Repetición de palabras completas monosilábicas (p. ej., «Yo-Yo-Yo-Yo lo veo»).

B. La alteración causa ansiedad al hablar o limitaciones en la comunicación eficaz, la participación social, el rendimiento académico o laboral de forma individual o en cualquier combinación.

C. El inicio de los síntomas se produce en las primeras fases del período de desarrollo. (**Nota:** Los casos de inicio más tardío se diagnostican como 307.0 [F98.5] trastorno de la fluidez de inicio en el adulto).

D. La alteración no se puede atribuir a un déficit motor o sensitivo del habla, disfluencia asociada a un daño neurológico (p. ej., ictus, tumor, traumatismo) o a otra afección médica y no se explica mejor por otro trastorno mental.

# Trastorno de la comunicación social (pragmático)

El trastorno de la comunicación social (pragmático) es nuevo en el DSM-5. Este es un trastorno de los niños con problemas en los aspectos pragmáticos de la comunicación social —como la comprensión, la formulación y la comprensión contextual— y que afecta a las inferencias del lenguaje metafórico y no literal en narraciones y conversaciones (Bishop, 2000). Este trastorno es inesperado en virtud de la capacidad de vocabulario y de construir frases que presenta el niño, que está relativamente intacta. Las investigaciones indican que estos niños presentan comportamientos socialmente inapropiados pero sin trastorno del espectro autista (Bishop y Norbury, 2002). Por tanto, los problemas pragmáticos que experimentan constituyen una forma de deterioro del lenguaje esencialmente distinta. Los niños que tienen este trastorno presentan frecuentes problemas de comunicación social, pero no las conductas repetitivas y los intereses limitados que son propios del trastorno del espectro autista. El trastorno del espectro debe descartarse, igual que el trastorno de déficit de atención/hiperactividad, el trastorno de ansiedad social y la discapacidad intelectual (trastorno del desarrollo intelectual).

## Criterios diagnósticos del trastorno de la comunicación social (pragmático)       315.39 (F80.89)

A. Dificultades persistentes en el uso social de la comunicación verbal y no verbal que se manifiesta por todos los siguientes factores:

1. Deficiencias en el uso de la comunicación para propósitos sociales, como saludar y compartir información, de manera que sea apropiada al contexto social.
2. Deterioro de la capacidad para cambiar la comunicación de forma que se adapte al contexto o a las necesidades del que escucha, como hablar de forma diferente en un aula o en un parque, conversar de forma diferente con un niño o con un adulto, y evitar el uso de un lenguaje demasiado formal.
3. Dificultades para seguir las normas de conversación y narración, como respetar el turno en la conversación, expresarse de otro modo cuando no se es bien comprendido y saber cuándo utilizar signos verbales y no verbales para regular la interacción.
4. Dificultades para comprender lo que no se dice explícitamente (p. ej., hacer inferencias) y significados no literales o ambiguos del lenguaje (p. ej., expresiones idiomáticas, humor, metáforas, múltiples significados que dependen del contexto para la interpretación).

B. Las deficiencias causan limitaciones funcionales en la comunicación eficaz, la participación social, las relaciones sociales, los logros académicos o el desempeño laboral, ya sea individualmente o en combinación.

C. Los síntomas comienzan en las primeras fases del período de desarrollo (pero las deficiencias pueden no manifestarse totalmente hasta que la necesidad de comunicación social supera las capacidades limitadas).

D. Los síntomas no se pueden atribuir a otra afección médica o neurológica, ni a la baja capacidad en los dominios de morfología y gramática, y no se explican mejor por un trastorno del espectro autista, discapacidad intelectual (trastorno del desarrollo intelectual), retraso global del desarrollo u otro trastorno mental.

# Trastorno de la comunicación no especificado

| Trastorno de la comunicación no especificado | 307.9 (F80.9) |
|---|---|

Esta categoría se aplica a presentaciones en las que predominan los síntomas característicos del trastorno de la comunicación que causan malestar clínicamente significativo o deterioro en lo social, laboral u otras áreas importantes del funcionamiento, pero que no cumplen todos los criterios del trastorno de la comunicación o de ninguno de los trastornos de la categoría diagnóstica de los trastornos del neurodesarrollo. La categoría del trastorno de la comunicación no especificado se utiliza en situaciones en las que el clínico opta por no especificar el motivo de incumplimiento de los criterios de trastorno de la comunicación o de un trastorno del neurodesarrollo específico, e incluye presentaciones en las que no existe suficiente información para hacer un diagnóstico más específico.

# TRASTORNO DEL ESPECTRO AUTISTA

## Trastorno del espectro autista

El autismo fue descrito por Leo Kanner (1948) como un síndrome de déficits de la comunicación social combinados con conductas repetitivas y estereotipadas cuyo inicio se produce en la primera infancia. En el DSM-III, el trastorno se llamaba «autismo infantil» y se consideraba uno de los varios trastornos generalizados del desarrollo. En el DSM-III-R y el DSM-IV se incluyeron en la categoría otros trastornos relacionados, como el trastorno de Rett, el trastorno desintegrador de la infancia, el trastorno de Asperger y el trastorno generalizado del desarrollo sin especificar. El DSM-5 sustituye ahora todos estos diagnósticos por uno solo, el de trastorno del espectro autista. El trastorno del espectro autista se considera un trastorno del neurodesarrollo. Aunque está presente desde la lactancia o la primera infancia, es posible que el trastorno no se detecte hasta después gracias a las mínimas demandas sociales y a la protección de padres y cuidadores durante esos primeros años.

En el DSM-5, el diagnóstico se ha conceptualizado como un «espectro» que abarca todos los trastornos que antes distinguía el DSM-IV. Los rasgos esenciales del trastorno del espectro autista son los déficits persistentes de la comunicación recíproca social, de las conductas de comunicación no verbal que se utilizan para las relaciones sociales y de la capacidad de entablar, gestionar y comprender dichas relaciones (criterio A), y la naturaleza limitada y repetitiva de los patrones de comportamiento, los intereses y las actividades (criterio B). Las diferencias entre los trastornos generalizados del desarrollo variaban con el tiempo y de un centro a otro, y se relacionaban a menudo con la gravedad, el nivel lingüístico o la inteligencia más que con las características del trastorno. El subgrupo de trabajo dedicado a los trastornos del neurodesarrollo sopesó distintas opciones y concluyó que, dado que el autismo se define por un conjunto común de comportamientos, lo mejor es representarlo como un solo diagnóstico, adaptable al cuadro clínico de la persona gracias a la inclusión de especificadores clínicos (p. ej., gravedad, deterioro intelectual, deterioro del lenguaje) y de los rasgos presentes (p. ej., trastornos genéticos conocidos, epilepsia, discapacidad intelectual). Por ejemplo, una persona antes diagnosticada de síndrome de Asperger se puede diagnosticar ahora de trastorno del espectro autista, sin deterioro intelectual y sin deterioro estructural acompañante del lenguaje.

El subgrupo de trabajo introdujo otros cambios en esta categoría. Los tres dominios del DSM-IV (interacción social, comunicación, comportamientos repetitivos/estereotipados) se han convertido en dos: 1) déficits de comunicación social e interacción social, y 2) comportamientos, intereses y actividades de carácter limitado y repetitivo. Las investigaciones muestran que los déficits de la comunicación y las conductas sociales son inseparables, y lo mejor es considerarlos como un solo conjunto de síntomas con especificidades contextuales y medioambientales. Además, los retrasos de la adquisición del lenguaje no son ni exclusivos ni universales, siendo más exacta su consideración como un factor que influye en los síntomas clínicos del trastorno del espectro autista en lugar de como un rasgo capaz de definir el diagnóstico. Requerir el cumplimiento de ambos criterios mejora la especificidad del diagnóstico sin afectar a la sensibilidad.

## Criterios diagnósticos del trastorno del espectro autista                    299.00 (F84.0)

A. Deficiencias persistentes en la comunicación social y en la interacción social en diversos contextos, manifestado por todo lo siguiente, actualmente o por los antecedentes (los ejemplos son ilustrativos pero no exhaustivos):

1. Las deficiencias en la reciprocidad socioemocional varían, por ejemplo, desde un acercamiento social anormal y fracaso de la conversación normal en ambos sentidos, pasando por la disminución en intereses, emociones o afectos compartidos, hasta el fracaso en iniciar o responder a interacciones sociales.
2. Las deficiencias en las conductas comunicativas no verbales utilizadas en la interacción social varían, por ejemplo, desde una comunicación verbal y no verbal poco integrada, pasando por anomalías del contacto visual y del lenguaje corporal o deficiencias de la comprensión y el uso de gestos, hasta una falta total de expresión facial y de comunicación no verbal.
3. Las deficiencias en el desarrollo, mantenimiento y comprensión de las relaciones varían, por ejemplo, desde dificultades para ajustar el comportamiento en diversos contextos sociales, pasando por dificultades para compartir juegos imaginativos o para hacer amigos, hasta la ausencia de interés por otras personas.

*Especificar* la gravedad actual:
   **La gravedad se basa en deterioros de la comunicación social y en patrones de comportamiento restringidos y repetitivos** (véase DSM-5, Tabla 2).

B. Patrones restrictivos y repetitivos de comportamiento, intereses o actividades, que se manifiestan en dos o más de los siguientes puntos, actualmente o por los antecedentes (los ejemplos son ilustrativos pero no exhaustivos):

1. Movimientos, utilización de objetos o habla estereotipados o repetitivos (p. ej., estereotipias motoras simples, alineación de los juguetes o cambio de lugar de los objetos, ecolalia, frases idiosincrásicas).

2. Insistencia en la monotonía, excesiva inflexibilidad de rutinas o patrones ritualizados de comportamiento verbal o no verbal (p. ej., gran angustia frente a cambios pequeños, dificultades con las transiciones, patrones de pensamiento rígidos, rituales de saludo, necesidad de tomar el mismo camino o de comer los mismos alimentos cada día).

3. Intereses muy restringidos y fijos que son anormales en cuanto a su intensidad o foco de interés (p. ej. fuerte apego o preocupación por objetos inusuales, intereses excesivamente circunscritos o perseverantes).

4. Hiper- o hiporreactividad a los estímulos sensoriales o interés inhabitual por aspectos sensoriales del entorno (p. ej., indiferencia aparente al dolor/temperatura, respuesta adversa a sonidos o texturas específicos, olfateo o palpación excesiva de objetos, fascinación visual por las luces o el movimiento).

*Especificar* la gravedad actual:

**La gravedad se basa en deterioros de la comunicación social y en patrones de comportamiento restringidos y repetitivos** (véase DSM-5, Tabla 2).

C. Los síntomas deben de estar presentes en las primeras fases del período de desarrollo (pero pueden no manifestarse totalmente hasta que la demanda social supera las capacidades limitadas, o pueden estar enmascarados por estrategias aprendidas en fases posteriores de la vida).

D. Los síntomas causan un deterioro clínicamente significativo en lo social, laboral u otras áreas importantes del funcionamiento habitual.

E. Estas alteraciones no se explican mejor por la discapacidad intelectual (trastorno del desarrollo intelectual) o por el retraso global del desarrollo. La discapacidad intelectual y el trastorno del espectro autista con frecuencia coinciden; para hacer diagnósticos de comorbilidades de un trastorno del espectro autista y discapacidad intelectual, la comunicación social ha de estar por debajo de lo previsto para el nivel general de desarrollo.

**Nota:** A los pacientes con un diagnóstico bien establecido según el DSM-IV de trastorno autista, enfermedad de Asperger o trastorno generalizado del desarrollo no especificado de otro modo, se les aplicará el diagnóstico de trastorno del espectro autista. Los pacientes con deficiencias notables de la comunicación social, pero cuyos síntomas no cumplen los criterios de trastorno del espectro autista, deben ser evaluados para diagnosticar el trastorno de la comunicación social (pragmática).

*Especificar* si:

**Con o sin déficit intelectual acompañante**

**Con o sin deterioro del lenguaje acompañante**

**Asociado a una afección médica o genética, o a un factor ambiental conocidos** (**Nota de codificación:** Utilizar un código adicional para identificar la afección médica o genética asociada).

**Asociado a otro trastorno del neurodesarrollo, mental o del comportamiento** (**Nota de codificación:** Utilizar un código(s) adicional(es) para identificar el trastorno(s) del neurodesarrollo, mental o del comportamiento asociado(s)).

**Con catatonía** (véanse los criterios de catatonía asociados a otro trastorno mental; para la definición, véanse DSM-5, págs. 119–120). (**Nota de codificación:** Utilizar el código adicional 293.89 [F06.1] catatonía asociada a trastorno del espectro autista para indicar la presencia de la catatonía concurrente).

# Criterio A

El rasgo esencial del trastorno del espectro autista es el deterioro persistente de la comunicación recíproca social y la interacción social en sus distintos contextos. Este es un síntoma generalizado y sostenido. Las manifestaciones dependen, en parte, de la edad, del nivel intelectual y de la capacidad lingüística, así como de las diferencias individuales en cuanto a personalidad y otros factores, como el historial terapéutico y los apoyos presentes. En muchos de quienes padecen este trastorno, el lenguaje resultará afectado (p. ej., el habla estará ausente o su inicio se verá retrasado). La comunicación puede estar alterada aunque las habilidades formales, como el vocabulario y la gramática, permanezcan intactas. Los déficits de la reciprocidad social-emocional son obvios y los niños pequeños que tienen el trastorno inician rara vez o nunca la interacción social y no muestran sus emociones. Uno de los primeros rasgos es la ausencia o escasez del contacto ocular.

# Criterio B

Este criterio requiere que el niño presente patrones de comportamiento, intereses y actividades de carácter limitado y repetitivo. Por ejemplo, el niño prefiere las rutinas rígidas e insiste en que las cosas se hagan siempre de la misma forma. El niño podría interesarse por determinados temas muy circunscritos de forma intensa, como los horarios de trenes. Puede presentar comportamientos estereotipados o repetitivos como agitar las manos o mover un dedo. La adhesión excesiva a las rutinas y los patrones restrictivos de comportamiento pueden manifestarse en forma de resistencia a los cambios o de patrones ritualizados de conducta verbal o no verbal, como preguntar lo mismo una y otra vez. Los intereses, muy limitados y fijos, tienden a ser de intensidad y temática anormal (p. ej., inquietud por las aspiradoras). Intereses y rutinas pueden asociarse a niveles altos o bajos de reactividad a las aferencias sensoriales, como sería el caso de las respuestas extremas a determinados sonidos o texturas, la tendencia a olfatear o tocar objetos de forma excesiva, la fascinación por las luces o los objetos que giran y, a veces, la indiferencia aparente frente al dolor, el calor o el frío.

# Criterios C, D y E

Los síntomas se inician en los primeros años de vida y limitan o deterioran las funciones sociales, ocupacionales y propias de otros ámbitos importantes. La etapa en que se nota claramente el deterioro funcional varía de un paciente a otro y en los distintos ambientes. Los rasgos diagnósticos fundamentales ya son obvios en el período de desarrollo, si bien las intervenciones, las compensaciones y los apoyos presentes pueden llegar a enmascarar problemas en etapas posteriores del trastorno.

El trastorno del espectro autista debe diferenciarse de la discapacidad intelectual (trastorno del desarrollo intelectual) y el retraso global del desarrollo, ya que estas entidades pueden acompañarse de problemas de comunicación. La distinción podría resultar especialmente difícil en los niños pequeños y radicar en si la comunicación y la interacción están significativamente deterioradas con respecto al nivel de desarrollo de las habilidades no verbales del individuo, en cuyo caso es más probable el diagnóstico de trastorno del espectro autista.

Los niños con trastorno del espectro autista pueden presentar problemas relativamente obvios al comienzo de la vida. En los primeros 3-6 meses, los padres pueden notar que el niño no sonríe o no responde normalmente cuando se le abraza. El primer signo claro de que hay algo anormal suele aparecer en el ámbito del lenguaje. Al ir creciendo, el niño no pasa por los hitos del desarrollo, como aprender a decir palabras y luego frases, y parece distante, retraído e indiferente. En lugar de elaborar formas de relacionarse afectuosamente con los padres, el niño quizá se dedique a conductas autoestimulantes tales como mecerse o golpearse la cabeza. Al final resulta obvio que algo no marcha nada bien y los rasgos del trastorno se van haciendo cada vez más claros con el tiempo, pues estos niños no logran desarrollar una comunicación verbal e interpersonal de tipo normal.

En los niños más pequeños, la ausencia de capacidad social y comunicativa puede entorpecer el aprendizaje, sobre todo el asociado a interacciones sociales. En casa, la insistencia en las rutinas y la aversión a los cambios, así como la sensibilidad sensorial, pueden interferir con la alimentación y el sueño, y dificultar extremadamente los cuidados normales (p. ej., los cortes de pelo, las citas con el dentista). En la edad adulta, la rigidez y la dificultad para hacer frente a las novedades pueden limitar la independencia incluso en las personas muy inteligentes con trastorno del espectro autista.

# TRASTORNO POR DÉFICIT DE ATENCIÓN/HIPERACTIVIDAD

## Trastorno por déficit de atención/hiperactividad

El trastorno por déficit de atención/hiperactividad (TDAH) se reconoció inicialmente en el DSM-II como una reacción hipercinética de la infancia (o la adolescencia), caracterizada por actividad excesiva, agitación, distraibilidad y período de atención breve. El DSM-III añadió criterios diagnósticos operativos y resaltó los déficits de atención, la impulsividad y la hiperactividad, aunque incluyó una categoría para los casos sin dicha hiperactividad. En el DSM-IV, los criterios se revisaron con el fin de centrarse en dos grandes grupos de síntomas: 1) la dificultad para centrar y mantener la atención, y 2) la hiperactividad y la impulsividad. Los criterios requerían la presencia de al menos 12 de entre 18 síntomas (seis del dominio de la atención y seis del dominio de la hiperactividad-impulsividad) durante un mínimo de 6 meses, iniciándose el cuadro antes de los 7 años de edad. Podían usarse subtipos para especificar si el cuadro era predominantemente inatento, hiperactivo-impulsivo o mixto. En el DSM-5 se han realizado varios cambios en este diagnóstico. En primer lugar, la edad de inicio de los síntomas incapacitantes ha pasado de antes de los 7 a antes de los 12 años de edad. Las investigaciones demuestran que las estimaciones sobre el inicio antes de los 7 años son poco fiables y que existen diferencias clínicas entre los casos que debutan antes de los 7 años y los que lo hacen después en términos de curso clínico, gravedad, desenlace y respuesta al tratamiento (Applegate et al., 1997). Los subtipos se han sustituido por especificadores que se basan directamente en ellos. Los ejemplos utilizados en los criterios se han modificado de forma que ahora ilustren la importancia de cada síntoma durante toda la vida y con el fin de mejorar la claridad (Matte et al., 2012). El umbral sintomático de los adultos de 17 años de edad en adelante se redujo a cinco síntomas de inatención y cinco de hiperactividad-impulsividad (siendo seis en los menores de 17 años). El cambio se debió a que las investigaciones muestran que los pacientes tienden a tener menos síntomas de TDAH en la época adulta que en la niñez. Por último, respondiendo a los datos que indican que el TDAH y el trastorno del espectro autista pueden coexistir, ahora se permite este diagnóstico combinado. Este cambio armoniza los criterios del TDAH con los criterios revisados del trastorno del espectro autista.

## Criterios diagnósticos del trastorno por déficit de atención/hiperactividad

A. Patrón persistente de inatención y/o hiperactividad-impulsividad que interfiere con el funcionamiento o el desarrollo, que se caracteriza por (1) y/o (2):

1. **Inatención:** Seis (o más) de los siguientes síntomas se han mantenido durante al menos 6 meses en un grado que no concuerda con el nivel de desarrollo y que afecta directamente las actividades sociales y académicas/laborales:

   **Nota:** Los síntomas no son sólo una manifestación del comportamiento de oposición, desafío, hostilidad o fracaso en la comprensión de tareas o instrucciones. Para adolescentes mayores y adultos (a partir de los 17 años de edad), se requiere un mínimo de cinco síntomas.

   a. Con frecuencia falla en prestar la debida atención a detalles o por descuido se cometen errores en las tareas escolares, en el trabajo o durante otras actividades (p. ej., se pasan por alto o se pierden detalles, el trabajo no se lleva a cabo con precisión).

   b. Con frecuencia tiene dificultades para mantener la atención en tareas o actividades recreativas (p. ej., tiene dificultad para mantener la atención en clases, conversaciones o la lectura prolongada).

   c. Con frecuencia parece no escuchar cuando se le habla directamente (p. ej., parece tener la mente en otras cosas, incluso en ausencia de cualquier distracción aparente).

   d. Con frecuencia no sigue las instrucciones y no termina las tareas escolares, los quehaceres o los deberes laborales (p. ej., inicia tareas pero se distrae rápidamente y se evade con facilidad).

   e. Con frecuencia tiene dificultad para organizar tareas y actividades (p. ej., dificultad para gestionar tareas secuenciales, dificultad para poner los materiales y pertenencias en orden, descuido y desorganización en el trabajo, mala gestión del tiempo, no cumple los plazos).

   f. Con frecuencia evita, le disgusta o se muestra poco entusiasta en iniciar tareas que requieren un esfuerzo mental sostenido (p. ej., tareas escolares o quehaceres domésticos; en adolescentes mayores y adultos, preparación de informes, completar formularios, revisar artículos largos).

   g. Con frecuencia pierde cosas necesarias para tareas o actividades (p. ej., materiales escolares, lápices, libros, instrumentos, billetero, llaves, papeles del trabajo, gafas, móvil).

   h. Con frecuencia se distrae con facilidad por estímulos externos (para adolescentes mayores y adultos, puede incluir pensamientos no relacionados).

   i. Con frecuencia olvida las actividades cotidianas (p. ej., hacer las tareas, hacer las diligencias; en adolescentes mayores y adultos, devolver las llamadas, pagar las facturas, acudir a las citas).

2. **Hiperactividad e impulsividad:** Seis (o más) de los siguientes síntomas se han mantenido durante, al menos, 6 meses en un grado que no concuerda con el nivel de desarrollo y que afecta directamente a las actividades sociales y académicas/laborales:

   **Nota:** Los síntomas no son sólo una manifestación del comportamiento de oposición, desafío, hostilidad o fracaso para comprender tareas o instrucciones. Para adolescentes mayores y adultos (a partir de 17 años de edad), se requiere un mínimo de cinco síntomas.

   a. Con frecuencia juguetea con o golpea las manos o los pies o se retuerce en el asiento.

   b. Con frecuencia se levanta en situaciones en que se espera que permanezca sentado (p. ej., se levanta en la clase, en la oficina o en otro lugar de trabajo, o en otras situaciones que requieren mantenerse en su lugar).

    c. Con frecuencia corretea o trepa en situaciones en las que no resulta apropiado. (**Nota:** En adolescentes o adultos, puede limitarse a estar inquieto.)

    d. Con frecuencia es incapaz de jugar o de ocuparse tranquilamente en actividades recreativas.

    e. Con frecuencia está «ocupado», actuando como si «lo impulsara un motor» (p. ej., es incapaz de estar o se siente incómodo estando quieto durante un tiempo prolongado, como en restaurantes, reuniones; los otros pueden pensar que está intranquilo o que le resulta difícil seguirlos).

    f. Con frecuencia habla excesivamente.

    g. Con frecuencia responde inesperadamente o antes de que se haya concluido una pregunta (p. ej., termina las frases de otros, no respeta el turno de conversación).

    h. Con frecuencia le es difícil esperar su turno (p. ej., mientras espera en una cola).

    i. Con frecuencia interrumpe o se inmiscuye con otros (p. ej., se mete en las conversaciones, juegos o actividades, puede empezar a utilizar las cosas de otras personas sin esperar o recibir permiso; en adolescentes y adultos, puede inmiscuirse o adelantarse a lo que hacen otros).

B. Algunos síntomas de inatención o hiperactivo-impulsivos estaban presentes antes de los 12 años.

C. Varios síntomas de inatención o hiperactivo-impulsivos están presentes en dos o más contextos (p. ej., en casa, en la escuela o en el trabajo, con los amigos o parientes, en otras actividades).

D. Existen pruebas claras de que los síntomas interfieren con el funcionamiento social, académico o laboral, o reducen la calidad de los mismos.

E. Los síntomas no se producen exclusivamente durante el curso de la esquizofrenia o de otro trastorno psicótico y no se explican mejor por otro trastorno mental (p. ej., trastorno del estado de ánimo, trastorno de ansiedad, trastorno disociativo, trastorno de la personalidad, intoxicación o abstinencia de sustancias).

*Especificar* si:

    **314.01 (F90.2) Presentación combinada:** Si se cumplen el Criterio A1 (inatención) y el Criterio A2 (hiperactividad-impulsividad) durante los últimos 6 meses.

    **314.00 (F90.0) Presentación predominante con falta de atención:** Si se cumple el Criterio A1 (inatención) pero no se cumple el Criterio A2 (hiperactividad-impulsividad) durante los últimos 6 meses.

    **314.01 (F90.1) Presentación predominante hiperactiva/impulsiva:** Si se cumple el Criterio A2 (hiperactividad-impulsividad) y no se cumple el Criterio A1 (inatención) durante los últimos 6 meses.

*Especificar* si:

    **En remisión parcial:** Cuando previamente se cumplían todos los criterios, no todos los criterios se han cumplido durante los últimos 6 meses, y los síntomas siguen deteriorando el funcionamiento social, académico o laboral.

*Especificar* la gravedad actual:

    **Leve:** Pocos o ningún síntoma están presentes más que los necesarios para el diagnóstico, y los síntomas sólo producen deterioro mínimo del funcionamiento social o laboral.

    **Moderado:** Síntomas o deterioros funcionales presentes entre «leve» y «grave».

    **Grave:** Presencia de muchos síntomas aparte de los necesarios para el diagnóstico o de varios síntomas particularmente graves, o los síntomas producen deterioro notable del funcionamiento social o laboral.

# Criterio A

El rasgo esencial del TDAH es un patrón persistente de falta de atención (criterio A1) y/o hiperactividad-impulsividad (criterio A2) lo suficientemente grave como para interferir con el rendimiento o el desarrollo. El término *inatención* hace referencia a problemas para lo siguiente: mantenerse centrado en lo que se hace, ser persistente, concentrarse, ser organizado y planificar y atenerse al plan. La *hiperactividad* se manifiesta como una excesiva actividad motora, como andar corriendo por ahí o subiéndose a los sitios, o como una conducta excesiva consistente en no estarse quieto, dar golpecitos o moverse en el asiento en situaciones donde no es apropiado hacerlo. Aunque la hiperactividad quizá no sea continua, el exceso de actividad sí puede ser muy frecuente.

# Criterio B

Este apartado requiere que varios de los síntomas del TDAH se inicien antes de los 12 años de edad, porque es difícil determinar con precisión y fiabilidad el inicio en la niñez de forma retrospectiva (Kieling et al., 2010). En los adolescentes y jóvenes, la perspectiva longitudinal debe indicar que el cuadro tiene sus raíces en la infancia y no ha debutado recientemente.

# Criterio C

Este apartado requiere que varios de los síntomas del TDAH aparezcan en dos o más contextos. Aunque es posiblemente costoso y lleva tiempo, y no es un requisito diagnóstico, el texto recomienda hablar con informantes (p. ej., padres, profesores, jefes) que hayan observado al paciente en distintos ámbitos. En el caso de los niños, las escalas de valoración para profesores pueden aportar valiosos datos complementarios sobre los patrones de conducta esperables y normativos.

# Criterio D

En los niños, el TDAH puede deteriorar el rendimiento escolar. En los adultos es frecuente observar un peor rendimiento y asistencia en el ámbito laboral, más probabilidades de estar en el paro, conflictos interpersonales y falta de autoestima. Los niños con TDAH tienen más o menos el doble de probabilidades de sufrir heridas que requieran atención médica si se comparan con quienes no tienen TDAH, supuestamente a causa de su impulsividad y falta de atención. La dedicación insuficiente a las tareas que requieren esfuerzos sostenidos suele interpretarse como vagancia, falta de sentido de la responsabilidad y comportamiento rebelde. Las relaciones familiares suelen caracterizarse por resentimiento y antagonismo, especialmente porque la presencia variable de los síntomas suele hacer creer que el comportamiento problemático es deliberado.

# Criterio E

Es necesario descartar otros trastornos mentales como causa de los síntomas. El TDAH tiene los síntomas de inatención en común con los trastornos de ansiedad y la depresión mayor. Las personas con TDAH no prestan atención porque sueñan despiertas o se ven atraídas por estímulos externos o actividades nuevas. El TDAH debe distinguirse enseguida de la inatención debida a la preocupación, las rumiaciones y los estímulos internos que se observan en los trastornos de ansiedad o la depresión mayor. Los jóvenes con trastorno bipolar pueden presentar una actividad excesiva, pero se trata de una conducta episódica que varía con el estado de ánimo y posee una finalidad. El TDAH no debe confundirse con la manía. El trastorno de desregulación disruptiva del estado de ánimo se caracteriza por cambios de humor constantes, irritabilidad e intolerancia a la frustración, pero la impulsividad y la atención desorganizada no forman parte de esta entidad.

En algunos adultos, distinguir el TDAH de diversos trastornos de la personalidad (como el antisocial, el límite y el narcisista) puede resultar difícil. Estos trastornos tienden a tener en común los rasgos de desorganización, intrusión social, desregulación emocional y desregulación cognitiva. Sin embargo, el TDAH no se caracteriza por el temor a ser abandonado, las autolesiones, la ambivalencia extrema y otros rasgos de los trastornos graves de la personalidad. Finalmente, el TDAH no se diagnostica si los síntomas de inatención e hiperactividad se producen exclusivamente en el transcurso de un trastorno psicótico.

## Otro trastorno por déficit de atención/hiperactividad especificado y trastorno por déficit de atención/hiperactividad no especificado

El otro TDAH especificado y el TDAH no especificado son categorías residuales para aquellas presentaciones que no encajan en la categoría diagnóstica más específica.

### Otro trastorno por déficit de atención/hiperactividad especificado        314.01 (F90.8)

Esta categoría se aplica a presentaciones en las que predominan los síntomas característicos del trastorno por déficit de atención/hiperactividad que causan malestar clínicamente significativo o deterioro del funcionamiento social, laboral o de otras áreas importantes, pero que no cumplen todos los criterios del trastorno por déficit de atención/hiperactividad o de ninguno de los trastornos de la categoría diagnóstica de los trastornos del neurodesarrollo. La categoría de otro trastorno por déficit de atención/hiperactividad especificado se utiliza en situaciones en las que el clínico opta por comunicar el motivo específico por el que la presentación no cumple los criterios del trastorno por déficit de atención/hiperactividad o de algún trastorno específico del neurodesarrollo. Esto se hace registrando «otro trastorno por déficit de atención/hiperactividad específico» y a continuación el motivo específico (p. ej., «con síntomas de inatención insuficientes»).

### Trastorno por déficit de atención/hiperactividad no especificado        314.01 (F90.9)

Esta categoría se aplica a presentaciones en las que predominan los síntomas característicos del trastorno por déficit de atención/hiperactividad que causan malestar clínicamente significativo o deterioro del funcionamiento social, laboral o de otras áreas importantes, pero que no cumplen todos los criterios del trastorno por déficit de atención/hiperactividad o de ninguno de los trastornos de la categoría diagnóstica de los trastornos del neurodesarrollo.

La categoría de trastorno por déficit de atención/hiperactividad no especificado se utiliza en situaciones en las que el clínico opta por no especificar el motivo de incumplimiento de los criterios de trastorno por déficit de atención/hiperactividad o de un trastorno del neurodesarrollo específico, e incluye presentaciones en las que no existe suficiente información para hacer un diagnóstico más específico.

# TRASTORNO ESPECÍFICO DEL APRENDIZAJE

## Trastorno específico del aprendizaje

El trastorno específico del aprendizaje se caracteriza por dificultades persistentes para aprender y utilizar capacidades académicas e iniciarse durante el período de desarrollo. El trastorno específico del aprendizaje es un diagnóstico clínico que se hace partiendo de una síntesis de los antecedentes médicos, del desarrollo, educativos y familiares; la historia del problema del aprendizaje y sus manifestaciones; las repercusiones en el rendimiento académico, ocupacional o social; la observación de cómo lee o resuelve la persona problemas apropiados para su edad o curso escolar; informes del colegio, y puntuaciones obtenidas en las pruebas educativas o neuropsicológicas normalizadas. Este diagnóstico sustituye a los trastornos de la lectura, matemático y de la expresión escrita. Estos constituyen ahora un único diagnóstico con especificadores para el deterioro de la lectura, la escritura y la capacidad matemática. El motivo del cambio fue que, entre los clínicos y los investigadores, la validez de los tres trastornos independientes del DSM-IV planteaba muchas dudas. Este cambio es especialmente importante si se tiene en cuenta que la mayoría de los niños con trastorno específico del aprendizaje son deficitarios en más de una de estas áreas. Con la reclasificación en un solo trastorno pueden usarse especificadores para codificar los déficits específicos hallados en cada uno de estos tres ámbitos y la gravedad actual. Los tipos específicos que afectan a la lectura se describen en general como *dislexia*, mientras que los relativos a las matemáticas se denominan en conjunto *discalculia*.

El rasgo esencial es el problema persistente para aprender o utilizar los conocimientos académicos con la misma rapidez o precisión que los compañeros durante el período de desarrollo (criterio A). Por tanto, las habilidades académicas del individuo afectado están muy por debajo del rango medio para su edad, sus compañeros del mismo sexo y su grupo cultural (criterio B). La expresión clínica de los problemas específicos del aprendizaje tiene lugar en los años de escolarización, por lo que dichos problemas podrían no resultar evidentes hasta que las exigencias en términos de la habilidad afectada superen las capacidades del individuo (criterio C). Las dificultades del aprendizaje no pueden explicarse por problemas intelectuales, problemas de visión o audición no corregidos, la adversidad psicosocial, escaso conocimiento del idioma académico o educación deficiente (criterio D).

## Criterios diagnósticos del trastorno específico del aprendizaje

A. Dificultad en el aprendizaje y en la utilización de las aptitudes académicas, evidenciado por la presencia de al menos uno de los siguientes síntomas que han persistido por lo menos durante 6 meses, a pesar de intervenciones dirigidas a estas dificultades:

1. Lectura de palabras imprecisa o lenta y con esfuerzo (p. ej., lee palabras sueltas en voz alta incorrectamente o con lentitud y vacilación, con frecuencia adivina palabras, dificultad para expresar bien las palabras).
2. Dificultad para comprender el significado de lo que lee (p. ej., puede leer un texto con precisión pero no comprende la oración, las relaciones, las inferencias o el sentido profundo de lo que lee).
3. Dificultades ortográficas (p. ej., puede añadir, omitir o sustituir vocales o consonantes).
4. Dificultades con la expresión escrita (p. ej., hace múltiples errores gramaticales o de puntuación en una oración, organiza mal el párrafo, la expresión escrita de ideas no es clara).
5. Dificultades para dominar el sentido numérico, los datos numéricos o el cálculo (p. ej., comprende mal los números, su magnitud y sus relaciones, cuenta con los dedos para sumar números de un solo dígito en lugar de recordar la operación matemática como hacen sus iguales, se pierde en el cálculo aritmético y puede intercambiar los procedimientos).
6. Dificultades con el razonamiento matemático (p. ej., tiene gran dificultad para aplicar los conceptos, hechos u operaciones matemáticas para resolver problemas cuantitativos).

B. Las aptitudes académicas afectadas están sustancialmente y en grado cuantificable por debajo de lo esperado para la edad cronológica del individuo e interfieren significativamente con el rendimiento académico o laboral, o con actividades de la vida cotidiana, que se confirman con medidas (pruebas) estandarizadas administradas individualmente y una evaluación clínica integral. En individuos de 17 y más años, la historia documentada de las dificultades del aprendizaje se puede sustituir por la evaluación estandarizada.

C. Las dificultades de aprendizaje comienzan en la edad escolar, pero pueden no manifestarse totalmente hasta que las demandas de las aptitudes académicas afectadas superan las capacidades limitadas del individuo (p. ej., en exámenes cronometrados, la lectura o escritura de informes complejos y largos para una fecha límite inaplazable, tareas académicas excesivamente pesadas).

D. Las dificultades de aprendizaje no se explican mejor por discapacidades intelectuales, trastornos visuales o auditivos no corregidos, otros trastornos mentales o neurológicos, adversidad psicosocial, falta de dominio en el lenguaje de instrucción académica o directrices educativas inadecuadas.

**Nota:** Se han de cumplir los cuatro criterios diagnósticos basándose en una síntesis clínica de la historia del individuo (del desarrollo, médica, familiar, educativa), informes escolares y evaluación psicoeducativa.

**Nota de codificación:** Especificar todas las áreas académicas y subaptitudes alteradas. Cuando más de un área está alterada, cada una de ellas se codificará individualmente de acuerdo con los siguientes especificadores.

*Especificar* si:

**315.00 (F81.0) Con dificultades en la lectura:**
Precisión en la lectura de palabras
Velocidad o fluidez de la lectura
Comprensión de la lectura
**Nota:** *La dislexia* es un término alternativo utilizado para referirse a un patrón de dificultades del aprendizaje que se caracteriza por problemas con el reconocimiento de palabras en forma precisa o fluida, deletrear mal y poca capacidad ortográfica. Si se

utiliza dislexia para especificar este patrón particular de dificultades, también es importante especificar cualquier dificultad adicional presente, como dificultades de comprensión de la lectura o del razonamiento matemático.

**315.2 (F81.81) Con dificultad en la expresión escrita:**

Corrección ortográfica
Corrección gramatical y de la puntuación
Claridad u organización de la expresión escrita

**315.1 (F81.2) Con dificultad matemática:**

Sentido de los números
Memorización de operaciones aritméticas
Cálculo correcto o fluido
Razonamiento matemático correcto

**Nota:** *Discalculia* es un término alternativo utilizado para referirse a un patrón de dificultades que se caracteriza por problemas de procesamiento de la información numérica, aprendizaje de operaciones aritméticas y cálculo correcto o fluido. Si se utiliza discalculia para especificar este patrón particular de dificultades matemáticas, también es importante especificar cualquier dificultad adicional presente, como dificultades del razonamiento matemático o del razonamiento correcto de las palabras.

*Especificar* la gravedad actual:

**Leve:** Algunas dificultades con las aptitudes de aprendizaje en una o dos áreas académicas, pero suficientemente leves para que el individuo pueda compensarlas o funcionar bien cuando recibe una adaptación adecuada o servicios de ayuda, especialmente durante la edad escolar.

**Moderado:** Dificultades notables con las aptitudes de aprendizaje en una o más áreas académicas, de manera que el individuo tiene pocas probabilidades de llegar a ser competente sin algunos períodos de enseñanza intensiva y especializada durante la edad escolar. Se puede necesitar alguna adaptación o servicios de ayuda al menos durante una parte del horario en la escuela, en el lugar de trabajo o en casa para realizar las actividades de forma correcta y eficaz.

**Grave:** Dificultades graves en las aptitudes de aprendizaje que afectan varias áreas académicas, de manera que el individuo tiene pocas probabilidades de aprender esas aptitudes sin enseñanza constante e intensiva individualizada y especializada durante la mayor parte de los años escolares. Incluso con diversos métodos de adaptación y servicios adecuados en casa, en la escuela o en el lugar de trabajo, el individuo puede no ser capaz de realizar con eficacia todas las actividades.

# TRASTORNOS MOTORES

## Trastorno del desarrollo de la coordinación

La característica esencial del trastorno del desarrollo de la coordinación es un marcado deterioro de la adquisición y ejecución de las habilidades que precisan coordinación motora (criterio A). Las manifestaciones varían con la edad y la etapa del desarrollo. Por ejemplo, los niños más pequeños pueden presentar retrasos y torpeza para alcanzar los hitos del desarrollo motor, como gatear, sentarse y andar, o para adquirir y usar habilidades o tareas motoras tales como usar escaleras, pedalear, abrocharse la camisa y manejar cremalleras. Los niños más mayores pueden presentar dificultades con los aspectos motores del ensamblaje de rompecabezas o la construcción de maquetas.

El trastorno del desarrollo de la coordinación se diagnostica cuando el deterioro interfiere significativa y persistentemente en el rendimiento o la participación en actividades cotidianas de la vida familiar, social, escolar o comunitaria (criterio B). Entre estas actividades están: vestirse, comer con los cubiertos apropiados, participar en juegos físicos con compañeros y participar en actividades físicas escolares. Normalmente, la capacidad del niño para llevar a cabo estas tareas está deteriorada y la ejecución es marcadamente lenta. Como consecuencia de este trastorno puede reducirse la participación en los juegos y deportes de equipo, puede haber baja autoestima y pueden surgir problemas emocionales o conductuales. En los adolescentes y adultos, el deterioro de la habilidad motora fina y la velocidad puede afectar al rendimiento laboral y académico. Se inicia en las primeras fases del período de desarrollo (criterio C).

El trastorno del desarrollo de la coordinación debe distinguirse de otras enfermedades capaces de producir problemas de coordinación, como la parálisis cerebral, la distrofia muscular, el deterioro visual y la discapacidad intelectual (trastorno del desarrollo intelectual) (criterio D).

## Criterios diagnósticos del trastorno del desarrollo de la coordinación                                           315.4 (F82)

A. La adquisición y ejecución de habilidades motoras coordinadas está muy por debajo de lo esperado para la edad cronológica del individuo y la oportunidad de aprendizaje y el uso de las aptitudes. Las dificultades se manifiestan como torpeza (p. ej., dejar caer o chocar con objetos), así como lentitud e imprecisión en la realización de habilidades motoras (p. ej., coger un objeto, utilizar las tijeras o los cubiertos, escribir a mano, montar en bicicleta o participar en deportes).
B. El déficit de actividades motoras del Criterio A interfiere de forma significativa y persistente con las actividades de la vida cotidiana apropiadas para la edad cronológica (p. ej., el cuidado y mantenimiento de uno mismo) y afecta a la productividad académica/escolar, las actividades prevocacionales y vocacionales, el ocio y el juego.
C. Los síntomas comienzan en las primeras fases del período de desarrollo.
D. Las deficiencias de las habilidades motoras no se explican mejor por la discapacidad intelectual (trastorno del desarrollo intelectual) o deterioros visuales, y no se pueden atribuir a una afección neurológica que altera el movimiento (p. ej., parálisis cerebral, distrofia muscular, trastorno degenerativo).

## Trastorno de movimientos estereotipados

El trastorno de movimientos estereotipados se caracteriza por conductas motoras repetitivas, al parecer deliberadas pero sin ninguna finalidad aparente (criterio A), que interfieren con la actividad social, académica o de otro tipo o acaban produciendo autolesiones (criterio B). El trastorno se inicia en las primeras fases del desarrollo (criterio C). Las conductas no son atribuibles a los efectos fisiológicos de una sustancia o un cuadro neurológico y no se explican mejor mediante otro trastorno del neurodesarrollo o mental (p. ej., una compulsión en el seno de un trastorno obsesivo-compulsivo, un tic debido a un trastorno de tics, una estereotipia que forme parte del trastorno del espectro autista o el arrancamiento del pelo de la tricotilomanía) (criterio D). Son movimientos típicos: agitar o sacudir las manos, mecerse, juguetear con las manos o con los dedos, hacer girar objetos, dar golpes con la cabeza, morderse y golpearse distintas partes del propio cuerpo. Estos comportamientos pueden producir lesiones tisulares permanentes e incapacitantes y poner a veces la vida en peligro.

En los criterios del DSM-5 se han introducido cambios. Como el término *no funcional* (criterio A del DSM-IV) podría resultar inexacto, se ha incluido la expresión «aparentemente sin objetivo». Dado que no hay datos indicativos de que el trastorno deba persistir durante 4 semanas o más, este criterio (criterio F del DSM-IV) se ha eliminado.

## Criterios diagnósticos del trastorno de movimientos estereotipados                    307.3 (F98.4)

A. Comportamiento motor repetitivo, aparentemente guiado y sin objetivo (p. ej., sacudir o agitar las manos, mecer el cuerpo, golpearse la cabeza, morderse, golpearse el propio cuerpo).

B. El comportamiento motor repetitivo interfiere en las actividades sociales, académicas u otras y puede dar lugar a la autolesión.

C. Comienza en las primeras fases del período de desarrollo.

D. El comportamiento motor repetitivo no se puede atribuir a los efectos fisiológicos de una sustancia o una afección neurológica y no se explica mejor por otro trastorno del neurodesarrollo o mental (p. ej., tricotilomanía [trastorno de arrancarse el cabello], trastorno obsesivo-compulsivo).

*Especificar* si:

**Con comportamiento autolesivo** (o comportamiento que derivaría en lesión si no se emplearan medidas preventivas).

**Sin comportamiento autolesivo**

*Especificar* si:

**Asociado a una afección médica o genética, a un trastorno del neurodesarrollo o a un factor ambiental conocidos** (p. ej., síndrome de Lesch-Nyhan, discapacidad intelectual [trastorno del desarrollo intelectual], exposición intrauterina al alcohol).

**Nota de codificación:** Utilizar un código adicional para identificar la afección médica o genética, o trastorno del neurodesarrollo asociado.

*Especificar* la gravedad actual:

**Leve:** Los síntomas desaparecen fácilmente mediante estímulo sensorial o distracción.

**Moderado:** Los síntomas requieren medidas de protección explícitas y modificación del comportamiento.

**Grave:** Se necesita vigilancia continua y medidas de protección para prevenir lesiones graves.

## Trastornos de tics

Los trastornos de tics se caracterizan por la presencia de tics clínicamente significativos y difieren principalmente en cuanto a la duración y el tipo. La inclusión de cinco trastornos de tics —trastorno de Gilles de la Tourette, trastorno de tics motores o vocales persistentes (crónico), trastorno de tics provisional, otro trastorno de tics especificado y trastorno de tics no especificado— supone una ampliación de los cuatro enumerados en el DSM-IV (Walkup et al., 2010). Los dos últimos diagnósticos se añadieron porque, según señalan las investigaciones, los tics pueden deberse a los efectos de ciertas sustancias (p. ej., la cocaína) o enfermedades orgánicas (p. ej., la enfermedad de Huntington).

# Trastorno de Gilles de la Tourette

El trastorno de Gilles de la Tourette se caracteriza por vocalizaciones y movimientos no rítmicos pero estereotipados. Los tics vocales pueden ser socialmente inapropiados, como gruñidos sonoros, ruidos similares a ladridos o palabras, que pueden ser obscenas, dichas gritando. La persona es consciente de que produce los tics vocales y puede ejercer un leve grado de control sobre ellos, aunque en última instancia la superan. Como las personas con este trastorno saben que sus tics son socialmente ofensivos, se sienten avergonzadas. Los tics motores del trastorno de Gilles de la Tourette también suelen constituir comportamientos raros u ofensivos, como sacar la lengua, sorber por la nariz, dar saltos, ponerse en cuclillas, pestañear o hacer gestos. Como la mayor parte de la población desconoce la naturaleza del trastorno de Gilles de la Tourette, estos comportamientos se consideran impropios o estrafalarios.

---

### Criterios diagnósticos del trastorno de Gilles de la Tourette                                                      307.23 (F95.2)

**Nota:** Un tic es una vocalización o movimiento súbito, rápido, recurrente y no rítmico.

A. Los tics motores múltiples y uno o más tics vocales han estado presentes en algún momento durante la enfermedad, aunque no necesariamente de forma concurrente.
B. Los tics pueden aparecer intermitentemente en frecuencia, pero persisten durante más de un año desde la aparición del primer tic.
C. Comienza antes de los 18 años.
D. El trastorno no se puede atribuir a los efectos fisiológicos de una sustancia (p. ej., cocaína) o a otra afección médica (p. ej., enfermedad de Huntington, encefalitis posvírica).

---

### Criterio A

La definición de tic coincide ahora en todos los trastornos implicados. Se ha eliminado el término *estereotipado* para reducir las probabilidades de diagnosticar de trastorno de tics a las personas con trastorno de movimientos estereotipados.

### Criterio B

El intervalo máximo sin tics (criterio B del DSM-IV) se ha eliminado porque no existen datos indicativos de que los períodos sin tics de más de 3 meses *no* constituyan un curso crónico. Además, los intervalos sin tics son más difíciles de evaluar porque requieren que el paciente recuerde la interrupción de los síntomas, lo que podría restar fiabilidad al diagnóstico. El DSM- 5 mantiene que los tics deben estar presentes desde hace más de 1 año, como en el DSM-IV, pero aclara que los 12 meses deben contarse a partir de la aparición del primer tic. La expresión «normalmente en brotes» se ha eliminado por tratarse de una característica que no es esencial para el diagnóstico.

### Criterios C y D

Los tics deben estar presentes desde antes de los 18 años de edad. Este requisito sirve para distinguir el trastorno de Gilles de la Tourette de otras causas de tics que surgen en etapas posteriores de la vida, como la enfermedad de Huntington o la encefalitis posvírica. El uso de medicación estimulante como ejemplo de trastorno motor inducido por sustancias no concuerda con los datos existentes y se ha eliminado. Como ejemplo se ha incluido la cocaína.

# Trastorno de tics motores o vocales persistente (crónico)

El rasgo esencial del trastorno de tics motores o vocales persistente (crónico) es la presencia de tics motores o vocales, pero no de ambos tipos. Este trastorno difiere del trastorno de Gilles de la Tourette en que este último requiere tanto varios tics motores como uno o más tics vocales. Las demás características son iguales, incluido el inicio antes de los 18 años de edad. Se deben descartar como causa otros trastornos, como la enfermedad de Huntington. El diagnóstico no puede hacerse si alguna vez se han cumplido los criterios del trastorno de Gilles de la Tourette. Las demás características son en general las mismas, excepto que la gravedad de los síntomas y el deterioro funcional son habitualmente mucho menores. El trastorno de tics motores o vocales persistente (crónico) y el trastorno de Gilles de la Tourette podrían estar genéticamente emparentados. Los clínicos pueden especificar si el trastorno cursa «solo con tics motores» o «solo con tics vocales».

---

## Criterios diagnósticos del trastorno de tics motores o vocales persistente (crónico)     307.22 (F95.1)

A. Los tics motores o vocales únicos o múltiples han estado presentes durante la enfermedad, pero no ambos a la vez.
B. Los tics pueden aparecer intermitentemente en frecuencia, pero persisten durante más de un año desde la aparición del primer tic.
C. Comienza antes de los 18 años.
D. El trastorno no se puede atribuir a los efectos fisiológicos de una sustancia (p. ej., cocaína) o a otra afección médica (p. ej., enfermedad de Huntington, encefalitis posvírica).
E. Nunca se han cumplido los criterios de trastorno de la Tourette.

*Especificar* si:
    **Sólo con tics motores**
    **Sólo con tics vocales**

---

### Criterios A y B

La definición de tic se ha hecho coincidir con la utilizada en los demás trastornos de tics. Los cambios introducidos en el criterio B de este trastorno son los mismos que los del trastorno de Gilles de la Tourette.

### Criterios C y D

El inicio debe situarse antes de los 18 años de edad. Este requisito sirve para separar este trastorno de otras causas de tics que se observan en etapas posteriores de la vida, como la enfermedad de Huntington o la encefalitis posvírica. El uso de medicación estimulante como ejemplo de trastorno motor inducido por sustancias no concuerda con los datos existentes y se ha eliminado. Como ejemplo se ha incluido la cocaína.

## Trastorno de tics provisional

El trastorno de tics provisional es una modificación de su homónimo del DSM-IV. Los criterios del DSM-IV eran difíciles de usar porque a las personas con síntomas de menos de 1 año de evolución las diagnosticaban de tics transitorios aun estando presentes los tics en ese momento. Dado que era necesaria una categoría para las personas con tics de menos de 1 año de duración, al trastorno de tics transitorio se le ha cambiado el nombre por el de *trastorno de tics provisional*.

---

### Criterios diagnósticos del trastorno de tics provisional                          307.21 (F95.0)

A. Tics motores y/o vocales únicos o múltiples.
B. Los tics han estado presentes durante menos de un año desde la aparición del primer tic.
C. Comienza antes de los 18 años.
D. El trastorno no se puede atribuir a los efectos fisiológicos de una sustancia (p. ej., cocaína) o a otra afección médica (p. ej., enfermedad de Huntington, encefalitis posvírica).
E. Nunca se han cumplido los criterios de trastorno de la Tourette o de trastorno de tics motores o vocales persistente (crónico).

---

### Criterios A, B, C y D

La definición de tic se ha hecho coincidir con la empleada en los demás trastornos de tics. No hay datos que evidencien que el umbral de 4 semanas descrito en el DSM-IV resulte válido o útil, por lo que se ha omitido. El inicio debe tener lugar antes de los 18 años de edad; esto sirve para separar este trastorno de otras causas de tics que surgen en épocas posteriores de la vida, como la enfermedad de Huntington o la encefalitis posvírica. El uso de medicación estimulante como ejemplo de trastorno motor inducido por sustancias no concuerda con los datos existentes y se ha eliminado. Como ejemplo se ha incluido la cocaína.

## Otro trastorno de tics especificado y trastorno de tics no especificado

El diagnóstico de otro trastorno de tics especificado se utiliza cuando existe un trastorno de tics productor de deterioro pero sin cumplir los criterios completos de los trastornos de tics especificados o de cualquier otro trastorno del neurodesarrollo. El trastorno de tics no especificado se diagnostica cuando están presentes las circunstancias antes citadas pero el clínico decide no especificar el motivo por el que no se cumplen los criterios de ningún trastorno; se incluyen aquí las presentaciones con información insuficiente para hacer un diagnóstico más concreto. Estos dos diagnósticos sustituyen al trastorno de tics sin especificar del DSM-IV.

## Otro trastorno de tics especificado 307.20 (F95.8)

Esta categoría se aplica a presentaciones en las que predominan los síntomas característicos de un trastorno de tics que causa malestar clínicamente significativo o deterioro en lo social, laboral y otras áreas importantes del funcionamiento, pero que no cumplen todos los criterios de un trastorno de tics o de ninguno de los trastornos de la categoría diagnóstica de los trastornos del neurodesarrollo. La categoría de otro trastorno de tics especificado se utiliza en situaciones en las que el clínico opta por comunicar el motivo específico por el que la presentación no cumple los criterios de un trastorno de tics o de un trastorno del neurodesarrollo específico. Esto se hace registrando «otro trastorno de tics especificado» y a continuación el motivo específico (p. ej., «inicio después de los 18 años»).

## Trastorno de tics no especificado 307.20 (F95.9)

Esta categoría se aplica a presentaciones en las que predominan los síntomas característicos de un trastorno de tics que causan malestar clínicamente significativo o deterioro en lo social, laboral y otras áreas importantes del funcionamiento, pero que no cumplen todos los criterios de un trastorno de tics o de ninguno de los trastornos de la categoría diagnóstica de los trastornos del neurodesarrollo. La categoría trastorno de tics no especificado se utiliza en situaciones en las que el clínico opta por no especificar el motivo de incumplimiento de los criterios de un trastorno de tics o de un trastorno específico del neurodesarrollo, e incluye presentaciones en las que no existe suficiente información para hacer un diagnóstico más específico.

# OTROS TRASTORNOS DEL NEURODESARROLLO

## Otro trastorno del neurodesarrollo especificado y trastorno del neurodesarrollo no especificado

Estas categorías se aplican a aquellas presentaciones en las que existen síntomas típicos e incapacitantes de un trastorno del neurodesarrollo pero sin llegar a cumplir los criterios completos de ninguno de los incluidos en este grupo. La categoría «otro trastorno del neurodesarrollo especificado» se usa cuando el clínico decide comunicar el motivo por el que el cuadro no cumple los criterios. La de «trastorno del neurodesarrollo no especificado» se usa cuando el clínico decide no especificar el motivo o la información que existe es insuficiente para hacer un diagnóstico más específico.

## Otro trastorno del neurodesarrollo especificado        315.8 (F88)

Esta categoría se aplica a presentaciones en las que predominan los síntomas característicos de un trastorno del neurodesarrollo que causan deterioro en lo social, laboral u otras áreas importantes del funcionamiento, pero que no cumplen todos los criterios de ninguno de los trastornos de la categoría diagnóstica de los trastornos del neurodesarrollo. La categoría de otro trastorno del neurodesarrollo especificado se utiliza en situaciones en las que el clínico opta por comunicar el motivo específico por el que la presentación no cumple los criterios de ningún trastorno del neurodesarrollo específico. Esto se hace registrando «otro trastorno del neurodesarrollo especificado» y a continuación el motivo específico (p. ej., «trastorno del neurodesarrollo asociado a exposición intrauterina al alcohol»).

Una presentación que se puede especificar utilizando «otro especificado» es, por ejemplo, la siguiente:

**Trastorno del neurodesarrollo asociado a exposición intrauterina al alcohol:** El trastorno del neurodesarrollo asociado a exposición intrauterina al alcohol se caracteriza por diversas discapacidades del desarrollo después de la exposición in utero al alcohol.

## Trastorno del neurodesarrollo no especificado        315.9 (F89)

Esta categoría se aplica a presentaciones en las que predominan los síntomas característicos de un trastorno del neurodesarrollo que causan deterioro en lo social, laboral u otras áreas importantes del funcionamiento, pero que no cumplen todos los criterios de ninguno de los trastornos de la categoría diagnóstica de los trastornos del neurodesarrollo. La categoría trastorno del neurodesarrollo no especificado se utiliza en situaciones en las que el clínico opta por *no* especificar el motivo de incumplimiento de los criterios de un trastorno del neurodesarrollo específico, e incluye presentaciones en las que no existe suficiente información para hacer un diagnóstico más específico (por ejemplo, en el ámbito de urgencias).

# PUNTOS CLAVE

- El capítulo sobre trastornos del neurodesarrollo es una reformulación del capítulo del DSM-IV «Trastornos de inicio en la lactancia, la niñez y la adolescencia».

- Al retraso mental se le ha cambiado el nombre por el de *discapacidad intelectual (trastorno del desarrollo intelectual)*. La gravedad se determina sobre la base del funcionamiento adaptativo en lugar del CI, si bien los criterios diagnósticos subrayan la necesidad de evaluar la capacidad cognitiva.

- Los trastornos de la comunicación tienen nombres nuevos, y entre ellos están el trastorno del lenguaje (que combina los trastornos del lenguaje expresivo y mixto receptivo-expresivo), el trastorno fonológico y el trastorno de la fluidez de inicio en la infancia (antes tartamudeo). El trastorno de la comunicación social (pragmático) es nuevo y describe los problemas persistentes en el uso social de la comunicación verbal y no verbal.

- El trastorno del espectro autista es un diagnóstico nuevo que abarca los trastornos autista, de Rett, desintegrador de la infancia, de Asperger y generalizado del desarrollo sin especificar del DSM-IV. Los miembros del subgrupo de trabajo pensaron que estos diagnósticos separados carecían de la suficiente validez y que a los clínicos les resultaba difícil distinguirlos.

- En el trastorno por déficit de atención/hiperactividad se han añadido ejemplos a los criterios para potenciar su uso en las distintas etapas de la vida. La edad de inicio se ha cambiado de «antes de los 7 años» a «antes de los 12 años». Ahora se permite el diagnóstico de comorbilidad con el trastorno del espectro autista. Por último, el umbral sintomático se ha cambiado para los adultos, situándose en cinco síntomas en lugar de los seis necesarios para los más jóvenes, tanto de falta de atención como de hiperactividad e impulsividad.

- El trastorno de aprendizaje del DSM-IV se ha cambiado por el *trastorno específico del aprendizaje.* Los tipos anteriores (trastorno de lectura, trastorno matemático y trastorno de la expresión escrita) se han combinado y ahora se emplean especificadores para describir los deterioros de cada individuo.

- En los trastornos de tics, el máximo intervalo sin tics (criterio B del DSM-IV) se ha eliminado porque no hay datos científicos que indiquen que los períodos sin tics de más de 3 meses *no* constituyen un curso crónico.

# CAPÍTULO 4

# Espectro de la esquizofrenia y otros trastornos psicóticos

**301.22 (F21)**   Trastorno de la personalidad esquizotípica (ver también «Trastornos de la personalidad»)

**297.1 (F22)**   Trastorno delirante

**298.8 (F23)**   Trastorno psicótico breve

**295.40 (F20.81)** Trastorno esquizofreniforme

**295.90 (F20.9)**   Esquizofrenia

**295.70 (F25._)**   Trastorno esquizoafectivo

**___.__ (___.__)**   Trastorno psicótico inducido por sustancias/medicamentos

**___.__ (___.__)**   Trastorno psicótico debido a otra afección médica

**293.89 (F06.1)**   Catatonía asociada a otro trastorno mental (especificador de catatonía)

**293.89 (F06.1)**   Trastorno catatónico debido a otra afección médica

**293.89 (F06.1)**   Catatonía no especificada

**298.8 (F28)**   Otros trastornos especificados del espectro de la esquizofenia y otro trastorno psicótico

**298.9 (F29)**   Trastorno no especificado del espectro de la esquizofrenia y otro trastorno psicótico

La categoría diagnóstica del espectro de la esquizofrenia y otros trastornos psicóticos comprende la esquizofrenia y los trastornos con ella relacionados, otras psicosis mayores y trastornos con psicosis subumbrales (Tabla 4-1). Todos están unificados por la presencia de uno o más de los cinco dominios psicopatológicos siguientes: delirios, alucinaciones, pensamiento desorganizado, comportamiento claramente desorganizado o catatónico y síntomas negativos. Mientras que los primeros cuatro dominios son ejemplos de psicosis, los síntomas negativos se caracterizan por la ausencia de algo que debería estar presente, como la fluidez y la espontaneidad de la expresión verbal. El término *psicosis* tiene distintos significados pero, a partir del DSM-III, se ha definido de una forma más restringida que requiere que la persona experimente una ruptura con la realidad. En la época psicoanalítica, el término se usaba a menudo para describir a las personas muy enfermas y con deterioro funcional, con una amplia gama de problemas y síntomas.

---

**TABLA 4-1.** El espectro de la esquizofrenia y otros trastornos psicóticos en el DSM-5

---

Trastorno esquizotípico (de la personalidad) (véase el capítulo 18, «Trastornos de la personalidad«)

Trastorno delirante

Trastorno psicótico breve

Trastorno esquizofreniforme

Esquizofrenia

Trastorno esquizoafectivo

Trastorno psicótico inducido por sustancias/medicamentos

Trastorno psicótico debido a otra afección médica

Catatonía asociada a otro trastorno mental (especificador de catatonía)

Trastorno catatónico debido a otra afección médica

Catatonía no especificada

Otro trastorno especificado del espectro de la esquizofrenia y otros trastornos psicóticos

Trastorno no especificado del espectro de la esquizofrenia y otros trastornos psicóticos

---

Si bien la esquizofrenia es, sin duda alguna, la más incapacitante de las psicosis, los demás trastornos psicóticos también son importantes de detectar y diagnosticar. Entre ellos están el trastorno delirante, el trastorno psicótico breve, el trastorno esquizofreniforme y el trastorno esquizoafectivo. En el capítulo se hallan también las psicosis que son achacables a otras enfermedades orgánicas o que son inducidas por sustancias o medicamentos. El trastorno catatónico debido a otra enfermedad orgánica se ha trasladado a este capítulo y se usa en aquellos casos en que el trastorno tiene un origen médico. La catatonía no especificada es nueva en el DSM-5. Los diagnósticos de otro trastorno del espectro de la esquizofrenia u otro trastorno psicótico y trastorno del espectro de la esquizofrenia u otro trastorno psicótico no especificado son categorías residuales que se emplean para describir los síntomas psicóticos que no encajan en ninguna de las categorías mejor definidas.

Todos los trastornos psicóticos se incluyen en este capítulo del DSM-5, excepto los relacionados con el trastorno bipolar, los trastornos depresivos o un trastorno neurocognitivo. Esta organización debería facilitar el diagnóstico diferencial de los trastornos psicóticos.

En esta categoría se han introducido varios cambios importantes. El más básico se refiere a la organización general del capítulo. Los trastornos se citan ahora conforme a un gradiente de menor a mayor gravedad. La gravedad se define mediante el nivel, el número y la duración de los signos y síntomas psicóticos. El DSM-5 advierte a sus usuarios que deben diagnosticar las entidades más graves después de descartar las de menor importancia. Los clínicos saben (y los alumnos aprenden) que, en muchos de los casos, el proceso diagnóstico puede durar meses o incluso años, debido a que los signos y los síntomas evolucionan de manera gradual. Por ejemplo, un joven evaluado por presentar retraimiento social y pensamiento mágico podría tener síntomas que inicialmente cumplieran los criterios del trastorno esquizotípico de la personalidad para, años después, tener delirios y alucinaciones evidentes conforme a los criterios de la esquizofrenia. Al mismo tiempo, para llegar al mejor diagnóstico, el clínico debe haber descartado otras explicaciones alternativas, como un trastorno por consumo de sustancias u otra afección médica.

El trastorno esquizotípico de la personalidad se incluye en este capítulo por su pertenencia al espectro de la esquizofrenia, pero los criterios y el texto se incluyen entre los trastornos de la personalidad (véase el capítulo 18, «Trastornos de la personalidad»). Los criterios del trastorno delirante no se han cambiado en su mayoría, pero se ha eliminado el calificativo *no extravagante* (criterio A) y el subtipo somático se ha retocado para garantizar que quienes tengan delirios acerca de un «defecto físico» se diagnostiquen más correctamente de trastorno dismórfico corporal, incluido ahora en el capítulo «Trastorno obsesivo-compulsivo y trastornos relacionados» (véase el capítulo 7). En el DSM-IV, el trastorno dismórfico corporal estaba incluido entre los trastornos somatoformes.

El trastorno psicótico compartido se ha eliminado porque es un diagnóstico que se usaba muy poco y las personas cuyos síntomas cumplían sus criterios normalmente también cumplían los de algún otro trastorno psicótico (p. ej., el trastorno delirante). La esencia del trastorno psicótico compartido es la transmisión de creencias delirantes de una persona a otra. Antiguamente, estos casos raros se denominaban *folie à deux*, que en francés quiere decir «locura a dos».

Los clínicos ya no tendrán que anotar los subtipos de esquizofrenia. Aunque los subtipos paranoide, desorganizado, catatónico, indiferenciado y residual poseen una larga historia anterior al DSM-I (McGlashan y Fenton, 1994), existen pocos datos objetivos que avalen su utilidad clínica o su validez pronóstica (Helmes y Landmark, 2003). Como el curso de la esquizofrenia es muy variable, los subtipos eran poco estables y no era raro que, en distintas etapas de la enfermedad, el paciente presentara síntomas de varios de ellos. Por ejemplo, los síntomas podían cumplir los criterios del subtipo desorganizado al principio de la enfermedad, después los del subtipo paranoide y, finalmente, los del subtipo residual en fases posteriores de la dolencia.

Los criterios del trastorno esquizoafectivo se han modificado para orientar mejor a los clínicos con respecto a la duración total de los síntomas afectivos. En lugar de requerir que estos duren «una parte sustancial de la duración total de los períodos activo y residual de la enfermedad» (como en el DSM-IV [*American Psychiatric Association*, 1994]), el DSM-5 exige su presencia «durante la mayor parte de la duración total de las fases activa y residual de la enfermedad». El cambio fue debido a la escasa fiabilidad del criterio y a lo limitado de su utilidad clínica.

El subgrupo de trabajo de los trastornos psicóticos había debatido la posible inclusión del síndrome de psicosis atenuada. Este síndrome es un conjunto de síntomas que hace muy probable que la persona acabe teniendo una esquizofrenia. El motivo de su inclusión era que podía ayudar a detectar a las personas que probablemente acabarían desarrollando una esquizofrenia, permitiendo de este modo atenderlas y tratarlas de manera precoz. Se tomó la decisión de incluir este síndrome en la sección III, en «Afecciones que necesitan más estudio» (véase el capítulo 22), y también como ejemplo de «otro trastorno del espectro de la esquizofrenia u otro trastorno psicótico».

## Trastorno esquizotípico (de la personalidad)

El trastorno esquizotípico de la personalidad se incluye en este capítulo por su presencia dentro del espectro de la esquizofrenia. Los criterios y el texto se encuentran en el capítulo sobre trastornos de la personalidad (véase el capítulo 18).

# Trastorno delirante

El trastorno delirante es un diagnóstico que se usa en las personas con delirios persistentes que tienen un rendimiento psicosocial relativamente normal, aparte de las ramificaciones de los delirios, y no muestran conductas claramente raras o estrafalarias. Incluido por vez primera en el DSM-III bajo la rúbrica «trastorno paranoide», el nombre se cambió por el de trastorno delirante (paranoide) en el DSM-III-R porque, si bien los delirios son los síntomas principales, el término *paranoide* tiene muchos otros significados.

Los trastornos delirantes tienen una larga historia. Kraepelin distinguió la paranoia de la *demencia precoz* y utilizó este diagnóstico en las personas con delirios sistematizados (pero sin alucinaciones) y cursos prolongados sin recuperación pero no conducentes al deterioro mental. Tradicionalmente, el diagnóstico se ha usado en personas con delirios poco estrambóticos (es decir, posibles pero no plausibles) y rendimiento relativamente bien conservado, sin el deterioro funcional que se observa en las personas con esquizofrenia y trastorno esquizoafectivo. Como estos individuos experimentan sus creencias delirantes de manera egosintónica (es decir, compatible con sus expectativas, el sentido del yo y el sentido de la realidad en general), la consciencia de enfermedad es escasa y normalmente muestran poco interés por tratarse.

En el DSM-5, el diagnóstico ha sufrido varios cambios. El calificativo *no extravagante* se ha eliminado del criterio A. Uno de los motivos es que la cualidad de «extravagante» suele ser difícil de discernir, especialmente entre distintas culturas (Cermolacce et al., 2010). Otro de los motivos del cambio es de índole más práctica y deriva, en parte, de un cambio introducido en la definición de esquizofrenia, donde el tratamiento especial de los delirios extravagantes se ha eliminado del criterio A. Con este cambio, la presencia de un único delirio estrafalario ya no cumple el criterio A de la esquizofrenia. La retirada del término *no extravagante* de los criterios del trastorno delirante era necesaria para hacerle sitio en su categoría a los casos raros con un único delirio estrambótico. Al subgrupo de trabajo no le pareció muy justificado el tratamiento diferencial de los delirios partiendo de si son extraños o no. La añadidura del especificador «con contenido extravagante» permite anotar la naturaleza del delirio y la continuidad con el DSM-IV. Este especificador se usa cuando el delirio se considera claramente poco plausible.

El criterio E se ha añadido para descartar otros trastornos mentales, como el trastorno dismórfico corporal y el trastorno obsesivo-compulsivo. Además, el subtipo somático se ha revisado con la eliminación de la frase «algún defecto físico». Ambos cambios sirven para garantizar que quienes deliran en relación con un «defecto físico» reciban el diagnóstico más correcto de trastorno dismórfico corporal, incluido ahora en la nueva categoría diagnóstica del trastorno obsesivo-compulsivo y trastornos relacionados (véase el capítulo 7). El subgrupo de trabajo creyó necesario este cambio porque las personas con trastorno dismórfico corporal —delirante o no— evolucionan de manera parecida a los pacientes con trastorno obsesivo-compulsivo y tienden a responder a los inhibidores selectivos de la recaptación de serotonina. Estos cambios ayudan a distinguir el trastorno delirante del trastorno dismórfico corporal con ausencia de introspección/creencias delirantes, y del trastorno obsesivo-compulsivo con ausencia de introspección/creencias delirantes.

## Criterios diagnósticos del trastorno delirante     297.1 (F22)

A. Presencia de uno (o más) delirios de un mes o más de duración.

B. Nunca se ha cumplido el Criterio A de esquizofrenia.

**Nota:** Las alucinaciones, si existen, no son importantes y están relacionadas con el tema delirante (p. ej., la sensación de estar infestado por insectos asociada a delirios de infestación).

C. Aparte del impacto del delirio(s) o sus ramificaciones, el funcionamiento no está muy alterado y el comportamiento no es manifiestamente extravagante o extraño.

D. Si se han producido episodios maníacos o depresivos mayores, han sido breves en comparación con la duración de los períodos delirantes.

E. El trastorno no se puede atribuir a los efectos fisiológicos de una sustancia o a otra afección médica y no se explica mejor por otro trastorno mental, como el trastorno dismórfico corporal o el trastorno obsesivo-compulsivo.

*Especificar* si:

**Tipo erotomaníaco:** Este subtipo se aplica cuando el tema central del delirio es que otra persona está enamorada del individuo.

**Tipo de grandeza:** Este subtipo se aplica cuando el tema central del delirio es la convicción de tener cierto talento o conocimientos (no reconocidos) o de haber hecho algún descubrimiento importante.

**Tipo celotípico:** Este subtipo se aplica cuando el tema central del delirio del individuo es que su cónyuge o amante le es infiel.

**Tipo persecutorio:** Este subtipo de aplica cuanto el tema central del delirio implica la creencia del individuo de que están conspirando en su contra, o que lo engañan, lo espían, lo siguen, lo envenenan o drogan, lo difaman, lo acosan o impiden que consiga objetivos a largo plazo.

**Tipo somático:** Este subtipo se aplica cuando el tema central del delirio implica funciones o sensaciones corporales.

**Tipo mixto:** Este tipo se aplica cuando no predomina ningún tipo de delirio.

**Tipo no especificado:** Este subtipo se aplica cuando el delirio dominante no se puede determinar claramente o no está descrito en los tipos específicos (p. ej., delirios referenciales sin un componente persecutorio o de grandeza importante).

*Especificar* si:

**Con contenido extravagante:** Los delirios se consideran extravagantes si son claramente inverosímiles, incomprensibles y no proceden de experiencias de la vida corriente (p. ej., la creencia de un individuo de que un extraño le ha quitado sus órganos internos y se los ha sustituido por los de otro sin dejar heridas ni cicatrices).

*Especificar* si:

Los siguientes especificadores de evolución sólo se utilizarán después de un año de duración del trastorno:

**Primer episodio, actualmente en episodio agudo:** La primera manifestación del trastorno cumple los criterios definidos de síntoma diagnóstico y tiempo. Un *episodio agudo* es el período en que se cumplen los criterios sintomáticos.

**Primer episodio, actualmente en remisión parcial:** *Remisión parcial* es el período durante el cual se mantiene una mejoría después de un episodio anterior y en el que los criterios que definen el trastorno sólo se cumplen parcialmente.

**Primer episodio, actualmente en remisión total:** *Remisión total* es un período después de un episodio anterior durante el cual los síntomas específicos del trastorno no están presentes.

**Episodios múltiples, actualmente en episodio agudo**

**Episodios múltiples, actualmente en remisión parcial**

**Episodios múltiples, actualmente en remisión total**

**Continuo:** Los síntomas que cumplen los criterios de diagnóstico del trastorno están presentes durante la mayor parte del curso de la enfermedad, con períodos sintomáticos por debajo del umbral que son muy breves en comparación con el curso global.

**No especificado**

*Especificar* la gravedad actual:

La gravedad se clasifica según una evaluación cuantitativa de los síntomas primarios de psicosis que incluye: delirios, alucinaciones, discurso desorganizado, comportamiento psicomotor anormal y síntomas negativos. Cada uno de estos síntomas se puede clasificar por su gravedad actual (máxima gravedad en los últimos siete días) sobre una escala de 5 puntos de 0 (ausente) a 4 (presente y grave). (Véase la escala clínica Gravedad de los síntomas de las dimensiones de psicosis, en el capítulo «Medidas de evaluación» en la Sección III del DSM-5.)

**Nota:** El diagnóstico de trastorno delirante se puede hacer sin utilizar este especificador de gravedad.

## Criterio A

El trastorno delirante requiere la presencia de delirios durante 1 mes como mínimo. En el DSM-IV se especificaba que los delirios no son extravagantes. Aunque el término *no extravagante* se ha eliminado, el espíritu del trastorno (personas con delirios no extravagantes) sigue siendo el mismo, como lo indican los distintos subtipos. Las personas con esquizofrenia suelen tener delirios muy extraños que no son posibles en la vida real. Por ejemplo, hemos tenido pacientes que aseguran que están siendo controlados por transmisores de radio implantados en el cerebro (aunque esta situación podría ser posible en el futuro, dada la rapidez del desarrollo tecnológico).

## Criterio B

La exclusión de los síntomas que cumplen el criterio A de la esquizofrenia ha ayudado a separar el trastorno delirante de dicha enfermedad. Las personas con esquizofrenia tienen otros síntomas psicóticos (alucinaciones, habla desorganizada y comportamiento claramente anormal, como la catatonía) además de síntomas negativos. Aunque pueden presentar alucinaciones táctiles y olfatorias relacionadas con el delirio, los pacientes con trastorno delirante carecen, por lo demás, de los síntomas habituales de la esquizofrenia (p. ej., alucinaciones auditivas). Como ejemplo, las personas con trastorno delirante de tipo somático pueden tener delirios de infestación por parásitos y decir que notan cómo se mueven bajo la piel. (Este delirio en concreto se denomina *parasitosis delirante*, y son los dermatólogos quienes lo ven con mayor frecuencia.)

## Criterio C

Las personas con trastorno delirante no se comportan de manera claramente rara o estrafalaria. Esto es importante para distinguir este trastorno de la esquizofrenia, cuyos afectados suelen actuar de formas extrañas: mascullan entre dientes, llevan ropa sucia o indebida, o abordan a desconocidos. La finalidad de este criterio es garantizar que el trastorno delirante se limite a aquellas personas que, aparte de tener delirios y sus ramificaciones, son capaces de valerse por sí mismas. Dicho esto, la conducta de algunas personas está muy influida por sus delirios, que pueden verse reflejados en los actos. Por ejemplo, una persona enamorada de una actriz de televisión podría tratar de ponerse en contacto con ella o, en raras ocasiones, de acecharla. Un hombre que cree que su esposa le es infiel podría leer su correo o vigilarla durante el día para tratar de pillarla con el amante.

## Criterio D

Si la persona con trastorno delirante ha tenido episodios afectivos concurrentes, tales episodios deben haber sido relativamente breves. El objetivo es separar el trastorno delirante de las formas psicóticas del trastorno depresivo mayor. Las personas que padecen este último pueden desarrollar delirios en el contexto de la depresión grave, pero son delirios que tienden a presentar contenidos depresivos, como creer que uno ha cometido un acto pecaminoso o perdido todos los ahorros. Si los delirios se producen exclusivamente durante el curso de un cuadro depresivo, el diagnóstico es de trastorno del estado de ánimo con rasgos psicóticos.

Las personas con trastorno delirante suelen tener importantes síntomas depresivos. Al clínico podría parecerle que los síntomas merecen un diagnóstico independiente de trastorno depresivo mayor, otro trastorno depresivo especificado o trastorno depresivo no especificado (o, si el curso es bipolar, otro trastorno bipolar o relacionado especificado o trastorno bipolar o relacionado no especificado). El trastorno esquizoafectivo es otra posibilidad diagnóstica si los delirios son de larga evolución y el trastorno del ánimo es grave.

## Criterio E

Este criterio excluye los trastornos delirantes atribuibles a los efectos fisiológicos de una sustancia o de otra enfermedad, o que se explican mejor mediante otro trastorno mental. Los delirios pueden deberse a múltiples enfermedades orgánicas, a determinados tratamientos o medicamentos (p. ej., corticosteroides) y al consumo de drogas de abuso (p. ej., estimulantes). Este criterio obliga a descartar los trastornos neurocognitivos, como la demencia, así como un traumatismo encefálico o un trastorno convulsivo. Además, ciertas formas de trastorno dismórfico corporal y de trastorno obsesivo-compulsivo son relativamente graves y se acompañan de delirios (p. ej., la persona que cree que su nariz, de aspecto normal, es fea y deforme). Aunque la creencia alcance proporciones delirantes, el diagnóstico de trastorno dismórfico corporal es más correcto que el de trastorno delirante.

## Subtipos y especificadores

Los subtipos se usan para especificar la temática del trastorno, como la erotomanía o la grandiosidad. También pueden especificarse la extravagancia, el curso del trastorno y la gravedad.

# Trastorno psicótico breve

El trastorno psicótico breve es un diagnóstico que se usa para los episodios de psicosis relativamente breves que duran al menos 1 día pero menos de 1 mes. El trastorno es relativamente raro y afecta a personas que, por lo demás, no han visto deteriorado su rendimiento diario ni presentan signos que, retrospectivamente, indiquen que se trate de los pródromos de una esquizofrenia. Además, los síntomas psicóticos de este diagnóstico tienden a aparecer en situaciones de estrés o con los cambios agudos del estado de ánimo. Anteriormente, este diagnóstico solía denominarse *psicosis reactiva*, *histérica* o *psicógena*. El diagnóstico no presenta cambios esenciales con respecto al DSM-IV excepto por algunos retoques menores y la adición de los especificadores de catatonía y gravedad actual.

Algunos pacientes refieren síntomas psicóticos de nueva aparición que duran de minutos a horas y que, por tanto, no merecen este diagnóstico. Estos síntomas pueden surgir en personas con trastorno límite o esquizotípico de la personalidad; en tales casos no se precisa ningún diagnóstico adicional. Por otro lado, cuando estos síntomas de breve duración aparecen y no son achacables a ningún medicamento, ninguna droga o ninguna enfermedad orgánica, el diagnóstico apropiado podría ser el de otro trastorno especificado o trastorno no specificado del espectro de la esquizofrenia y otros trastornos psicóticos.

## Criterios diagnósticos del trastorno psicótico breve    298.8 (F23)

A. Presencia de uno (o más) de los síntomas siguientes. Al menos uno de ellos ha de ser (1), (2) o (3):

1. Delirios.
2. Alucinaciones.
3. Discurso desorganizado (p. ej., disgregación o incoherencia frecuente).
4. Comportamiento muy desorganizado o catatónico.

**Nota:** No incluir un síntoma si es una respuesta aprobada culturalmente.

B. La duración de un episodio del trastorno es al menos de un día pero menos de un mes, con retorno final total al grado de funcionamiento previo a la enfermedad.

C. El trastorno no se explica mejor por un trastorno depresivo mayor o bipolar con características psicóticas u otro trastorno psicótico como esquizofrenia o catatonía, y no se puede atribuir a los efectos fisiológicos de una sustancia (p. ej., una droga o un medicamento) o a otra afección médica.

*Especificar* si:

**Con factor(es) de estrés notable(s)** (psicosis reactiva breve). Si los síntomas se producen en respuesta a sucesos que, por separado o juntos, causarían mucho estrés prácticamente a todo el mundo en circunstancias similares en el medio cultural del individuo.

**Sin factor(es) de estrés notable(s):** Si los síntomas no se producen en respuesta a sucesos que, por separado o juntos, causarían mucho estrés prácticamente a todo el mundo en circunstancias similares en el medio cultural del individuo.

**Con inicio periparto:** Si comienza durante el embarazo o en las primeras 4 semanas después del parto.

*Especificar* si:

**Con catatonía** (para la definición véanse los criterios de catatonía asociada a otro trastorno mental, DSM-5, págs. 119–120).

**Nota de codificación:** Utilizar el código adicional 293.89 [F06.1] catatonía asociada a trastorno psicótico breve para indicar la presencia de catatonía concurrente.

*Especificar* la gravedad actual:

La gravedad se clasifica mediante evaluación cuantitativa de los síntomas primarios de psicosis: delirios, alucinaciones, discurso desorganizado, comportamiento psicomotor anormal y síntomas negativos. Cada uno de estos síntomas se puede clasificar por su gravedad actual (máxima gravedad en los últimos siete días) sobre una escala de 5 puntos de 0 (ausente) a 4 (presente y grave). (Véase la escala clínica Gravedad de los síntomas de las dimensiones de psicosis, en el capítulo «Medidas de evaluación» en la Sección III del DSM-5.)

**Nota:** El diagnóstico de trastorno psicótico se puede hacer sin utilizar este especificador de gravedad.

## Criterio A

Debe haber síntomas psicóticos y el criterio A es una copia del de la esquizofrenia *excepto* por la ausencia de síntomas negativos, que normalmente cursan durante períodos de tiempo largos y no surgen de forma aguda. El diagnóstico no procede cuando los síntomas psicóticos parecen haber surgido en respuesta a actividades culturalmente admitidas como el *qigong*, una práctica china para fomentar la salud que, según se dice, puede provocar psicosis transitorias. Esta consideración es importante, pues existen fenómenos de aspecto psicótico que, al parecer, tienen lugar durante determinados rituales religiosos o ceremoniales en varias culturas no occidentales.

## Criterio B

La perturbación dura al menos 1 día pero menos de 1 mes. Si la duración es mayor, la persona merecerá presumiblemente otro diagnóstico, como el de trastorno esquizofreniforme.

## Criterio C

La redacción se ha cambiado para uniformarla con el resto del DSM-5, pero el criterio es, por lo demás, idéntico al del DSM-IV. Se deben descartar como causas del cuadro los trastornos del ánimo, otros trastornos psicóticos, determinadas enfermedades y los efectos fisiológicos de algunas sustancias.

## Especificadores

Cuando el trastorno se produce como reacción ante factores de estrés, el clínico puede usar el especificador «con factores de estrés notables». Si el trastorno psicótico breve se produce en las 4 semanas siguientes al parto, se utiliza el especificador «de inicio en el posparto». Normalmente, las mujeres que presentan el trastorno en el posparto muestran síntomas a las 1-2 semanas después del parto. Los síntomas pueden ser: habla desorganizada, percepciones falsas, ánimo lábil, confusión y alucinaciones. Denominado a menudo «psicosis posparto», el trastorno tiende a aparecer en personas que, por lo demás, rinden normalmente. El trastorno debe distinguirse de la «tristeza posparto», que se produce en muchas madres primerizas, puede durar unos pocos días después de haber dado a luz y no se considera patológica. El nuevo especificador «con catatonía» puede utilizarse si se observa este síndrome al completo. También puede especificarse la gravedad actual.

## Trastorno esquizofreniforme

El término *esquizofreniforme* fue utilizado por Gabriel Langfeldt (1939) para describir las psicosis agudas reactivas que presentaban las personas con personalidades relativamente normales. Estos casos se denominaban *episodios esquizofrénicos agudos* en el DSM-II. El trastorno esquizofreniforme se reconocía formalmente en el DSM-III como uno de los varios trastornos psicóticos no clasificados. Este diagnóstico se emplea cuando hay síntomas de esquizofrenia que duran al menos 1 mes pero menos de 6 meses. Si los síntomas llegan a durar 6 meses o más, el diagnóstico se cambia por el de esquizofrenia, aunque los síntomas que persistan solo sean residuales (p. ej., afecto embotado).

La validez del trastorno esquizofreniforme es discutida. Algunas de las personas que reciben este diagnóstico desarrollan una esquizofrenia, mientras que otras acaban presentando un trastorno del ánimo o un trastorno esquizoafectivo. Las personas con trastorno esquizofreniforme tienen un pronóstico relativamente mejor que el de las diagnosticadas de esquizofrenia en la primera entrevista.

---

### Criterios diagnósticos del trastorno esquizofreniforme                                         295.40 (F20.81)

A. Dos (o más) de los síntomas siguientes, cada uno de ellos presente durante una parte significativa de tiempo durante un período de un mes (o menos si se trató con éxito). Al menos uno de ellos ha de ser (1), (2) o (3):

   1. Delirios.
   2. Alucinaciones.
   3. Discurso desorganizado (p. ej., disgregación o incoherencia frecuente).
   4. Comportamiento muy desorganizado o catatónico.
   5. Síntomas negativos (es decir, expresión emotiva disminuida o abulia).

B. Un episodio del trastorno dura como mínimo un mes pero menos de seis meses. Cuando el diagnóstico se ha de hacer sin esperar a la recuperación, se calificará como «provisional».

C. Se han descartado el trastorno esquizoafectivo y el trastorno depresivo o bipolar con características psicóticas porque 1) no se han producido episodios maníacos o depresivos mayores de forma concurrente con los síntomas de la fase activa, o 2) si se han producido episodios del estado de ánimo durante los síntomas de fase activa, han estado presentes durante una parte mínima de la duración total de los períodos activo y residual de la enfermedad.

D. El trastorno no se puede atribuir a los efectos fisiológicos de una sustancia (p. ej., una droga o un medicamento) u otra afección médica.

*Especificar* si:

   **Con características de buen pronóstico:** Este especificador requiere la presencia de dos o más de las siguientes características: aparición de síntomas psicóticos notables en las primeras cuatro semanas después del primer cambio apreciable del comportamiento o funcionamiento habitual; confusión o perplejidad; buen funcionamiento social y laboral antes de la enfermedad; y ausencia de afecto embotado o plano.

**Sin características de buen pronóstico:** Este especificador se aplica si no han estado presentes dos o más de las características anteriores.

*Especificar* si:

**Con catatonía** (para la definición véanse los criterios de catatonía asociada a otro trastorno mental, DSM-5, págs. 119–120).

**Nota de codificación:** Utilizar el código adicional 293.89 [F06.1] catatonía asociada a trastorno esquizofreniforme para indicar la presencia de catatonía concurrente.

*Especificar* la gravedad actual:

La gravedad se clasifica mediante una evaluación cuantitativa de los síntomas primarios de psicosis: delirios, alucinaciones, discurso desorganizado, comportamiento psicomotor anormal y síntomas negativos. Cada uno de estos síntomas se puede clasificar por su gravedad actual (máxima gravedad en los últimos siete días) sobre una escala de 5 puntos de 0 (ausente) a 4 (presente y grave). (Véase la escala clínica Gravedad de los síntomas de las dimensiones de psicosis, en el capítulo «Medidas de evaluación» en la Sección III del DSM-5.)

**Nota:** El diagnóstico de trastorno esquizofreniforme se puede hacer sin utilizar este especificador de gravedad.

---

Los criterios requieren que los síntomas cumplan el criterio A de la esquizofrenia (síntomas psicóticos) además de los criterios D y E (que exigen descartar la presencia de otros trastornos mentales, drogas de abuso y enfermedades orgánicas como causa del trastorno). Como los síntomas del paciente son de nueva aparición, es necesario descartar las otras explicaciones alternativas mediante una evaluación exhaustiva.

El clínico debe especificar si el paciente tiene rasgos pronósticos positivos, como un comienzo agudo, confusión o perplejidad, buen rendimiento premórbido y ausencia de afecto aplanado, todos ellos síntomas que en los estudios se han relacionado con un buen pronóstico. Los rasgos catatónicos, en el caso de que existieran, deben especificarse. La gravedad actual también ha de especificarse.

# Esquizofrenia

En el DSM-5, la esquizofrenia se define por un conjunto de síntomas característicos, como son: delirios, alucinaciones y síntomas negativos (es decir, expresión emocional disminuida o abulia); deterioro del rendimiento social, ocupacional o interpersonal, y signos continuos de la perturbación durante un mínimo de 6 meses. No hay ningún síntoma que sea específico o patognomónico de la esquizofrenia, lo que complica la tarea al tratar de determinar los límites propios del trastorno.

A Kraepelin (1919) se le atribuye normalmente la primera definición coherente de esquizofrenia, entidad que él llamaba *dementia praecox*. La concebía como un cuadro de inicio precoz, caracterizado por síntomas psicóticos y un curso crónico y deteriorante. Contribuyó también decisivamente a separar esta «demencia precoz» de la enfermedad maniaco-depresiva, que surgía en cualquier momento de la vida y tenía un curso más episódico. El énfasis de Kraepelin en los síntomas psicóticos y el curso deteriorante ayudaba a delimitar un grupo relativamente escaso de pacientes muy graves que tenían síntomas crónicos y mal pronóstico.

A la *dementia praecox* Bleuler (1950) la llamó *esquizofrenia* en 1911 para subrayar el deterioro cognitivo que tiene lugar y que él contemplaba como una «escisión» de los procesos psíquicos. Bleuler sostenía que algunos síntomas eran esenciales para este diagnóstico, como el embotamiento afectivo, la perturbación de las asociaciones (es decir, un pensamiento peculiar y distorsionado), el autismo y la indecisión (ambivalencia). Le quitó importancia al curso y pensó que los delirios y las alucinaciones eran síntomas accesorios, puesto que se producían también en otros trastornos. Las ideas de Bleuler tuvieron aceptación y marcaron la práctica de generaciones de psiquiatras americanos y europeos, que aprendían la importancia de los síntomas cardinales de Bleuler («las cuatro aes»). Como estos síntomas son imprecisos, delimitaban un grupo mucho más heterogéneo de pacientes, a menudo mucho menos graves que los identificados por Kraepelin, y permitían tener un concepto cada vez más amplio de la esquizofrenia.

Las ideas de Kurt Schneider (1959) ayudaron a restablecer el concepto de *esquizofrenia* como trastorno psicótico relativamente grave, de nuevo más acorde con las ideas originales de Kraepelin. Describió los síntomas psicóticos de «primer orden», que él creía relativamente específicos y que, en consecuencia, permitían diferenciar la esquizofrenia de otros trastornos. Estos síntomas eran: inserción del pensamiento, robo del pensamiento, transmisión del pensamiento, voces que se comunican con la persona (o hablan de ella) y delirios de control externo (es decir, delirios de pasividad). La descripción que realizó Schneider de la esquizofrenia subrayaba la presencia de uno o más de estos síntomas psicóticos, esenciales para definir en su opinión el cuadro. Aunque investigaciones posteriores han indicado que estos síntomas «schneiderianos» no son especialmente específicos (Nordgaard et al., 2008), las ideas de Schneider predominaron e influyeron en el DSM-III, el DSM-III-R y el DSM-IV, con su especial tratamiento de los delirios «extravagantes» y ciertas alucinaciones.

En el DSM-5 se han efectuado leves cambios en los criterios de la esquizofrenia. El cambio principal ha consistido en eliminar la consideración especial que merecían los síntomas schneiderianos de primer orden, como los delirios estrafalarios y determinadas alucinaciones (las voces que conversan). Se recomendó también la eliminación de los subtipos de esquizofrenia. Los miembros del subgrupo de trabajo coincidieron en que los subtipos clásicos constituyen una mala descripción de la heterogeneidad del trastorno y poseen poca estabilidad diagnóstica, siendo los subtipos paranoide e indiferenciado los únicos que se usaban alguna vez.

## Criterios diagnósticos de la esquizofrenia                 295.90 (F20.9)

A. Dos (o más) de los síntomas siguientes, cada uno de ellos presente durante una parte significativa de tiempo durante un período de un mes (o menos si se trató con éxito). Al menos uno de ellos ha de ser (1), (2) o (3):

   1. Delirios.
   2. Alucinaciones.

3. Discurso desorganizado (p. ej., disgregación o incoherencia frecuente).
4. Comportamiento muy desorganizado o catatónico.
5. Síntomas negativos (es decir, expresión emotiva disminuida o abulia).

B. Durante una parte significativa del tiempo desde el inicio del trastorno, el nivel de funcionamiento en uno o más ámbitos principales, como el trabajo, las relaciones interpersonales o el cuidado personal, está muy por debajo del nivel alcanzado antes del inicio (o cuando comienza en la infancia o la adolescencia, fracasa la consecución del nivel esperado de funcionamiento interpersonal, académico o laboral).

C. Los signos continuos del trastorno persisten durante un mínimo de seis meses. Este período de seis meses ha de incluir al menos un mes de síntomas (o menos si se trató con éxito) que cumplan el Criterio A (es decir, síntomas de fase activa) y puede incluir períodos de síntomas prodrómicos o residuales. Durante estos períodos prodrómicos o residuales, los signos del trastorno se pueden manifestar únicamente por síntomas negativos o por dos o más síntomas enumerados en el Criterio A presentes de forma atenuada (p. ej., creencias extrañas, experiencias perceptivas inhabituales).

D. Se han descartado el trastorno esquizoafectivo y el trastorno depresivo o bipolar con características psicóticas porque 1) no se han producido episodios maníacos o depresivos mayores de forma concurrente con los síntomas de fase activa, o 2) si se han producido episodios del estado de ánimo durante los síntomas de fase activa, han estado presentes sólo durante una mínima parte de la duración total de los períodos activo y residual de la enfermedad.

E. El trastorno no se puede atribuir a los efectos fisiológicos de una sustancia (p. ej., una droga o medicamento) o a otra afección médica.

F. Si existen antecedentes de un trastorno del espectro autista o de un trastorno de la comunicación de inicio en la infancia, el diagnóstico adicional de esquizofrenia sólo se hace si los delirios o alucinaciones notables, además de los otros síntomas requeridos para la esquizofrenia, también están presentes durante un mínimo de un mes (o menos si se trató con éxito).

*Especificar* si:
Los siguientes especificadores del curso de la enfermedad sólo se utilizarán después de un año de duración del trastorno y si no están en contradicción con los criterios de evolución diagnósticos.

**Primer episodio, actualmente en episodio agudo:** La primera manifestación del trastorno cumple los criterios definidos de síntoma diagnóstico y tiempo. Un *episodio agudo* es el período en que se cumplen los criterios sintomáticos.

**Primer episodio, actualmente en remisión parcial:** *Remisión parcial* es el período durante el cual se mantiene una mejoría después de un episodio anterior y en el que los criterios que definen el trastorno sólo se cumplen parcialmente.

**Primer episodio, actualmente en remisión total:** *Remisión total* es el período después de un episodio anterior durante el cual los síntomas específicos del trastorno no están presentes.

**Episodios múltiples, actualmente en episodio agudo:** Los episodios múltiples se pueden determinar después de un mínimo de dos episodios (es decir, después de un primer episodio, una remisión y un mínimo de una recidiva).

**Episodios múltiples, actualmente en remisión parcial**
**Episodios múltiples, actualmente en remisión total**
**Continuo:** Los síntomas que cumplen los criterios de diagnóstico del trastorno están presentes durante la mayor parte del curso de la enfermedad, y los períodos sintomáticos por debajo del umbral son muy breves en comparación con el curso global.
**No especificado**

*Especificar* si:

**Con catatonía** (para la definición véanse los criterios de catatonía asociada a otro trastorno mental, DSM-5, págs. 119–120).

**Nota de codificación:** Utilizar el código adicional 293.89 [F06.1] catatonía asociada a esquizofrenia para indicar la presencia de catatonía concurrente.

*Especificar* la gravedad actual:

La gravedad se clasifica mediante evaluación cuantitativa de los síntomas primarios de psicosis: ideas delirantes, alucinaciones, habla desorganizada, comportamiento psicomotor anormal y síntomas negativos. Cada uno de estos síntomas se puede clasificar por su gravedad actual (máxima gravedad en los últimos siete días) sobre una escala de 5 puntos de 0 (ausente) a 4 (presente y grave). (Véase la escala clínica Gravedad de los síntomas de las dimensiones de psicosis, en el capítulo «Medidas de evaluación» en la Sección III del DSM-5.)

**Nota:** El diagnóstico de esquizofrenia se puede hacer sin utilizar este especificador de gravedad.

## Criterio A

Al menos uno de los dos síntomas obligados debe consistir en delirios, alucinaciones o discurso desorganizado. Estos son los tres «síntomas positivos» cardinales que se diagnostican de manera muy fiable y que podrían considerarse razonablemente necesarios para el diagnóstico de esquizofrenia. En el DSM-IV solo se exigía un síntoma característico si se trataba de un delirio extravagante o una alucinación de «primer orden». Dado que los delirios extravagantes y las alucinaciones de primer orden tienen escasa especificidad diagnóstica y son poco fiables (Bell et al., 2006), estos «síntomas positivos» se tratan ahora como cualquier otro en términos de su importancia diagnóstica: como ocurre con otros síntomas característicos, deben estar presentes dos síntomas del criterio A para poder diagnosticar una esquizofrenia. Este cambio elimina también la posibilidad de que una persona que solo tenga catatonía y síntomas negativos reciba el diagnóstico de esquizofrenia.

Para describir mejor la naturaleza de la anomalía afectiva de la esquizofrenia, el quinto tipo de síntomas característicos del criterio A —los síntomas negativos— ha pasado de consistir en «aplanamiento afectivo, alogia o abulia» (como en el DSM-IV) a constar de «expresión emocional disminuida o abulia». Este cambio, destinado a resaltar el afecto restringido, debería servir para clarificar y describir con mayor precisión el cuadro clínico del paciente.

## Criterio B

La esquizofrenia cursa con deterioro de uno o más de los ámbitos funcionales más importantes. Lo normal es que el funcionamiento esté claramente por debajo del nivel previo o, si la perturbación se inicia en la infancia o la adolescencia, que no se consiga el grado de rendimiento esperado.

## Criterio C

Los signos de la perturbación deben mantenerse sin interrupciones durante al menos 6 meses. Durante 1 de esos meses, como mínimo, los síntomas deben cumplir el criterio A (síntomas de la fase activa). Con frecuencia hay síntomas prodrómicos que preceden a la fase activa y síntomas residuales que la siguen. Algunos síntomas prodrómicos y residuales son formas leves o subumbrales de alucinaciones o delirios. Los pacientes pueden expresar creencias inusuales o raras de varios tipos que no alcanzan el nivel delirante; normalmente se denominan «pensamiento mágico» o «ideas de referencia». La persona puede relatar experiencias perceptivas extrañas, como sentir la presencia de una persona invisible. El discurso de la persona puede resultar en general comprensible pero vago o errático, mientras que el comportamiento puede ser poco usual pero sin llegar a estar claramente desorganizado, como sería el caso de hablar solo entre dientes en sitios públicos. Los síntomas negativos son frecuentes en las fases prodrómica y residual, y pueden llegar a ser muy marcados.

## Criterio D

Aunque los síntomas afectivos y los episodios anímicos son frecuentes y pueden acompañar a los síntomas de la fase activa, las personas que tienen esquizofrenia deben tener delirios o alucinaciones fuera de los episodios anímicos, o la duración total de dichos episodios debe constituir tan solo un período minoritario dentro de la duración total de los períodos activo y residual del trastorno. De lo contrario, el diagnóstico más apropiado podría ser el de trastorno esquizoafectivo.

## Criterio E

Antes de diagnosticar una esquizofrenia, el clínico debe descartar numerosas enfermedades orgánicas que pueden cursar con síntomas psicóticos, y descartar las psicosis inducidas por sustancias y achacables al delirium y otros cuadros orgánicos (p. ej., epilepsia, tumores cerebrales y trastornos inflamatorios del encéfalo).

## Criterio F

Si la persona tiene antecedentes de trastorno del espectro autista o trastorno de la comunicación de inicio infantil, el diagnóstico adicional de esquizofrenia solo se efectúa si ha habido delirios o alucinaciones prominentes, además de los otros síntomas obligatorios de la esquizofrenia, durante al menos 1 mes (o menos si se ha tratado con éxito).

## Especificadores

Se incluyen varios especificadores para poder describir mejor la evolución del cuadro. La catatonía puede especificarse si está presente el síndrome al completo. Los comportamientos catatónicos que antes podían conducir al subtipo catatónico de la esquizofrenia figuran ahora en el criterio A4, que incluye la presencia de un «comportamiento claramente desorganizado o catatónico». Las siguientes categorías diagnósticas adicionales deben tenerse en cuenta si los síntomas son catatónicos predominantemente: catatonía asociada a otro trastorno mental, trastorno catatónico debido a otra afección médica y catatonía no especificada.

### Trastorno esquizoafectivo

El término *esquizoafectivo* fue usado por vez primera por Jacob Kasanin (1933) para describir a un grupo pequeño de pacientes graves con una mezcla de síntomas psicóticos y afectivos.

En el DSM-5, el elemento distintivo del trastorno esquizoafectivo es la presencia de un episodio afectivo bien depresivo mayor o bien maniaco que simultáneamente cursa con síntomas psicóticos que cumplen el criterio A de la esquizofrenia, como alucinaciones, delirios, discurso desorganizado, comportamiento francamente desorganizado o catatónico, o síntomas negativos. Además, los síntomas anímicos deben constituir un rasgo *prominente* del cuadro y no un aspecto menor. Debe descartarse que estos síntomas tengan otras causas: enfermedades orgánicas, drogas de abuso y medicamentos. Los síntomas aparecen normalmente juntos o, algunas veces, alternándose entre sí; los síntomas psicóticos pueden ser congruentes o no congruentes con el estado de ánimo.

Aunque el trastorno esquizoafectivo desempeña desde hace mucho un papel importante en la práctica psiquiátrica, se trata de un diagnóstico que adolecía de escasa fiabilidad. Esta situación comenzó en 1980, cuando el diagnóstico se incluyó en el DSM-III pero sin criterios operativos. En su lugar se describían dos ejemplos en los que el diagnóstico se utilizaba. Los criterios se introdujeron en el DSM-III-R y llegaron sin cambios importantes al DSM-IV. Los criterios señalaban que los síntomas anímicos debían estar presentes «una parte sustancial de la duración total» del cuadro; sin embargo, no se daban elementos para ayudar a los clínicos a juzgar cuál debía ser la duración de los síntomas anímicos en relación con la duración global de la enfermedad. Este vacío se ha cubierto ahora: debe haber un episodio anímico mayor que abarque la mayor parte del tiempo durante las fases activa y residual del proceso (es decir, desde que se cumple el criterio A). Este cambio debería servir para esclarecer los límites del trastorno al indicar al clínico el porcentaje de tiempo que el paciente debe sufrir un síndrome del estado de ánimo.

## Criterios diagnósticos del trastorno esquizoafectivo

A. Un período ininterrumpido de enfermedad durante el cual existe un episodio mayor del estado de ánimo (maníaco o depresivo mayor) concurrente con el Criterio A de esquizofrenia.
   **Nota:** El episodio depresivo mayor ha de incluir el Criterio A1: Depresión del estado de ánimo.
B. Delirios o alucinaciones durante dos o más semanas en ausencia de un episodio mayor del estado de ánimo (maníaco o depresivo) durante todo el curso de la enfermedad.
C. Los síntomas que cumplen los criterios de un episodio mayor del estado de ánimo están presentes durante la mayor parte de la duración total de las fases activa y residual de la enfermedad.
D. El trastorno no se puede atribuir a los efectos de una sustancia (p. ej., una droga o medicamento) o a otra afección médica.

*Especificar* si:
   **295.70 (F25.0) Tipo bipolar:** Este subtipo se aplica si un episodio maníaco forma parte de la presentación. También se pueden producir episodios depresivos mayores.
   **295.70 (F25.1) Tipo depresivo:** Este subtipo sólo se aplica si episodios depresivos mayores forman parte de la presentación.

*Especificar* si:
   **Con catatonía** (para la definición véanse los criterios de catatonía asociada a otro trastorno mental, DSM-5, págs. 119–120).
   **Nota de codificación:** Utilizar el código adicional 293.89 [F06.1] catatonía asociada a trastorno esquizoafectivo para indicar la presencia de catatonía concurrente.

*Especificar* si:

Los siguientes especificadores del curso de la enfermedad sólo se utilizarán después de un año de duración del trastorno y si no están en contradicción con los criterios de evolución diagnósticos.

**Primer episodio, actualmente en episodio agudo:** La primera manifestación del trastorno cumple los criterios requeridos para el diagnóstico en cuanto a síntomas y tiempo. Un *episodio agudo* es un período en que se cumplen los criterios sintomáticos.

**Primer episodio, actualmente en remisión parcial:** *Remisión parcial* es el período durante el cual se mantiene una mejoría después de un episodio anterior y en el que los criterios que definen el trastorno sólo se cumplen parcialmente.

**Primer episodio, actualmente en remisión total:** *Remisión total* es el período después de un episodio anterior durante el cual los síntomas específicos del trastorno no están presentes.

**Episodios múltiples, actualmente en episodio agudo:** Los episodios múltiples se pueden determinar después de un mínimo de dos episodios (es decir, después de un primer episodio, una remisión y un mínimo de una recidiva).

**Episodios múltiples, actualmente en remisión parcial**

**Episodios múltiples, actualmente en remisión total**

**Continuo:** Los síntomas que cumplen los criterios de diagnóstico del trastorno están presentes durante la mayor parte del curso de la enfermedad, con períodos sintomáticos por debajo del umbral, muy breves en comparación con el curso global.

**No especificado**

*Especificar* la gravedad actual:

La gravedad se clasifica mediante una evaluación cuantitativa de los síntomas primarios de psicosis que incluye: delirios, alucinaciones, discurso desorganizado, comportamiento psicomotor anormal y síntomas negativos. Cada uno de estos síntomas se puede clasificar por su gravedad actual (máxima gravedad en los últimos siete días) sobre una escala de 5 puntos de 0 (ausente) a 4 (presente y grave). (Véase la escala clínica Gravedad de los síntomas de las dimensiones de psicosis, en el capítulo «Medidas de evaluación» en la Sección III del DSM-5.)

**Nota:** El diagnóstico de trastorno esquizoafectivo se puede hacer sin utilizar este especificador de gravedad.

## Criterio A

La presencia de síntomas psicóticos y del estado de ánimo es la esencia del trastorno esquizoafectivo. Debe haber un período ininterrumpido de síntomas de depresión mayor o manía concurrentes con síntomas psicóticos del criterio A (de la esquizofrenia). De hecho, en la mayoría de los casos, si no en todos, la duración total del solapamiento sintomático es de meses o años, no de días o semanas.

## Criterio B

Un cambio importante introducido en el DSM-5 es que los síntomas psicóticos deben estar presentes durante 2 semanas o más en ausencia de episodios mayores del estado de ánimo (de tipo depresivo o maniaco) «durante todo el curso de la enfermedad» en lugar de «durante el mismo período de la enfermedad», como era el caso en el DSM-IV. Este cambio se efectuó con el fin de expresar claramente que el diagnóstico del trastorno esquizoafectivo se basa en la evaluación de los síntomas psicóticos y afectivos durante toda la vida de la enfermedad. En el DSM-IV, el «período de la enfermedad» podía hacer referencia, como mínimo, a un único *episodio* de al menos 1 mes de duración (para cumplir el criterio A) o, como máximo, a *toda la duración* del trastorno durante la vida. Para incrementar la fiabilidad, los autores del DSM-IV limitaron al diagnóstico a un episodio dado. Esto permitía que la persona recibiera el diagnóstico de trastorno esquizoafectivo, trastorno esquizofreniforme, esquizofrenia o incluso trastorno psicótico afectivo en distintos momentos de la enfermedad.

## Criterio C

La frase del DSM-IV «parte sustancial de la duración total de los períodos activo y residual de la enfermedad» se ha sustituido por «la mayor parte de la duración de total de las fases activa y residual de la enfermedad». El cambio era necesario por la escasa fiabilidad del criterio y lo limitado de su utilidad clínica. Además, el porcentaje relativo de síntomas anímicos y psicóticos puede cambiar con el tiempo, y los clínicos e investigadores a menudo emplean umbrales distintos al aplicar el criterio. Aunque los investigadores de varios estudios de gran magnitud habían establecido la duración total de los episodios anímicos en un 30 % (de la duración total de la psicosis), el subgrupo de trabajo de los trastornos psicóticos recomendó, después de analizar los datos de los ensayos de campo, que el umbral se colocara en el ≥ 50 %, como indica la expresión «la mayor parte». Como otra novedad del DSM-5, el criterio C requiere evaluar los síntomas afectivos no solo durante el período actual de la enfermedad, sino a lo largo del curso completo del cuadro psicótico. Si los síntomas anímicos solo están presentes durante un período relativamente breve, el diagnóstico será de esquizofrenia en lugar de trastorno esquizoafectivo. Para juzgar si el paciente cumple el criterio C, el clínico debe analizar la duración total del cuadro psicótico (es decir, los síntomas activos y los residuales) y determinar cuándo hubo síntomas importantes del estado de ánimo (sin tratar o con necesidad de tratamiento con antidepresivos o estabilizadores del ánimo) que acompañaran a los psicóticos. Esto requiere información histórica y juicio clínico. Por ejemplo, un individuo con síntomas activos y residuales de esquizofrenia de 4 años de evolución desarrolla episodios depresivos y maniacos que, en su conjunto, no ocupan más de 1 año a lo largo de los 4 años de manifestaciones psicóticas. Esta presentación no cumpliría el criterio C. El diagnóstico de este ejemplo sería el de esquizofrenia, con un diagnóstico complementario de trastorno depresivo mayor para señalar el episodio depresivo superpuesto.

## Criterio D

Se debe descartar que la causa del trastorno sea una enfermedad orgánica, un medicamento o una droga de abuso.

## Subtipos y especificadores

El clínico puede indicar si la presentación incluye un episodio maniaco (tipo bipolar) o si solo se producen episodios depresivos mayores (tipo depresivo). Puede especificarse la presencia de catatonía, igual que el curso y la gravedad actual.

# Trastorno psicótico inducido por sustancias/medicamentos

La característica esencial del trastorno psicótico inducido por sustancias/medicamentos es que los delirios o las alucinaciones (criterio A) se consideran causalmente relacionados con una sustancia o un medicamento porque han aparecido durante la intoxicación o la abstinencia de esa sustancia o poco después, o a raíz de la exposición a dicho medicamento (criterio B). Por último, la perturbación no se explica mejor por un trastorno psicótico independiente (criterio C). Los criterios se han modificado para hacerlos más claros y legibles; por lo demás, son los mismos del DSM-IV. El diagnóstico se usa cuando los síntomas *se suman* a los propios del síndrome de intoxicación o abstinencia. Por ejemplo, dado que las alucinaciones pueden formar parte del delirium de abstinencia alcohólica, aquí no sería correcto un diagnóstico complementario de trastorno psicótico inducido por sustancias.

El diagnóstico es frecuente entre las personas que abusan de sustancias y en los hospitales y clínicas, donde los medicamentos suelen ser la causa de los síntomas psicóticos inducidos. El inicio del trastorno varía considerablemente dependiendo de la sustancia de que se trate y sus propiedades farmacológicas. Por ejemplo, fumar una dosis alta de cocaína puede producir psicosis en cuestión de minutos, pero pueden requerirse días o semanas con dosis altas de alcohol o sedantes para causarla. Las alucinaciones pueden ser de cualquier modalidad, aunque suelen ser auditivas si no hay delirium. El trastorno psicótico inducido por alcohol suele presentarse únicamente en las personas con trastorno por consumo de alcohol al cabo de mucho tiempo (normalmente años) de consumo masivo. Los estimulantes se sabe que producen delirios persecutorios que pueden aparecer enseguida tras el consumo (p. ej., anfetamina, metanfetamina). Los trastornos psicóticos se resuelven normalmente cuando se retira el agente causal, aunque a veces pueden persistir durante semanas o meses incluso si la persona recibe tratamiento con antipsicóticos.

El código diagnóstico empleado depende del tipo de sustancia. También puede especificarse si los síntomas se iniciaron con la intoxicación o con la abstinencia y la gravedad presente.

## Criterios diagnósticos del trastorno psicótico inducido por sustancias/medicamentos

A. Presencia de uno o los dos síntomas siguientes:

1. Delirios.
2. Alucinaciones.

B. Existen pruebas a partir de la historia clínica, la exploración física o las pruebas de laboratorio de (1) y (2):

1. Síntomas del Criterio A desarrollados durante o poco después de la intoxicación o abstinencia de la sustancia o después de la exposición a un medicamento.
2. La sustancia/medicamento implicado puede producir los síntomas del Criterio A.

C. El trastorno no se explica mejor por un trastorno psicótico no inducido por sustancias/medicamentos. Estas pruebas de un trastorno psicótico independiente pueden incluir lo siguiente: Los síntomas fueron anteriores al inicio del uso de la sustancia/medicamento; los síntomas persisten durante un período importante (p. ej., aproximadamente un mes) después del cese de la abstinencia aguda o intoxicación grave; o existen otras pruebas de un trastorno psicótico independiente no inducido por sustancias/medicamentos (p. ej., antecedentes de episodios recurrentes no relacionados con sustancias/medicamentos).

D. El trastorno no se produce exclusivamente durante el curso de un delirium.

E. El trastorno causa malestar clínicamente significativo o deterioro en los ámbitos social, laboral u otros campos importantes del funcionamiento.

**Nota:** Este diagnóstico sólo se puede hacer en lugar de un diagnóstico de intoxicación por sustancias o de abstinencia de sustancias cuando en el cuadro clínico predominan los síntomas del Criterio A y cuando son suficientemente graves para merecer atención clínica.

**Nota de codificación:** Los códigos CIE-9-MC y CIE-10-MC para los trastornos psicóticos inducidos por [una sustancia/medicamento específico] se indican en la tabla siguiente. Obsérvese que el código CIE-10-MC depende de si existe o no algún trastorno concomitante por consumo de sustancias de la misma clase. Si un trastorno leve por consumo de sustancias coincide con el trastorno psicótico inducido por sustancias, el carácter en 4ª posición es «1,» y el clínico hará constar «trastorno leve por consumo de [sustancia]» antes del trastorno psicótico inducido por sustancias (p. ej., «trastorno leve por consumo de cocaína con trastorno psicótico inducido por cocaína»). Si un trastorno moderado o grave por consumo de sustancias coincide con el trastorno psicótico inducido por sustancias, el carácter en 4ª posición es «2,» y el clínico hará constar «trastorno moderado por consumo de [sustancia]» o «trastorno grave por consumo de [sustancia]» según la gravedad del trastorno concurrente por consumo de sustancias. Si no existe un trastorno concurrente por consumo de sustancias (p. ej., después de un consumo importante puntual de la sustancia), el carácter en 4ª posición es «9,» y el clínico sólo hará constar el trastorno psicótico inducido por sustancias.

| | | CIE-10-MC | | |
| --- | --- | --- | --- | --- |
| | CIE-9-MC | Con trastorno por consumo, leve | Con trastorno por consumo, moderado o grave | Sin trastorno por consumo |
| Alcohol | 291.9 | F10.159 | F10.259 | F10.959 |
| Cannabis | 292.9 | F12.159 | F12.259 | F12.959 |
| Fenciclidina | 292.9 | F16.159 | F16.259 | F16.959 |
| Otro alucinógeno | 292.9 | F16.159 | F16.259 | F16.959 |
| Inhalante | 292.9 | F18.159 | F18.259 | F18.959 |
| Sedante, hipnótico o ansiolítico | 292.9 | F13.159 | F13.259 | F13.959 |
| Anfetamina (u otro estimulante) | 292.9 | F15.159 | F15.259 | F15.959 |
| Cocaína | 292.9 | F14.159 | F14.259 | F14.959 |
| Otra sustancia (o sustancia desconocida) | 292.9 | F19.159 | F19.259 | F19.959 |

*Especificar* si (véase la Tabla 1 en el capítulo «Trastornos relacionados con sustancias y trastornos adictivos» para diagnósticos asociados a la clase de sustancia):

**Con inicio durante la intoxicación:** Si se cumplen los criterios de intoxicación con la sustancia y los síntomas aparecen durante la intoxicación.

**Con inicio durante la abstinencia:** Si se cumplen los criterios de abstinencia de la sustancia y los síntomas aparecen durante o poco después de dejar la sustancia.

*Especificar* la gravedad actual:

La gravedad se clasifica mediante una evaluación cuantitativa de los síntomas primarios de psicosis tales como: delirios, alucinaciones, comportamiento psicomotor anormal y síntomas negativos. Cada uno de estos síntomas se puede clasificar por su gravedad actual (máxima gravedad en los últimos siete días) sobre una escala de 5 puntos de 0 (ausente) a 4 (presente y grave). (Véase la escala clínica Gravedad de los síntomas de las dimensiones de la psicosis, en el capítulo «Medidas de evaluación» en la Sección III del DSM-5.)

**Nota:** El diagnóstico de trastorno psicótico inducido por sustancias/medicamentos se puede hacer sin utilizar este especificador de gravedad.

## Criterio A

En el DSM-IV, si la persona se daba cuenta de que las alucinaciones estaban inducidas por una sustancia o un medicamento, estas no contaban para el diagnóstico. Esto ya no es así.

## Criterio B

Los delirios y las alucinaciones deben aparecer «durante o poco después» de la intoxicación o la abstinencia de la sustancia o después de la exposición a un medicamento; además, la sustancia o medicamento debe ser «capaz» de producir la psicosis. Esta descripción es más específica que la del DSM-IV, donde se usaba la expresión «etiológicamente relacionada».

## Criterios C, D y E

Este criterio resume aquellas situaciones que crean dudas sobre la relación entre el consumo de una sustancia y la psicosis. Por ejemplo, si los síntomas ya existían antes de iniciarse el consumo de la sustancia o el medicamento, es probable que la psicosis no esté inducida por estos agentes. Si hay delirium pero este se ha excluido como causa de la psicosis, deberá codificarse por separado. El trastorno debe provocar angustia o deterioro importante.

# Trastorno psicótico debido a otra afección médica

Este diagnóstico es relativamente idéntico al del DSM-IV excepto por la adición del criterio E, que se refiere a la presencia de angustia o deterioro importante. Además, debe haber pruebas de que el trastorno es consecuencia fisiopatológica directa de otra enfermedad orgánica y el cuadro no debe producirse exclusivamente durante un delirium (en cuyo caso, el diagnóstico sería el de delirium). El código utilizado depende de si el síntoma predominante son delirios o alucinaciones. Además, el nombre de la enfermedad orgánica se incluye en el del trastorno mental (p. ej., trastorno psicótico debido a neoplasia pulmonar maligna). También puede registrarse la gravedad presente.

## Criterios diagnósticos del trastorno psicótico debido a otra afección médica

A. Alucinaciones o delirios destacados.
B. Existen pruebas a partir de la historia clínica, la exploración física o las pruebas de laboratorio de que el trastorno es la consecuencia fisiopatológica directa de otra afección médica.
C. El trastorno no se explica mejor por otro trastorno mental.
D. El trastorno no se produce exclusivamente durante el curso de un delirium.
E. El trastorno causa malestar clínicamente significativo o deterioro en los ámbitos social, laboral u otras áreas importantes del funcionamiento.

*Especificar* si:
Código basado en el síntoma predominante:
   **293.81 (F06.2) Con delirios:** Si los delirios son el síntoma predominante.
   **293.82 (F06.0) Con alucinaciones:** Si las alucinaciones son el síntoma predominante.

**Nota de codificación:** Incluir el nombre de la otra afección médica en el nombre del trastorno mental (p. ej., 293.81 [F06.2] trastorno psicótico debido a neoplasia pulmonar maligna, con delirios). La otra afección médica se codificará y se indicará por separado inmediatamente antes del trastorno psicótico debido a la afección médica (p. ej., 162.9 [C34.90] neoplasia pulmonar maligna; 293.81 [F06.2] trastorno psicótico debido a neoplasia pulmonar maligna, con delirios).

*Especificar* la gravedad actual:
   La gravedad se clasifica mediante evaluación cuantitativa de los síntomas primarios de psicosis, tales como: delirios, alucinaciones, comportamiento psicomotor anormal y síntomas negativos. Cada uno de estos síntomas se puede clasificar por su gravedad actual (máxima gravedad en los últimos siete días) sobre una escala de 5 puntos de 0 (ausente) a 4 (presente y grave). (Véase la escala clínica Gravedad de los síntomas de las dimensiones de la psicosis, en el capítulo «Medidas de evaluación» en la Sección III del DSM-5.)
   **Nota:** El diagnóstico de trastorno psicótico debido a otra afección médica se puede hacer sin utilizar este especificador de gravedad.

# Catatonía asociada a otro trastorno mental (especificador de catatonía)

El diagnóstico de catatonía asociada a otro trastorno mental (especificador de catatonía) puede utilizarse cuando se cumplen los criterios de catatonía en el transcurso de un trastorno del neurodesarrollo, psicótico, bipolar, depresivo o mental de otro tipo. El especificador de catatonía se emplea cuando el cuadro clínico se caracteriza por una marcada perturbación psicomotora y cumple al menos tres de los 12 rasgos diagnósticos del criterio A.

Aunque aparece en más de un tercio de los casos de esquizofrenia, la mayor parte de las catatonías se ven en pacientes con trastornos del estado de ánimo. Fue por este motivo que la catatonía se añadió como especificador episódico de los trastornos afectivos mayores en el DSM-IV. Los síntomas catatónicos deben reconocerse porque tienen consecuencias pronósticas y terapéuticas. Se debe descartar la presencia del síndrome neuroléptico maligno por la gravedad de sus complicaciones.

El nombre del trastorno mental asociado debe incluirse al anotar la catatonía (p. ej., catatonía asociada a trastorno esquizoafectivo).

## Criterios diagnósticos de la catatonía asociada a otro trastorno mental (especificador de catatonía) 293.89 (F06.1)

A. El cuadro clínico está dominado por tres (o más) de los síntomas siguientes:

1. Estupor (es decir, ausencia de actividad psicomotora; no interactuar activamente con el entorno).
2. Catalepsia (es decir, inducción pasiva de una postura mantenida contra la gravedad).
3. Flexibilidad cérea (es decir, resistencia leve y constante al cambio de postura dirigida por el examinador).
4. Mutismo (es decir, respuesta verbal ausente o escasa [excluir si hay afasia confirmada]).
5. Negativismo (es decir, oposición o ausencia de respuesta a instrucciones o estímulos externos).
6. Adopción de una postura (es decir, mantenimiento espontáneo y activo de una postura contra la gravedad).
7. Manierismo (es decir, caricatura extraña, circunstancial de acciones normales).
8. Estereotipia (es decir, movimientos repetitivos, anormalmente frecuentes, no dirigidos hacia un objetivo).
9. Agitación, no influida por estímulos externos.
10. Muecas.
11. Ecolalia (es decir, imitación del habla de otra persona).
12. Ecopraxia (es decir, imitación de los movimientos de otra persona).

**Nota de codificación:** Cuando se registre el nombre de la afección, indicar el nombre del trastorno mental asociado (p. ej., 293.89 [F06.1] catatonía asociada a trastorno depresivo mayor). Codificar en primer lugar el trastorno mental asociado (es decir, trastorno del neurodesarrollo, trastorno psicótico breve, trastorno esquizofreniforme, esquizofrenia, trastorno esquizoafectivo, trastorno bipolar, trastorno depresivo mayor u otro trastorno mental) (p. ej., 295.70 [F25.1] trastorno esquizoafectivo, tipo depresivo; 293.89 [F06.1] catatonía asociada a trastorno esquizoafectivo).

# Trastorno catatónico debido a otra afección médica

El trastorno catatónico debido a otra afección médica se ha extraído del capítulo del DSM-IV titulado «Trastornos mentales debidos a enfermedad médica». Aunque la catatonía se ha considerado normalmente un subtipo de la esquizofrenia, como se refleja en el DSM-IV, las investigaciones han demostrado que los síntomas catatónicos pueden deberse a diversos trastornos somáticos. Es por ello que el trastorno catatónico debido a otra afección médica se incluyó en el DSM-IV como categoría nueva. Los criterios del trastorno se han cambiado para ganar especificidad con respecto a los síntomas y el deterioro que ocasiona la enfermedad.

## Criterios diagnósticos del trastorno catatónico debido a otra afección médica                              293.89 (F06.1)

A. El cuadro clínico está dominado por tres (o más) de los síntomas siguientes:

1. Estupor (es decir, ausencia de actividad psicomotora; no relacionado activamente con el entorno).
2. Catalepsia (es decir, inducción pasiva de una postura mantenida contra la gravedad).
3. Flexibilidad cérea (es decir, resistencia leve y constante al cambio de postura dirigida por el examinador).
4. Mutismo (es decir, respuesta verbal ausente o escasa [**Nota:** no aplicable si existe afasia establecida]).
5. Negativismo (es decir, oposición o ausencia de respuesta a instrucciones o estímulos externos).
6. Adopción de una postura (es decir, mantenimiento espontáneo y activo de una postura contra la gravedad).
7. Manierismo (es decir, caricatura extraña, circunstancial de acciones normales).
8. Estereotipia (es decir, movimientos repetitivos, anormalmente frecuentes, no dirigidos a un objetivo).
9. Agitación, no influida por estímulos externos.
10. Muecas.
11. Ecolalia (es decir, imitación del habla de otra persona).
12. Ecopraxia (es decir, imitación de los movimientos de otra persona).

B. Existen pruebas a partir de la historia clínica, la exploración física o las pruebas de laboratorio de que el trastorno es la consecuencia fisiopatológica directa de otra afección médica.

C. El trastorno no se explica mejor por otro trastorno mental (p. ej., un episodio maníaco).

D. El trastorno no se produce exclusivamente durante el curso de un delirium.

E. El trastorno causa malestar clínicamente significativo o deterioro en lo social, laboral u otras áreas importantes del funcionamiento.

**Nota de codificación:** Incluir el nombre de la afección médica en el nombre del trastorno mental (p. ej., 293.89 [F06.1] trastorno catatónico debido a encefalopatía hepática). La otra afección médica se codificará y se indicará por separado inmediatamente antes del trastorno catatónico debido a la afección médica (p. ej., 572.2 [K71.90] encefalopatía hepática; 293.89 [F06.1] trastorno catatónico debido a encefalopatía hepática).

# Criterio A

Este criterio requiere la presencia de tres o más de los 12 síntomas típicos de la catatonía. En el DSM-IV, los criterios no dejaban claro qué número de síntomas se requería.

# Criterios B y C

Como los síntomas catatónicos se han relacionado con diversas patologías orgánicas, se debe descartar la presencia causal de otras enfermedades aparte de la patología en cuestión. Esto requiere efectuar una exploración médica detallada para descartar las posibles causas neurológicas, infecciosas, etc., de los síntomas. Por ejemplo, antes de concluir que la catatonía se debe a una encefalopatía herpética, el clínico debe descartar la presencia de tumores cerebrales y otras lesiones ocupantes de espacio.

Los síntomas catatónicos pueden surgir en el seno de otros trastornos mentales importantes como la manía, que también deben descartarse.

# Criterios D y E

Si los síntomas solo aparecen en el contexto de un delirium, el diagnóstico de delirium será el más apropiado. Este criterio es nuevo en el DSM-5 y especifica que los síntomas son causa de angustia o deterioro importante en la esfera social u ocupacional, o en otros ámbitos importantes de la vida.

## Catatonía no especificada

Los síndromes catatónicos pueden surgir en el contexto de muchos trastornos, como los psicóticos, los depresivos y los bipolares, y de enfermedades médicas generales. En el DSM-5, la catatonía ya no figura como subtipo específico de la esquizofrenia, sino que el trastorno catatónico se describe como una entidad debida a otra enfermedad, como especificador de un trastorno psicótico, depresivo o bipolar, o como catatonía no especificada.

---

### Catatonía no especificada

Esta categoría se aplica a presentaciones en las que los síntomas característicos de catatonía causan malestar clínicamente significativo o deterioro en lo social, laboral u otras áreas importantes del funcionamiento, pero la naturaleza del trastorno mental subyacente u otra afección médica no está clara, no se cumplen todos los criterios de catatonía o no existe información suficiente para hacer un diagnóstico más específico (p. ej., en servicios de urgencias).
**Nota de codificación:** Codificar en primer lugar **781.99 (R29.818)** otros síntomas que afectan a los sistemas nervioso y musculoesquelético, y a continuación **293.89 (F06.1)** catatonía no especificada.

---

El diagnóstico de catatonía no especificada puede usarse cuando los pacientes con síntomas catatónicos presentan angustia o deterioro importante pero la naturaleza del trastorno mental o la enfermedad orgánica de base plantea dudas, los criterios del trastorno catatónico no se cumplen del todo o los datos son insuficientes y no permiten efectuar un diagnóstico más específico.

## Otro trastorno especificado del espectro de la esquizofrenia y otros trastornos psicóticos y trastorno no especificado del espectro de la esquizofrenia y otros trastornos psicóticos

El otro trastorno especificado y el trastorno no especificado del espectro de la esquizofrenia y otros trastornos psicóticos son categorías residuales para aquellos individuos cuyos síntomas no encajan en ninguna de las categorías más específicas. Estas categorías sustituyen al trastorno psicótico sin especificar del DSM-IV.

El otro trastorno especificado del espectro de la esquizofrenia y otros trastornos psicóticos puede usarse en aquellas situaciones en que el paciente tiene los síntomas característicos de uno de los trastornos específicos de este espectro, presenta angustia o deterioro, pero no cumple enteramente los criterios de ninguno de ellos. En este caso, el clínico decide comunicar el motivo por el que los síntomas del paciente no cumplen dichos criterios. En el DSM-5 se incluyen algunos ejemplos concretos de situaciones en las que este diagnóstico podría ser el más apropiado. La categoría de trastorno no especificado del espectro de la esquizofrenia y otros trastornos psicóticos se utiliza cuando el clínico decide no especificar el motivo por el que el caso no cumple los criterios de ningún trastorno más específico o cuando no hay datos suficientes para hacer un diagnóstico más específico.

| Otro trastorno del espectro de la esquizofrenia especificado y otro trastorno psicótico | 298.8 (F28) |
| --- | --- |

Esta categoría se aplica a presentaciones en las que predominan los síntomas característicos de un trastorno del espectro de la esquizofrenia y otro trastorno psicótico que causan malestar clínicamente significativo o deterioro en lo social, laboral u otras áreas importantes del funcionamiento, pero que no cumplen todos los criterios de ninguno de los trastornos de la categoría diagnóstica del trastorno del espectro de la esquizofrenia y otros trastornos psicóticos. La categoría de otro trastorno del espectro de la esquizofrenia especificado y otro trastorno psicótico se utiliza en situaciones en las que el clínico opta por comunicar el motivo específico por el que la presentación no cumple los criterios de un trastorno específico del espectro de la esquizofrenia u otro trastorno psicótico. Esto se hace registrando «otro trastorno del espectro de la esquizofrenia especificado y otro trastorno psicótico» y a continuación el motivo específico (p. ej., «alucinaciones auditivas persistentes»).

Algunos ejemplos de presentaciones que se pueden especificar utilizando la designación «otro especificado» son los siguientes:

1. **Alucinaciones auditivas persistentes** que se producen en ausencia de cualquier otra característica.
2. **Delirios con episodios importantes del estado de ánimo superpuestos:** Incluye delirios persistentes con períodos de episodios del estado de ánimo superpuestos que están presentes durante una parte importante del trastorno delirante (de tal manera que no se cumple el criterio que estipula sólo una alteración breve del estado de ánimo en el trastorno delirante).

3. **Síndrome de psicosis atenuado:** Este síndrome se caracteriza por presentar síntomas parecidos a los psicóticos que están por debajo del umbral de la psicosis establecida (p. ej., los síntoma son menos graves y más transitorios y la introspección se mantiene relativamente).

4. **Síntomas delirantes en la pareja de un individuo con trastorno delirante:** En el contexto de una relación de pareja, el miembro dominante puede traspasar su delirio al otro, sin que por ello éste último deba cumplir de forma precisa los criterios del trastorno delirante.

---

## Trastorno del espectro de la esquizofrenia no especificado y otro trastorno psicótico 298.9 (F29)

Esta categoría se aplica a presentaciones en las que predominan los síntomas característicos de un trastorno del espectro de la esquizofrenia y otro trastorno psicótico que causan malestar clínicamente significativo o deterioro en lo social, laboral u otras áreas importantes del funcionamiento, pero que no cumplen todos los criterios de ninguno de los trastornos de la categoría diagnóstica del trastorno del espectro de la esquizofrenia y otros trastornos psicóticos. La categoría del trastorno del espectro de la esquizofrenia no especificado y otro trastorno psicótico se utiliza en situaciones en las que el clínico opta por no especificar el motivo del incumplimiento de los criterios de un trastorno específico del espectro de la esquizofrenia y otro trastorno psicótico, e incluye presentaciones en las que no existe suficiente información para hacer un diagnóstico más específico (p. ej., en servicios de urgencias).

---

## Gravedad de los síntomas de las dimensiones psicóticas, evaluada por el clínico

La escala denominada «Gravedad de los síntomas de las dimensiones psicóticas», evaluada por el clínico, sirve para poder evaluar detalladamente a los pacientes en varios dominios importantes, como alucinaciones, delirios, discurso desorganizado, conducta psicomotora anormal, síntomas negativos, deterioro cognitivo, depresión y manía. Este instrumento se describe en el capítulo 20, «Medidas de evaluación».

# PUNTOS CLAVE

---

- La organización del capítulo se ha cambiado de forma que los trastornos del espectro de la esquizofrenia y otros trastornos psicóticos queden ordenados de menor a mayor gravedad. La gravedad se define por el nivel, el número y la duración de los síntomas y signos psicóticos.

- Aunque el trastorno esquizotípico de la personalidad se ha incluido dentro del espectro de la esquizofrenia, los criterios y el texto siguen estando en el capítulo de los trastornos de la personalidad. Desde su primera descripción en el DSM-III, se han reunido pruebas que confirman su íntima relación etiológica con la esquizofrenia y los demás trastornos psicóticos.

- En los criterios del trastorno delirante, el calificativo *no extravagante* se ha eliminado (criterio A) y el subtipo somático se ha modificado para que las personas con delirios referentes a un defecto físico reciban el diagnóstico más correcto de trastorno dismórfico corporal.

- El diagnóstico de trastorno psicótico compartido se ha eliminado porque se usaba muy rara vez y las personas que lo recibían tenían normalmente síntomas que cumplían los criterios de algún otro trastorno psicótico (p. ej., trastorno delirante).

- En la esquizofrenia, los delirios extravagantes y las alucinaciones de «primer orden» ya no reciben un tratamiento especial. Además, los clínicos no tienen ya que anotar los subtipos de la esquizofrenia; a pesar de su importancia histórica, los datos científicos que avalan su utilidad clínica o su validez pronóstica son muy escasos.

- En los criterios del trastorno esquizoafectivo se aclara ahora que los síntomas afectivos deben estar presentes durante «la mayor parte del tiempo» en las fases activas y residuales de la enfermedad. Este cambio era necesario en vista de la escasa fiabilidad y utilidad clínica del texto que aparece en el DSM-IV.

# CAPÍTULO 5

# Trastornos del estado de ánimo

**Trastorno bipolar y trastornos relacionados**

| | |
|---|---|
| ___.__ (___.__) | Trastorno bipolar I |
| 296.89 (F31.81) | Trastorno bipolar II |
| 301.13 (F34.0) | Trastorno ciclotímico |
| ___.__ (___.__) | Trastorno bipolar y trastorno relacionado inducido por sustancias/medicamentos |
| 293.83 (F06.3_) | Trastorno bipolar y trastorno relacionado debido a otra afección médica |
| 296.89 (F31.89) | Otro trastorno bipolar y trastorno relacionado especificado |
| 296.80 (F31.9) | Trastorno bipolar y trastorno relacionado no especificado |

**Trastornos depresivos**

| | |
|---|---|
| 296.99 (F34.8) | Trastorno de desregulación disruptiva del estado de ánimo |
| ___.__ (___.__) | Trastorno depresivo mayor, episodio único |
| ___.__ (___.__) | Trastorno depresivo mayor, episodio recurrente |
| 300.4 (F34.1) | Trastorno depresivo persistente (distimia) |
| 625.4 (N94.3) | Trastorno disfórico premenstrual |
| ___.__ (___.__) | Trastorno depresivo inducido por sustancia/medicamento |
| 293.83 (F06.3_) | Trastorno depresivo debido a otra afección médica |
| 311 (F32.8) | Otro trastorno depresivo especificado |
| 311 (F32.9) | Otro trastorno depresivo no especificado |

El principal cambio del DSM-5 con respecto a los trastornos del ánimo es que el capítulo del DSM-IV que lleva este nombre se ha dividido en dos: uno sobre el trastorno bipolar y los trastornos con él relacionados, y el otro sobre los trastornos depresivos. En este capítulo analizamos estas dos categorías diagnósticas.

Los trastornos del estado de ánimo son muy prevalentes, poseen una elevada morbilidad y se asocian a mortalidad prematura y suicidio. Están entre las enfermedades más incapacitantes del mundo, como se documenta en *The Global Burden of Disease* (Murray y López, 1996). Los principales síndromes son la depresión y la manía, caracterizados por alteraciones prominentes y prolongadas del ánimo, normalmente incongruentes con la situación biográfica del paciente. Las personas con trastornos del ánimo presentan muchos síntomas, como insomnio, pensamientos de suicidio, anorexia y sentimientos de ser una carga para los demás en el caso de la depresión, y euforia, irritabilidad, menor necesidad de dormir e hiperactividad en el caso de la manía. En el DSM-III, estas entidades se llamaban *trastornos afectivos* y este nombre se cambió por el de trastornos del ánimo en el DSM-III-R. El término *trastorno del ánimo* es más correcto porque *afecto* hace referencia a las fluctuaciones del estado de ánimo que tienen lugar en la expresión emocional, mientras que *ánimo* hace referencia a estados más sostenidos y generalizados.

Los trastornos del ánimo se han dividido de muchas formas a lo largo de los años, tratando de encontrar el mejor esquema de clasificación posible. Aunque el objetivo se ha mostrado escurridizo, las investigaciones y la experiencia clínica muestran que los síntomas fundamentales de los trastornos del ánimo son el ánimo deprimido, el ánimo elevado y la mezcla de ambas cosas.

A pesar de contener un número reducido de trastornos, los dos capítulos del DSM-5 dedicados a las alteraciones del estado de ánimo son largos debido a todos los especificadores que pueden utilizarse para detallar los cuadros individuales. Estos le permiten al clínico anotar si el episodio presente o más reciente es maniaco, hipomaniaco o deprimido; si el trastorno del ánimo se acompaña o no de angustia ansiosa; si existen rasgos mixtos, melancólicos, atípicos, psicóticos o catatónicos; si existen o no ciclos rápidos; si el inicio se produjo o no en el periparto, o si puede observarse un patrón estacional.

Como los síntomas anímicos no son específicos de estas clases diagnósticas y se encuentran en muchos otros trastornos psiquiátricos, el diagnóstico diferencial es complicado. Por ejemplo, los síntomas maniacos o hipomaniacos son frecuentes en las personas con trastornos neurocognitivos o con trastornos del espectro de la esquizofrenia y otros trastornos psicóticos, mientras que la depresión se encuentra hasta cierto punto en los pacientes con cuadros tan amplios como los de trastornos de adaptación, los trastornos de ansiedad y los trastornos de la personalidad. Los síntomas del ánimo quedan a veces enmascarados por manifestaciones tales como el insomnio, la fatiga o dolores inexplicados, lo que puede complicar aún más el diagnóstico diferencial.

Desde el punto de vista histórico, los trastornos del ánimo están entre los síndromes psiquiátricos reconocidos en épocas más remotas, y aparecen incluidos en casi todos los sistemas de clasificación diagnóstica a través de los siglos. Los cuadros depresivos y los bipolares estaban incluidos en la misma categoría en el DSM-I («reacción maniaco-depresiva») y el DSM-II («enfermedad maniaco-depresiva»). Todos estaban clasificados como psicosis excepto uno: los síndromes anímicos precipitados por experiencias estresantes de la vida. Después, los trastornos unipolar y bipolar se separaron a raíz de las investigaciones, que habían demostrado que las personas con episodios maniacos tienen una evolución y un final esencialmente distintos si se comparan con aquellos que presentan solo depresión. Estos conceptos nuevos se reflejaron en los criterios de Feighner (Feighner et al., 1972), los *Research Diagnostic Criteria* (Spitzer et al., 1975) y el DSM-III. Esta distinción fundamental ha sido plenamente aceptada por psiquiatras e investigadores.

Comenzamos repasando el capítulo del DSM-5 sobre el trastorno bipolar y trastornos relacionados, que comprende los trastornos que figuran en la Tabla 5-1.

## TRASTORNO BIPOLAR Y TRASTORNOS RELACIONADOS

Esta categoría diagnóstica contiene trastornos caracterizados por marcadas oscilaciones del estado de ánimo, la actividad y el comportamiento. La forma clásica del trastorno bipolar fue descrita por Kraepelin como un cuadro episódico sin deterioro, a diferencia de la esquizofrenia. Los datos de las investigaciones han confirmado la existencia de una forma más leve del

**TABLA 5-1.** Trastorno bipolar y otros trastornos relacionados del DSM-5

Trastorno bipolar I

Trastorno bipolar II

Trastorno ciclotímico

Trastorno bipolar y trastorno relacionado inducido por sustancias/medicamentos

Trastorno bipolar y trastorno relacionado debido a otra afección médica

Otro trastorno bipolar y trastorno relacionado especificado

Trastorno bipolar y trastorno relacionado no especificado

---

trastorno, que aparecía en el DSM-III como un trastorno bipolar atípico que recibió su propia categoría, la de trastorno bipolar II, en el DSM-IV. En el DSM-5, el trastorno bipolar y los trastornos con él relacionados se sitúan entre el capítulo dedicado al espectro de la esquizofrenia y otros trastornos psicóticos y el de los trastornos depresivos, en reconocimiento de su carácter intermedio entre estas dos categorías diagnósticas.

En los criterios del DSM-5 se introdujeron varios cambios con el fin de mejorar la especificidad y la sensibilidad de los diagnósticos bipolares. Uno de los objetivos era reducir el tiempo transcurrido entre la aparición de los primeros síntomas y el diagnóstico correcto. A causa de los diagnósticos erróneos, las personas con trastorno bipolar a menudo reciben tratamientos inadecuados, como antidepresivos sin estabilizadores del ánimo, y quedan así expuestas al riesgo de presentar ciclos acelerados o rápidos virajes maniacos o hipomaniacos, estados mixtos y comportamientos suicidas. La mejora de la precisión diagnóstica se espera que aumente el reconocimiento de la bipolaridad entre las personas que presentan ánimo deprimido, elevando las probabilidades de que reciban tratamiento pronto.

El subgrupo de trabajo de los trastornos del ánimo añadió la frase «aumento anormal o persistente de la actividad deliberada o la energía» al criterio A de la manía y la hipomanía. Con esta adición se expresa claramente que la presencia de este síntoma distintivo del trastorno bipolar I o II es obligada para poder hacer el diagnóstico. El subgrupo de trabajo también recomendó eliminar el diagnóstico de trastorno bipolar I de tipo mixto, que requería el cumplimiento simultáneo de los criterios de la manía y el episodio depresivo mayor. En su lugar se ha añadido el especificador «con características mixtas», que puede aplicarse a la manía o la hipomanía cuando hay rasgos depresivos presentes. El requisito de que estuvieran presentes ambos síndromes al completo era difícil de utilizar y podía llevar al clínico a ignorar síntomas anímicos importantes que no alcanzasen el umbral diagnóstico pleno (Cassano et al., 2004; Goldberg et al., 2009).

Otro cambio es que la manía o la hipomanía que surge durante el tratamiento antidepresivo (farmacológico, electroconvulsivo) y persiste a pleno nivel sindrómico pasados los efectos fisiológicos de dicho tratamiento se considera ahora motivo suficiente para el diagnóstico de trastorno bipolar.

En resumen, estos cambios constituyen mejoras que pretenden perfeccionar el diagnóstico y el tratamiento de los trastornos bipolares, animando al clínico a observar y anotar los síntomas de hiperactividad y las formas mixtas de manía/hipomanía y depresión, importantes para la toma de decisiones y el seguimiento futuro. Además, las personas con cuadros inducidos por sustancias que persistan una vez pasado el efecto de estas se diagnosticarán ahora de bipolaridad.

# Episodio maniaco

## Criterios diagnósticos del episodio maniaco

Para un diagnóstico de trastorno bipolar I es necesario que se cumplan los criterios siguientes para un episodio maníaco. Antes o después del episodio maníaco pueden haber existido episodios hipomaníacos o episodios de depresión mayor.

A. Un período bien definido de estado de ánimo anormal y persistentemente elevado, expansivo o irritable, y un aumento anormal y persistente de la actividad o la energía, que dura como mínimo una semana y está presente la mayor parte del día, casi todos los días (o cualquier duración si se necesita hospitalización).

B. Durante el período de alteración del estado de ánimo y aumento de la energía o la actividad, existen tres (o más) de los síntomas siguientes (cuatro si el estado de ánimo es sólo irritable) en un grado significativo y representan un cambio notorio del comportamiento habitual:

   1. Aumento de la autoestima o sentimiento de grandeza.
   2. Disminución de la necesidad de dormir (p. ej., se siente descansado después de sólo tres horas de sueño).
   3. Más hablador de lo habitual o presión para mantener la conversación.
   4. Fuga de ideas o experiencia subjetiva de que los pensamientos van a gran velocidad.
   5. Facilidad de distracción (es decir, la atención cambia demasiado fácilmente a estímulos externos poco importantes o irrelevantes), según se informa o se observa.
   6. Aumento de la actividad dirigida a un objetivo (social, en el trabajo o la escuela, o sexual) o agitación psicomotora (es decir, actividad sin ningún propósito no dirigida a un objetivo).
   7. Participación excesiva en actividades que tienen muchas posibilidades de consecuencias dolorosas (p. ej., dedicarse de forma desenfrenada a compras, juergas, indiscreciones sexuales o inversiones de dinero imprudentes).

C. La alteración del estado del ánimo es suficientemente grave para causar un deterioro importante en el funcionamiento social o laboral, para necesitar hospitalización con el fin de evitar el daño a sí mismo o a otros, o porque existen características psicóticas.

D. El episodio no se puede atribuir a los efectos fisiológicos de una sustancia (p. ej., una droga, un medicamento, otro tratamiento) o a otra afección médica.
   **Nota:** Un episodio maníaco completo que aparece durante el tratamiento antidepresivo (p. ej., medicación, terapia electroconvulsiva), pero persiste en un grado totalmente sindrómico más allá del efecto fisiológico de ese tratamiento, es prueba suficiente de un episodio maníaco y, en consecuencia, un diagnóstico de trastorno bipolar I.

**Nota:** Los Criterios A–D constituyen un episodio maníaco. Se necesita al menos un episodio maníaco a lo largo de la vida para el diagnóstico de trastorno bipolar I.

# Criterio A

La expresión «aumento persistente de la actividad deliberada o la energía» se ha añadido para garantizar el correcto reconocimiento de las alteraciones del ánimo y el nivel de actividad. El aumento de la actividad o la energía es el síntoma cardinal de la manía o la hipomanía. Este cambio obedece a que la manía leve, la hipomanía y los rasgos de bipolaridad subumbrales suelen pasar desapercibidos o se diagnostican de trastorno depresivo mayor cuando no se tiene en cuenta el nivel de actividad (Angst et al., 2011, 2012). Por otro lado, como el clínico suele ver al paciente en la fase depresiva y trata de evaluar la manía de forma retrospectiva, al individuo le podría resultar más fácil recordar los períodos de hiperactividad que las alteraciones del ánimo, que pueden ser más sutiles y egosintónicas. La adición de «aumento persistente de la actividad deliberada o la energía» aumentará la especificidad del diagnóstico.

El texto también se ha modificado para indicar que estos síntomas están presentes «la mayor parte del día, casi todos los días». Esto ayuda a los clínicos a distinguir la manía (y la hipomanía) del trastorno límite de la personalidad y de los cambios de humor que normalmente refieren las personas con este trastorno (es decir, muy breves y que normalmente pasan de la normalidad a la cólera o la depresión repentina, y que tienden a producirse en respuesta a un factor estresante psicosocial).

## Criterio B

La expresión «aumento de la energía o la actividad» se ha añadido a este criterio para resaltar la importancia de este síntoma a la hora de distinguir la manía y la hipomanía. Se añadió además la expresión «y representan un cambio notorio del comportamiento habitual» para subrayar que la manía y la hipomanía suponen una alteración de la conducta habitual de la persona, que adquiere un ánimo o estado de ánimo distinto. Queda claro que las alteraciones maniacas suponen un cambio de comportamiento que no es normal en ese individuo y que habitualmente pueden observar otras personas, especialmente los familiares angustiados por los cambios que observan en su ser querido. El diagnóstico requiere tres o más de los siete síntomas clásicos de la manía (cuatro si el ánimo es solo irritable).

## Criterio C

Este criterio es una simplificación del criterio D del DSM-IV. La manía es claramente deteriorante. Aunque las formas leves pueden tolerarse (y ser incluso deseables en algunas situaciones), la manía plena puede resultar desastrosa para la vida personal y profesional de quien la padece, sobre todo si se toman malas decisiones en la esfera personal (p. ej., infidelidad, promiscuidad sexual) o económica (p. ej., grandes compras, decisiones laborales). Los delirios y las alucinaciones (p. ej., creer que se es rico, que uno tiene una misión especial de tipo religioso o conoce a personas famosas) puede influir aún más en el comportamiento de la persona.

## Criterio D

Este criterio requiere que la manía no esté inducida por una sustancia (p. ej., una droga, un medicamento, otro tratamiento). Existen muchas sustancias que se han asociado a síntomas maniacos y es necesario descartar (p. ej., estimulantes, corticosteroides). La descripción de que la manía debida a un tratamiento antidepresivo (p. ej., medicación, terapia electroconvulsiva) que persiste «en un grado totalmente sindrómico más allá del efecto fisiológico de ese tratamiento es prueba suficiente de un episodio maniaco y, por tanto, merece un diagnóstico de trastorno bipolar I» es nueva en el DSM-5. En cambio, en el DSM-IV, los «episodios maniformes» que estaban «claramente causados por un tratamiento antidepresivo somático» no contaban para el diagnóstico del trastorno bipolar I.

# Especificadores

En el DSM-5, el especificador «con características mixtas» de manía, hipomanía y episodios depresivos ha sustituido a los criterios del trastorno bipolar I, episodio más reciente mixto, del DSM-IV. Los criterios se consideraron a menudo confusos y, por ello, las personas con síntomas depresivos podían resultar ignoradas al pasar desapercibidos sus síntomas. Como un porcentaje sustancial de las personas con trastorno bipolar (y de aquellas cuyos síntomas cumplen los criterios del episodio depresivo mayor) describen también una mezcolanza de síntomas depresivos (o maniacos) en número insuficiente para la definición del episodio mixto del DSM-IV, la importancia de los síntomas pasaba desapercibida o los síntomas se ignoraban, sencillamente. Es importante reconocer la presencia de síntomas mixtos porque se han relacionado con la evolución (inicio más precoz), un mayor número de episodios, mayor probabilidad de abusar del alcohol e intentar el suicidio, más probabilidades de presentar ciclos rápidos y más probabilidades de ser diagnosticado de por vida de trastorno bipolar.

## Episodio hipomaniaco

Los criterios del episodio hipomaniaco describen una forma leve de manía que puede observarse en el curso del trastorno bipolar I o de forma habitual en el trastorno bipolar II.

## Criterios diagnósticos del episodio hipomaniaco

A. Un período bien definido de estado de ánimo anormal y persistentemente elevado, expansivo o irritable, y un aumento anormal y persistente de la actividad o la energía, que dura como mínimo cuatro días consecutivos y está presente la mayor parte del día, casi todos los días.

B. Durante el período de alteración del estado de ánimo y aumento de la energía y actividad, han persistido tres (o más) de los síntomas siguientes (cuatro si el estado de ánimo es sólo irritable), representan un cambio notorio del comportamiento habitual y han estado presentes en un grado significativo:

1. Aumento de la autoestima o sentimiento de grandeza.
2. Disminución de la necesidad de dormir (p. ej., se siente descansado después de sólo tres horas de sueño).
3. Más hablador de lo habitual o presión para mantener la conversación.
4. Fuga de ideas o experiencia subjetiva de que los pensamientos van a gran velocidad.
5. Facilidad de distracción (es decir, la atención cambia demasiado fácilmente a estímulos externos poco importantes o irrelevantes), según se informa o se observa.
6. Aumento de la actividad dirigida a un objetivo (social, en el trabajo o la escuela, o sexual) o agitación psicomotora.
7. Participación excesiva en actividades que tienen muchas posibilidades de consecuencias dolorosas (p. ej., dedicarse de forma desenfrenada a compras, juergas, indiscreciones sexuales o inversiones de dinero imprudentes).

C. El episodio se asocia a un cambio inequívoco del funcionamiento que no es característico del individuo cuando no presenta síntomas.

D. La alteración del estado de ánimo y el cambio en el funcionamiento son observables por parte de otras personas.

E. El episodio no es suficientemente grave para causar una alteración importante del funcionamiento social o laboral, o necesitar hospitalización. Si existen características psicóticas, el episodio es, por definición, maníaco.

F. El episodio no se puede atribuir a los efectos fisiológicos de una sustancia (p. ej., una droga, un medicamento u otro tratamiento) o de otra afección médica.

**Nota:** Un episodio hipomaníaco completo que aparece durante el tratamiento antidepresivo (p. ej., medicación, terapia electroconvulsiva), pero persiste en un grado totalmente sindrómico más allá del efecto fisiológico de ese tratamiento, es prueba suficiente de un episodio hipomaníaco. Sin embargo, se recomienda precaución porque uno o dos síntomas (particularmente el aumento de la irritabilidad, nerviosismo o agitación después del uso de antidepresivos) no se consideran suficientes para el diagnóstico de un episodio hipomaníaco, ni indica necesariamente una diátesis bipolar.

**Nota:** Los criterios A–F constituyen un episodio hipomaníaco. Los episodios hipomaníacos son frecuentes en el trastorno bipolar I, pero no son necesarios para el diagnóstico de trastorno bipolar I.

Los criterios del episodio hipomaniaco son casi los mismos que en el DSM-IV, aparte de la expresión añadida «aumento persistente de la actividad o la energía» en el criterio A, y el requisito adicional de que las alteraciones deben estar presentes «la mayor parte del día, casi todos los días», también en el criterio A. También es nueva la notación que indica que, aunque el episodio hipomaniaco puede deberse a un tratamiento antidepresivo, si solo están presentes uno o dos síntomas, el diagnóstico no se justifica.

## Episodio depresivo mayor

Véanse más adelante, en este mismo capítulo y en el apartado «Trastornos depresivos», los criterios y la descripción del episodio depresivo mayor.

## Trastorno bipolar I

En el DSM-5 ya no se incluyen seis conjuntos de criterios distintos para el trastorno bipolar I, a diferencia del DSM-IV. Ahora se hace hincapié en el uso de especificadores, como ya se observó.

## Criterios diagnósticos del trastorno bipolar I

A. Se han cumplido los criterios al menos para un episodio maníaco (Criterios A–D en «Episodio maníaco» antes citados).

B. La aparición del episodio(s) maníaco(s) y de depresión mayor no se explica mejor por un trastorno esquizoafectivo, esquizofrenia, un trastorno esquizofreniforme, un trastorno delirante u otro trastorno del espectro de la esquizofrenia y otros trastornos psicóticos especificados o no especificados.

**Procedimientos de codificación y registro**

El código diagnóstico del trastorno bipolar I se basa en el tipo de episodio actual o más reciente, así como en la gravedad actual, la presencia de características psicóticas y el estado de remisión. La gravedad actual y las características psicóticas sólo están indicadas si se cumplen actualmente todos los criterios para un episodio maníaco o de depresión mayor. Los especificadores de remisión sólo se indican si actualmente no se cumplen todos los criterios para un episodio maníaco, hipomaníaco o de depresión mayor. Los códigos son los siguientes:

| Trastorno bipolar I | Episodio maníaco actual o más reciente | Episodio hipomaníaco* actual o más reciente | Episodio depresivo actual o más reciente | Episodio no especificado actual o más reciente** |
|---|---|---|---|---|
| Leve (DSM-5, pág. 154) | 296.41 (F31.11) | ND | 296.51 (F31.31) | ND |
| Moderado (DSM-5, pág. 154) | 296.42 (F31.12) | ND | 296.52 (F31.32) | ND |
| Grave (DSM-5, pág. 154) | 296.43 (F31.13) | ND | 296.53 (F31.4) | ND |
| Con características psicóticas*** (DSM-5, pág. 152) | 296.44 (F31.2) | ND | 296.54 (F31.5) | ND |
| En remisión parcial (DSM-5, pág. 154) | 296.45 (F31.73) | 296.45 (F31.71) | 296.55 (F31.75) | ND |
| En remisión total (DSM-5, pág. 154) | 296.46 (F31.74) | 296.46 (F31.72) | 296.56 (F31.76) | ND |
| No especificado | 296.40 (F31.9) | 296.40 (F31.9) | 296.50 (F31.9) | ND |

*No se aplican la gravedad y los especificadores psicóticos; el código 296.40 (F31.0) se usa para casos sin remisión.

**No se aplican la gravedad, los especificadores psicóticos ni los de remisión. Código 296.7 (F31.9).

***Si están presentes rasgos psicóticos, se codifica el especificador «con rasgos psicóticos» con independencia de la gravedad del episodio.

A la hora de registrar el nombre de un diagnóstico, se enumerarán los términos en el siguiente orden: trastorno bipolar I, tipo de episodio actual o más reciente, especificadores de gravedad/psicóticos/de remisión, y a continuación tantos especificadores sin código como correspondan al episodio actual o más reciente.

*Especificar:*
   **Con ansiedad** (DSM-5, pág. 149)
   **Con características mixtas** (DSM-5, págs. 149-150)
   **Con ciclos rápidos** (DSM-5, págs. 150-151)
   **Con características melancólicas** (DSM-5, pág. 151)
   **Con características atípicas** (DSM-5, págs. 151-152)
   **Con características psicóticas congruentes con el estado de ánimo** (DSM-5, pág. 152)
   **Con características psicóticas no congruentes con el estado de ánimo** (DSM-5, pág. 152)
   **Con catatonía** (DSM-5, pág. 152). **Nota de codificación:** Utilizar el código adicional 293.89 (F06.1)
   **Con inicio en el periparto** (DSM-5, págs. 152-153)
   **Con patrón estacional** (DSM-5, págs. 153-154)

# Trastorno bipolar II

Los criterios del trastorno bipolar II apenas se han cambiado con respecto al DSM-IV exceptuando retoques menores. Se subraya el uso de especificadores, como ya se ha descrito.

## Criterios diagnósticos del trastorno bipolar II    296.89 (F31.81)

Para un diagnóstico de trastorno bipolar II es necesario que se cumplan los criterios siguientes para un episodio hipomaníaco actual o pasado *y* los criterios siguientes para un episodio de depresión mayor actual o pasado:

A. Se han cumplido los criterios al menos para un episodio hipomaníaco (Criterios A–F en «Episodio hipomaníaco» antes citado) y al menos para un episodio de depresión mayor (Criterios A–C en «Episodio de depresión mayor» antes citado).

B. Nunca ha habido un episodio maníaco.

C. La aparición del episodio(s) hipomaníaco(s) y de depresión mayor no se explica mejor por un trastorno esquizoafectivo, esquizofrenia, un trastorno esquizofreniforme, un trastorno de ideas delirantes, u otro trastorno del espectro de la esquizofrenia y otros trastornos psicóticos especificados o no especificados.

D. Los síntomas de depresión o la incertidumbre causada por la alternancia frecuente de períodos de depresión e hipomanía provocan malestar clínicamente significativo o deterioro en lo social, laboral u otras áreas importantes del funcionamiento.

**Procedimientos de codificación y registro**
El trastorno bipolar II tiene un código diagnóstico: 296.89 (F31.81). Su gravedad actual, la presencia de características psicóticas, el curso y otros especificadores no se pueden codificar, pero deberían indicarse por escrito (p. ej., 296.89 [F31.81] trastorno bipolar II, episodio depresivo actual, gravedad moderada, con características mixtas; 296.89 [F31.81] trastorno bipolar II, episodio depresivo más frecuente, en remisión parcial).

*Especificar* el episodio actual o más reciente:
    **Hipomaníaco**
    **Depresivo**

*Especificar* si:
    **Con ansiedad** (DSM-5, pág. 149)
    **Con características mixtas** (DSM-5, págs. 149–150)
    **Con ciclos rápidos** (DSM-5, págs. 150–151)
    **Con características melancólicas** (DSM-5, pág. 151)
    **Con características atípicas** (DSM-5, págs. 151–152)
    **Con características psicóticas congruentes con el estado de ánimo** (DSM-5, pág. 152)
    **Con características psicóticas no congruentes con el estado de ánimo** (DSM-5, pág. 152)
    **Con catatonía** (DSM-5, pág. 152). **Nota de codificación:** Utilizar el código adicional 293.89 (F06.1).
    **Con inicio en el periparto** (DSM-5, págs. 152–153)
    **Con patrón estacional** (DSM-5, págs. 153–154)

*Especificar* el curso si no se cumplen actualmente todos los criterios para un episodio del estado de ánimo:
    **En remisión parcial** (DSM-5, pág. 154)
    **En remisión total** (DSM-5, pág. 154)

*Especificar* la gravedad si se cumplen actualmente todos los criterios para un episodio de depresión mayor:

**Leve** (DSM-5, pág. 154)
**Moderado** (DSM-5, pág. 154)
**Grave** (DSM-5, pág. 154)

# Trastorno ciclotímico

La persona con trastorno ciclotímico presenta cambios de humor leves entre los dos polos de la depresión y la hipomanía. En la fase hipomaniaca, la persona parece estar «subida», pero no tanto como para estar social o profesionalmente incapacitada. En la fase deprimida, la persona tiene síntomas de depresión pero no lo bastante graves como para cumplir totalmente los criterios del episodio depresivo mayor. Así, la persona con trastorno ciclotímico tiende a pasar del ánimo alto al bajo y a tener una leve inestabilidad crónica del estado anímico.

El trastorno se incluyó inicialmente en el DSM-III como derivación de la personalidad ciclotímica del DSM-II (*American Psychiatric Association*, 1968), que se describía como un «patrón de comportamiento que se manifiesta por períodos alternantes y recurrentes de depresión y euforia» (pág. 42). El traslado al capítulo de los trastornos del estado de ánimo («Trastornos afectivos» en el DSM-III) se basó en datos que indicaban que el trastorno ciclotímico estaba relacionado con el trastorno bipolar; por ejemplo, algunas personas llegan a presentar episodios maniacos, mientras que otras tienen episodios depresivos mayores, cumpliendo así los criterios del trastorno bipolar I o II.

Los criterios de la ciclotimia del DSM-5 son prácticamente iguales a los del DSM-IV, aunque se ha retocado la redacción para mayor claridad. El principal cambio consiste en indicar que, en el período de 2 años señalado, ha habido síntomas hipomaniacos y depresivos durante «al menos la mitad del tiempo». Esto se suma al requisito ya existente (en el DSM-IV) de que la persona no puede estar sin síntomas «durante más de 2 meses seguidos». La nueva redacción es más orientativa para el clínico y subraya el concepto de ciclotimia como trastorno del estado de ánimo relativamente crónico y persistente.

## Criterios diagnósticos del trastorno ciclotímico    301.13 (F34.0)

A. Durante dos años como mínimo (al menos un año en niños y adolescentes) han existido numerosos períodos con síntomas hipomaníacos que no cumplen los criterios para un episodio hipomaníaco, y numerosos períodos con síntomas depresivos que no cumplen los criterios para un episodio de depresión mayor.

B. Durante el período de dos años citado anteriormente (un año en niños y adolescentes), los períodos hipomaníacos y depresivos han estado presentes al menos la mitad del tiempo y el individuo no ha presentado síntomas durante más de dos meses seguidos.

C. Nunca se han cumplido los criterios para un episodio de depresión mayor, maníaco o hipomaníaco.

D. Los síntomas del Criterio A no se explican mejor por un trastorno esquizoafectivo, esquizofrenia, un trastorno esquizofreniforme, un trastorno de ideas delirantes, u otro trastorno del espectro de la esquizofrenia y otros trastornos psicóticos especificados o no especificados.

E. Los síntomas no se pueden atribuir a los efectos fisiológicos de una sustancia (p. ej., una droga, un medicamento) o a otra afección médica (p. ej., hipertiroidismo).

F. Los síntomas causan malestar clínicamente significativo o deterioro en lo social, laboral u otras áreas importantes del funcionamiento.

*Especificar* si:
   **Con ansiedad** (véase DSM-5, pág. 149)

# Trastorno bipolar o trastorno relacionado inducido por sustancias/medicamentos

Los criterios del trastorno bipolar o trastorno relacionado inducido por sustancias/medicamentos proceden de los del trastorno del ánimo inducido por sustancias del DSM-IV, pero son específicos del trastorno bipolar. Estos criterios toman como modelo los del episodio maniaco, excepto que el trastorno bipolar está inducido por una droga de abuso o un medicamento.

## Criterios diagnósticos del trastorno bipolar y trastorno relacionado inducido por sustancias/medicamentos

A. Una alteración importante y persistente del estado de ánimo que predomina en el cuadro clínico y que se caracteriza por un estado de ánimo elevado, expansivo o irritable, con o sin estado de ánimo deprimido, o disminución notable del interés o placer por todas o casi todas las actividades.
B. Existen evidencias a partir de la historia clínica, la exploración física o los análisis de laboratorio de (1) y (2):

   1. Síntomas del Criterio A desarrollados durante o poco después de la intoxicación o abstinencia de una sustancia o después de la exposición a un medicamento.
   2. La sustancia/medicamento implicado puede producir los síntomas del Criterio A.

C. El trastorno no se explica mejor por un trastorno bipolar o un trastorno relacionado no inducido por sustancias/medicamentos. La evidencia de un trastorno bipolar independiente puede incluir lo siguiente:

   Los síntomas fueron anteriores al inicio del uso de la sustancia/medicamento; los síntomas persisten durante un período importante (p. ej., aproximadamente un mes) después del cese de la abstinencia aguda o intoxicación grave; o existen otras pruebas de la existencia de un trastorno bipolar o un trastorno relacionado independiente no inducido por sustancias/medicamentos (p. ej., antecedentes de episodios recurrentes no relacionados con sustancias/medicamentos)

D. El trastorno no se produce exclusivamente durante el curso de un delirium.
E. El trastorno causa malestar clínicamente significativo o deterioro en lo social, laboral u otras áreas importantes del funcionamiento.

**Nota de codificación:** Los códigos CIE-9-MC y CIE-10-MC para el trastorno bipolar y trastorno relacionado inducido por [sustancia/medicamento específico] se indican en la tabla siguiente. Obsérvese que el código CIE-10-MC depende de si existe o no algún trastorno concomitante por uso de sustancias de la misma clase. Si un trastorno leve por consumo de sustancias coincide con el trastorno bipolar y relacionado inducido por sustancias, el carácter en 4ª posición es «1,» y el clínico hará constar «trastorno leve por consumo de [sustancia]» antes del trastorno bipolar y relacionado inducido por sustancias (p. ej., «trastorno leve por consumo de cocaína con trastorno bipolar y trastornos relacionados inducidos por cocaína»). Si un trastorno moderado o grave por consumo de sustancias coincide con el trastorno bipolar y relacionado inducido por sustancias, el carácter en 4ª posición es «2,» y el clínico hará constar «trastorno moderado por consumo de [sustancia]» o «trastorno grave por consumo de [sustancia]» según la gravedad del trastorno concurrente por consumo de sustancias. Si no existe un trastorno concurrente por consumo de sustancias (p. ej., después de un consumo importante puntual de la sustancia), el carácter en 4ª posición es «9,» y el clínico sólo hará constar el trastorno bipolar y el trastorno relacionado inducido por sustancia.

| | | CIE-10-MC | | |
|---|---|---|---|---|
| | CIE-9-MC | Con trastorno por consumo leve | Con trastorno por consumo moderado o grave | Sin trastorno por consumo |
| Alcohol | 291.89 | F10.14 | F10.24 | F10.94 |
| Fenciclidina | 292.84 | F16.14 | F16.24 | F16.94 |
| Otro alucinógeno | 292.84 | F16.14 | F16.24 | F16.94 |
| Sedante, hipnótico o ansiolítico | 292.84 | F13.14 | F13.24 | F13.94 |
| Anfetamina (u otro estimulante) | 292.84 | F15.14 | F15.24 | F15.94 |
| Cocaína | 292.84 | F14.14 | F14.24 | F14.94 |
| Otra sustancia (o sustancia desconocida) | 292.84 | F19.14 | F19.24 | F19.94 |

*Especificar* si (véase la Tabla 1 en el capítulo «Trastornos relacionados con sustancias y trastornos adictivos» para diagnósticos asociados a la clase de sustancias):

**Con inicio durante la intoxicación:** Si se cumplen los criterios de intoxicación con la sustancia y los síntomas aparecen durante la intoxicación.

**Con inicio durante la abstinencia:** Si se cumplen los criterios de abstinencia de la sustancia y los síntomas aparecen durante, o poco después, de la retirada.

Los clínicos deben tener presente la posibilidad de confundir este trastorno con el trastorno bipolar I o II que surge durante el tratamiento antidepresivo. En el trastorno bipolar o relacionado inducido por sustancias/medicamentos, los síntomas están claramente asociados a la toma de alguna sustancia y *no* persisten más allá de los efectos fisiológicos de esta. En el trastorno bipolar I o II ocurre lo contrario: el episodio maniaco o hipomaniaco que surge *durante* un tratamiento antidepresivo (farmacológico, electroconvulsivo) y persiste a pleno nivel sindrómico durante un *período de tiempo considerable* después de haber cesado la abstinencia aguda o la intoxicación grave constituye una prueba objetiva de bipolaridad.

## Trastorno bipolar o trastorno relacionado debido a otra afección médica

Los criterios del trastorno bipolar o relacionado inducido por otra afección médica tienen como modelo los del trastorno del ánimo debido a una enfermedad médica general del

DSM-IV pero son específicos del trastorno bipolar. En este caso, el episodio maniaco o hipomaniaco se ha atribuido a una afección médica.

## Criterios diagnósticos del trastorno bipolar y trastorno relacionado debido a otra afección médica

A. Un período importante y persistente de estado de ánimo anormalmente elevado, expansivo o irritable y un aumento anormal de la actividad o la energía que predomina en el cuadro clínico.
B. Existen evidencias a partir de la historia clínica, la exploración física o los análisis de laboratorio de que el trastorno es la consecuencia fisiopatológica directa de otra afección médica.
C. El trastorno no se explica mejor por otro trastorno mental.
D. El trastorno no se produce exclusivamente durante el curso de un delirium.
E. El trastorno causa malestar clínicamente significativo o deterioro en lo social, laboral u otras áreas importantes del funcionamiento, o necesita hospitalización para evitar que el individuo se lesione a sí mismo o a otros, o existen características psicóticas.

**Nota de codificación:** El código CIE-9-MC para el trastorno bipolar y trastornos relacionados debidos a otra afección médica es **293.83,** que se asigna independientemente del especificador. El código CIE-10-MC depende del especificador (véase más adelante).
*Especificar* si:
   **(F06.33) Con características maníacas:** No se cumplen todos los criterios para un episodio maníaco o hipomaníaco.
   **(F06.33) Con episodio de tipo maníaco o hipomaníaco:** Se cumplen todos los criterios excepto el Criterio D para un episodio maníaco o excepto el Criterio F para un episodio hipomaníaco.
   **(F06.34) Con características mixtas:** También existen síntomas de depresión pero no predominan en el cuadro clínico.

**Nota de codificación:** Incluir el nombre de la otra afección médica en el nombre del trastorno mental (p. ej., 293.83 [F06.33] trastorno bipolar debido a hipertiroidismo, con características maníacas). La otra afección médica también se codificará y se hará constar por separado inmediatamente antes del trastorno bipolar y trastorno relacionado debido a la afección médica (p. ej., 242.90 [E05.90] hipertiroidismo; 293.83 [F06.33] trastorno bipolar debido a hipertiroidismo, con características maníacas).

# Otro trastorno bipolar o trastorno relacionado especificado y trastorno bipolar o trastorno relacionado no especificado

Los diagnósticos de otro trastorno bipolar o relacionado especificado y trastorno bipolar o relacionado no especificado son categorías residuales que sustituyen al trastorno bipolar sin especificar del DSM-IV.

La categoría de otro trastorno bipolar o relacionado especificado se usa con las personas que tienen síntomas típicos del trastorno bipolar o un trastorno relacionado, con angustia o deterioro, pero sin cumplir completamente los criterios de los trastornos más específicos. En este caso, el clínico decide comunicar el motivo de que la presentación no cumpla del todo los criterios. Se anima a los clínicos a que anoten el motivo concreto (p. ej., episodios hipomaniacos de duración breve [2-3 días] y episodios depresivos mayores).

La categoría de trastorno bipolar o relacionado no especificado se usa cuando hay síntomas característicos que causan angustia o deterioro pero sin cumplir totalmente los criterios de los trastornos más específicos y el clínico, además, decide no comunicar el motivo de este incumplimiento o la información es insuficiente y no permite hacer un diagnóstico más específico.

## Otro trastorno bipolar y trastorno relacionado especificado                    296.89 (F31.89)

Esta categoría se aplica a presentaciones en las que predominan los síntomas característicos de un trastorno bipolar y trastorno relacionado que causan malestar clínicamente significativo o deterioro en lo social, laboral u otras áreas importantes del funcionamiento, pero que no cumplen todos los criterios de ninguno de los trastornos de la categoría diagnóstica del trastorno bipolar y trastorno relacionado. La categoría de otro trastorno bipolar y trastorno relacionado especificado se utiliza en situaciones en las que el clínico opta por comunicar el motivo específico por el que la presentación no cumple los criterios de un trastorno bipolar y relacionado específico. Esto se hace registrando «otro trastorno bipolar y trastorno relacionado especificado» y a continuación el motivo específico (p. ej., «ciclotimia de corta duración»).

Algunos ejemplos de presentaciones en que se puede especificar utilizando la designación «otro especificado» son los siguientes:

1. **Episodios hipomaníacos de corta duración (2–3 días) y episodios de depresión mayor:** Un antecedente a lo largo de toda la vida de uno o más episodios de depresión mayor en individuos en los que la presentación nunca cumplió todos los criterios para un episodio maníaco o hipomaníaco, pero que han experimentado dos o más episodios de hipomanía de corta duración que cumplen todos los criterios sintomáticos para un episodio hipomaníaco pero que sólo duran 2-3 días. Los episodios de síntomas hipomaníacos no se superponen temporalmente a los episodios de depresión mayor, por lo que la alteración no cumple los criterios para un episodio de depresión mayor, con características mixtas.

2. **Episodios hipomaníacos con síntomas insuficientes y episodios de depresión mayor:** Un antecedente a lo largo de toda la vida de uno o más episodios de depresión mayor en individuos cuya presentación nunca cumplió todos los criterios para un episodio maníaco o hipomaníaco pero, que han experimentado uno o más episodios de hipomanía que no cumple todos los criterios sintomáticos (es decir, al menos cuatro días consecutivos de estado de ánimo elevado y uno o dos de los otros síntomas de un episodio hipomaníaco, o estado de ánimo irritable y dos o tres de los otros síntomas de un episodio hipomaníaco). Los episodios de síntomas hipomaníacos no se superponen temporalmente a los episodios de depresión mayor, por lo que la alteración no cumple los criterios para un episodio de depresión mayor, con características mixtas.

3. **Episodio hipomaníaco sin episodio previo de depresión mayor:** Uno o más episodios hipomaníacos en un individuo cuya presentación nunca cumplió todos los criterios para un episodio de depresión mayor o un episodio maníaco. Si esto se produce en un individuo con un diagnóstico establecido de trastorno depresivo persistente (distimia), los dos diagnósticos se pueden aplicar de forma concurrente durante los períodos en que se cumplen todos los criterios para un episodio hipomaníaco.

4. **Ciclotimia de corta duración (menos de 24 meses):** Episodios múltiples de síntomas hipomaníacos que no cumplen los criterios para un episodio hipomaníaco y múltiples episodios de síntomas depresivos que no cumplen los criterios para un episodio de depresión mayor que persisten durante un período de menos de 24 meses (menos de 12 meses en niños o adolescentes) en un individuo cuya presentación nunca cumplió todos los criterios para un episodio de depresión mayor, maníaco o hipomaníaco y que no cumple los criterios para ningún trastorno psicótico. Durante el curso del trastorno, los síntomas hipomaníacos o depresivos están presentes durante más días que la ausencia de síntomas, el individuo no ha presentado síntomas durante más de dos meses seguidos y los síntomas causan malestar o deterioro clínicamente significativo.

## Trastorno bipolar y trastorno relacionado no especificado                      296.80 (F31.9)

Esta categoría se aplica a presentaciones en las que predominan los síntomas característicos de un trastorno bipolar y trastorno relacionado que causa malestar clínicamente significativo o deterioro en lo social, laboral u otras áreas importantes del funcionamiento, pero que no cumplen todos los criterios de ninguno de los trastornos de la categoría diagnóstica del trastorno bipolar y trastorno relacionado. La categoría del trastorno bipolar y trastorno relacionado no especificado se utiliza en situaciones en las que el clínico opta por no especificar el motivo de incumplimiento de los criterios de un trastorno bipolar y relacionados específicos, e incluye presentaciones en las cuales no existe suficiente información para hacer un diagnóstico más específico (p. ej., en servicios de urgencias).

# TRASTORNOS DEPRESIVOS

Los trastornos depresivos del DSM-5 se enumeran en la Tabla 5-2. Hay dos diagnósticos nuevos: el trastorno de desregulación disruptiva del estado de ánimo y el trastorno disfórico premenstrual. En todos los trastornos depresivos se ha añadido un especificador nuevo para señalar la presencia de síntomas mixtos. Los elementos cardinales de los criterios diagnósticos del trastorno depresivo mayor y la duración requerida de 2 semanas no se han cambiado con respecto al DSM-IV, aunque sí se han realizado algunos retoques menores. El subgrupo de trabajo de los trastornos del ánimo concluyó que los criterios del trastorno depresivo, que se introdujeron en el DSM-III y que las investigaciones han avalado considerablemente, han soportado bien el paso de los últimos 30 años.

Un cambio importante es la omisión de la llamada exclusión del luto. Este cambio resultó, sin quererlo, muy controvertido, afirmando sus críticos que con él se medicaliza el proceso normal del duelo. En el DSM-IV, el criterio E del episodio depresivo mayor requería que los síntomas «no se explicaran mejor por un duelo». Esta exclusión se aplicaba a los síntomas de menos de 2 meses de duración tras la muerte de un ser querido. El cambio introducido en el DSM-5 se efectuó porque los datos objetivos no respaldan esta separación entre la pérdida de un ser querido y los demás factores de estrés en términos de probabilidad de desencadenar un episodio depresivo mayor o de que los síntomas remitan espontáneamente. El duelo es un factor de estrés psicosocial grave cuya capacidad de desencadenar episodios depresivos mayores entre las personas vulnerables es bien conocida. Normalmente, cuando sucede, la

**TABLA 5-2. Trastornos depresivos del DSM-5**

Trastorno de desregulación disruptiva del estado de ánimo

Trastorno depresivo mayor, episodio único

Trastorno depresivo mayor, episodio recurrente

Trastorno depresivo persistente (distimia)

Trastorno disfórico premenstrual

Trastorno depresivo inducido por una sustancia/un medicamento

Trastorno depresivo debido a otra afección médica

Otro trastorno depresivo especificado

Trastorno depresivo no especificado

depresión comienza poco después de la pérdida. Aunque el duelo puede ser doloroso, la mayoría de las personas no llegan a presentar un episodio depresivo mayor. Sin embargo, quienes sí llegan a presentarlo normalmente sufren más, sienten que no valen nada y pueden tener ideas de suicidio. La salud general puede resentirse, igual que las relaciones interpersonales y el rendimiento laboral. Estas personas pueden llegar a padecer un «duelo complicado», caracterizado por rumiaciones acerca del fallecido, búsqueda de cercanía al fallecido y esfuerzos denodados para evitar aquellas experiencias que puedan recordar la pérdida. Por otra parte, la depresión relacionada con el duelo posee la mayoría de las características del episodio depresivo mayor; es decir, lo más probable es que afecte a personas con antecedentes personales y familiares de episodios depresivos mayores, que existan influencias genéticas y que se asocie a características de personalidad, patrones de comorbilidad y evoluciones similares. Por último, los síntomas del trastorno depresivo mayor relacionado con el luto responden a la medicación antidepresiva. Dependiendo de las circunstancias de cada caso, el clínico que observe un síndrome depresivo completo en los primeros 2 meses posteriores a la muerte de un ser querido siempre podrá optar por observar en lugar de instaurar un tratamiento.

La presencia dentro de un episodio depresivo mayor de al menos tres síntomas maniacos/hipomaniacos que no basten para cumplir los criterios del episodio maniaco/hipomaniaco se señala ahora con el especificador «con características mixtas». Este cambio se hace eco de los resultados de estudios familiares y de seguimiento que muestran que la presencia de rasgos mixtos en un episodio depresivo mayor aumenta la probabilidad de que el cuadro se sitúe dentro del espectro bipolar. La presencia de un síndrome maniaco completo dentro de un episodio depresivo seguirá siendo un factor de exclusión para el diagnóstico de trastorno depresivo, considerándose que las personas que tienen este patrón sintomático padecen un trastorno bipolar. La adición del *trastorno de desregulación disruptiva del estado de ánimo* y el *trastorno disfórico premenstrual* ha generado bastante controversia, aunque de magnitud muy distinta a la generada por la exclusión del luto. El trastorno de desregulación disruptiva del estado de ánimo se creó, en parte, como respuesta a las dudas sobre el posible diagnóstico excesivo del trastorno bipolar en los niños de menos de 12 años que presentan irritabilidad persistente y frecuentes episodios de falta de control extrema sobre el comportamiento (Axelson et al., 2006). Por su parte, el trastorno disfórico premenstrual procede del apéndice B del DSM-IV («Criterios y ejes propuestos para estudios posteriores») y ahora pasa a ser un diagnóstico de pleno derecho basado en el análisis detenido de la bibliografía.

El diagnóstico de trastorno disfórico premenstrual ha sido objeto de debate desde hace años. Algunos grupos piensan que la presencia de un trastorno centrado en el ciclo menstrual podría «patologizar» el funcionamiento reproductivo normal. Otros creen que el trastorno sirve para estigmatizar la salud femenina, dando quizá a entender que las mujeres no podrían desarrollar las actividades oportunas durante la fase premenstrual del ciclo. Dado que el trastorno es frecuente y problemático, los miembros del subgrupo de trabajo concluyeron que sería incorrecto *no* reconocer esta entidad y no animar a los clínicos a reconocer el trastorno y ofrecer el tratamiento apropiado.

El trastorno depresivo persistente (distimia) es nuevo en el DSM-5, y en él se funden el trastorno depresivo mayor crónico y el trastorno distímico del DSM-IV. El trastorno depresivo mayor puede preceder al trastorno depresivo persistente y durante este pueden producirse episodios depresivos mayores. No existe ya el requisito de que la alteración no se produzca exclusivamente durante el curso de un trastorno psicótico crónico como la esquizofrenia o el trastorno delirante (criterio F del DSM-IV). Este cambio permite al clínico diagnosticar el trastorno depresivo persistente en personas que padezcan una de estas patologías psicóticas.

En resumen, el capítulo de los trastornos depresivos se ha retocado para mejorar el reconocimiento y tratamiento de estas entidades, animando al clínico a anotar y considerar unos especificadores que sirven para cubrir información importante no transmitida por las propias categorías diagnósticas en sí. Se han añadido nuevos diagnósticos para abordar problemas frecuentes que hasta ahora no habían recibido la atención debida en los DSM, que cursan con importante malestar psíquico y deterioro, y que merecen un diagnóstico y un abordaje clínico especial.

## Trastorno de desregulación disruptiva del estado de ánimo

El diagnóstico de trastorno de desregulación disruptiva del estado de ánimo sirve para llenar un vacío importante: el de los niños con ánimo desregulado caracterizado por irritabilidad crónica grave y persistente. En los últimos 20 años, el número de jóvenes diagnosticados de trastorno bipolar ha aumentado 40 veces. Sin embargo, las investigaciones muestran que los niños con trastorno de desregulación disruptiva del estado de ánimo tienen desenlaces, distribuciones por sexos y antecedentes familiares distintos de los del trastorno bipolar. Por otra parte, no acaban teniendo episodios maniacos o hipomaniacos. Aunque afectados, estos niños suelen tener síntomas que cumplen los criterios de otros trastornos de conducta disruptiva, de los trastornos de ansiedad y del trastorno de déficit de atención/hiperactividad. El subgrupo de trabajo sobre trastornos de la infancia y la adolescencia llegó a la conclusión de que entre los trastornos depresivos era donde mejor encajaban.

Al principio, el subgrupo de trabajo pensó en llamarlo «trastorno de desregulación del mal genio», pero en respuesta a los comentarios recibidos decidió por fin denominarlo «trastorno de desregulación disruptiva del estado de ánimo». Como la mayoría de los niños que cumplan los criterios de este nuevo trastorno cumplirán también los del trastorno negativista desafiante (por el solapamiento de síntomas), el subgrupo de trabajo decidió que a quienes cumplan los criterios de ambos trastornos solo se les deberá asignar el diagnóstico de trastorno de desregulación disruptiva del estado de ánimo. Esto evita el problema de una comorbilidad artificial debida a criterios superpuestos.

## Criterios diagnósticos del trastorno de desregulación disruptiva del estado de ánimo    296.99 (F34.8)

A. Accesos de cólera graves y recurrentes que se manifiestan verbalmente (p. ej., rabietas verbales) y/o con el comportamiento (p. ej., agresión física a personas o propiedades) cuya intensidad o duración son desproporcionadas a la situación o provocación.

B. Los accesos de cólera no concuerdan con el grado de desarrollo.

C. Los accesos de cólera se producen, en término medio, tres o más veces por semana.

D. El estado de ánimo entre los accesos de cólera es persistentemente irritable o irascible la mayor parte del día, casi todos los días, y es observable por parte de otras personas (p. ej., padres, maestros, compañeros).

E. Los Criterios A–D han estado presentes durante 12 o más meses. En todo este tiempo, el individuo no ha tenido un período que durara tres o más meses consecutivos sin todos los síntomas de los Criterios A–D.

F. Los Criterios A y D están presentes al menos en dos de tres contextos (es decir, en casa, en la escuela, con los compañeros) y son graves al menos en uno de ellos.

G. El primer diagnóstico no se debe hacer antes de los 6 años o después de los 18 años.

H. Por la historia o la observación, los Criterios A–E comienzan antes de los 10 años.

I. Nunca ha habido un período bien definido de más de un día durante el cual se hayan cumplido todos los criterios sintomáticos, excepto la duración, para un episodio maníaco o hipomaníaco.
**Nota:** La elevación del estado de ánimo apropiada al desarrollo, como sucede en el contexto de un acontecimiento muy positivo o a la espera del mismo, no se ha de considerar un síntoma de manía o hipomanía.

J. Los comportamientos no se producen exclusivamente durante un episodio de trastorno de depresión mayor y no se explican mejor por otro trastorno mental (p. ej., trastorno del espectro autista, trastorno por estrés postraumático, trastorno por ansiedad de separación, trastorno depresivo persistente [distimia]).
**Nota:** Este diagnóstico no puede coexistir con el trastorno negativista desafiante, el trastorno explosivo intermitente o el trastorno bipolar, aunque puede coexistir con otros, como el trastorno de depresión mayor, el trastorno de déficit de atención/hiperactividad, el trastorno de conducta y los trastornos por consumo de sustancias. En individuos cuyos síntomas cumplen los criterios para el trastorno de desregulación disruptiva del estado de ánimo y el trastorno negativista desafiante, solamente se debe hacer el diagnóstico de trastorno de desregulación disruptiva del estado de ánimo. Si un individuo ha tenido alguna vez un episodio maníaco o hipomaníaco, no se debe hacer el diagnóstico de trastorno de desregulación disruptiva del estado de ánimo.

K. Los síntomas no se pueden atribuir a los efectos fisiológicos de una sustancia o de otra afección médica o neurológica.

## Criterios A y B

En este apartado se indica que el niño tiene «*accesos de cólera* graves y recurrentes... cuya intensidad o duración es desproporcionada a la situación o provocación» (énfasis añadido). Como casi todos los niños tienen rabietas, este criterio es necesario para poder distinguir las rabietas ordinarias de las que son reseñables debido a su gravedad y regularidad. Por otro lado, las rabietas son incongruentes con la situación y la mayoría de los padres se referirían a ellas diciendo que el niño se pone fuera de sí. Estos accesos de ira, además, se manifiestan verbalmente y/o conductualmente, como es el caso de las rabietas, y no son propios de la fase de desarrollo del niño (es decir, el niño se encuentra fuera del intervalo de los «terribles 2 años»).

## Criterios C, D y E

Aunque el requisito de que las rabietas deben producirse tres o más veces por semana es algo arbitrario, su objetivo es señalar que ocurren periódicamente y con cierta frecuencia. Entre una rabieta y otra, el ánimo del niño aparece persistentemente irritable o enfadado «la mayor parte del día, casi todos los días». En otras palabras, los síntomas no son simplemente una fase pasajera. Estos síntomas se observan desde hace 12 meses o más, período durante el cual el niño no ha pasado al menos 3 meses consecutivos sin todos los síntomas de los criterios A-D. Este apartado señala también que los síntomas no corresponden a una etapa temporal, sino que son generalizados y duraderos.

## Criterio F

Los síntomas se producen en dos ámbitos como mínimo: por ejemplo, en casa y en el colegio. Algunos niños parece que pueden conectar y desconectar sus síntomas a voluntad, y este criterio separa a los niños con síntomas aparentemente voluntarios de aquellos otros que parecen menos capaces de controlarse.

## Criterios G y H

Este diagnóstico no se realiza ni antes de los 6 años de edad ni después de haber cumplido los 18 años (criterio G). Este criterio sirve para determinar que las rabietas no sean atribuibles ni a un síndrome del neurodesarrollo, donde los síntomas debutarían probablemente antes, ni a algún comportamiento indebido del adulto a causa de un trastorno de la personalidad antisocial, que no se diagnostica en menores de 18 años de edad.

El inicio se sitúa antes de los 10 años de edad (criterio H). De nuevo, este criterio ayuda a no usar este diagnóstico para justificar un diagnóstico de bipolaridad, que normalmente aparece durante la adolescencia o después.

## Criterios I, J y K

El criterio I sirve para distinguir el trastorno de desregulación disruptiva del estado de ánimo de los trastornos bipolares, al excluir a los individuos con síntomas que cumplan plenamente los criterios del episodio maniaco o hipomaniaco durante más de 1 día. Además, reconoce en una nota que pueden producirse episodios de elevación del ánimo «propios de la fase de desarrollo» en el contexto de algún suceso muy positivo o en previsión de este (p. ej., una fiesta de cumpleaños, una visita a un parque de atracciones), y que dichos episodios no deben confundirse con un trastorno bipolar.

Los criterios J y K se aseguran de que las rabietas no tengan lugar únicamente durante un episodio depresivo mayor y no puedan explicarse mejor por otro trastorno mental (p. ej., un trastorno del espectro autista), y de que los síntomas no sean atribuibles a los efectos fisiológicos de una sustancia o de otra enfermedad somática o neurológica. Se indica, además, que el trastorno de desregulación disruptiva del estado de ánimo no puede coexistir con el trastorno negativista desafiante, el trastorno explosivo intermitente o el trastorno bipolar. Por otra parte, sí puede coexistir con otros trastornos mentales, como el trastorno depresivo mayor, el trastorno de déficit de atención/hiperactividad, el trastorno de la conducta y los trastornos por consumo de sustancias.

Si los síntomas del niño cumplen los criterios del trastorno de desregulación disruptiva del estado de ánimo y los del trastorno negativista desafiante, el primero de estos diagnósticos prima sobre el segundo. Las investigaciones muestran que la mayoría de los niños con trastorno de desregulación disruptiva del estado de ánimo tienen cuadros que también cumplen los criterios del trastorno negativista desafiante, pero no al revés. Tan solo alrededor del 15 % de los niños con trastorno negativista desafiante tendrán síntomas que también cumplan los criterios del trastorno de desregulación disruptiva del estado de ánimo.

## Episodio depresivo mayor

El síndrome del episodio depresivo mayor descrito en el DSM-III sigue estando en el DSM-5 prácticamente sin cambios, aparte de algunos retoques de la redacción, excepto por la exclusión del luto y la presencia de varios especificadores nuevos para ayudar al clínico a describir mejor cada episodio individual (véase la introducción a «Trastornos depresivos»). El trastorno depresivo mayor es aquel que debe diagnosticarse en los casos que presentan uno o más episodios depresivos mayores. Los trastornos depresivos mayores se codifican dependiendo de si se trata de un episodio depresivo mayor único o de episodios recurrentes.

### Criterios diagnósticos del episodio depresivo mayor

A. Cinco (o más) de los síntomas siguientes han estado presentes durante el mismo período de dos semanas y representan un cambio del funcionamiento previo; al menos uno de los síntomas es (1) estado de ánimo deprimido o (2) pérdida de interés o de placer.
**Nota:** No incluir síntomas que se pueden atribuir claramente a otra afección médica.

1. Estado de ánimo deprimido la mayor parte del día, casi todos los días, según se desprende de la información subjetiva (p. ej., se siente triste, vacío, sin esperanza) o de la observación por parte de otras personas (p. ej., se le ve lloroso). (**Nota:** En niños y adolescentes, el estado de ánimo puede ser irritable.)
2. Disminución importante del interés o el placer por todas o casi todas las actividades la mayor parte del día, casi todos los días (como se desprende de la información subjetiva o de la observación).
3. Pérdida importante de peso sin hacer dieta o aumento de peso (p. ej., modificación de más de un 5% del peso corporal en un mes) o disminución o aumento del apetito casi todos los días. (**Nota:** En los niños, considerar el fracaso para el aumento de peso esperado.)
4. Insomnio o hipersomnia casi todos los días.
5. Agitación o retraso psicomotor casi todos los días (observable por parte de otros, no simplemente la sensación subjetiva de inquietud o de enlentecimiento).
6. Fatiga o pérdida de energía casi todos los días.
7. Sentimiento de inutilidad o culpabilidad excesiva o inapropiada (que puede ser delirante) casi todos los días (no simplemente el autorreproche o culpa por estar enfermo).

8. Disminución de la capacidad para pensar o concentrarse, o para tomar decisiones, casi todos los días (a partir de la información subjetiva o de la observación por parte de otras personas).
9. Pensamientos de muerte recurrentes (no sólo miedo a morir), ideas suicidas recurrentes sin un plan determinado, intento de suicidio o un plan específico para llevarlo a cabo.

B. Los síntomas causan malestar clínicamente significativo o deterioro en lo social, laboral u otras áreas importantes del funcionamiento.
C. El episodio no se puede atribuir a los efectos fisiológicos de una sustancia o de otra afección médica.
**Nota:** Los Criterios A–C constituyen un episodio de depresión mayor.
**Nota:** Las respuestas a una pérdida significativa (p. ej., duelo, ruina económica, pérdidas debidas a una catástrofe natural, una enfermedad o discapacidad grave) pueden incluir el sentimiento de tristeza intensa, rumiación acerca de la pérdida, insomnio, pérdida del apetito y pérdida de peso que figuran en el Criterio A, y pueden simular un episodio depresivo. Aunque estos síntomas pueden ser comprensibles o considerarse apropiados a la pérdida, también se debería pensar atentamente en la presencia de un episodio de depresión mayor además de la respuesta normal a una pérdida significativa. Esta decisión requiere inevitablemente el criterio clínico basado en la historia del individuo y en las normas culturales para la expresión del malestar en el contexto de la pérdida.[1]

D. El episodio de depresión mayor no se explica mejor por un trastorno esquizoafectivo, esquizofrenia, un trastorno esquizofreniforme, un trastorno delirante, u otro trastorno especificado o no especificado del espectro de la esquizofrenia y otros trastornos psicóticos.
E. Nunca ha habido un episodio maníaco o hipomaníaco.
**Nota:** Esta exclusión no se aplica si todos los episodios de tipo maníaco o hipomaníaco son inducidos por sustancias o se pueden atribuir a los efectos fisiológicos de otra afección médica.

---

[1] Para distinguir el duelo de un episodio de depresión mayor (EDM), es útil tener en cuenta que en el duelo el afecto predominante es el sentimiento de vacío y pérdida, mientras que en un EDM es el estado de ánimo deprimido persistente y la incapacidad de esperar felicidad o placer. La disforia en el duelo probablemente disminuye de intensidad en días o semanas y se produce en oleadas, las denominadas punzadas del duelo. Estas oleadas tienden a asociarse a pensamientos o recuerdos del difunto. El estado de ánimo deprimido de un EDM es más persistente y no se asocia a pensamientos o preocupaciones específicos. El dolor del duelo puede ir acompañado de humor y emociones positivas que no son característicos de la intensa infelicidad y miseria que caracteriza a un EDM. El contenido de los pensamientos asociados al duelo generalmente presenta preocupación vinculada a pensamientos y recuerdos del difunto, y no la autocrítica o la rumiación pesimista que se observa en un EDM. En el duelo, la autoestima por lo general se conserva, mientras que en un EDM son frecuentes los sentimientos de no valer para nada y de desprecio por uno mismo. Si en el duelo existen ideas de autoanulación, implican típicamente la percepción de haber fallado al difunto (p. ej., no haberlo visitado con más frecuencia, no decirle lo mucho que lo quería). Si un individuo en duelo piensa en la muerte y en el hecho de morir, estos pensamientos se centran por lo general en el difunto y posiblemente en «reunirse« con él, mientras que en un EDM estos pensamientos se centran en poner fin a la propia vida debido al sentimiento de inutilidad, de no ser digno de vivir o de ser incapaz de hacer frente al dolor de la depresión.

**Procedimientos de codificación y registro**

El código diagnóstico del trastorno de depresión mayor se basa en si es un episodio único o recurrente, la gravedad actual, la presencia de características psicóticas y el estado de remisión. La gravedad actual y las características psicóticas sólo están indicadas si se cumplen actualmente todos los criterios para un episodio de depresión mayor. Los especificadores de remisión sólo están indicados si actualmente no se cumplen todos los criterios para un episodio de depresión mayor. Los códigos son los siguientes:

| Especificador de gravedad/curso | Episodio único | Episodio recurrente* |
| --- | --- | --- |
| Leve (DSM-5, pág. 188) | 296.21 (F32.0) | 296.31 (F33.0) |
| Moderado (DSM-5, pág. 188) | 296.22 (F32.1) | 296.32 (F33.1) |
| Grave (DSM-5, pág. 188) | 296.23 (F32.2) | 296.33 (F33.2) |
| Con características psicóticas** (DSM-5, pág. 186) | 296.24 (F32.3) | 296.34 (F33.3) |
| En remisión parcial (DSM-5, pág. 188) | 296.25 (F32.4) | 296.35 (F33.41) |
| En remisión total (DSM-5, pág. 188) | 296.26 (F32.5) | 296.36 (F33.42) |
| No especificado | 296.20 (F32.9) | 296.30 (F33.9) |

*Para un episodio que se considera recurrente debe haber un intervalo mínimo de dos meses consecutivos entre los episodios, durante el cual no se cumplan los criterios para un episodio de depresión mayor. Las definiciones de los especificadores se encuentran en las páginas indicadas.
**Si existen características psicóticas, codificar el especificador «con características psicóticas» independientemente de la gravedad del episodio.

A la hora de registrar el nombre de un diagnóstico, se enumerarán los términos en el orden siguiente: trastorno de depresión mayor, episodio único o recurrente, especificadores de gravedad/psicótico/ remisión, y a continuación todos los especificadores siguientes sin código que sean aplicables al episodio actual.

*Especificar:*
   **Con ansiedad** (DSM-5, pág. 184)
   **Con características mixtas** (DSM-5, págs. 184–185)
   **Con características melancólicas** (DSM-5, pág. 185)
   **Con características atípicas** (DSM-5, págs. 185–186)
   **Con características psicóticas congruentes con el estado de ánimo** (DSM-5, pág. 186)
   **Con características psicóticas no congruentes con el estado de ánimo** (DSM-5, pág. 186)
   **Con catatonía** (DSM-5, pág. 186). **Nota de codificación:** Utilizar el código adicional 293.89 (F06.1).
   **Con inicio en el periparto** (DSM-5, págs. 186–187)
   **Con patrón estacional** (sólo episodio recurrente) (DSM-5, págs. 187–188)

## Criterio A

En este apartado se especifica que deben estar presentes cinco o más de los nueve síntomas depresivos enumerados para poder diagnosticar un episodio depresivo mayor, y al menos uno debe ser el criterio A1 (ánimo deprimido) o el A2 (pérdida del interés o la capacidad de disfrutar). Esta lista se ha mantenido sin cambios desde el DSM-III-R y contiene los clásicos síntomas depresivos que se conocen desde hace siglos. Aunque estos síntomas, por separado, son frecuentes en la población general, el que se agrupen entre sí durante un mínimo de 2 semanas para formar el síndrome es lo que distingue este diagnóstico. Es importante que el clínico tenga en cuenta que cada elemento ha de estar presente durante el período mínimo de 2 semanas. Los síntomas que pudieran haber existido antes de iniciarse el episodio solo cuentan si empeoran ostensiblemente durante este. Por ejemplo, algunas personas tienen un insomnio crónico que, de no empeorar, no se tendría en cuenta como parte del cuadro depresivo.

Los síntomas más importantes son el ánimo deprimido (criterio A1) y la pérdida del interés o el placer (criterio A2), siendo obligatoria la presencia de uno de ellos. Algunas personas deprimidas pierden la capacidad de describir sus emociones (alexitimia) o de notar que están deprimidas; a otras les cuesta reconocer el ánimo deprimido por motivos culturales o de otro tipo. En casi todos los casos, la persona será capaz de admitir la pérdida del interés o el placer. El criterio A8 puede resultar molesto, pues son muchos los trastornos que producen falta de concentración. Muchas de las personas que tienen formas leves o incipientes de demencia refieren problemas de memoria y mala concentración. Dicho esto, la causa más importante de estos síntomas es la depresión y no la demencia.

Los pensamientos y comportamientos suicidas (criterio A9) son los síntomas depresivos más preocupantes; una vez detectados, el clínico debe explorarlos con especial detenimiento para determinar el grado de suicidalidad del paciente y la urgencia de la intervención médica.

Los clínicos deben tener presente que debe haber un intervalo de al menos 2 meses sin criterios cumplidos para poder considerar que existen dos episodios depresivos mayores distintos e independientes.

## Criterio B

Originalmente el criterio C del DSM-IV. Este criterio afirma que los síntomas depresivos deben causar «malestar clínicamente significativo o deterioro en lo social, lo laboral u otras áreas importantes del funcionamiento». Este criterio, añadido al diagnóstico en el DSM-IV, se ve complementado por los especificadores leve, moderado y grave. Aunque casi todos perciben la depresión como algo angustioso, el deterioro social y laboral puede manifestarse de varias formas. El paciente podría rendir poco en el trabajo debido a la mala concentración o a un cansancio excesivo, que serían causa de ineficiencia. Quizá esté de baja demasiados días o puede que no aparezca. En el terreno social, la persona puede ignorar a sus amigos y volverse retraída; la irritabilidad quizá aleje a las amistades que queden. Las familias sufren porque el paciente ignora las tareas domésticas por falta de motivación. En los casos graves, los afectados se ven sumidos en pensamientos de muerte o hacen planes de suicidio; algunos tratarán de suicidarse (o lo lograrán).

## Criterio C

Deben excluirse las explicaciones alternativas del síndrome durante el diagnóstico diferencial. Se deben descartar drogas de abuso, medicamentos y otras enfermedades. Se sabe que el alcohol y otras sustancias inducen la depresión; en tales casos, el diagnóstico correcto es el de trastorno depresivo inducido por una sustancia/un medicamento. Asimismo, hay enfermedades orgánicas, como el hipotiroidismo, que se acompañan de depresión y deben descartarse como causa; en estos casos, el diagnóstico apropiado sería el de trastorno depresivo debido a otra afección médica. Estas enfermedades tienen importantes consecuencias para el tratamiento.

## Criterio D

La depresión no se explica mejor mediante un trastorno esquizoafectivo y no está superpuesta a una esquizofrenia, un trastorno esquizofreniforme, un trastorno delirante u otro trastorno especificado o un trastorno no especificado del espectro de la esquizofrenia y otros trastornos psicóticos. Todos estos trastornos pueden acompañarse hasta cierto punto de depresión.

## Criterio E

La persona no ha tenido nunca un episodio maniaco o hipomaniaco. Este criterio es importante porque ayuda a separar el trastorno depresivo mayor del trastorno bipolar. Esta distinción es fundamental en los trastornos del estado de ánimo y tiene importantes consecuencias para el tratamiento. Dicho esto, para los casos con síntomas maniacos o hipomaniacos subsindrómicos existe el especificador «con características mixtas».

### Trastorno depresivo mayor, episodio único

## Especificadores

Los especificadores permiten describir cada cuadro individual con gran detalle, llegándose incluso a anotar si el trastorno del ánimo se acompaña o no de angustia ansiosa; si tiene características mixtas, melancólicas, atípicas, psicóticas o catatónicas, y si la depresión se inició en el periparto o sigue un patrón estacional. El clínico puede calificar el episodio depresivo mayor de leve, moderado o grave, con o sin rasgos psicóticos.

El especificador del DSM-IV «de inicio en el posparto» se ha cambiado por el de «inicio en el periparto». Este cambio se hace eco del hecho de que la mitad de los episodios depresivos mayores se producen *antes* del parto. El especificador se usa cuando el episodio depresivo mayor aparece durante la gestación o en las 4 semanas siguientes al parto.

### Trastorno depresivo mayor, episodio recurrente

Para que un trastorno depresivo mayor se considere recurrente, debe haber entre los episodios un intervalo de al menos 2 meses consecutivos en que no se cumplan los criterios del episodio depresivo mayor.

### Trastorno depresivo persistente (distimia)

El trastorno depresivo persistente (distimia) es una perturbación crónica y persistente del estado de ánimo que dura al menos 2 años (o al menos 1 año en los niños y adolescentes) y que se caracteriza por síntomas depresivos relativamente típicos, como anorexia, insomnio, poca energía, baja autoestima, dificultad de concentración y sentimientos de falta de esperanza. El diagnóstico combina el trastorno depresivo mayor crónico y el trastorno distímico del DSM-IV. A los clínicos les costaba trabajo distinguir estos dos trastornos y su consolidación facilitará la identificación de las personas con depresión crónica y persistente.

El trastorno distímico se introdujo en el DSM-III y llevaba entre paréntesis el nombre de «neurosis depresiva». Las personas con trastorno depresivo persistente suelen presentar episodios depresivos relativamente más graves. Cuando el episodio depresivo mayor cede, estas personas regresan posteriormente a su estado crónico de distimia. La coexistencia de formas de depresión tanto leves como graves se denomina a veces «depresión doble» debido a que ambos trastornos se codifican.

Los criterios del trastorno depresivo persistente permanecen en general sin cambios con respecto al trastorno distímico del DSM-IV. La diferencia más importante afecta al criterio D. En el DSM-IV se especificaba la *ausencia* de episodios depresivos mayores en los primeros 2 años del cuadro. Al subgrupo de trabajo de los trastornos del ánimo le preocupaba que los clínicos no pudieran distinguir de modo fiable el trastorno distímico del trastorno depresivo mayor crónico. Muchos clínicos no veían claras las diferencias y tendían a ignorar uno u otro de esos diagnósticos. Parte de la confusión deriva de que se pide a los pacientes que recuerden datos que la mayoría de las personas son incapaces de traer a la memoria. Es decir, ¿recuerda el paciente haber tenido, en ese período de 2 años (que puede situarse décadas atrás), períodos sin síntomas de más de 2 meses de duración, o haber pasado 2 o más semanas con síntomas que cumplieran los criterios del episodio depresivo mayor (en cuyo caso, el paciente sería diagnosticado de trastorno depresivo mayor)? Estos cambios deberían permitir al clínico distinguir estos trastornos de manera más fiable. Las investigaciones mostraron también que había pocas diferencias entre las personas con trastorno distímico y aquellas otras con trastorno depresivo mayor crónico en términos de síntomas, antecedentes familiares y respuesta al tratamiento (Klein et al., 2004; McCullough et al., 2000).

## Criterios diagnósticos del trastorno depresivo persistente (distimia)      300.4 (F34.1)

En este trastorno se agrupan el trastorno de depresión mayor crónico y el trastorno distímico del DSM-IV.

A. Estado de ánimo deprimido durante la mayor parte del día, presente más días que los que está ausente, según se desprende de la información subjetiva o de la observación por parte de otras personas, durante un mínimo de dos años.
   **Nota:** En niños y adolescentes, el estado de ánimo puede ser irritable y la duración ha de ser como mínimo de un año.

B. Presencia, durante la depresión, de dos (o más) de los síntomas siguientes:
   1. Poco apetito o sobrealimentación.
   2. Insomnio o hipersomnia.
   3. Poca energía o fatiga.
   4. Baja autoestima.

5. Falta de concentración o dificultad para tomar decisiones.

6. Sentimientos de desesperanza.

C. Durante el período de dos años (un año en niños y adolescentes) de la alteración, el individuo nunca ha estado sin los síntomas de los Criterios A y B durante más de dos meses seguidos.

D. Los criterios para un trastorno de depresión mayor pueden estar continuamente presentes durante dos años.

E. Nunca ha habido un episodio maníaco o un episodio hipomaníaco, y nunca se han cumplido los criterios para el trastorno ciclotímico.

F. La alteración no se explica mejor por un trastorno esquizoafectivo persistente, esquizofrenia, un trastorno delirante, u otro trastorno especificado o no especificado del espectro de la esquizofrenia y otro trastorno psicótico.

G. Los síntomas no se pueden atribuir a los efectos fisiológicos de una sustancia (p. ej., una droga, un medicamento) o a otra afección médica (p. ej., hipotiroidismo).

H. Los síntomas causan malestar clínicamente significativo o deterioro en lo social, laboral u otras áreas importantes del funcionamiento.

**Nota:** Como los criterios para un episodio de depresión mayor incluyen cuatro síntomas que no están en la lista de síntomas del trastorno depresivo persistente (distimia), un número muy limitado de individuos tendrá síntomas depresivos que han persistido durante más de dos años, pero no cumplirán los criterios para el trastorno depresivo persistente. Si en algún momento durante el episodio actual de la enfermedad se han cumplido todos los criterios para un episodio de depresión mayor, se hará un diagnóstico de trastorno de depresión mayor. De no ser así, está justificado un diagnóstico de otro trastorno depresivo especificado o de un trastorno depresivo no especificado.

*Especificar* si:
**Con ansiedad** (DSM-5, pág. 184)
**Con características mixtas** (DSM-5, págs. 184–185)
**Con características melancólicas** (DSM-5, pág. 185)
**Con características atípicas** (DSM-5, págs. 185–186)
**Con características psicóticas congruentes con el estado de ánimo** (DSM-5, pág. 186)
**Con características psicóticas no congruentes con el estado de ánimo** (DSM-5, pág. 186)
**Con inicio en el periparto** (DSM-5, págs. 186–187)

*Especificar* si:
**En remisión parcial** (DSM-5, pág. 188)
**En remisión total** (DSM-5, pág. 188)

*Especificar* si:
**Inicio temprano:** Si el inicio es antes de los 21 años.
**Inicio tardío:** Si el inicio es a partir de los 21 años.

*Especificar* si (durante la mayor parte de los dos años más recientes del trastorno depresivo persistente):
**Con síndrome distímico puro:** No se han cumplido todos los criterios para un episodio de depresión mayor al menos en los dos años anteriores.
**Con episodio de depresión mayor persistente:** Se han cumplido todos los criterios para un episodio de depresión mayor durante los dos años anteriores.
**Con episodios intermitentes de depresión mayor, con episodio actual:** Actualmente se cumplen todos los criterios para un episodio de depresión mayor, pero ha habido períodos de al menos 8 semanas en por lo menos los dos años anteriores con síntomas por debajo del umbral para un episodio de depresión mayor completo.

**Con episodios intermitentes de depresión mayor, sin episodio actual:** Actualmente no se cumplen todos los criterios para un episodio de depresión mayor, pero ha habido uno o más episodios de depresión mayor al menos en los dos años anteriores.

*Especificar* la gravedad actual:
**Leve** (DSM-5, pág. 188)
**Moderado** (DSM-5, pág. 188)
**Grave** (DSM-5, pág. 188)

## Trastorno disfórico premenstrual

El subgrupo de trabajo de los trastornos del ánimo recomendó elevar el trastorno disfórico premenstrual a la categoría de trastorno de pleno derecho en el DSM-5. En el DSM-IV estaba incluido en el apéndice B y, si se observaba, se anotaba como trastorno depresivo sin especificar. Desde la inclusión inicial del trastorno en el DSM-III-R como trastorno disfórico de la fase lútea, se han acumulado datos que muestran su prevalencia y que es causa de angustia y deterioro importantes. El subgrupo de trabajo pensó que la información sobre el diagnóstico, el tratamiento y los elementos de validación del trastorno ya había madurado lo bastante como para convertirlo en diagnóstico independiente.

Las investigaciones clínicas y los estudios epidemiológicos han mostrado que muchas mujeres presentan síntomas que comienzan durante la fase lútea del ciclo menstrual y terminan más o menos cuando se inicia la menstruación. Además, estos estudios han detectado que existe un subgrupo de mujeres (aproximadamente el 2 % en el ámbito comunitario) que padecen de manera intermitente síntomas graves en relación con la fase lútea del ciclo menstrual. Las mujeres que tienen estos síntomas estaban deficientemente representadas en los DSM. La inclusión del trastorno disfórico premenstrual ayuda a garantizar que los clínicos reconozcan el síndrome y que las mujeres que padecen este trastorno reciban el tratamiento adecuado.

### Criterios diagnósticos del trastorno disfórico premenstrual                    625.4 (N94.3)

A. En la mayoría de los ciclos menstruales, al menos cinco síntomas han de estar presentes en la última semana antes del inicio de la menstruación, empezar a mejorar unos días después del inicio de la menstruación y hacerse mínimos o desaparecer en la semana después de la menstruación.

B. Uno (o más) de los síntomas siguientes han de estar presentes:

1. Labilidad afectiva intensa (p. ej., cambios de humor, de repente está triste o llorosa, o aumento de la sensibilidad al rechazo).
2. Irritabilidad intensa, o enfado, o aumento de los conflictos interpersonales.
3. Estado de ánimo intensamente deprimido, sentimiento de desesperanza o ideas de autodesprecio.
4. Ansiedad, tensión y/o sensación intensa de estar excitada o con los nervios de punta.

C. Uno (o más) de los síntomas siguientes también han de estar presentes, hasta llegar a un total de cinco síntomas cuando se combinan con los síntomas del Criterio B.

1. Disminución del interés por las actividades habituales (p. ej., trabajo, escuela, amigos, aficiones).
2. Dificultad subjetiva de concentración.

3. Letargo, fatigabilidad fácil o intensa falta de energía.
4. Cambio importante del apetito, sobrealimentación o anhelo de alimentos específicos.
5. Hipersomnia o insomnio.
6. Sensación de estar agobiada o sin control.
7. Síntomas físicos como dolor o tumefacción mamaria, dolor articular o muscular, sensación de «hinchazón» o aumento de peso.

**Nota:** Los síntomas de los Criterios A-C se han de haber cumplido durante la mayoría de los ciclos menstruales del año anterior.

D. Los síntomas se asocian a malestar clínicamente significativo o interferencia en el trabajo, la escuela, las actividades sociales habituales o la relación con otras personas (p. ej., evitación de actividades sociales; disminución de la productividad y la eficiencia en el trabajo, la escuela o en casa).
E. La alteración no es simplemente una exacerbación de los síntomas de otro trastorno, como el trastorno de depresión mayor, el trastorno de pánico, el trastorno depresivo persistente (distimia) o un trastorno de la personalidad (aunque puede coexistir con cualquiera de estos).
F. El Criterio A se ha de confirmar mediante evaluaciones diarias prospectivas durante al menos dos ciclos sintomáticos (**Nota:** El diagnóstico se puede hacer de forma provisional antes de esta confirmación.)
G. Los síntomas no se pueden atribuir a los efectos fisiológicos de una sustancia (p. ej., una droga, un medicamento, otro tratamiento) o a otra afección médica (p. ej., hipertiroidismo).

## Trastorno depresivo inducido por una sustancia/ un medicamento

El trastorno depresivo inducido por sustancias o medicamentos se diagnostica cuando el paciente tiene síntomas depresivos que se deben claramente al efecto de una sustancia o a su abstinencia. Estos trastornos son frecuentes y se han relacionado con sustancias concretas, siendo quizá el alcohol el inductor más habitual. El trastorno se observa también a menudo en los hospitales y las poblaciones clínicas. Los criterios diagnósticos siguen siendo los mismos que los del trastorno del ánimo inducido por sustancias del DSM-IV, exceptuando el hecho de que el criterio A se ha retocado para reflejar que el foco ha de recaer en los síntomas depresivos, como corresponde a este capítulo. La codificación depende de la sustancia implicada en la inducción del trastorno. El nombre de la sustancia se incluye en el nombre del trastorno (p. ej., trastorno depresivo inducido por alcohol).

### Criterios diagnósticos del trastorno depresivo inducido por una sustancia/medicamento

A. Alteración importante y persistente del estado de ánimo que predomina en el cuadro clínico y que se caracteriza por estado de ánimo deprimido, disminución notable del interés o placer por todas o casi todas las actividades.
B. Existen pruebas a partir de la historia clínica, la exploración física o los análisis de laboratorio de (1) y (2):

1. Síntomas del Criterio A desarrollados durante o poco después de la intoxicación o abstinencia de una sustancia o después de la exposición a un medicamento.
2. La sustancia/medicamento implicado puede producir los síntomas del Criterio A.

C. El trastorno no se explica mejor por un trastorno depresivo no inducido por una sustancia/medicamento. La evidencia de un trastorno depresivo independiente puede incluir lo siguiente:

Los síntomas fueron anteriores al inicio del uso de la sustancia/medicamento; los síntomas persisten durante un período importante (p. ej., aproximadamente un mes) después del cese de la abstinencia aguda o la intoxicación grave; o existen otras pruebas que sugieren la existencia de un trastorno depresivo independiente no inducido por sustancias/medicamentos (p. ej., antecedentes de episodios recurrentes no relacionados con sustancias/medicamentos).

D. El trastorno no se produce exclusivamente durante el curso de un delirium.
E. El trastorno causa malestar clínicamente significativo o deterioro en lo social, laboral u otras áreas importantes del funcionamiento.

**Nota:** Sólo se hará este diagnóstico en lugar de un diagnóstico de intoxicación por una sustancia o abstinencia de una sustancia cuando los síntomas del Criterio A predominen en el cuadro clínico y cuando sean suficientemente graves para justificar la atención clínica.

**Nota de codificación:** Los códigos CIE-9-MC y CIE-10-MC para los trastornos depresivos por [sustancia/medicamento específico] se indican en la tabla siguiente. Obsérvese que el código CIE-10-MC depende de si existe o no algún trastorno concomitante por uso de sustancias de la misma clase. Si un trastorno leve por consumo de sustancias coincide con el trastorno depresivo inducido por sustancias, el carácter en 4ª posición es «1», y el clínico registrará «trastorno leve por consumo de [sustancia]» antes de trastorno depresivo inducido por sustancias (p. ej., «trastorno leve por consumo de cocaína con trastorno depresivo inducido por cocaína»). Si un trastorno moderado o grave por consumo de sustancias coincide con el trastorno depresivo inducido por una sustancia, el carácter en 4ª posición es «2», y el clínico hará constar «trastorno moderado por consumo de [sustancia]» o «trastorno grave por consumo de [sustancia]» según la gravedad del trastorno concurrente por consumo de esa sustancia. Si no existe un trastorno concurrente por consumo de una sustancia (p. ej., después de un consumo importante puntual de la sustancia), el carácter en 4ª posición es «9», y el clínico sólo hará constar el trastorno depresivo inducido por sustancias.

| | | CIE-10-MC | | |
| --- | --- | --- | --- | --- |
| | CIE-9-MC | Con trastorno por consumo leve | Con trastorno por consumo moderado o grave | Sin trastorno por consumo |
| Alcohol | 291.89 | F10.14 | F10.24 | F10.94 |
| Fenciclidina | 292.84 | F16.14 | F16.24 | F16.94 |
| Otro alucinógeno | 292.84 | F16.14 | F16.24 | F16.94 |
| Inhalante | 292.84 | F18.14 | F18.24 | F18.94 |
| Opiáceo | 292.84 | F11.14 | F11.24 | F11.94 |
| Sedante, hipnótico o ansiolítico | 292.84 | F13.14 | F13.24 | F13.94 |

| | CIE-9-MC | CIE-10-MC | | |
|---|---|---|---|---|
| | | Con trastorno por consumo leve | Con trastorno por consumo moderado o grave | Sin trastorno por consumo |
| Anfetamina (u otro estimulante) | 292.84 | F15.14 | F15.24 | F15.94 |
| Cocaína | 292.84 | F14.14 | F14.24 | F14.94 |
| Otra sustancia (o sustancia desconocida) | 292.84 | F19.14 | F19.24 | F19.94 |

*Especificar* si (véase la Tabla 1 del DSM-5, en el capítulo «Trastornos relacionados con sustancias y trastornos adictivos» para los diagnósticos asociados a la clase de sustancia):

**Con inicio durante la intoxicación:** Si se cumplen los criterios de intoxicación con la sustancia y los síntomas se desarrollan durante la intoxicación.

**Con inicio durante la abstinencia:** Si se cumplen los criterios de abstinencia de la sustancia y los síntomas aparecen durante, o poco después, de la retirada.

## Trastorno depresivo debido a otra afección médica

Algunas personas presentan síntomas depresivos que pueden atribuirse a una enfermedad somática conocida. Estos trastornos son frecuentes, sobre todo en los hospitales y los servicios de interconsulta. Muchos trastornos físicos, como el hipotiroidismo, se sabe que inducen trastornos depresivos. Los criterios del DSM-5 alertan a los clínicos de la posibilidad de que el cuadro depresivo de un paciente sea secundario, en cuyo caso lo correcto sería buscar una causa orgánica. Por este motivo, este diagnóstico tiene importantes implicaciones terapéuticas.

El diagnóstico puede especificarse anotando si tiene características depresivas, un episodio del tipo de la depresión mayor o características mixtas. Al anotar el diagnóstico debe incluirse el nombre de la enfermedad orgánica responsable (p. ej., trastorno depresivo debido a hipotiroidismo, con características mixtas).

### Criterios diagnósticos del trastorno depresivo debido a otra afección médica

A. Un período importante y persistente de estado de ánimo deprimido o una disminución notable del interés o placer por todas o casi todas las actividades predomina en el cuadro clínico.

B. Existen pruebas a partir de la historia clínica, la exploración física o los análisis de laboratorio de que el trastorno es la consecuencia fisiopatológica directa de otra afección médica.

C. La alteración no se explica mejor por otro trastorno mental (p. ej., trastorno de adaptación, con estado de ánimo deprimido, en el que el factor de estrés es una afección médica grave).

D. El trastorno no se produce exclusivamente durante el curso de un delirium.

E. El trastorno causa malestar clínicamente significativo o deterioro en lo social, laboral u otras áreas importantes del funcionamiento.

**Nota de codificación:** El código CIE-9-MC para el trastorno depresivo debido a otra afección médica es **293.83,** que se asigna independientemente del especificador. El código CIE-10-MC depende del especificador (véase más adelante).

*Especificar* si:

**(F06.31) Con características depresivas:** No se cumplen todos los criterios para un episodio de depresión mayor.

**(F06.32) Con episodio del tipo de depresión mayor:** Se cumplen todos los criterios (excepto el Criterio C) para un episodio de depresión mayor.

**(F06.34) Con características mixtas:** También existen síntomas de manía o hipomanía, pero no predominan en el cuadro clínico.

**Nota de codificación:** Incluir el nombre de la otra afección médica en el nombre del trastorno mental (p. ej., 293.83 [F06.31] trastorno depresivo debido al hipotiroidismo, con características depresivas). La otra afección médica también se codificará y enumerará por separado inmediatamente antes del trastorno depresivo debido a la afección médica (p. ej., 244.9 [E03.9] hipotiroidismo; 293.83 [F06.31] trastorno depresivo debido al hipotiroidismo, con características depresivas).

# Otro trastorno depresivo especificado y trastorno depresivo no especificado

Estas categorías sustituyen al trastorno depresivo sin especificar del DSM-IV. La categoría de «otro trastorno depresivo especificado» se usa cuando hay síntomas característicos de un trastorno depresivo, acompañados de angustia o deterioro, que no cumplen totalmente los criterios de uno de los trastornos más específicos del grupo y el clínico decide comunicar el motivo de que esto sea así. Se le pide al clínico que anote el motivo específico (p. ej., depresión breve recurrente, episodio depresivo de corta duración [4-13 días], episodio depresivo con síntomas insuficientes).

La categoría de «trastorno depresivo no especificado» se usa cuando los criterios de un trastorno específico del grupo no se cumplen del todo pero hay síntomas que ocasionan angustia o deterioro clínicamente importante, y el clínico decide no especificar el motivo del incumplimiento de los criterios o la información disponible es insuficiente para hacer un diagnóstico más específico.

## Otro trastorno depresivo especificado      311 (F32.8)

Esta categoría se aplica a presentaciones en las que predominan los síntomas característicos de un trastorno depresivo que causan malestar clínicamente significativo o deterioro en lo social, laboral u otras áreas importantes del funcionamiento, pero que no cumplen todos los criterios de ninguno de los trastornos de la categoría diagnóstica de los trastornos depresivos. La categoría de otro trastorno depresivo especificado se utiliza en situaciones en las que el clínico opta por comunicar el motivo específico por el que la presentación no cumple los criterios de un trastorno depresivo específico. Esto se hace registrando «otro trastorno depresivo especificado» y a continuación el motivo específico (p. ej., «episodio depresivo de corta duración»).

Algunos ejemplos de presentaciones que se pueden especificar utilizando la designación «otro especificado» son los siguientes:

1. **Depresión breve recurrente:** Presencia concurrente de estado de ánimo deprimido y al menos otros cuatro síntomas de depresión durante 2-13 días por lo menos una vez al mes (no asociados al ciclo menstrual) durante un mínimo de doce meses consecutivos en un individuo cuya presentación no ha cumplido nunca los criterios para ningún otro trastorno depresivo o bipolar y que actualmente no cumple los criterios activos o residuales para un trastorno psicótico.

2. **Episodio depresivo de corta duración (4–13 días):** Afecto deprimido y al menos cuatro de los otros ocho síntomas de un episodio de depresión mayor asociados a malestar clínicamente significativo o deterioro que persiste durante más de cuatro días, pero menos de catorce días, en un individuo cuya presentación nunca ha cumplido los criterios para otro trastorno depresivo o bipolar, no cumple actualmente los criterios activos o residuales para un trastorno psicótico y no cumple los criterios para una depresión breve recurrente.

3. **Episodio depresivo con síntomas insuficientes:** Afecto deprimido y al menos cuatro de los otros ocho síntomas de un episodio de depresión mayor asociado a malestar clínicamente significativo o deterioro que persiste durante un mínimo de dos semanas en un individuo cuya presentación nunca ha cumplido los criterios para otro trastorno depresivo o bipolar, no cumple actualmente los criterios activos o residuales para un trastorno psicótico y no cumple los criterios para trastorno mixto de ansiedad y depresión.

## Otro trastorno depresivo no especificado     311 (F32.9)

Esta categoría se aplica a presentaciones en las que predominan los síntomas característicos de un trastorno depresivo que causan malestar clínicamente significativo o deterioro en lo social, laboral u otras áreas importantes del funcionamiento, pero que no cumplen todos los criterios de ninguno de los trastornos de la categoría diagnóstica de los trastornos depresivos. La categoría del trastorno depresivo no especificado se utiliza en situaciones en las que el clínico opta por no especificar el motivo de incumplimiento de los criterios de un trastorno depresivo específico, e incluye presentaciones en las que no existe suficiente información para hacer un diagnóstico más específico (p. ej., en servicios de urgencias).

# PUNTOS CLAVE

- Los trastornos del estado de ánimo se han dividido en dos capítulos: «Trastorno bipolar y trastornos relacionados» y «Trastornos depresivos».

- Se ha añadido la expresión «aumento anormal y persistente de la actividad deliberada y la energía» al criterio A del episodio maniaco e hipomaniaco. Con esta adición se expresa claramente que la presencia de este síntoma distintivo del trastorno bipolar I o II es obligada para poder hacer el diagnóstico.

- El diagnóstico de trastorno bipolar I, episodio mixto más reciente, que requería el cumplimiento simultáneo de los criterios de la manía y el trastorno depresivo mayor, se ha eliminado. En su lugar se ha añadido el especificador «con características mixtas», que puede aplicarse a los episodios maniacos o hipomaniacos cuando existen rasgos depresivos.

- En los trastornos depresivos, un cambio importante es la omisión de la exclusión del luto que se aplicaba en el DSM-IV a los síntomas depresivos de menos de 2 meses de duración a raíz de la pérdida de un ser querido. Este cambio se introdujo porque los datos objetivos no avalan la separación de la pérdida de seres queridos de los demás factores de estrés en cuanto a la probabilidad de precipitar un episodio depresivo mayor.

- El trastorno de desregulación disruptiva del estado de ánimo es nuevo entre los trastornos depresivos y describe un cuadro infantil persistente de irritabilidad y descontrol de la conducta. Este cambio debería servir para reducir el problema del diagnóstico excesivo del trastorno bipolar en los niños y adolescentes.

- El trastorno depresivo persistente (distimia) es nuevo y en él se confunden el trastorno depresivo mayor crónico y el trastorno distímico del DSM-IV. A los clínicos les costaba trabajo distinguir estos dos trastornos.

- El trastorno disfórico premenstrual se ha elevado a la categoría de diagnóstico independiente. Este diagnóstico hace referencia al cuadro de síntomas depresivos que presentan las mujeres en relación con el ciclo menstrual.

# CAPÍTULO 6

# Trastornos de ansiedad

| | |
|---|---|
| **309.21 (F93.0)** | Trastorno de ansiedad por separación |
| **313.23 (F94.0)** | Mutismo selectivo |
| **300.29 (F40.2_)** | Fobia específica |
| **300.23 (F40.10)** | Trastorno de ansiedad social (fobia social) |
| **300.01 (F41.0)** | Trastorno de pánico |
| **___.__ (___.__)** | Especificador de ataque de pánico |
| **300.22 (F40.00)** | Agorafobia |
| **300.02 (F41.1)** | Trastorno de ansiedad generalizada |
| **___.__ (___.__)** | Trastorno de ansiedad inducido por sustancias/medicamentos |
| **293.84 (F06.4)** | Trastorno de ansiedad debido a otra afección médica |
| **300.09 (F41.8)** | Otro trastorno de ansiedad especificado |
| **300.00 (F41.9)** | Otro trastorno de ansiedad no especificado |

Los trastornos de ansiedad se encuentran entre las afecciones psiquiátricas más prevalentes en todo el mundo. Las investigaciones muestran reiteradamente que se acompañan de mayor morbilidad psiquiátrica y física, de un mayor uso de servicios sanitarios y de deterioro psicosocial. La necesidad obliga a los clínicos a reconocer y tratar los trastornos de ansiedad sin dilación. En la Tabla 6-1 se enumeran los trastornos de ansiedad del DSM-5.

Aunque la palabra *ansiedad* se ha utilizado para describir fenómenos diversos, en la bibliografía clínica este término se refiere a la presencia de un miedo o una aprensión que no guarda proporción con la situación. Antes se creía que la ansiedad intervenía de forma importante en varias afecciones que se describieron en el siglo xix (Goodwin y Guze, 1989). A finales del siglo xix, Da Costa escribió sobre cierto «síndrome del corazón irritable», caracterizado por dolor en el pecho, palpitaciones y mareos, y que se creía debido a una alteración funcional cardiaca. Describió el síndrome en un veterano de la Guerra Civil, por lo que después se llamó «corazón de soldado», «síndrome de esfuerzo» o «astenia neurocirculatoria». Más o menos al mismo tiempo, Beard describió la *neurastenia,* que se pensaba que era un trastorno debido al agotamiento nervioso. Freud separó después la neurastenia de los casos que cursaban principalmente con síntomas de ansiedad, a los que denominó *neurosis de ansiedad.* Describió sus carac-

**TABLA 6-1.** Trastornos de ansiedad

Trastorno de ansiedad por separación

Mutismo selectivo

Fobia específica

Trastorno de ansiedad social (fobia social)

Trastorno de pánico

Agorafobia

Trastorno de ansiedad generalizada

Trastorno de ansiedad inducido por sustancias/medicamentos

Trastorno de ansiedad debido a otra afección médica

Otro trastorno de ansiedad especificado

Trastorno de ansiedad no especificado

terísticas clínicas como: irritabilidad general, expectativa ansiosa, remordimientos, crisis de ansiedad y fobias.

En el DSM-I, la categoría de los trastornos psiconeuróticos formaba un grupo aparte donde la ansiedad era la característica principal. Según el DSM-I, la ansiedad «puede sentirse y expresarse directamente o... puede controlarse inconsciente y automáticamente mediante el uso de diversos mecanismos de defensa» (pág. 31). Se enumeraban varias «reacciones», entre ellas la «reacción de ansiedad» y la «reacción fóbica» —trastornos que se siguen reconociendo como trastornos de ansiedad— y otras que ahora se sitúan en categorías diferentes (p. ej., reacción disociativa, reacción obsesivo-compulsiva). En el DSM-II, la categoría recibió el nombre de «neurosis» y se eliminó el término *reacción*, aunque la categoría en sí no experimentó apenas cambios.

Los cambios generales del DSM-III llevaron a reagrupar algunos de los trastornos y a la creación de nuevos trastornos donde la ansiedad se experimentaba como perturbación predominante o al tratar la persona de dominar sus síntomas (p. ej., al enfrentarse a una situación o un objeto temido). La nueva clase diagnóstica, la de los trastornos de ansiedad, incluía el trastorno de pánico, la agorafobia, la fobia social, la fobia simple, el trastorno de ansiedad generalizada, el trastorno obsesivo-compulsivo y el trastorno de estrés post-traumático (que llevó guion hasta el DSM-IV). El trastorno de estrés agudo se añadió después en el DSM-IV. El DSM-III-R, el DSM-IV y el DSM-IV-TR permanecieron por lo demás fieles al DSM- III, exceptuando cambios menores en los conjuntos de criterios y algunos cambios de nombre (p. ej., de fobia simple a fobia específica).

En el DSM-5, el capítulo de los trastornos de ansiedad ha permanecido en gran medida fiel a su inmediato predecesor, aunque con varias excepciones importantes. El trastorno obsesivo-compulsivo tiene ahora su propio capítulo (véase el capítulo 7, «Trastorno obsesivo-compulsivo y trastornos relacionados»). El trastorno de estrés postraumático y el trastorno de estrés agudo se han trasladado al grupo de los «Trastornos relacionados con traumas y factores de estrés» (véase el capítulo 8). Estos cambios se hicieron en respuesta a los datos científicos que muestran que estos trastornos se sitúan aparte de los otros trastornos de ansiedad. No obstante, el orden secuencial de los capítulos del DSM-5 (es decir, la metaestructura) refleja la íntima relación que existe entre estos trastornos. Por último, el trastorno de ansiedad por separación y el mutismo selectivo son nuevos en el capítulo, estando antes incluidos en el capítulo del DSM-IV sobre «Trastornos normalmente diagnosticados en la lactancia, la niñez o la adolescencia».

Otros cambios son la redacción de los conjuntos de criterios, que se han modificado para: 1) reflejar la disfunción de base de estos trastornos como una ansiedad o un temor de grado intenso, frecuente y crónico; 2) separar los constructos principales (p. ej., los desencadenantes situacionales, la ideación cognitiva, la intensidad, la frecuencia y la duración); y 3) promover la uniformidad entre los trastornos. En la fobia específica y el trastorno de ansiedad social, los cambios incluyen la eliminación del requisito de que los adultos reconozcan que su ansiedad es excesiva o irracional. Además, la duración mínima de 6 meses, que se limitaba a las personas de menos de 18 años en el DSM-IV, se ha extendido a todas las edades. Los rasgos esenciales de las crisis de pánico son los mismos, pero la terminología para describir los distintos tipos se ha sustituido por los términos *esperada* e *inesperada.* El trastorno de pánico y la agorafobia se han desligado entre sí, y los criterios de la agorafobia se han ampliado para hacerlos coherentes con los criterios de los demás trastornos. En el trastorno de ansiedad social, el especificador «generalizada» se ha suprimido y reemplazado por el de «solo de actuación».

## Trastorno de ansiedad por separación

El trastorno de ansiedad por separación es una dolencia en la que la persona tiene excesiva ansiedad al separarse de aquellos lugares o personas con los que tiene fuertes lazos emocionales. Incluido entre los trastornos de la infancia desde el DSM-III hasta el DSM-IV-TR, el trastorno de ansiedad por separación se ha trasladado aquí en virtud de las investigaciones que lo vinculan con los trastornos de ansiedad y por el hecho de que su presencia en el adulto está cada vez más reconocida. De hecho, se calcula que la prevalencia vitalicia del trastorno de ansiedad por separación es del 4,1 % durante la infancia y del 6,6 % en la edad adulta. Aunque alrededor de un tercio de los adultos con trastorno de ansiedad por separación lo padecieron en la niñez, la mayoría de los casos se iniciaron ya en la edad adulta. En los niños, el apego emocional intenso se refiere probablemente a uno de los padres; en el adulto, el apego puede implicar a un cónyuge o un amigo.

El trastorno de ansiedad por separación no debe confundirse con la ansiedad de separación que tiene lugar en la etapa normal del desarrollo de los bebés sanos que se sienten seguros. La ansiedad de separación normalmente aparece alrededor de los 8 meses de edad y crece hasta los 13-15 meses, momento en el que empieza a disminuir.

## Criterios diagnósticos del trastorno de ansiedad por separación                                     309.21 (F93.0)

A. Miedo o ansiedad excesiva e inapropiada para el nivel de desarrollo del individuo concerniente a su separación de aquellas personas por las que siente apego, puesta de manifiesto por al menos tres de las siguientes circunstancias:

1. Malestar excesivo y recurrente cuando se prevé o se vive una separación del hogar o de las figuras de mayor apego.
2. Preocupación excesiva y persistente por la posible pérdida de las figuras de mayor apego o de que puedan sufrir un posible daño, como una enfermedad, daño, calamidades o muerte.
3. Preocupación excesiva y persistente por la posibilidad de que un acontecimiento adverso (p. ej., perderse, ser raptado, tener un accidente, enfermar) cause la separación de una figura de gran apego.

4. Resistencia o rechazo persistente a salir, lejos de casa, a la escuela, al trabajo o a otro lugar por miedo a la separación.

5. Miedo excesivo y persistente o resistencia a estar solo o sin las figuras de mayor apego en casa o en otros lugares.

6. Resistencia o rechazo persistente a dormir fuera de casa o a dormir sin estar cerca de una figura de gran apego.

7. Pesadillas repetidas sobre el tema de la separación.

8. Quejas repetidas de síntomas físicos (p. ej., dolor de cabeza, dolor de estómago, náuseas, vómitos) cuando se produce o se prevé la separación de las figuras de mayor apego.

B. El miedo, la ansiedad o la evitación es persistente, dura al menos cuatro semanas en niños y adolescentes y típicamente seis o más meses en adultos.

C. La alteración causa malestar clínicamente significativo o deterioro en lo social, académico, laboral u otras áreas importantes del funcionamiento.

D. La alteración no se explica mejor por otro trastorno mental, como rechazo a irse de casa por resistencia excesiva al cambio en un trastorno del espectro autista, delirios o alucinaciones concernientes a la separación en trastornos psicóticos, rechazo a salir sin alguien de confianza en la agorafobia, preocupación por una salud enfermiza u otro daño que pueda suceder a los allegados u otros significativos en el trastorno de ansiedad generalizada, o preocupación por padecer una enfermedad en el trastorno de ansiedad por enfermedad.

## Criterio A

Aunque es normal tener alguna ansiedad de separación en diversas fases del desarrollo, cuando el temor o la ansiedad son excesivos y producen deterioro funcional, podría aplicarse este diagnóstico. Para subrayar la relevancia del adulto con trastorno de ansiedad por separación se han añadido varios términos (p. ej., el término *«trabajo»* en el criterio A4) y otros se han eliminado (p. ej., el término *adultos* en el criterio A5 del DSM-IV, pues las figuras de apego no son siempre adultos; en los adultos, estas figuras pueden ser parejas, hijos, etc.).

## Criterio B

Se especifica que la duración típica es como mínimo de 6 meses en los adultos (en lugar de las 4 semanas que requiere el DSM-IV y que se han conservado en el DSM-5 para los niños y adolescentes) para minimizar el diagnóstico excesivo de los miedos transitorios. Se advierte que son permisibles las duraciones menores en caso de inicio agudo o de exacerbación de síntomas graves.

## Criterios C y D

El trastorno de ansiedad por separación se asocia a un deterioro importante. Las personas con este trastorno pueden negarse a ir a la escuela o al trabajo, quejarse de problemas somáticos y aislarse socialmente. Si no se trata, el trastorno se asocia a niveles de estudios bajos, a desempleo y a soltería o rupturas matrimoniales. Como la ansiedad de separación puede acompañar a otros trastornos mentales, el clínico debe determinar si los síntomas cumplen totalmente los criterios de algún diagnóstico aparte del trastorno de ansiedad por separación.

# Mutismo selectivo

El mutismo selectivo se caracteriza por incapacidad reiterada para hablar en determinadas situaciones sociales donde es de esperar que se hable, a pesar de que sí se es capaz de hablar en otras situaciones (p. ej., en casa). Llamado originalmente «mutismo electivo» en el DSM-III y renombrado «mutismo selectivo» en el DSM-IV, este trastorno estaba incluido en este último DSM entre los «Trastornos normalmente diagnosticados en la lactancia, la niñez o la adolescencia». El mutismo selectivo se ha trasladado de epígrafe porque las investigaciones lo han vinculado con los trastornos de ansiedad, y cada vez se reconoce más el hecho de que prosigue en la edad adulta (o se inicia en ella en raras ocasiones). El mutismo selectivo es raro y lo más probable es que se manifieste en niños pequeños.

---

## Criterios diagnósticos del mutismo selectivo         313.23 (F94.0)

A. Fracaso constante para hablar en situaciones sociales específicas en las que existe expectativa por hablar (p. ej., en la escuela) a pesar de hacerlo en otras situaciones.

B. La alteración interfiere en los logros educativos o laborales, o en la comunicación social.

C. La duración de la alteración es como mínimo de un mes (no limitada al primer mes de escuela).

D. El fracaso para hablar no se puede atribuir a la falta de conocimiento o a la comodidad con el lenguaje hablado necesario en la situación social.

E. La alteración no se explica mejor por un trastorno de la comunicación (p. ej., trastorno de fluidez [tartamudeo] de inicio en la infancia) y no se produce exclusivamente durante el curso de un trastorno del espectro autista, la esquizofrenia u otro trastorno psicótico.

---

## Criterio A

Al encontrarse con otras personas en determinadas relaciones sociales, los niños y adultos con mutismo selectivo ni inician la conversación ni contestan cuando les hablan. Sin embargo, si ven a estas mismas personas en casa, se relacionan con ellas normalmente. El diagnóstico requiere una incapacidad *sistemática* para hablar en situaciones sociales.

## Criterio B

El mutismo selectivo se asocia a deterioro importante. Los niños con mutismo selectivo suelen negarse a hablar en el colegio, lo que produce deterioro académico o educativo. Al madurar, estos niños pueden aislarse socialmente cada vez más; en los entornos académicos fracasan al no comunicarse adecuadamente con los profesores en relación con sus necesidades académicas o personales.

## Criterio C

El silencio selectivo de menos de 1 mes de duración (p. ej., un niño enfadado que se niega a hablar durante unos días) no cumpliría los criterios del diagnóstico.

# Criterio D

Los hijos de familias que emigran a otro país donde se habla una lengua distinta pueden negarse a hablar esa lengua por falta de conocimiento de la misma. Si la comprensión del idioma nuevo es adecuada pero persiste la negativa a hablar, estaría justificado el diagnóstico de mutismo selectivo.

# Criterio E

Aunque los niños con mutismo selectivo suelen tener habilidades lingüísticas normales, a veces puede asociarse un trastorno de la comunicación. El mutismo selectivo debe distinguirse de las alteraciones del habla que se explican mejor mediante un trastorno de la comunicación, como el trastorno del lenguaje, el trastorno fonológico, el trastorno de la fluidez de inicio en la infancia (tartamudeo) o el trastorno de la comunicación pragmática (social). A diferencia del mutismo selectivo, la alteración del lenguaje en estas dolencias no se limita a una sola situación social específica. Las personas con trastorno del espectro del autismo, esquizofrenia, otros trastornos psicóticos o discapacidad intelectual grave pueden presentar problemas de comunicación social y no ser capaces de hablar apropiadamente en las situaciones sociales. En cambio, el mutismo selectivo solo debe diagnosticarse cuando el niño ya ha demostrado su capacidad de hablar en algunas situaciones (normalmente, en casa).

## Fobia específica

El término *fobia* hace referencia a un temor excesivo a determinado objeto, circunstancia o situación. Las fobias se clasifican según la situación o el objeto temido. Tanto la fobia específica como el trastorno de ansiedad social (fobia social) requieren la aparición de ansiedad intensa al exponerse la persona a la situación o el objeto temido. Ambos diagnósticos también requieren que el miedo o la ansiedad interfiera con el rendimiento o sea causa de angustia importante.

La fobia específica incluye los siguientes especificadores: animal, entorno natural, sangre-inyección-herida, situacional y otra (para las fobias que no correspondan claramente a las cuatro categorías previas). El rasgo esencial de cada tipo de estímulo es que el miedo o la ansiedad se limita a un objeto concreto, tanto en el tiempo como con respecto a otros objetos. La persona con fobia específica se asusta o presenta ansiedad inmediatamente cuando se le pone delante el objeto temido. Este miedo puede ser temor a sufrir daño por parte del objeto temido, temor a una situación embarazosa o temor a las consecuencias de la exposición al objeto temido. Por ejemplo, las personas con fobia a la sangre, las inyecciones o las heridas pueden tener miedo a desmayarse al verse expuestas a la sangre, y las personas con miedo a las alturas pueden tener miedo de marearse.

La fobia específica puede cursar con miedo a más de un objeto, especialmente dentro del mismo subgrupo fóbico. Por ejemplo, la persona con fobia a los insectos podría tener también fobia a los ratones, ambas fobias clasificadas dentro del subtipo animal. La cuantificación del deterioro asociado a una fobia específica resulta a veces difícil por la presencia de un trastorno comórbido que normalmente tiende a causar más deterioro que la propia fobia. El deterioro asociado a la fobia específica normalmente limita las actividades sociales o profesionales de la persona.

Las fobias se reconocen como procesos incapacitantes desde hace más de 100 años. El lugar prominente que ocupan las fobias en la historia de la moderna salud mental viene indicado por el importante papel que las historias clínicas de pacientes con fobias han desempeñado en el desarrollo de las terapias psicoanalíticas y cognitivas. La categoría de las fobias se ha ido perfeccionando a lo largo de los años. En el DSM-III, las fobias se consideraban una serie de entidades relacionadas entre sí pero diferentes. Entre el DSM-III y el DSM-IV, la fobia específica se modificó de forma que incluyera subcategorías a raíz de estudios que demostraban que los tipos de estímulos se asociaban a fisiologías y demografías distintas.

Las fobias específicas se distinguen normalmente con bastante facilidad de las demás entidades por la naturaleza focalizada de la ansiedad, tanto en el tiempo como con respecto a los objetos o situaciones. Los problemas diagnósticos más difíciles consisten en diferenciar la fobia específica de los demás trastornos de ansiedad.

La fobia específica tiene una edad de inicio bimodal, con un máximo en la niñez para las fobias a los animales, al entorno natural y a la sangre, las inyecciones y las heridas, otro máximo al comienzo de la edad adulta para las demás fobias, como la fobia situacional. Como las personas con fobias específicas aisladas rara vez acuden en busca de tratamiento, los estudios sobre el curso clínico del trastorno son limitados. Los datos indican que la mayoría de las fobias específicas que comienzan en la infancia y persisten en el adulto seguirán activas durante muchos años. La gravedad del trastorno, en caso de persistir en el adulto, se cree que permanece relativamente constante, sin el curso oscilante que presenta el trastorno durante la niñez y la adolescencia o que caracteriza a otros trastornos de ansiedad.

## Criterios diagnósticos de la fobia específica

A. Miedo o ansiedad intensa por un objeto o situación específica (p. ej., volar, alturas, animales, administración de una inyección, ver sangre).

   **Nota:** En los niños, el miedo o la ansiedad se puede expresar con llanto, rabietas, quedarse paralizados o aferrarse.

B. El objeto o la situación fóbica casi siempre provoca miedo o ansiedad inmediata.
C. El objeto o la situación fóbica se evita o resiste activamente con miedo o ansiedad intensa.
D. El miedo o la ansiedad es desproporcionado al peligro real que plantea el objeto o situación específica y al contexto sociocultural.
E. El miedo, la ansiedad o la evitación es persistente, y dura típicamente seis o más meses.
F. El miedo, la ansiedad o la evitación causa malestar clínicamente significativo o deterioro en lo social, laboral u otras áreas importantes del funcionamiento.
G. La alteración no se explica mejor por los síntomas de otro trastorno mental, como el miedo, la ansiedad y la evitación de situaciones asociadas a síntomas tipo pánico u otros síntomas incapacitantes (como en la agorafobia), objetos o situaciones relacionados con obsesiones (como en el trastorno obsesivo-compulsivo), recuerdo de sucesos traumáticos (como en el trastorno de estrés postraumático), dejar el hogar o separación de las figuras de apego (como en el trastorno de ansiedad por separación), o situaciones sociales (como en el trastorno de ansiedad social).

*Especificar* si:

   Codificar basándose en el estímulo fóbico:

   **300.29 (F40.218) Animal** (p. ej., arañas, insectos, perros)
   **300.29 (F40.228) Entorno natural** (p. ej., alturas, tormentas, agua)

**300.29 (F40.23x) Sangre-inyección-herida** (p. ej., agujas, procedimientos médicos invasivos)

> **Nota de codificación:** Seleccionar el código CIE-10-MC específico como sigue: **F40.230** miedo a la sangre; **F40.231** miedo a las inyecciones y transfusiones; **F40.232** miedo a otra atención médica; o **F40.233** miedo a una lesión.

**300.29 (F40.248) Situacional** (p. ej., avión, ascensor, sitios cerrados)
**300.29 (F40.298) Otra** (p. ej., situaciones que pueden derivar en ahogo o vómitos; en niños, p. ej., sonidos ruidosos o personajes disfrazados)

**Nota de codificación.** Cuando está presente más de un estímulo fóbico, se deben hacer constar todos los códigos CIE-10-MC aplicables (p. ej., miedo a las arañas y a viajar en avión, F40.218 fobia específica, animal y F40.248 fobia específica, situacional).

## Criterios A y B

Existe miedo o ansiedad grande que se desencadena por la exposición a un estímulo específico. El término *grande* se ha expresado como «intenso». La expresión «miedo o ansiedad» se usa de manera sistemática en todos los trastornos de ansiedad. El objeto fóbico o la situación fóbica casi siempre provoca miedo o ansiedad inmediatamente.

## Criterio C

Normalmente hay dos respuestas al miedo o ansiedad que produce el estímulo. La persona puede evitar las situaciones en que queda expuesta al estímulo o exponerse a la situación o el objeto fóbico y soportar el miedo o la ansiedad. En el DSM-5 se ha añadido la expresión «se evita activamente» para minimizar los diagnósticos exagerados de los temores leves.

## Criterio D

El miedo o la ansiedad son desproporcionados, o más intensos de lo necesario, al peligro real que supone la situación o el objeto, es decir, son mayores de lo que correspondería al peligro real que conlleva la situación. Aunque las personas con fobia específica suelen reconocer que sus reacciones son desproporcionadas a la situación dada, tienden a sobrestimar el peligro en los contextos temidos, por lo que el juicio sobre la desproporción no debe basarse solamente en lo referido por el propio paciente. En el DSM-IV, el criterio C requería que la persona fuera consciente de que su ansiedad o miedo era excesivo, si bien establecía que este requisito podría no cumplirse en los niños. Este reconocimiento se ha eliminado porque muchos adultos niegan que sus miedos sean desproporcionados o excesivos, eliminándose también la observación de que el requisito podía no cumplirse en los niños. Este criterio requiere tener en cuenta el contexto sociocultural.

## Criterio E

Con el criterio de duración, que afirma que «dura típicamente 6 o más meses» (con la clarificación de que el punto de corte no debe aplicarse con demasiada rigidez), debería minimizarse el diagnóstico exagerado de las fobias y miedos transitorios. En el DSM-IV había un criterio de duración para los menores de 18 años (6 meses o más) que ahora se amplía a todos los grupos de edad, pues las pruebas indican que en el adulto también se producen fobias y miedos transitorios.

## Criterio F

El miedo, la ansiedad o la evitación ha de deberse a una angustia clínica importante o a un claro deterioro funcional. Por ejemplo, una persona que evita la noria del parque de atracciones por miedo a las alturas puede, a pesar de esto, pasar un buen día en dicho parque y hacer caso omiso del efecto de este miedo en lo que experimenta. Algunas personas afrontan sus fobias manipulando el entorno (p. ej., no yendo al zoo la persona que teme a las serpientes). En estos casos, la repercusión sería mínima o nula y la presentación no valdría para el diagnóstico. Si la manipulación del medio, por ejemplo, afectase al trabajo de la persona, entonces sí podría suponer una interferencia importante.

## Criterio G

Muchos trastornos se caracterizan por la evitación (p. ej., el trastorno obsesivo-compulsivo, la agorafobia). La fobia específica solo debe diagnosticarse cuando la evitación se asocia a determinado objeto o situación y no se explica por otro trastorno.

## Especificadores

Los especificadores reflejan las categorías generales del estímulo fóbico. En el DSM-5 se ha eliminado la referencia a los miedos de contraer una enfermedad en la categoría «otra» por la relación que tienen dichos temores con el trastorno obsesivo-compulsivo y la hipocondría (que en el DSM-5 se ha sustituido por el trastorno de síntomas somáticos y, en una minoría de casos, por el trastorno de ansiedad por enfermedad).

### Trastorno de ansiedad social (fobia social)

El trastorno de ansiedad social cursa con miedo o ansiedad ante situaciones sociales, incluidas aquellas que implican escrutinio o contacto con extraños. Las personas que tienen este trastorno normalmente temen sentirse avergonzadas en situaciones sociales tales como hablar en público o conocer gente nueva. Este trastorno puede cursar con ansiedad o miedo concreto ante ciertas actividades, como escribir, comer o hablar delante de otras personas. También puede cursar con un temor vago e inespecífico a sentirse avergonzado o tonto. El clínico debe saber que muchas personas presentan al menos algo de ansiedad social o cohibición. Los estudios extrahospitalarios indican que alrededor de un tercio de las personas consideran que tienen más ansiedad que las demás en las situaciones sociales. Esta ansiedad constituye un trastorno solamente si le impide a la persona participar en actividades en que desea hacerlo o le produce mucha angustia durante estas.

---

**Criterios diagnósticos del trastorno de ansiedad social (fobia social)**                         **300.23 (F40.10)**

A. Miedo o ansiedad intensa en una o más situaciones sociales en las que el individuo está expuesto al posible examen por parte de otras personas. Algunos ejemplos son las interacciones sociales (p. ej., mantener una conversación, reunirse con personas extrañas), ser observado (p. ej., comiendo o bebiendo) y actuar delante de otras personas (p. ej., dar una charla).

**Nota:** En los niños, la ansiedad se puede producir en las reuniones con individuos de su misma edad y no solamente en la interacción con los adultos.

B. El individuo tiene miedo de actuar de cierta manera o de mostrar síntomas de ansiedad que se valoren negativamente (es decir, que lo humillen o avergüencen, que se traduzca en rechazo o que ofenda a otras personas).

C. Las situaciones sociales casi siempre provocan miedo o ansiedad.

**Nota:** En los niños, el miedo o la ansiedad se puede expresar con llanto, rabietas, quedarse paralizados, aferrarse, encogerse o el fracaso de hablar en situaciones sociales.

D. Las situaciones sociales se evitan o resisten con miedo o ansiedad intensa.

E. El miedo o la ansiedad son desproporcionados a la amenaza real planteada por la situación social y al contexto sociocultural.

F. El miedo, la ansiedad o la evitación es persistente, y dura típicamente seis o más meses.

G. El miedo, la ansiedad o la evitación causa malestar clínicamente significativo o deterioro en lo social, laboral u otras áreas importantes del funcionamiento.

H. El miedo, la ansiedad o la evitación no se pueden atribuir a los efectos fisiológicos de una sustancia (p. ej., una droga, un medicamento) ni a otra afección médica.

I. El miedo, la ansiedad o la evitación no se explican mejor por los síntomas de otro trastorno mental, como el trastorno de pánico, el trastorno dismórfico corporal o un trastorno del espectro autista.

J. Si existe otra enfermedad (p. ej., enfermedad de Parkinson, obesidad, desfiguración debida a quemaduras o lesiones), el miedo, la ansiedad o la evitación deben estar claramente no relacionados con ésta o ser excesivos.

*Especificar* si:

**Sólo actuación:** Si el miedo se limita a hablar o actuar en público.

## Criterios A y B

Estos ítems comprenden los tres contextos en que se produce con mayor frecuencia el trastorno de ansiedad social: interacciones sociales, ser observado por otros y ejecutar algo ante terceros. En el criterio B, los términos *humillación* y *vergüenza* se han incluido en la expresión más general de «evaluación negativa», que es el miedo fundamental en el trastorno de ansiedad social. Se ha añadido la frase «que ofenda a otras personas» para incrementar la sensibilidad cultural; en algunas culturas, el miedo de base es la preocupación por causar incomodidad a otros.

## Criterio C

Este criterio resalta que la ansiedad social es una respuesta condicionada a un estímulo. Además, el criterio esclarece que, en los niños, el miedo y la ansiedad pueden presentarse de diversas formas (p. ej., mediante rabietas).

## Criterio D

Aunque algunas personas con trastorno de ansiedad social evitan las situaciones productoras de ansiedad, otras las soportan incluso si la ansiedad o el temor es intenso.

# Criterio E

A las personas con trastorno de ansiedad social les suele resultar difícil reconocer que el miedo que padecen es excesivo. Por tanto, el clínico está mejor situado para poder juzgarlo. El uso de la expresión «desproporcionados a la amenaza real planteada» pretende operacionalizar lo que se quería decir con «excesivo o irracional» en el DSM-IV. En el criterio C del DSM-IV había una nota que decía que el reconocimiento propio podía estar ausente en los niños; esta nota se ha eliminado. Finalmente, el DSM-5 recuerda al clínico que tenga en cuenta el «contexto sociocultural».

# Criterio F

El requisito del DSM-IV de que la duración tenía que ser de 6 meses o más en los menores de 18 años se ha ampliado a todos los grupos de edad, pues los datos indican que la ansiedad social transitoria también puede darse en el adulto. Este criterio de duración sirve para minimizar el diagnóstico exagerado de la ansiedad social transitoria.

# Criterios G, H, I y J

La mayoría de las personas presentan algo de ansiedad social en algún momento de la vida. El criterio G requiere que los síntomas sean causa de deterioro o angustia considerables. Este criterio impide diagnosticar excesivamente el trastorno de ansiedad social.

Muchos trastornos se caracterizan por miedo a las situaciones sociales. El trastorno de ansiedad social debe diagnosticarse solamente cuando la evitación no pueda atribuirse a los efectos de una sustancia o medicamento, no se explique mejor por otro trastorno mental y no esté relacionado con otra enfermedad orgánica (criterios H, I y J).

# Especificadores

Las pruebas indican que el especificador «solo de actuación» califica, dentro del conjunto del trastorno de ansiedad social, a un subgrupo que presenta distintos correlatos fisiopatológicos y respuesta diferente al tratamiento.

## Trastorno de pánico

El trastorno de pánico se caracteriza por un patrón de crisis de pánico recurrentes acompañadas de preocupación o alteración conductual persistente. Por tanto, las personas con trastorno de pánico presentan síntomas de ansiedad y deterioro funcional con independencia de la crisis en sí. La crisis de pánico se produce de forma espontánea, sin que haya desencadenantes ni señales medioambientales. La relación entre el trastorno de pánico y la agorafobia ha despertado considerable interés. Aunque en el DSM-IV se describía el trastorno de pánico con y sin agorafobia, esta distinción no se incluye en el DSM-5 porque no era significativa. El trastorno de pánico suele concurrir con diversas perturbaciones mentales además de la agorafobia, especialmente con los trastornos de ansiedad y los depresivos.

El trastorno de pánico se incluyó en el DSM-III, donde se reconocía como una entidad independiente. Desde el DSM-III hasta el DSM-IV-TR, inclusive, el trastorno de pánico y la agorafobia estuvieron íntimamente relacionados. Como se conceptualiza en el DSM-IV, la agorafobia supone invariablemente al menos alguna forma de ansiedad espontánea creciente, incluso si los episodios no cumplen los criterios formales de las crisis de pánico. En las versiones anteriores del DSM y en la CIE-10, la agorafobia se considera menos íntimamente ligada al trastorno de pánico.

## Criterios diagnósticos del trastorno de pánico        300.01 (F41.0)

A. Ataques de pánico imprevistos recurrentes. Un ataque de pánico es la aparición súbita de miedo intenso o de malestar intenso que alcanza su máxima expresión en minutos y durante este tiempo se producen cuatro (o más) de los síntomas siguientes:

**Nota:** La aparición súbita se puede producir desde un estado de calma o desde un estado de ansiedad.

1. Palpitaciones, golpeteo del corazón o aceleración de la frecuencia cardíaca.
2. Sudoración.
3. Temblor o sacudidas.
4. Sensación de dificultad para respirar o de asfixia.
5. Sensación de ahogo.
6. Dolor o molestias en el tórax.
7. Náuseas o malestar abdominal.
8. Sensación de mareo, inestabilidad, aturdimiento o desmayo.
9. Escalofríos o sensación de calor.
10. Parestesias (sensación de entumecimiento o de hormigueo).
11. Desrealización (sensación de irrealidad) o despersonalización (separarse de uno mismo).
12. Miedo a perder el control o de «volverse loco».
13. Miedo a morir.

**Nota:** Se pueden observar síntomas específicos de la cultura (p. ej., acúfenos, dolor de cuello, dolor de cabeza, gritos o llanto incontrolable). Estos síntomas no cuentan como uno de los cuatro síntomas requeridos.

B. Al menos a uno de los ataques le ha seguido al mes (o más) uno o los dos hechos siguientes:

1. Inquietud o preocupación continua acerca de otros ataques de pánico o de sus consecuencias (p. ej., pérdida de control, tener un ataque al corazón, «volverse loco»).
2. Un cambio significativo de mala adaptación en el comportamiento relacionado con los ataques (p. ej., comportamientos destinados a evitar los ataques de pánico, como evitación del ejercicio o de las situaciones no familiares).

C. La alteración no se puede atribuir a los efectos fisiológicos de una sustancia (p. ej., una droga, un medicamento) ni a otra afección médica (p. ej., hipertiroidismo, trastornos cardiopulmonares).

D. La alteración no se explica mejor por otro trastorno mental (p. ej., los ataques de pánico no se producen únicamente en respuesta a situaciones sociales temidas, como en el trastorno de ansiedad social; en repuesta a objetos o situaciones fóbicas concretos, como en la fobia específica; en respuesta a obsesiones, como en el trastorno obsesivo-compulsivo; en respuesta a recuerdos de sucesos traumáticos, como en el trastorno de estrés postraumático; o en respuesta a la separación de figuras de apego, como en el trastorno de ansiedad por separación).

# Criterios A y B

El trastorno de pánico requiere crisis de pánico recurrentes e «inesperadas», al menos una de ellas asociada a pensamientos o preocupación persistentes por si ocurren nuevos ataques, o a cambios de comportamiento en relación con estos. Se ofrecen ejemplos para ayudar al clínico a comprender la repercusión funcional de las crisis.

# Criterios C y D

El trastorno de pánico debe diferenciarse de ciertas enfermedades orgánicas que producen síntomas parecidos. Los ataques de pánico se han asociado a varios trastornos endocrinológicos, como hipotiroidismo e hipertiroidismo, hiperparatiroidismo y feocromocitomas. La hipoglucemia episódica también puede producir síntomas de pánico. Los trastornos comiciales, la disfunción vestibular, las neoplasias, los medicamentos y las drogas, y los problemas cardiacos y pulmonares (p. ej., arritmias, neumopatía obstructiva crónica, asma) pueden todos ellos dar lugar a síntomas de pánico. Son indicio de que los síntomas de pánico tienen origen orgánico determinados rasgos atípicos durante las crisis: ataxia, alteraciones de la conciencia y descontrol vesical; el inicio del trastorno de pánico a edad relativamente avanzada, y la presencia de signos y síntomas indicativos de una enfermedad somática.

El trastorno de pánico debe también diferenciarse de varios trastornos mentales, especialmente de otros problemas de ansiedad. La distinción con respecto al trastorno de ansiedad generalizada puede resultar difícil, pero las crisis de pánico típicas se caracterizan por su inicio rápido y su breve duración en contraposición a la ansiedad del trastorno de ansiedad generalizada, que surge y se disipa más lentamente. La ansiedad acompaña también con frecuencia a muchos otros trastornos psiquiátricos, incluidos los psicóticos y los del ánimo.

## Especificador de ataque de pánico

El ataque o crisis de pánico es un episodio súbito de miedo o malestar intenso que dura de minutos a horas y desencadena sensaciones físicas desagradables. Los ataques de pánico suelen comenzar de manera brusca, alcanzar su máximo en cuestión de minutos y ser causa de intenso miedo. Cuando suceden, la persona puede creer que está perdiendo el control de sí misma, teniendo un infarto de miocardio o incluso muriéndose. Aunque muchas personas tienen crisis de pánico aisladas en las épocas estresantes, estas crisis no se repiten. Los ataques de pánico pueden producirse en diversos estados psicopatológicos.

La descripción que hizo Freud de la neurosis de ansiedad estaba definida por la coexistencia de un estado de ansiedad moderada permanente y crisis de ansiedad, cuyas manifestaciones eran parecidas a las de la actual crisis de pánico. La neurosis de ansiedad se subdividió después en la crisis aguda de ansiedad (es decir, el ataque de pánico) y un estado de ansiedad moderada y continua (ahora llamado trastorno de ansiedad generalizada). Esta distinción se incluía en los *Research Diagnostic Criteria* (Spitzer et al., 1975) y apareció años después en el DSM-III.

Es importante observar, como se hace en el DSM-5, que las crisis de pánico pueden ser especificador de cualquier trastorno de ansiedad y de otros trastornos mentales (p. ej., trastornos depresivos, trastorno de estrés postraumático), y también de algunas enfermedades orgánicas (p. ej., cardiacas, respiratorias, vestibulares, gastrointestinales). Cuando se detecta la presencia de una crisis de pánico, debe documentarse con el especificador «con ataques de pánico» (p. ej., trastorno de estrés postraumático con ataques de pánico).

## Especificador de ataque de pánico

**Nota:** Los síntomas se presentan con el propósito de identificar un ataque de pánico; sin embargo, el ataque de pánico no es un trastorno mental y no se puede codificar. Los ataques de pánico se pueden producir en el contexto de cualquier trastorno de ansiedad, así como en otros trastornos mentales (p. ej., trastornos depresivos, trastorno de estrés postraumático, trastornos por consumo de sustancias) y en algunas afecciones médicas (p. ej., cardíacas, respiratorias, vestibulares, gastrointestinales). Cuando se identifica la presencia de un ataque de pánico, se ha de anotar como un especificador (p. ej., «trastorno de estrés postraumático con ataques de pánico»). En el trastorno de pánico, la presencia de un ataque de pánico está contenida en los criterios para el trastorno y el ataque de pánico no se utiliza como un especificador.

La aparición súbita de miedo intenso o de malestar intenso que alcanza su máxima expresión en minutos y durante este tiempo se producen cuatro (o más) de los síntomas siguientes:

**Nota:** La aparición súbita se puede producir desde un estado de calma o desde un estado de ansiedad.

1. Palpitaciones, golpeteo del corazón o aceleración de la frecuencia cardíaca.
2. Sudoración.
3. Temblor o sacudidas.
4. Sensación de dificultad para respirar o de asfixia.
5. Sensación de ahogo.
6. Dolor o molestias en el tórax.
7. Náuseas o malestar abdominal.
8. Sensación de mareo, inestabilidad, aturdimiento o desmayo.
9. Escalofríos o sensación de calor.
10. Parestesias (sensación de entumecimiento o de hormigueo).
11. Desrealización (sensación de irrealidad) o despersonalización (separarse de uno mismo).
12. Miedo a perder el control o a «volverse loco».
13. Miedo a morir.

**Nota:** Se pueden observar síntomas específicos de la cultura (p. ej., acúfenos, dolor de cuello, dolor de cabeza, gritos o llanto incontrolable). Estos síntomas no cuentan como uno de los cuatro síntomas requeridos.

Por sí solo, el ataque de pánico no es un trastorno codificable. Los episodios de miedo brusco se producen en muchas situaciones. Una persona sana podría experimentar un ataque de pánico si se ve sometida a un peligro extremo y repentino, y una persona con fobia a las alturas podría presentar una crisis de pánico al hallarse frente a la situación temida. En el DSM-5 se requiere que las crisis de pánico se enumeren como especificador del trastorno específico en que aparecen. La importancia del especificador se basa en datos que demuestran que los ataques de pánico predicen la gravedad de otras formas de psicopatología. Tendrá un ataque de pánico toda persona que presente al menos cuatro de los síntomas. Los datos del ensayo de campo del DSM-IV confirmaron que el umbral de los cuatro síntomas es el óptimo.

Aunque los síntomas del DSM-5 no cambian con respecto a los del DSM-IV, ahora se ordenan de más a menos frecuentes. Además, la expresión «sensaciones de calor» sustituye al síntoma de «sofocos» del DSM-IV. La nota final se incluye para llamar la atención del clínico hacia los síntomas de base cultural. Por ejemplo, las parestesias son más frecuentes en los afroamericanos, los temblores en los caribeños latinos y la despersonalización o desrealización en los portorriqueños.

## Agorafobia

La agorafobia fue identificada por Westphal a finales del siglo xix cuando describió personas con miedo a los lugares públicos (Goodwin y Guze, 1989). En el DSM-III se introdujo y describió la agorafobia como síndrome independiente caracterizado por «temor y evitación marcados a estar solos o en lugares públicos de los que sería difícil escapar o en los que no se recibiría ayuda en caso de incapacidad repentina» (pág. 226). En el DSM-III-R, la agorafobia se definía como una respuesta clásica condicionada a los ataques de pánico. Aunque la agorafobia podía diagnosticarse en ausencia de antecedentes de crisis de pánico, se pensaba que tal cosa sucedía raras veces. Por tanto, la agorafobia quedó conceptualmente ligada a las crisis de pánico, contemplándose explícita y exclusivamente como una complicación secundaria. En el DSM-IV, la agorafobia podía diagnosticarse únicamente dentro del trastorno de pánico o como consecuencia de ataques o síntomas de pánico (es decir, la agorafobia se asociaba al miedo a presentar síntomas de pánico tales como mareo o diarrea). Sin embargo, en las muestras extrahospitalarias, la mayoría de las personas con agorafobia no habían tenido nunca ataques de pánico, ni síntomas de pánico ni síntomas psicofisiológicos de otro tipo que precedieran claramente al inicio de la evitación agorafóbica. En el DSM-5, la agorafobia es un trastorno codificable e independiente del trastorno de pánico o las crisis de pánico (Wittchen et al., 2010).

## Criterios diagnósticos de la agorafobia               300.22 (F40.00)

A. Miedo o ansiedad intensa acerca de dos (o más) de las cinco situaciones siguientes:

1. Uso del transporte público (p. ej., automóviles, autobuses, trenes, barcos, aviones).
2. Estar en espacios abiertos (p. ej., zonas de estacionamiento, mercados, puentes).
3. Estar en sitios cerrados (p. ej., tiendas, teatros, cines).
4. Hacer cola o estar en medio de una multitud.
5. Estar fuera de casa solo.

B. El individuo teme o evita estas situaciones debido a la idea de que escapar podría ser difícil o podría no disponer de ayuda si aparecen síntomas tipo pánico u otros síntomas incapacitantes o embarazosos (p. ej., miedo a caerse en las personas de edad avanzada, miedo a la incontinencia).

C. Las situaciones agorafóbicas casi siempre provocan miedo o ansiedad.

D. Las situaciones agorafóbicas se evitan activamente, requieren la presencia de un acompañante o se resisten con miedo o ansiedad intensa.

E. El miedo o la ansiedad es desproporcionado al peligro real que plantean las situaciones agorafóbicas y al contexto sociocultural.

F. El miedo, la ansiedad o la evitación es continuo, y dura típicamente seis o más meses.

G. El miedo, la ansiedad o la evitación causan malestar clínicamente significativo o deterioro en lo social, laboral u otras áreas importantes del funcionamiento.

H. Si existe otra afección médica (p. ej., enfermedad intestinal inflamatoria, enfermedad de Parkinson), el miedo, la ansiedad o la evitación es claramente excesiva.

I. El miedo, la ansiedad o la evitación no se explica mejor por los síntomas de otro trastorno mental; por ejemplo, los síntomas no se limitan a la fobia específica, tipo situacional; no implican únicamente situaciones sociales (como en el trastorno de ansiedad social); y no están exclusivamente relacionados con las obsesiones (como en el trastorno obsesivo-compulsivo), defectos o imperfecciones percibidos en el aspecto físico (como en el trastorno dismórfico corporal), recuerdo de sucesos traumáticos (como en el trastorno de estrés postraumático) o miedo a la separación (como en el trastorno de ansiedad por separación).

**Nota:** Se diagnostica agorafobia independientemente de la presencia de trastorno de pánico. Si la presentación en un individuo cumple los criterios para el trastorno de pánico y agorafobia, se asignarán ambos diagnósticos.

## Criterio A

La persona con agorafobia debe referir miedo o ansiedad ante al menos dos de las cinco situaciones generales que se enumeran. El requisito de al menos dos de dichas situaciones distingue la agorafobia de la fobia específica, que puede limitarse a una única situación. Además, el miedo o la ansiedad está exclusivamente relacionado con las situaciones y no es atribuible a una ansiedad más generalizada, experimentada en varias situaciones.

## Criterio B

El diagnóstico de agorafobia requiere que la persona tenga un componente cognitivo de carácter ideativo en relación con el miedo o la evitación. Este criterio resalta el motivo de la evitación, como el miedo a que resulte difícil escapar. Además, el aspecto cognitivo de la agorafobia puede asociarse a miedo o evitación de la situación por pensar que «no llegaría ayuda en caso de presentar síntomas de pánico o síntomas incapacitantes o embarazosos de otro tipo (p. ej., miedo del anciano a caerse, miedo a la incontinencia)», lo que permite el diagnóstico en ausencia de síntomas de pánico.

## Criterio C

Este criterio requiere que las situaciones provoquen casi siempre miedo o ansiedad, lo que eleva el umbral de este diagnóstico. No valdrían para hacer el diagnóstico los episodios aislados u ocasionales de evitación de situaciones a causa del miedo.

## Criterio D

En el DSM-5 se incluye la expresión «se evitan activamente» para minimizar el diagnóstico exagerado de los temores leves.

## Criterio E

Este criterio es nuevo y se usa para incrementar la fiabilidad y la separación de los miedos normales. Este criterio requiere juicio clínico (en lugar del reconocimiento por parte del propio paciente). Por ejemplo, una persona con antecedentes de incontinencia podría negarse a salir de casa durante períodos prolongados, lo que sería razonable. Si la persona solo ha tenido un único episodio de incontinencia y lleva años sin querer salir de casa, el miedo sería desproporcionado.

## Criterio F

Para evitar el diagnóstico de miedo o ansiedad transitorios, la duración debe ser normalmente de 6 meses o más. Este requisito no existía antes.

## Criterios G, H e I

El grado de deterioro asociado a la agorafobia puede variar e ir de evitar sencillamente las situaciones a no salir nunca de casa (criterio G). Este criterio pretende aumentar la separación entre la agorafobia y los temores leves o transitorios.

El rasgo fundamental de la agorafobia es la evitación, síntoma que puede estar presente en muchos otros trastornos. El clínico debe descartar que haya enfermedades orgánicas (p. ej., una enteropatía inflamatoria) que puedan cursar con conductas de evitación (criterio H). También se deben descartar otros trastornos mentales (p. ej., el trastorno obsesivo-compulsivo) (criterio I).

### Trastorno de ansiedad generalizada

El trastorno de ansiedad generalizada se caracteriza por un patrón de ansiedad y preocupación frecuente, persistente y excesivo que no guarda proporción con la repercusión del suceso o circunstancia que lo origina. Las personas con trastorno de ansiedad generalizada pueden no reconocer la naturaleza excesiva de su preocupación, aunque el grado de esta las afecte. Este patrón de preocupación tiene lugar «la mayor parte de los días durante al menos 6 meses» (criterio A). A la persona le resulta difícil controlar esta preocupación y refiere al menos tres de seis síntomas somáticos o cognitivos (o un solo síntoma en los niños).

El trastorno de ansiedad generalizada se incluyó inicialmente en el DSM-III, después de separarlo de la neurosis de ansiedad. El trastorno se consideraba al principio un diagnóstico de exclusión porque no podía «atribuirse a otro trastorno mental». En el DSM-III se requería también que los síntomas duraran 1 mes, aunque luego surgieron dudas sobre la fiabilidad del diagnóstico. En el DSM-III-R, la duración se aumentó a 6 meses y la lista de síntomas se amplió. En el DSM-III-R también se eliminaron algunas de las normas jerárquicas que habían limitado el diagnóstico a las personas cuyos síntomas no se debían a otro trastorno. Finalmente, en el DSM-IV, la lista de síntomas asociados se redujo de 18 a seis, debiendo estar presentes al menos tres. Se hizo más hincapié en el carácter generalizado de la preocupación y los criterios se modificaron para adaptarse a las presentaciones infantiles. En el DSM-IV se intentó integrar la preocupación a lo largo del desarrollo. En el DSM-5, el diagnóstico sigue siendo casi idéntico al del DSM-IV exceptuando algunos cambios en la redacción y la reorganización de los criterios.

---

### Criterios diagnósticos del trastorno de ansiedad generalizada 300.02 (F41.1)

A. Ansiedad y preocupación excesiva (anticipación aprensiva), que se produce durante más días de los que ha estado ausente durante un mínimo de seis meses, en relación con diversos sucesos o actividades (como en la actividad laboral o escolar).

B. Al individuo le es difícil controlar la preocupación.

C. La ansiedad y la preocupación se asocian a tres (o más) de los seis síntomas siguientes (y al menos algunos síntomas han estado presentes durante más días de los que han estado ausentes durante los últimos seis meses):

**Nota:** En los niños solamente se requiere un ítem.

1. Inquietud o sensación de estar atrapado o con los nervios de punta.
2. Facilidad para fatigarse.
3. Dificultad para concentrarse o quedarse con la mente en blanco.
4. Irritabilidad.
5. Tensión muscular.
6. Problemas de sueño (dificultad para dormirse o para continuar durmiendo, o sueño inquieto e insatisfactorio).

D. La ansiedad, la preocupación o los síntomas físicos causan malestar clínicamente significativo o deterioro en lo social, laboral u otras áreas importantes del funcionamiento.

E. La alteración no se puede atribuir a los efectos fisiológicos de una sustancia (p. ej., una droga, un medicamento) ni a otra afección médica (p. ej., hipertiroidismo).

F. La alteración no se explica mejor por otro trastorno mental (p. ej., ansiedad o preocupación de tener ataques de pánico en el trastorno de pánico, valoración negativa en el trastorno de ansiedad social [fobia social], contaminación u otras obsesiones en el trastorno obsesivo-compulsivo, separación de las figuras de apego en el trastorno de ansiedad por separación, recuerdo de sucesos traumáticos en el trastorno de estrés postraumático, aumento de peso en la anorexia nerviosa, dolencias físicas en el trastorno de síntomas somáticos, percepción de imperfecciones en el trastorno dismórfico corporal, tener una enfermedad grave en el trastorno de ansiedad por enfermedad, o el contenido de creencias delirantes en la esquizofrenia o el trastorno delirante).

## Criterios A y B

El trastorno de ansiedad generalizada no es lo mismo que la preocupación normal y estos criterios pretenden distinguir ambas cosas. Las preocupaciones propias del trastorno deben ser excesivas. La evaluación de la intensidad, la frecuencia y el foco de las preocupaciones indica si la ansiedad es excesiva o no. El requisito de duración mínima de 6 meses es lo bastante alto como para distinguir el trastorno de ansiedad generalizada de los acontecimientos episódicos o breves que causan preocupación. Además, a la persona le resulta difícil controlar la preocupación.

## Criterio C

En este ítem se incluyen los aspectos tanto somáticos como cognitivos del trastorno de ansiedad generalizada. El requisito de tres o más síntomas para el adulto y solo uno para los niños es idéntico al del DSM-IV.

## Criterio D

Este criterio establece un umbral para no patologizar la preocupación normal. El requisito de que la preocupación sea causa de angustia o deterioro significativos debería impedir la asignación de este diagnóstico a menos que la preocupación sea grave.

# Criterios E y F

La ansiedad es un síntoma frecuente del consumo de sustancias y de varias enfermedades orgánicas, que deben descartarse. La ansiedad y la preocupación son también rasgos definitorios o acompañantes de muchos trastornos mentales. El criterio F contiene ejemplos de preocupaciones propias de otros diagnósticos y reserva el de trastorno de ansiedad generalizada para aquellas que no están incluidas en otras entidades. Sin embargo, se puede hacer el diagnóstico adicional de trastorno de ansiedad generalizada cuando las preocupaciones van más allá de los síntomas específicos de otro trastorno.

## Trastorno de ansiedad inducido por sustancias/medicamentos

En las personas con un trastorno de ansiedad inducido por sustancias o medicamentos, los síntomas clínicamente relevantes de pánico, preocupación, fobias u obsesiones surgen durante el consumo de un medicamento o una droga. El diagnóstico diferencial requiere descartar el consumo de tales sustancias como posible causa de la ansiedad antes de poder diagnosticar cualquier trastorno de este grupo. Los clínicos deben documentar siempre las sustancias que consume y los medicamentos que toma todo paciente.

Los clínicos tienen que sospechar especialmente el posible uso indebido de alguna sustancia ante una persona ansiosa. En el caso de que dicho consumo exista, el clínico debe determinar si tiene o no alguna relación con los síntomas de ansiedad presentes. Aunque no existen pruebas definitivas que permitan establecer esta relación causal, son varios los factores que pueden contribuir a confirmar el diagnóstico. Entre ellos están la cronología de los síntomas, la bibliografía existente sobre el grado de asociación de la ansiedad a los posibles factores causales, y los signos y síntomas que no son típicos de los trastornos de ansiedad.

Los síntomas de ansiedad pueden comenzar durante la intoxicación o la abstinencia, y su inicio se indica mediante especificadores. La ansiedad está ligada a múltiples drogas (p. ej., anfetaminas, cocaína), al alcohol y a la cafeína. El diagnóstico también puede hacerse cuando la ansiedad se asocia al uso de medicamentos (p. ej., anticolinérgicos, antidepresivos, litio). Se debe hacer el diagnóstico de trastorno de ansiedad inducido por sustancias, en lugar del diagnóstico de intoxicación o abstinencia a causa de una sustancia, cuando los síntomas de ansiedad predominan, superan lo previsible y justifican una atención clínica independiente.

## Criterios diagnósticos del trastorno de ansiedad inducido por sustancias/medicamentos

A. Los ataques de pánico o la ansiedad predominan en el cuadro clínico.

B. Existen pruebas a partir de la historia clínica, la exploración física o los análisis de laboratorio de (1) y (2):

1. Síntomas del Criterio A desarrollados durante o poco después de la intoxicación o abstinencia de una sustancia o después de la exposición a un medicamento.

2. La sustancia/medicamento implicado puede producir los síntomas del Criterio A.

C. El trastorno no se explica mejor por un trastorno de ansiedad no inducido por sustancias/medicamentos. Tal evidencia de un trastorno de ansiedad independiente pueden incluir lo siguiente:

Los síntomas anteceden al inicio del consumo de la sustancia/medicamento; los síntomas persisten durante un período importante (p. ej., aproximadamente un mes) después del cese de la abstinencia aguda o la intoxicación grave; o existen otras pruebas que sugieren la existencia de un trastorno de ansiedad independiente no inducido por sustancias/medicamentos (p. ej., antecedentes de episodios recurrentes no relacionados con sustancias/medicamentos).

D. El trastorno no se produce exclusivamente durante el curso de un delirium.

E. Los síntomas causan malestar clínicamente significativo o deterioro en lo social, laboral u otras áreas importantes del funcionamiento.

**Nota:** Sólo se hará este diagnóstico en lugar de un diagnóstico de intoxicación por sustancias o abstinencia de sustancias cuando los síntomas del Criterio A predominen en el cuadro clínico y cuando sean suficientemente graves para justificar la atención clínica.

**Nota de codificación:** Los códigos CIE-9-MC y CIE-10-MC para los trastornos de ansiedad inducidos por [sustancia/medicamento específico] se indican en la tabla siguiente. Obsérvese que el código CIE-10-MC depende de si existe o no algún trastorno concomitante por uso de sustancias de la misma clase. Si un trastorno leve por consumo de sustancias coincide con el trastorno de ansiedad inducido por sustancias, el carácter en 4ª posición es «1», y el médico registrará «trastorno leve por consumo de [sustancia]» antes de trastorno de ansiedad inducido por sustancias (p. ej., «trastorno leve por consumo de cocaína con trastorno de ansiedad inducido por cocaína»). Si un trastorno moderado o grave por consumo de sustancias coincide con el trastorno de ansiedad inducido por sustancias, el carácter en 4ª posición es «2», y el médico hará constar «trastorno moderado por consumo de [sustancia]» o «trastorno grave por consumo de [sustancia]» según la gravedad del trastorno concurrente por consumo de sustancias. Si no existe un trastorno concurrente por consumo de sustancias (p. ej., después de un consumo fuerte puntual de la sustancia), el carácter en 4ª posición es «9», y el médico sólo hará constar el trastorno de ansiedad inducido por sustancias.

| | | CIE-10-MC | | |
|---|---|---|---|---|
| | CIE-9-MC | Con trastorno por consumo leve | Con trastorno por consumo moderado o grave | Sin trastorno por consumo |
| Alcohol | 291.89 | F10.180 | F10.280 | F10.980 |
| Cafeína | 292.89 | F15.180 | F15.280 | F15.980 |
| Cannabis | 292.89 | F12.180 | F12.280 | F12.980 |
| Fenciclidina | 292.89 | F16.180 | F16.280 | F16.980 |
| Otro alucinógeno | 292.89 | F16.180 | F16.280 | F16.980 |
| Inhalante | 292.89 | F18.180 | F18.280 | F18.980 |
| Opiáceo | 292.89 | F11.188 | F11.288 | F11.988 |
| Sedante, hipnótico, ansiolítico | 292.89 | F13.180 | F13.280 | F13.980 |
| Anfetamina (u otro estimulante) | 292.89 | F15.180 | F15.280 | F15.980 |

| | | CIE-10-MC | | |
|---|---|---|---|---|
| | CIE-9-MC | Con trastorno por consumo leve | Con trastorno por consumo moderado o grave | Sin trastorno por consumo |
| Cocaína | 292.89 | F14.180 | F14.280 | F14.980 |
| Otra sustancia (o sustancias desconocidas) | 292.89 | F19.180 | F19.280 | F19.980 |

*Especificar* si (véase la Tabla 1 del DSM-5, en el capítulo «Trastornos relacionados con sustancias y trastornos adictivos» para los diagnósticos asociados a la clase de sustancias):

**Con inicio durante la intoxicación:** Este especificador se aplica si se cumplen los criterios de intoxicación con la sustancia y los síntomas se desarrollan durante la intoxicación.
**Con inicio durante la abstinencia:** Este especificador se aplica si se cumplen los criterios de abstinencia de la sustancia y los síntomas aparecen durante, o poco después, de la retirada.
**Con inicio después del consumo de medicamentos:** Los síntomas pueden aparecer al iniciar la medicación o después de una modificación o cambio en el consumo.

# Trastorno de ansiedad debido a otra afección médica

Pueden aparecer síntomas de ansiedad en el seno de ciertos síndromes orgánicos identificables. Pueden cursar con ansiedad trastornos endocrinos (p. ej., hipertiroidismo, hipoglucemia), cardiovasculares (p. ej., arritmias, insuficiencia cardiaca congestiva), respiratorios (p. ej., neumopatía obstructiva crónica, neumonía), neurológicos (p. ej., neoplasias, encefalitis) y metabólicos (p. ej., déficit de vitamina $B_{12}$). Si el paciente tiene otra afección médica y se determina que esta es la causa de los síntomas de ansiedad, el diagnóstico debe ser de trastorno de ansiedad debido a otra afección médica. Al anotar el diagnóstico, el clínico debe incluir el nombre de la enfermedad orgánica responsable junto al del trastorno mental (p. ej., 293.84 [F06.4] trastorno de ansiedad debido a feocromocitoma). La otra afección médica debe codificarse y enumerarse por separado delante del trastorno de ansiedad debido a otra afección médica (p. ej., 227.0 [D35.00] Feocromocitoma; 293.84 [F06.4] Trastorno de ansiedad debido a feocromocitoma).

## Criterios diagnósticos del trastorno de ansiedad debido a otra afección médica     293.84 (F06.4)

A. Los ataques de pánico o la ansiedad predominan en el cuadro clínico.
B. Existen pruebas a partir de la historia clínica, la exploración física o los análisis de laboratorio de que el trastorno es la consecuencia fisiopatológica directa de otra afección médica.
C. La alteración no se explica mejor por otro trastorno mental.
D. La alteración no se produce exclusivamente durante el curso de un delirium.

E. La alteración causa malestar clínicamente significativo o deterioro en lo social, laboral u otras áreas importantes del funcionamiento.

**Nota de codificación:** Incluir el nombre de la otra afección médica en el nombre del trastorno mental (p. ej., 293.84 [F06.4] trastorno de ansiedad debido a feocromocitoma). La otra afección médica se codificará y anotará por separado inmediatamente antes del trastorno de ansiedad debido a la afección médica (p. ej., 227.0 [D35.00] feocromocitoma; 293.84 [F06.4] trastorno de ansiedad debido a feocromocitoma).

## Otro trastorno de ansiedad especificado y trastorno de ansiedad no especificado

Como la ansiedad es uno de los síntomas psiquiátricos más frecuentes, no es raro encontrar personas con deterioro de origen ansioso pero cuyos síntomas no cumplen los criterios de ninguno de los trastornos de ansiedad especificados. Estas personas se deben diagnosticar de otro trastorno de ansiedad especificado o de trastorno de ansiedad no especificado.

Estas categorías sustituyen al trastorno de ansiedad sin especificar del DSM-IV. El «otro trastorno de ansiedad especificado» se usa cuando están presentes los síntomas característicos de un trastorno de ansiedad y son causa de angustia o deterioro pero sin cumplir totalmente los criterios de ningún trastorno concreto del grupo. Se usa esta categoría cuando el clínico decide comunicar el motivo por el que la presentación no cumple todos los criterios. Se le pide al clínico que anote el motivo específico (p. ej., ataques de síntomas limitados).

La categoría del trastorno de ansiedad no especificado se usa cuando los síntomas no cumplen totalmente los criterios de un trastorno especificado, son causa de malestar o deterioro y el clínico opta por no especificar el motivo por el que los criterios no se cumplen del todo o la información disponible es insuficiente para hacer un diagnóstico más específico.

| Otro trastorno de ansiedad especificado | 300.09 (F41.8) |
|---|---|

Esta categoría se aplica a presentaciones en las que predominan los síntomas característicos de un trastorno de ansiedad que causan malestar clínicamente significativo o deterioro en lo social, laboral u otras áreas importantes del funcionamiento, pero que no cumplen todos los criterios de ninguno de los trastornos de la categoría diagnóstica de los trastornos de ansiedad. La categoría de otro trastorno de ansiedad especificado se utiliza en situaciones en las que el médico opta por comunicar el motivo específico por el que la presentación no cumple los criterios de un trastorno de ansiedad específico. Esto se hace registrando «otro trastorno de ansiedad especificado» seguido del motivo específico (p. ej., «ansiedad generalizada que está ausente más días de los que está presente»).

Algunos ejemplos de presentaciones que se pueden especificar utilizando la designación «otro especificado» son los siguientes:

1. **Ataques sintomáticos limitados.**
2. **Ansiedad generalizada que no se produce en mayor número de días que en los que no está presente.**
3. ***Khyâl cap* (ataque del viento):** Véase «Glosario de conceptos culturales de malestar» en los Apéndices de esta obra.
4. ***Ataque de nervios:*** Véase «Glosario de conceptos culturales de malestar» en los Apéndices de esta obra.

## Otro trastorno de ansiedad no especificado          300.00 (F41.9)

Esta categoría se aplica a presentaciones en las que predominan los síntomas característicos de un trastorno de ansiedad que causan malestar clínicamente significativo o deterioro en lo social, laboral u otras áreas importantes del funcionamiento, pero que no cumplen todos los criterios de ninguno de los trastornos de la categoría diagnóstica de los trastornos de ansiedad. La categoría del trastorno de ansiedad no especificado se utiliza en situaciones en las que el médico opta por no especificar el motivo de incumplimiento de los criterios de un trastorno de ansiedad específico, e incluye presentaciones en las que no existe suficiente información para hacer un diagnóstico más específico (p. ej., en servicios de urgencias).

# PUNTOS CLAVE

- En el grupo de los trastornos de ansiedad ya no se incluyen ni el trastorno obsesivo-compulsivo ni el de estrés postraumático ni el de estrés agudo. A él se han añadido el trastorno de ansiedad por separación y el mutismo selectivo. El texto del primero se ha cambiado para representar mejor la expresión de los síntomas de ansiedad de separación en el adulto.

- Con respecto a la fobia específica y el trastorno de ansiedad social, entre los cambios introducidos en los criterios está la eliminación del requisito de que los adultos reconozcan que su ansiedad es excesiva o irracional. La ansiedad debe ser ahora «desproporcionada» al peligro o la amenza reales, una vez que se han tenido en cuenta los factores socioculturales. La duración mínima de 6 meses, que se limitaba a los menores de 18 años, se ha ampliado a todas las edades.

- Los criterios de la fobia específica se han redactado de otra forma para que la probabilidad de encontrar el estímulo fóbico ya no determine que el paciente reciba o no el diagnóstico. Los distintos tipos de estímulos de las fobias específicas (ahora especificadores) permanecen en su mayoría sin cambios.

- En el trastorno de ansiedad social se ha eliminado el especificador «generalizada», que se ha sustituido por el de «solo de actuación».

- El trastorno de pánico y la agorafobia se han desligado. El especificador «con ataques de pánico» puede usarse con cualquier trastorno de ansiedad, con otros trastornos mentales y con algunas enfermedades orgánicas.

# Trastorno obsesivo-compulsivo y trastornos relacionados

| | |
|---|---|
| **300.3 (F42)** | Trastorno obsesivo-compulsivo |
| **300.7 (F45.22)** | Trastorno dismórfico corporal |
| **300.3 (F42)** | Trastorno de acumulación |
| **312.39 (F63.3)** | Tricotilomanía (trastorno de arrancarse el pelo) |
| **698.4 (L98.1)** | Trastorno de excoriación (rascarse la piel) |
| **___.__ (___.__)** | Trastorno obsesivo-compulsivo y trastornos relacionados inducidos por sustancias/medicamentos |
| **294.8 (F06.8)** | Trastorno obsesivo-compulsivo y trastornos relacionados debidos a otra afección médica |
| **300.3 (F42)** | Otros trastornos obsesivo-compulsivos y trastornos relacionados especificados |
| **300.3 (F42)** | Trastorno obsesivo-compulsivo y trastornos relacionados no especificados |

El capítulo sobre el trastorno obsesivo-compulsivo y los trastornos relacionados es nuevo en el DSM-5 y reúne trastornos que en el DSM-IV se clasificaban entre los trastornos de ansiedad (trastorno obsesivo-compulsivo [TOC]), los trastornos somatomorfos (trastorno dismórfico corporal) y los trastornos del control de los impulsos (tricotilomanía). Aunque el capítulo supone un cambio con respecto al DSM-IV, es la continuación del enfoque adoptado por el grupo de trabajo del DSM-5, consistente en agrupar aquellos trastornos que estén relacionados entre sí. El concepto de parentesco es fundamental para cualquier sistema de clasificación. La ubicación de estos trastornos en el DSM-IV se había criticado por no reconocer las similitudes entre ellos. Se han acumulado datos que señalan el parentesco de estos diversos trastornos con el TOC en términos de fenomenología, patrones de agregación familiar y mecanismos etiológicos (Hollander et al., 2011). Al tener ahora agrupados estos trastornos, se anima a los clínicos a cribar su presencia y tener en cuenta su solapamiento. Finalmente, la metaestructura del DSM-5 se refleja en la ubicación de este capítulo detrás de los trastornos de ansiedad.

El trastorno obsesivo-compulsivo y los trastornos con él relacionados (Tabla 7-1) están unificados por la presencia de obsesiones (pensamientos, impulsos o imágenes intrusos, recu-

rrentes y persistentes que producen marcada ansiedad o angustia) y/o de rituales compulsivos (conductas o actos mentales repetitivos que se realizan de manera habitual o estereoti-
pada) que producen deterioro funcional significativo en ámbitos importantes de la vida. Estos
trastornos son relativamente frecuentes, teniendo el TOC una prevalencia vitalicia del 1,6-3 %
y los otros trastornos de este capítulo tasas de prevalencia estimadas que varían del 1 al 5 %.
El TOC es una de las primeras causas de discapacidad en el mundo según la Organización
Mundial de la Salud (OMS) (2001).

---

**TABLA 7-1.** Trastorno obsesivo-compulsivo y trastornos relacionados del DSM-5

Trastorno obsesivo-compulsivo

Trastorno dismórfico corporal

Trastorno de acumulación

Tricotilomanía (trastorno de arrancarse el pelo)

Trastorno de excoriación (rascarse la piel)

Trastorno obsesivo-compulsivo o trastorno relacionado inducido por sustancias/medicamentos

Trastorno obsesivo-compulsivo o trastorno relacionado debido a otra afección médica

Otro trastorno obsesivo-compulsivo o trastorno relacionado especificado

Trastorno obsesivo-compulsivo o trastorno relacionado no especificado

---

La acumulación de objetos —considerada desde hace mucho tiempo un subtipo de TOC—
constituye ahora un diagnóstico aparte, pues los estudios muestran que presenta rasgos,
patrones sintomáticos y respuestas al tratamiento distintivos. El trastorno dismórfico corporal
se ha trasladado aquí desde el capítulo de los trastornos somatomorfos del DSM-IV en reconocimiento a su íntimo parentesco con el TOC. La tricotilomanía se llama ahora «tricotilomanía (trastorno de arrancarse el pelo)» y procede del capítulo del DSM-IV «Trastornos del control de los impulsos no clasificados en otro lugar». El trastorno de excoriación (rascarse la
piel), considerado desde hace mucho tiempo un trastorno impulsivo similar a la tricotilomanía, es nuevo (Stein et al., 2010).

## Trastorno obsesivo-compulsivo

El rasgo distintivo del TOC es la presencia de obsesiones y/o compulsiones. Las *obsesiones* son
ideas, pensamientos, ansias o imágenes recurrentes y persistentes que se viven como intrusiones no deseadas y que en la mayoría de los pacientes producen marcada ansiedad o angustia
(p. ej., miedo a los gérmenes y la contaminación). Las *compulsiones* son conductas o actos
mentales repetitivos e intencionados que se realizan en respuesta a las obsesiones o de acuerdo
con ciertas normas que deben aplicarse rígidamente (p. ej., lavarse las manos reiteradamente,
rituales de comprobación). Las compulsiones pretenden neutralizar o reducir la angustia de
la persona, o impedir un suceso o situación temidos. Los rituales no están relacionados de
forma realista con el suceso o la situación, o bien son claramente excesivos. Las definiciones
específicas de las obsesiones y las compulsiones poseen implicaciones terapéuticas porque
cada una requiere un abordaje distinto.

Descrito clínicamente por Esquirol (1838), el TOC se consideraba una forma de monomanía o locura parcial. Esquirol describió que los pacientes le daban vueltas a un tema central al
que prestaban toda su atención. Más tarde, los síntomas obsesivos-compulsivos se atribuye-

ron a la depresión, lo que condujo a que se aceptaran como un síndrome neurótico. Freud (1895/1962) se basó en sus conceptos de la estructura mental y describió la *neurosis obsesiva,* síndrome en el que la persona forcejea con impulsos inaceptables (obsesiones) y trata de controlarlos con defensas imperfectas que dan lugar a rituales (compulsiones). Las ideas psicoanalíticas predominaron hasta que los avances de las neurociencias y la teoría del aprendizaje permitieron reconceptualizar el TOC. En cuanto a su clasificación formal, en el DSM-I se incluía la «reacción obsesivo-compulsiva», que dio origen a la «neurosis obsesivo-compulsiva» del DSM-II:

> Este trastorno se caracteriza por la intrusión persistente de pensamientos, ansias o acciones que no son deseados y que el paciente es incapaz de detener. Los pensamientos pueden ser palabras únicas, ideas, rumiaciones o hilos de pensamiento que para el paciente no tienen sentido. Las acciones varían de movimientos simples a rituales complejos, como lavarse las manos reiteradamente. Suele haber ansiedad y angustia si el paciente no puede completar su ritual compulsivo o duda de poder controlarlo él mismo. (pág. 40)

El trastorno se incluyó en los criterios de Feighner (Feighner et al., 1972), que sirvieron de base a los criterios del DSM-III. Los criterios se modificaron ligeramente en el DSM-III-R y el DSM-IV. Los criterios del DSM-5 se han depurado aún más y reflejan el mejor conocimiento que se tiene de este trastorno.

## Criterios diagnósticos del trastorno obsesivo-compulsivo         300.3 (F42)

A. Presencia de obsesiones, compulsiones o ambas:

Las obsesiones se definen por (1) y (2):

1. Pensamientos, impulsos o imágenes recurrentes y persistentes que se experimentan, en algún momento durante el trastorno, como intrusas o no deseadas, y que en la mayoría de los sujetos causan ansiedad o malestar importante.
2. El sujeto intenta ignorar o suprimir estos pensamientos, impulsos o imágenes, o neutralizarlos con algún otro pensamiento o acto (es decir, realizando una compulsión).

Las compulsiones se definen por (1) y (2):

1. Comportamientos (p. ej., lavarse las manos, ordenar, comprobar las cosas) o actos mentales (p. ej., rezar, contar, repetir palabras en silencio) repetitivos que el sujeto realiza como respuesta a una obsesión o de acuerdo con reglas que ha de aplicar de manera rígida.
2. El objetivo de los comportamientos o actos mentales es prevenir o disminuir la ansiedad o el malestar, o evitar algún suceso o situación temida; sin embargo, estos comportamientos o actos mentales no están conectados de una manera realista con los destinados a neutralizar o prevenir, o bien resultan claramente excesivos.
   **Nota:** Los niños de corta edad pueden no ser capaces de articular los objetivos de estos comportamientos o actos mentales.

B. Las obsesiones o compulsiones requieren mucho tiempo (p. ej., ocupan más de una hora diaria) o causan malestar clínicamente significativo o deterioro en lo social, laboral u otras áreas importantes del funcionamiento.

C. Los síntomas obsesivo-compulsivos no se pueden atribuir a los efectos fisiológicos de una sustancia (p. ej., una droga, un medicamento) o a otra afección médica.

D. La alteración no se explica mejor por los síntomas de otro trastorno mental (p. ej., preocupaciones excesivas, como en el trastorno de ansiedad generalizada; preocupación por el aspecto, como en el trastorno dismórfico corporal; dificultad de deshacerse o renunciar a las posesiones, como en el trastorno de acumulación; arrancarse el pelo, como en la tricotilomanía [trastorno de arrancarse el pelo]; rascarse la piel, como en el trastorno de excoriación [rascarse la piel]; estereotipias, como en el trastorno de movimientos estereotipados; comportamiento alimentario ritualizado, como en los trastornos de la conducta alimentaria; problemas con sustancias o con el juego, como en los trastornos relacionados con sustancias y trastornos adictivos; preocupación por padecer una enfermedad, como en el trastorno de ansiedad por enfermedad; impulsos o fantasías sexuales, como en los trastornos parafílicos; impulsos, como en los trastornos disruptivos, del control de los impulsos y de la conducta; rumiaciones de culpa, como en el trastorno de depresión mayor; inserción de pensamientos o delirios, como en la esquizofrenia y otros trastornos psicóticos; o patrones de comportamiento repetitivo, como en los trastornos del espectro autista).

*Especificar* si:

**Con introspección buena o aceptable:** El sujeto reconoce que las creencias del trastorno obsesivo-compulsivo son claramente o probablemente no ciertas, o que pueden ser ciertas o no.

**Con poca introspección:** El sujeto piensa que las creencias del trastorno obsesivo-compulsivo son probablemente ciertas.

**Con ausencia de introspección/con creencias delirantes:** El sujeto está completamente convencido de que las creencias del trastorno obsesivo-compulsivo son ciertas.

*Especificar* si:

El sujeto tiene una historia reciente o antigua de un trastorno de tics.

## Criterio A

En lugar de los cuatro rasgos definitorios de la obsesión que hay en el DSM-IV, el DSM-5 se basa en dos: 1) «pensamientos, ansias o imágenes persistentes y recurrentes que se experimentan, en algún momento durante el trastorno, como intrusas y no deseadas, y que en la mayoría de los sujetos causan ansiedad o malestar importante», y 2) intentos de «ignorar o suprimir estos pensamientos, impulsos o imágenes, o neutralizarlos con algún otro pensamiento o acto».

### Obsesiones

**Criterio A1.** La redacción del criterio A1 ha cambiado de «pensamientos, *impulsos* o imágenes recurrentes y persistentes» a «pensamientos, *ansias* o imágenes recurrentes y persistentes». Tanto *impulso* como *ansia* captan la naturaleza involuntaria (de pérdida de control) de algunas obsesiones. Sin embargo, *impulso* hace pensar indirectamente en los trastornos del control de los impulsos, lo que podría complicar el diagnóstico diferencial. Por ejemplo, alguien con cleptomanía puede referir impulsos constantes de robar, lo que podría llevar a cumplir los criterios del TOC. El cambio de término en este criterio, además de la larga lista de exclusiones del criterio D, pretende impedir este diagnóstico erróneo. Curiosamente, *ansia* era un descriptor utilizado en el DSM-II.

Además, en la definición de *obsesión* del DSM-IV se dice que los pensamientos «se experimentan en algún momento durante el trastorno, como intrusos e *inapropiados*». En el DSM-5, la última palabra se ha cambiado por *no deseados*. La sustitución de *inapropiados* por *no deseados* trata de abordar la dificultad que conlleva la operacionalización de la calidad egodistónica de los pensamientos obsesivos. En el DSM-III, el término *egodistónico* se usaba para reflejar la creencia de que los pensamientos obsesivos son involuntarios y se consideran sin sentido o repugnantes. En el DSM- III-R, *egodistónico* se sustituyó por *sin sentido*. En el DSM-IV se abandonó *sin sentido* porque podía implicar pérdida de contacto con la realidad y llevar a confundir el TOC con las psicosis. Además, el término *inapropiado* puede tener varias definiciones según la cultura, el género y la edad; el empleo de *no deseado* en el DSM-5 trata de evitar estas diferencias sociales y culturales que pueden complicar el diagnóstico.

El último cambio introducido en la definición de obsesión del DSM-5 es la adición de «en la mayoría de los individuos» delante de «causan ansiedad o malestar importante». Los datos procedentes de varios estudios de gran envergadura muestran que, aunque la mayoría de las personas con TOC presentan al menos ansiedad o angustia moderada a causa de los pensamientos obsesivos, no todas las obsesiones generan ansiedad o angustia marcada. Además, algunas de las personas que tienen TOC desde hace muchos años podrían no referir el mismo nivel de ansiedad o angustia que al principio de la enfermedad a causa de sus obsesiones.

**Criterio A2.** Muchos trastornos del DSM-5 se caracterizan por pensamientos o comportamientos repetitivos que deben distinguirse de las obsesiones y las compulsiones. La aseveración de que la persona trata de ignorar o suprimir los pensamientos, ansias o imágenes obsesivos, o de neutralizarlos mediante una compulsión, crea un vínculo funcional entre obsesiones y compulsiones. Este vínculo permite al clínico distinguir los pensamientos del TOC de los que se observan en los trastornos de ansiedad como el trastorno de ansiedad generalizada *gracias a* la presencia de las compulsiones. Aunque no todas las personas con TOC refieren obsesiones *y* compulsiones, la inmensa mayoría sí las refieren (alrededor del 90 %).

En el DSM-5 se han eliminado de la definición de obsesión dos de los criterios del DSM-IV: que los pensamientos no sean simplemente preocupaciones excesivas por problemas reales (A2) y que la persona reconozca que los pensamientos son producto de su propia mente (A4). Estos criterios se usaron inicialmente para distinguir el TOC del trastorno de ansiedad generalizada (p. ej., una persona excesivamente preocupada por problemas económicos cuando está en paro) y de los trastornos psicóticos (p. ej., cuando la persona cree que alguien le ha insertado esos pensamientos en la cabeza). En el DSM-5, en lugar de usarse para definir una obsesión, estos criterios se han incorporado al criterio D, que contiene información sobre el diagnóstico diferencial del TOC con el trastorno de ansiedad generalizada, los trastornos psicóticos y otros trastornos mentales.

## Compulsiones

**Criterio A1.** Las compulsiones son conductas repetitivas que la persona se siente impulsada a llevar a cabo. El aspecto de «sentirse impulsado» de la conducta refleja que esta ni es voluntaria, ni tiene propósito, ni es intencionada.

**Criterio A2.** La definición de compulsión requiere que la motivación de la persona para realizar la conducta sea reducir o prevenir la ansiedad o la angustia que conlleva el pensamiento obsesivo. Por ejemplo, puede que la persona necesite escribir determinada frase una y otra vez como forma de reducir la ansiedad asociada a las obsesiones de perfeccionismo. Otro ejemplo sería la persona que pide perdón muchas veces para reducir la angustia que le produce un pensamiento obsesivo de tipo violento. Este requisito de que la compulsión sirva para reducir la ansiedad o la angustia de una obsesión ayuda a distinguir esta conducta de las conductas repetitivas que se observan en los tics o las estereotipias.

El requisito de que la conducta compulsiva esté diseñada para reducir los sentimientos negativos desencadenados por el pensamiento obsesivo también diferencia el TOC de las conductas repetitivas observadas en los trastornos impulsivos o adictivos. La motivación de los comportamientos adictivos normalmente, aunque no siempre, es el placer o la gratificación asociados a la conducta.

El segundo criterio define también los comportamientos compulsivos como aquellos que «no están conectados de una manera realista con los destinados a neutralizar o prevenir, o bien resultan claramente excesivos». Por ejemplo, la mayoría de la gente cree aconsejable comprobar que la plancha está desenchufada y las luces apagadas antes de salir de casa. Comprobarlo una o dos veces es prudente, mientras que hacerlo muchas veces es claramente excesivo. Los extremos, como sería comprobarlo 30 veces, son mucho más fáciles de reconocer que las «zonas grises» (p. ej., cuatro veces).

## Criterio B

El criterio B del DSM-IV se ha eliminado en el DSM-5. Decía que, durante el curso de la enfermedad, «la persona ha reconocido que las obsesiones o las compulsiones son excesivas o irracionales». Como los términos *excesivo* e *irracional* no se definían ni se operacionalizaban, no quedaba claro cómo habían de interpretarlos clínicos e investigadores.

El criterio B del DSM-5 es una versión modificada del criterio C del DSM-IV. Dado que la mayoría de las personas tienen algún pensamiento obsesivo o algún comportamiento repetitivo, este criterio facilita al clínico un umbral general desde el que considerar problemáticos o anómalos los pensamientos y las conductas. El umbral de tiempo debe considerarse aproximativo para juzgar cuándo se han vuelto excesivos estos pensamientos o comportamientos, siendo esta la razón de que se haya añadido, a modo de ejemplo, la frase «ocupan más de 1 hora diaria». Muchas personas con TOC racionalizan que su comportamiento es útil; también pueden aparentar que la conducta no les preocupa o que no se dan cuenta de la repercusión que tienen estos síntomas en sus vidas. Los comportamientos rituales que ocupan más de 1 hora al día no son necesariamente señales de que existe un TOC. Por ejemplo, una cirujana podría lavarse las manos durante más de 1 hora cada día, hecho que no debería interpretarse como un indicio de TOC.

## Criterio C

Este ítem es idéntico al criterio E del DSM-IV, con algunos cambios menores, y pretende recordar al clínico que debe distinguir el TOC de las obsesiones y compulsiones que se presentan al consumir sustancias o a causa de una enfermedad orgánica. Por ejemplo, las personas que consumen estimulantes de forma indebida (p. ej., anfetaminas) a veces se hurgan la piel compulsivamente. Del mismo modo, las personas tratadas con fármacos dopaminérgicos (p. ej., pramipexol) para la enfermedad de Parkinson suelen presentar conductas de «punding» o hobbismo, que son tareas mecánicas repetitivas tales como clasificar, coleccionar o montar/desmontar objetos de uso común. En estos casos no procede el diagnóstico de TOC.

# Criterio D

Muchos trastornos psiquiátricos se caracterizan por pensamientos recurrentes e intrusos con o sin conductas repetitivas. Este criterio clarifica en qué ocasiones no sería correcto diagnosticar un TOC. En el DSM-5 se ha ampliado la lista de los diagnósticos con síntomas parecidos a los del TOC y ahora se incluyen entidades como el trastorno depresivo mayor, el trastorno de ansiedad generalizada, el trastorno de ansiedad por enfermedad, los trastornos del control de los impulsos, el trastorno de acumulación, el trastorno de excoriación (rascarse la piel) y los trastornos parafílicos.

# Especificadores

Los subtipos del TOC se han ampliado para que los clínicos puedan evaluar con mayor detalle al paciente y su trastorno (Leckman et al., 2010). En lugar del especificador único «con poca conciencia de enfermedad» que contiene el DSM-IV, en el DSM-5 se incluyen toda una serie de especificadores de introspección (buena o aceptable, poca, ausente) y un especificador de relación con tics. Como la introspección puede fluctuar con el tiempo, el especificador se refiere ahora al cuadro actual. Estos especificadores revisados tienen la ventaja de poder transmitir los distintos grados de conciencia de enfermedad que pueden caracterizar a las creencias del TOC, incluidas las creencias delirantes. La introspección puede asociarse a la presentación clínica (p. ej., mayor gravedad del TOC, mayores tasas de depresión concurrente) y al resultado del tratamiento (p. ej., respuesta menos sólida a la terapia cognitivo-conductual).

Los estudios respaldan la inclusión del especificador de relación con tics. Esta variante del TOC es muy familiar y posee características clínicas específicas (inicio precoz, predominio masculino) y tasas elevadas de obsesiones relacionadas con la simetría y la exactitud, y de compulsiones consistentes en ordenar objetos, además de fenómenos sensitivos. A las personas con síntomas característicos de este especificador también les resulta eficaz la adición de un antipsicótico cuando el tratamiento con un inhibidor selectivo de la recaptación de serotonina no reduce los síntomas lo suficiente.

## Trastorno dismórfico corporal

El trastorno dismórfico corporal requiere tanto pensamientos obsesivos sobre defectos percibidos en el aspecto físico como, en algún momento, comportamientos compulsivos que se generan en respuesta a dichos pensamientos. El trastorno dismórfico corporal y el TOC tienen muchas similitudes: síntomas, aspectos de la respuesta al tratamiento, comorbilidad y quizá la fisiopatología de base. También tienen diferencias importantes; por ejemplo, las personas con trastorno dismórfico corporal tienen menos conciencia de enfermedad y más probabilidades de presentar ideación suicida y trastornos por consumo de sustancias.

En el pasado, esta entidad se denominaba *dismorfofobia*. El trastorno dismórfico corporal se incluyó en el DSM-III como ejemplo de trastorno somatomorfo atípico, y apareció después como trastorno de pleno derecho en el DSM-III-R. En el DSM-IV, el trastorno dismórfico corporal seguía incluido entre los trastornos somatomorfos. Su reubicación entre los trastornos obsesivo-compulsivo y relacionados es reflejo de la investigación realizada acerca de su relación etiológica con el TOC (Phillips et al., 2010).

El trastorno dismórfico corporal es relativamente frecuente y sus tasas de prevalencia entre la población general son del 0,7-2,4 %, aunque los estudios de muestras clínicas indican tasas mayores: 3-16 % de los pacientes sometidos a cirugía cosmética, 9-15 % de los pacientes dermatológicos, 8-12 % de los pacientes con TOC y 39 % de los pacientes con anorexia nerviosa.

## Criterios diagnósticos del trastorno dismórfico corporal                         300.7 (F45.22)

A. Preocupación por uno o más defectos o imperfecciones percibidas en el aspecto físico que no son observables o parecen sin importancia a otras personas.

B. En algún momento durante el curso del trastorno, el sujeto ha realizado comportamientos (p. ej., mirarse en el espejo, asearse en exceso, rascarse la piel, querer asegurarse de las cosas) o actos mentales (p. ej., comparar su aspecto con el de otros) repetitivos como respuesta a la preocupación por el aspecto.

C. La preocupación causa malestar clínicamente significativo o deterioro en lo social, laboral u otras áreas importantes del funcionamiento.

D. La preocupación por el aspecto no se explica mejor por la inquietud acerca del tejido adiposo o el peso corporal en un sujeto cuyos síntomas cumplen los criterios diagnósticos de un trastorno de la conducta alimentaria.

*Especificar* si:

**Con dismorfia muscular:** Al sujeto le preocupa la idea de que su estructura corporal es demasiado pequeña o poco musculosa. Este especificador se utiliza incluso si el sujeto está preocupado por otras zonas corporales, lo que sucede con frecuencia.

*Especificar* si:

Indicar el grado de introspección sobre las creencias del trastorno dismórfico corporal (p. ej., «Estoy feo/a» o «Estoy deforme»).

**Con introspección buena o aceptable:** El sujeto reconoce que las creencias del trastorno dismórfico corporal son claramente o probablemente no ciertas o que pueden ser ciertas o no.

**Con poca introspección:** El sujeto piensa que las creencias del trastorno dismórfico corporal son probablemente ciertas.

**Con ausencia de introspección/con creencias delirantes:** El sujeto está completamente convencido de que las creencias del trastorno dismórfico corporal son ciertas.

## Criterio A

A las personas con trastorno dismórfico corporal les obsesiona la idea de que uno o más rasgos de su aspecto físico no son normales. Pueden describir estos rasgos calificándolos de poco atractivos, deformes, desfigurados, feos y horribles o diciendo que «no están bien». El rostro y la cabeza son las partes del cuerpo que normalmente angustian a estas personas, especialmente las imperfecciones de la piel, como defectos, marcas, arrugas, cicatrices o un supuesto acné. Normalmente, a estas personas les obsesiona su aspecto durante varias horas al día. En el DSM-5 se ha cambiado el criterio inicial de preocupación excesiva por un «defecto imaginado del aspecto físico» por el de preocupación excesiva por «defectos o imperfecciones percibidas en el aspecto físico que no son observables o parecen sin importancia a otras personas». Esto clarifica el significado del criterio y, al eliminar el término *imaginado*, se evita que los clínicos caractericen el trastorno como producto de una psicosis.

## Criterio B

Todas las personas con trastorno dismórfico corporal han realizado, en algún momento de la enfermedad, conductas repetitivas que llevan mucho tiempo en respuesta a sus obsesiones. Estas conductas se centran en examinar, mejorar y ocultar el defecto percibido, o en buscar tranquilidad demandando opiniones al respecto. Estas conductas suelen describirse como «compulsivas» porque el ansia de realizarlas es intensa y difícil de resistir. También se denominan a veces «conductas de seguridad» para indicar que se realizan con el fin de prevenir una catástrofe temida (p. ej., camuflar la piel «mortecina» con un bronceador para evitar el temido escrutinio de los demás).

## Criterio C

En este criterio se reconoce que las personas con trastorno dismórfico corporal presentan deterioro clínicamente importante en los ámbitos social, ocupacional y de otros tipos debido a la preocupación por su aspecto. Su calidad de vida también es mala; alrededor del 25 % de las personas con trastorno dismórfico corporal tienen tanta angustia que intentan suicidarse. Sin embargo, la gravedad varía: algunas personas parecen llevar vidas relativamente normales a pesar de la angustia y las interferencias que notan.

## Criterio D

El trastorno dismórfico corporal debe distinguirse de los trastornos de la conducta alimentaria. El trastorno dismórfico corporal y la anorexia nerviosa, por ejemplo, tienen en común la distorsión de la imagen corporal y la preocupación excesiva por imperfecciones que perciben en su apariencia. A muchas de las personas con anorexia nerviosa les preocupan rasgos de su aspecto físico distintos del peso, como el tamaño del abdomen o los muslos, o incluso zonas del cuerpo como la piel o la nariz. Al contrario, a algunas personas con trastorno dismórfico corporal les preocupan el peso y la figura. Aunque la anorexia nerviosa y el trastorno dismórfico corporal tienen semejanzas, y en parte se superponen, poseen también importantes diferencias, como la distribución por sexos (hay más mujeres entre las personas con anorexia nerviosa), la comorbilidad, los patrones de agregación familiar de los trastornos psiquiátricos y la respuesta al tratamiento.

## Especificadores

En el DSM-5 se han añadido especificadores sobre la presencia central de dismorfia muscular (definida como una preocupación excesiva por la idea de que el cuerpo es demasiado pequeño o no lo bastante muscular) y la introspección.

La dismorfia muscular parece tener diferencias importantes con las demás formas del trastorno dismórfico corporal (p. ej., tasas mayores de comportamientos suicidas y de comorbilidad con trastornos por consumo de sustancias), pudiendo requerir el abordaje terapéutico algunas modificaciones. Es por ello que la adición de este especificador puede ser de utilidad clínica.

Aunque la mayoría de las personas con trastorno dismórfico corporal tienen también ideas de referencia (piensan que los demás perciben su defecto imaginado y que reaccionan a este con asco o disgusto), parece que hay muchas más semejanzas que diferencias entre las formas delirantes y no delirantes de este trastorno. El especificador de introspección refleja los distintos grados que muestra la conciencia de enfermedad (incluso el pensamiento delirante) y que caracterizan a las creencias del trastorno dismórfico corporal. Estos niveles de introspección son similares a las categorías que aparecen en las escalas de uso generalizado para este trastorno y son los mismos que los del TOC.

# Trastorno de acumulación

El trastorno de acumulación es la dificultad persistente para tirar o deshacerse de pertenencias. La acumulación de pertenencias dificulta el uso de los espacios útiles de la vivienda para los fines con que se crearon (Frost et al., 2012; Mataix-Cols et al., 2010). La acumulación genera estrés o deterioro clínicamente importante. La acumulación es sorprendentemente frecuente y potencialmente incapacitante. Se ha observado que la acumulación significativa afecta al 2-6 % de la población general. Antes del DSM-5, la acumulación se mencionaba únicamente en el DSM-IV en el seno del trastorno obsesivo-compulsivo de la personalidad (ítem 5), pero el texto indica que las conductas graves de acumulación deben considerarse una forma de TOC. La elevada prevalencia y las graves consecuencias del trastorno de acumulación, junto con los estudios que lo disinguen del TOC y el trastorno obsesivo-compulsivo de la personalidad, han llevado a los autores del DSM-5 a clasificarlo como una entidad independiente.

## Criterios diagnósticos del trastorno de acumulación   300.3 (F42)

A. Dificultad persistente de deshacerse o renunciar a las posesiones, independientemente de su valor real.
B. Esta dificultad es debida a una necesidad percibida de guardar las cosas y al malestar que se siente cuando uno se deshace de ellas.
C. La dificultad de deshacerse de las posesiones da lugar a la acumulación de cosas que congestionan y abarrotan las zonas habitables y alteran en gran medida su uso previsto. Si las zonas habitables están despejadas, sólo es debido a la intervención de terceros (p. ej., miembros de la familia, personal de limpieza, autoridades).
D. La acumulación causa malestar clínicamente significativo o deterioro en lo social, laboral u otras áreas importantes del funcionamiento (incluido el mantenimiento de un entorno seguro para uno mismo y para los demás).
E. La acumulación no se puede atribuir a otra afección médica (p. ej., lesión cerebral, enfermedad cerebrovascular, síndrome de Prader-Willi).
F. La acumulación no se explica mejor por los síntomas de otro trastorno mental (p. ej., obsesiones en el trastorno obsesivo-compulsivo, disminución de la energía en el trastorno de depresión mayor, delirios en la esquizofrenia u otros trastornos psicóticos, déficit cognitivo en el trastorno neurocognitivo mayor, disminución del interés en los trastornos del espectro autista).

*Especificar* si:
   **Con adquisición excesiva:** Si la dificultad de deshacerse de las posesiones se acompaña de la adquisición excesiva de cosas que no se necesitan o para las que no se dispone de espacio.

*Especificar* si:
   **Con introspección buena o aceptable:** El sujeto reconoce que las creencias y comportamientos relacionados con la acumulación (relacionados con la dificultad de deshacerse de las cosas, el abarrotamiento o la adquisición excesiva) son problemáticos.

**Con poca introspección:** El sujeto está convencido en su mayor parte de que las creencias y comportamientos relacionados con la acumulación (relacionados con la dificultad de deshacerse de las cosas, el abarrotamiento o la adquisición excesiva) no son problemáticos a pesar de la evidencia de lo contrario.

**Con ausencia de introspección/con creencias delirantes:** El sujeto está totalmente convencido de que las creencias y comportamientos relacionados con la acumulación (relacionados con la dificultad de deshacerse de las cosas, el abarrotamiento o la adquisición excesiva) no son problemáticos a pesar de la evidencia de lo contrario.

## Criterio A

El deseo de conservar objetos de valor, ya sea sentimental o económico, es habitual. En el trastorno de acumulación, la dificultad para desechar pertenencias parece motivada por el miedo a perder algo importante. El criterio A hace referencia a la característica nuclear, que es la dificultad para desechar objetos. La expresión «deshacerse o renunciar a» pretende dejar claro que el problema no es solo para tirar cosas, sino para renunciar de cualquier forma a una pertenencia, incluso a reciclarla o venderla. La segunda expresión, «independientemente de su valor real», distingue esta definición de la utilizada para definir la acumulación como síntoma del trastorno obsesivo-compulsivo de la personalidad en el DSM-IV, donde la acumulación se definía como la «incapacidad para tirar los objetos gastados o inútiles». Lo que se considera gastado o inútil varía considerablemente de una persona a otra. Los objetos acumulados con más frecuencia son: ropa, periódicos y revistas. Muchos de estos objetos, sobre todo las prendas de vestir, son con frecuencia nuevos y sin usar.

## Criterio B

Un rasgo central del trastorno de acumulación es la necesidad de guardar las pertenencias. El desorden resultante se debe a la conservación intencionada y la reticencia a desechar objetos porque tienen importancia sentimental, podrían resultar útiles o poseen valor estético. La naturaleza del apego emocional se refleja en la reacción de la persona al deshacerse de una propiedad; la emoción experimentada es ansiedad o sensación de duelo ante la pérdida. A esto se asocia la tendencia a asignar cualidades humanas a los objetos. Otra forma de apego emocional es la sensación de comodidad y seguridad que aportan las posesiones. La idea de deshacerse de una pertenencia parece vulnerar la sensación de seguridad.

## Criterio C

La principal consecuencia de la acumulación es el desorden desorganizado, que preocupa mucho a familiares y amigos. El desorden hace que el espacio se vuelva inutilizable o poco higiénico, y que encontrar cosas importantes sea una tarea casi imposible. Este criterio hace hincapié en las zonas de habitación de la casa o el espacio de trabajo, dejando aparte los desvanes, los sótanos y los garajes, que a veces tienen desorden en las casas de las personas que no padecen este trastorno. En algunos casos, los familiares mantienen el orden en las zonas habitables, aunque la persona puede seguir diagnosticándose de trastorno de acumulación si la angustia o el deterioro que provoca esta conducta son importantes.

## Criterio D

Las personas que acumulan cosas se angustian en gran medida por las consecuencias de la conducta, como los conflictos familiares por el desorden, y no por sus propios pensamientos o comportamientos. Los estudios indican que el funcionamiento está deteriorado en varios ámbitos. La persona suele ser incapaz de usar los espacios habitables de la casa y, en los casos graves, los electrodomésticos no funcionan y los suministros, como el agua y la electricidad, están cortados. La acumulación plantea un grave problema de salud pública (p. ej., riesgo de incendio, infestaciones) e incrementa el gasto público por la intervención de los servicios sociales.

## Criterio E

Existen varias enfermedades orgánicas que pueden ocasionar desorden y dificultad para deshacerse de las propiedades. Por ejemplo, se han observado conductas de acumulación en las personas con lesiones de la corteza prefrontal anterior ventromedial y la corteza del cíngulo. Además, muchas personas con síndrome de Prader-Willi (un trastorno genético raro que se asocia a baja estatura, hiperfagia, insaciabilidad y comportamientos de búsqueda de comida) presentan comportamientos de acumulación, en su mayoría de alimentos, pero también de otros objetos.

## Criterio F

En algunas personas, la acumulación podría estar relacionada con el TOC, el trastorno de ansiedad generalizada o el trastorno depresivo mayor, no siendo en tales casos un trastorno independiente. Estos trastornos deben descartarse. La conducta de acumulación también puede producirse en personas con demencia grave; sin embargo, la acumulación asociada a la demencia parece derivar del deterioro cognitivo importante más que de un apego excesivo a los objetos. La acumulación se describe también en los pacientes institucionalizados con esquizofrenia, aunque la conducta no parece motivada por un apego real. El TOC es el trastorno más íntimamente relacionado con la acumulación y alrededor del 20 % de las personas con TOC poseen síntomas de acumulación. En algunos casos en que la conducta de acumulación parece secundaria a otros síntomas más clásicos del TOC, como la contaminación, el diagnóstico de trastorno de acumulación no sería correcto.

## Especificadores

En el DSM-5 se incluye el especificador «con adquisición excesiva». Las personas con problemas de acumulación tienden a comprar y a llevar consigo un gran número de cosas «por si acaso», y los estudios han confirmado adquisiciones excesivas en el contexto de la acumulación. La adquisición de cosas gratis también tiende a ser excesiva. El hurto es otra forma de adquisición excesiva que se asocia a la acumulación. Aunque solo roban un pequeño porcentaje de personas con trastorno de acumulación, la cleptomanía no es infrecuente (10 %). Los criterios diagnósticos no citan la adquisición excesiva porque hay un pequeño porcentaje de pacientes (10-15 %) que acumulan sin presentar este rasgo.

También hay especificadores de introspección parecidos a los del TOC. Cuando el trastorno es grave, la acumulación puede parecer que adquiere proporciones delirantes. Los clínicos generalmente evalúan que la introspección de los pacientes con trastorno de acumulación es escasa o limitada si se compara con la de las personas con TOC. El término *introspección* se confunde a veces con la *ideación sobrevalorada*, que hace referencia a las creencias que se mantienen a pesar de las pruebas contrarias. En el contexto de la acumulación, la ideación sobrevalorada consiste en creencias referentes al valor o la utilidad de las propiedades. Muchas personas acumuladoras reconocen el problema que supone su conducta, pero las ideas irracionales que tienen sobre el valor de sus pertenencias les impiden deshacerse de ellas. Esto podría parecerle al observador que es falta de introspección pero, en realidad, estas creencias sobre el valor y la utilidad de los objetos pueden formar parte del trastorno en sí.

## Tricotilomanía (trastorno de arrancarse el pelo)

La tricotilomanía consiste en tirarse reiteradamente del pelo, lo que da lugar a una clara pérdida de cabello, angustia subjetiva y deterioro social u ocupacional. Los estudios han mostrado que la prevalencia de la tricotilomanía entre los adultos y adolescentes de Estados Unidos es del 1 al 2 %. La tricotilomanía estaba incluida en el capítulo del DSM-IV «Trastornos del control de los impulsos no clasificados en otros apartados».

El nombre se ha cambiado en el DSM-5 y se ha añadido una expresión más descriptiva —*trastorno de arrancarse el pelo*— entre paréntesis. Dado que las investigaciones de la fenomenología clínica, la neurobiología y la genética han señalado una posible asociación entre la tricotilomanía y el TOC, en el DSM-5 se incluye la tricotilomanía entre los trastornos obsesivo-compulsivo y relacionados.

| Criterios diagnósticos de la tricotilomanía (trastorno de arrancarse el pelo) | 312.39 (F63.3) |
|---|---|

A. Arrancarse el pelo de forma recurrente, lo que da lugar a su pérdida.
B. Intentos repetidos de disminuir o dejar de arrancar el pelo.
C. Arrancarse el pelo causa malestar clínicamente significativo o deterioro en lo social, laboral u otras áreas importantes del funcionamiento.
D. El hecho de arrancarse el pelo o la pérdida del mismo no se puede atribuir a otra afección médica (p. ej., una afección dermatológica).
E. El hecho de arrancarse el pelo no se explica mejor por los síntomas de otro trastorno mental (p. ej., intentos de mejorar un defecto o imperfección percibida en el aspecto, como en el trastorno dismórfico corporal).

## Criterio A

El pelo puede arrancarse de cualquier zona del cuerpo. Los lugares más habituales son el cuero cabelludo, las cejas y los párpados; otros sitios menos frecuentes son las zonas axilar, facial, púbica y perirrectal. Los lugares elegidos pueden variar con el tiempo, y el arrancamiento capilar puede cursar en forma de episodios breves dispersos durante el día o en períodos menos frecuentes pero más sostenidos. El criterio A requiere que el arrancamiento provoque pérdida capilar pero, a diferencia del DSM-IV, no requiere que dicha pérdida de cabello sea «perceptible». De hecho, las personas con tricotilomanía pueden arrancarse el pelo siguiendo patrones muy amplios (es decir, pelos aislados de toda una zona), de forma que la pérdida podría no resultar claramente visible. De manera alternativa, las personas afectadas quizá traten de ocultar o camuflar la pérdida capilar (p. ej., con maquillaje, bufandas o pelucas).

## Criterio B

Este criterio requiere que las personas con tricotilomanía traten sin éxito de controlarse para no tirarse del pelo. Este criterio refleja la intensidad del impulso en que se basa la conducta. El criterio también representa más exactamente lo que refieren muchas personas que padecen el problema (es decir, que ni sienten tensión antes de arrancarse el pelo, ni alivio o gratificación después de hacerlo). Este ítem sustituye al criterio B del DSM-IV («sensación de tensión creciente inmediatamente antes del arrancamiento del pelo») y también al C («bienestar, gratificación o liberación cuando se produce el arrancamiento del pelo»), partiendo del hecho de que algunas personas con tricotilomanía no presentan estos síntomas y antes no cumplían los requisitos de este diagnóstico.

## Criterio C

La tricotilomanía se asocia a angustia subjetiva y a deterioro social y laboral. El trastorno produce sentimientos de vergüenza considerables. Las personas tratan de no arrancarse el pelo frente a los demás y de evitar las situaciones en que las consecuencias del arrancamiento puedan notarse (p. ej., nadar, relaciones sexuales). Estas personas también intentan camuflar las calvas con pelucas o bufandas. Además, el crecimiento y la calidad del cabello pueden sufrir daños irreversibles. Entre las consecuencias médicas poco frecuentes de esta conducta están la púrpura digital, las lesiones osteomusculares (p. ej., síndrome del túnel carpiano; dolor de espalda, de hombro y de cuello), blefaritis y problemas dentales (p. ej., dientes gastados o rotos por morder el pelo). La deglución de cabellos (tricofagia) puede producir tricobezoares y posterior anemia, dolor abdominal, hematemesis, náuseas, vómitos, obstrucción intestinal e incluso perforación de intestino.

## Criterio D

La tricotilomanía no se diagnostica cuando el arrancamiento o la pérdida del pelo se debe a otra enfermedad (p. ej., inflamación de la piel y otras entidades dermatológicas). En las personas con pérdida capilar que dicen que no se arrancan el pelo deben descartarse otras causas de alopecia cicatricial (p. ej., alopecia areata, alopecia androgénica, efluvio telogénico) y no cicatricial (p. ej., lupus eritematoso discoide crónico, liquen plano pilar, alopecia cicatricial centrífuga central, pseudopelada, foliculitis decalvante, foliculitis disecante, acné queloideo). La biopsia de piel o dermoscopia puede usarse para distinguir a las personas con tricotilomanía de las que padecen trastornos dermatológicos.

## Criterio E

Las personas con trastorno dismórfico corporal pueden quitarse el pelo corporal por percibirlo como feo o anormal. Las personas con TOC pueden arrancarse pelos en el seno de sus rituales en busca de la simetría. El arrancamiento capilar puede cumplir la definición de las conductas estereotipadas (como en el trastorno de movimientos estereotipados), pero los criterios diagnósticos del trastorno de movimientos estereotipados excluye los síntomas mejor explicados por la tricotilomanía. Las personas con psicosis pueden arrancarse el pelo en respuesta a sus delirios o alucinaciones. La tricotilomanía no se diagnostica en tales casos. Aunque los síntomas del arrancamiento capilar pueden exacerbarse con ciertas sustancias, como los estimulantes, no está claro que dichas sustancias puedan ser la causa principal de este comportamiento recurrente.

# Trastorno de excoriación (rascarse la piel)

El trastorno de excoriación se caracteriza por el rascado compulsivo y recurrente de la piel, que da lugar a lesiones cutáneas. Aunque está descrito desde hace mucho en la bibliografía médica, el trastorno de excoriación es nuevo en el DSM-5, en parte en respuesta al conjunto creciente de datos que resalta su prevalencia y su naturaleza potencialmente incapacitante. Existen importantes semejanzas clínicas entre el trastorno de excoriación y la tricotilomanía, y los criterios de ambos trastornos son muy parecidos. Los criterios del trastorno de excoriación cuentan con el aval de una investigación de campo.

Los estudios de la prevalencia han hallado que el trastorno de excoriación se produce en el 1,4-5,4 % de la población general. Aunque se suele considerar crónico, el trastorno fluctúa en intensidad y gravedad. Son pocas las personas afectadas que acuden en busca de tratamiento.

---

## Criterios diagnósticos del trastorno de excoriación (rascarse la piel)     698.4 (L98.1)

A. Dañarse la piel de forma recurrente hasta producirse lesiones cutáneas.
B. Intentos repetidos de disminuir o dejar de rascarse la piel.
C. Rascarse la piel causa malestar clínicamente significativo o deterioro en lo social, laboral u otras áreas importantes del funcionamiento.
D. El daño de la piel no se puede atribuir a los efectos fisiológicos de una sustancia (p. ej., cocaína) u otra afección médica (p. ej., sarna).
E. El hecho de rascarse la piel no se explica mejor por los síntomas de otro trastorno mental (p. ej., delirios o alucinaciones táctiles en un trastorno psicótico, intentos de mejorar un defecto o imperfección percibida en el aspecto, como en el trastorno dismórfico corporal, estereotipias como en el trastorno de movimientos estereotipados, o el intento de dañarse uno mismo en la autolesión no suicida).

---

## Criterio A

Todas las personas se hurgan la piel en algún momento, bien para quitar irregularidades o bien para eliminar imperfecciones o el acné. El criterio A requiere que la conducta sea recurrente y provoque lesiones, reflejando de este modo la frecuencia y la intensidad del rascado. Aunque la cara es el lugar afectado con mayor frecuencia, también son dianas frecuentes otras partes, como las manos, los dedos, el torso, los brazos y las piernas. Las personas con trastorno de excoriación se hurgan la piel de muchas zonas y utilizan para ello muchos instrumentos (p. ej., las uñas, cuchillos, pinzas, alfileres, etc.). El rascado puede producir importantes daños tisulares y complicaciones médicas tales como infecciones y septicemia.

## Criterio B

Este criterio requiere que la persona haya tratado de reducir o detener el hurgamiento, lo que refleja de este modo la intensidad del impulso que lleva a este comportamiento. Los datos neurocognitivos respaldan la idea de que a las personas con este trastorno les cuesta inhibir las conductas motoras una vez que las han empezado.

## Criterio C

Las personas con trastorno de excoriación pasan un tiempo considerable hurgándose la piel, y muchas de ellas refieren que dedican varias horas al día. A causa del tiempo empleado en hurgarse, estas personas refieren que faltan o llegan tarde al trabajo, los estudios o las actividades sociales. El rascado produce también problemas de autoestima y en las relaciones interpersonales.

## Criterio D

El uso de estimulantes como la cocaína y las anfetaminas puede conducir a hurgarse la piel y debe descartarse. Además, muchas afecciones dermatológicas, como la sarna, la dermatitis atópica, la psoriasis y los trastornos ampollosos, pueden provocar rascado o hurgamiento.

## Criterio E

El trastorno de excoriación suele diagnosticarse erróneamente como TOC o trastorno dismórfico corporal. Los síntomas motores repetitivos del trastorno de excoriación recuerdan a los ritos compulsivos, si bien es menos probable que la persona refiera pensamientos obsesivos en relación con la piel, e incluso llegue a no darse cuenta de su conducta dada su naturaleza automática. Las personas con trastorno dismórfico corporal se hurgan la piel para mejorar su aspecto físico.

## Trastorno obsesivo-compulsivo o trastorno relacionado inducido por sustancias/medicamentos

Es importante tener en cuenta si alguno de los síntomas del TOC o de los trastornos con él relacionados se deben a los efectos indirectos de alguna sustancia, en cuyo caso el diagnóstico correcto sería el de intoxicación por esa sustancia, el de abstinencia de esa sustancia o el de trastorno obsesivo-compulsivo o relacionado inducido por sustancias/medicamentos. La intoxicación y la abstinencia de sustancias cursan con una serie de pensamientos obsesivos y conductas compulsivas. Si estos pensamientos obsesivos o comportamientos compulsivos persisten durante un período de tiempo considerable una vez desaparecida la abstinencia aguda o la intoxicación grave, son excesivos para lo que cabría esperar y merecen una atención clínica independiente, el diagnóstico correcto sería el de trastorno obsesivo-compulsivo o trastorno relacionado inducido por sustancias/medicamentos.

### Criterios diagnósticos del trastorno obsesivo-compulsivo y trastorno relacionado inducido por sustancias/medicamentos

A.  Las obsesiones, compulsiones, rascarse la piel, arrancarse el pelo, otros comportamientos repetitivos centrados en el cuerpo u otros síntomas característicos del trastorno obsesivo-compulsivo y relacionados predominan en el cuadro clínico.

B. Existen pruebas a partir de la historia clínica, la exploración física o los análisis de laboratorio de (1) y (2):

   1. Síntomas del Criterio A desarrollados durante o poco después de la intoxicación o abstinencia de una sustancia o después de la exposición a un medicamento.
   2. La sustancia/medicamento implicado puede producir los síntomas del Criterio A.

C. La alteración no se explica mejor por un trastorno obsesivo-compulsivo y trastorno relacionado que no es inducido por sustancias/medicamentos. Estas pruebas de un trastorno obsesivo-compulsivo y trastorno relacionado independiente pueden incluir lo siguiente:

   Los síntomas anteceden al inicio del uso de la sustancia/medicamento; los síntomas persisten durante un período importante (p. ej., aproximadamente un mes) después del cese de la abstinencia aguda o la intoxicación grave; o existen otras evidencias que sugieren la existencia de un trastorno obsesivo-compulsivo y trastorno relacionado independiente no inducido por sustancias/medicamentos (p. ej., antecedentes de episodios recurrentes no relacionados con sustancias/medicamentos).

D. La alteración no se produce exclusivamente durante el curso de un delirium.
E. La alteración causa malestar clínicamente significativo o deterioro en lo social, laboral u otras áreas importantes del funcionamiento.

**Nota:** Sólo se hará este diagnóstico además de un diagnóstico de intoxicación o abstinencia de sustancias cuando los síntomas del Criterio A predominen en el cuadro clínico y sean suficientemente graves para justificar atención clínica.

**Nota de codificación:** Los códigos CIE-9-MC y CIE-10-MC para los trastornos obsesivo-compulsivos y relacionados inducidos por [una sustancia/medicamento específico] se indican en la tabla siguiente. Obsérvese que el código CIE-10-MC depende de si existe o no algún trastorno concomitante por consumo de sustancias de la misma clase. Si un trastorno leve por consumo de sustancias coincide con el trastorno obsesivo-compulsivo y relacionados inducidos por sustancias, el carácter en 4ª posición es «1» y el médico hará constar «trastorno leve por consumo de [sustancia]» antes del trastorno obsesivo-compulsivo y relacionados inducidos por sustancias (p. ej., «trastorno leve por consumo de cocaína con trastorno obsesivo-compulsivo y relacionados inducidos por cocaína»). Si un trastorno moderado o grave por consumo de sustancias coincide con el trastorno obsesivo-compulsivo y relacionados inducidos por sustancias, el carácter en 4ª posición es «2» y el médico hará constar «trastorno moderado por consumo de [sustancia]» o «trastorno grave por consumo de [sustancia]» según la gravedad del trastorno concurrente por consumo de sustancias. Si no existe un trastorno concurrente por consumo de sustancias (p. ej., después de un consumo importante puntual de la sustancia), el carácter en 4ª posición es «9» y el médico sólo hará constar el trastorno obsesivo-compulsivo y relacionados inducidos por sustancias.

| | | CIE-10-MC | | |
| --- | --- | --- | --- | --- |
| | CIE-9-MC | Con trastorno por consumo leve | Con trastorno por consumo moderado o grave | Sin trastorno por consumo |
| Anfetaminas (u otros estimulantes) | 292.89 | F15.188 | F15.288 | F15.988 |
| Cocaína | 292.89 | F14.188 | F14.288 | F14.988 |
| Otra sustancia (o sustancias desconocidas) | 292.89 | F19.188 | F19.288 | F19.988 |

*Especificar* si (véase la Tabla 1 del DSM-5, en el capítulo «Trastornos relacionados con sustancias y adictivos» para diagnósticos asociados a la clase de sustancia):

**Con inicio durante la intoxicación:** Si se cumplen los criterios de·intoxicación con la sustancia y los síntomas aparecen durante la intoxicación.

**Con inicio durante la abstinencia:** Si se cumplen los criterios de abstinencia de la sustancia y los síntomas aparecen durante, o poco después, de la abstinencia.

**Con inicio después del consumo de medicamentos:** Los síntomas pueden aparecer al empezar la medicación o después de una modificación o cambio en el consumo.

# Trastorno obsesivo-compulsivo o trastorno relacionado debido a otra afección médica

La evaluación inicial de los trastornos obsesivo-compulsivo y relacionados requiere descartar que la causa de los síntomas sea una enfermedad orgánica. Si está presente una enfermedad y se determina que el TOC es consecuencia fisiopatológica directa de esta, la persona se debe diagnosticar de trastorno obsesivo-compulsivo o trastorno relacionado debido a otra afección orgánica. Al comunicar o anotar el diagnóstico, el clínico debe emplear el nombre de la enfermedad causante. Dicho esto, aunque se han comunicado en la bibliografía casos de distintas enfermedades orgánicas capaces de inducir conductas obsesivo-compulsivas, se trata de un hecho raro.

---

## Criterios diagnósticos del trastorno obsesivo-compulsivo y trastornos relacionados debido a otra afección médica                      294.8 (F06.8)

A. Las obsesiones, compulsiones, preocupaciones por el aspecto, acumulación, rascarse la piel, arrancarse el pelo, otros comportamientos repetitivos centrados en el cuerpo u otros síntomas característicos del trastorno obsesivo-compulsivo y trastornos relacionados predominan en el cuadro clínico.

B. Existen pruebas a partir de la historia clínica, la exploración física o los análisis de laboratorio de que la alteración es la consecuencia fisiopatológica directa de otra afección médica.

C. La alteración no se explica mejor por otro trastorno mental.

D. La alteración no se produce exclusivamente durante el curso de un delirium.

E. La alteración causa malestar clínicamente significativo o deterioro en lo social, laboral u otras áreas importantes del funcionamiento.

*Especificar* si:

**Con síntomas del tipo trastorno obsesivo-compulsivo:** Si los síntomas del tipo del trastorno obsesivo-compulsivo predominan en el cuadro clínico.

**Con preocupación por el aspecto:** Si la preocupación por defectos o imperfecciones percibidos predomina en el cuadro clínico.

**Con síntomas de acumulación:** Si la acumulación predomina en el cuadro clínico.

**Con síntomas de arrancarse el pelo:** Si el hecho de arrancarse el pelo predomina en el cuadro clínico.

**Con síntomas de rascarse la piel:** Si el hecho de rascarse la piel predomina en el cuadro clínico.

**Nota de codificación:** Incluir el nombre de la otra afección médica en el nombre del trastorno mental (p. ej., 294.8 [F06.8] trastorno obsesivo-compulsivo y trastornos relacionados debidos a infarto cerebral). La otra afección médica se codificará y se indicará por separado inmediatamente antes del trastorno obsesivo-compulsivo y relacionados debidos a la afección médica (p. ej., 438.89 [I69.398] infarto cerebral; 294.8 [F06.8] trastorno obsesivo-compulsivo y relacionados debidos a infarto cerebral).

# Otro trastorno obsesivo-compulsivo o trastorno relacionado especificado y trastorno obsesivo-compulsivo o trastorno relacionado no especificado

Estas son categorías residuales que deben utilizarse con las personas que presentan síntomas de un trastorno obsesivo-compulsivo o relacionado, con angustia o deterioro, pero no cumplen los criterios de ninguno de los trastornos especificados en este capítulo. El diagnóstico de otro trastorno obsesivo-compulsivo o relacionado especificado se usa cuando el clínico decide comunicar el motivo por el que el cuadro no cumple los criterios del todo. Se anima al clínico a anotar el motivo concreto (p. ej., trastorno de tipo dismórfico corporal pero con imperfecciones reales).

El diagnóstico de trastorno obsesivo-compulsivo o relacionado no especificado se reserva para cuando el clínico decide no especificar el motivo de que no se cumplan los criterios o existe información insuficiente para hacer un diagnóstico más específico.

## Otros trastornos obsesivo-compulsivo y trastornos relacionados especificados 300.3 (F42)

Esta categoría se aplica a presentaciones en las que predominan los síntomas característicos de un trastorno obsesivo-compulsivo y trastornos relacionados que causan malestar clínicamente significativo o deterioro en lo social, laboral u otras áreas importantes del funcionamiento, pero que no cumplen todos los criterios de ninguno de los trastornos de la categoría diagnóstica del trastorno obsesivo-compulsivo y trastornos relacionados. La categoría de otro trastorno obsesivo-compulsivo y trastornos relacionados especificados se utiliza en situaciones en las que el clínico opta por comunicar el motivo específico por el que la presentación no cumple los criterios de un trastorno obsesivo-compulsivo y relacionados específico. Esto se hace registrando «otro trastorno obsesivo-compulsivo y relacionados especificados» y a continuación el motivo específico (p. ej., «trastorno de comportamientos repetitivos centrados en el cuerpo»).

Algunos ejemplos de presentaciones que se pueden especificar utilizando la designación «otro especificado» son los siguientes:

1. **Trastorno del tipo dismórfico corporal con imperfecciones reales:** Es similar al trastorno dismórfico corporal excepto en que los defectos o imperfecciones en el aspecto físico son claramente observables por otras personas (es decir, se aprecian en grado superior a «ligeros»). En estos casos, la preocupación por estas imperfecciones es claramente excesiva y causa problemas o malestar importante.

2. **Trastorno del tipo dismórfico corporal sin comportamientos repetitivos:** Presentaciones que cumplen el trastorno dismórfico corporal excepto en que el sujeto no realiza comportamientos o actos mentales repetitivos en respuesta a la preocupación por el aspecto.

3. **Trastorno de comportamientos repetitivos centrados en el cuerpo:** Se caracteriza por comportamientos repetitivos centrados en el cuerpo recurrentes (p. ej., morderse las uñas, morderse los labios, morderse la mucosa de las mejillas) e intentos repetidos de disminuir o abandonar estos comportamientos. Estos síntomas causan malestar clínicamente significativo o deterioro en lo social, laboral u otras áreas importantes del funcionamiento y no se explican mejor por la tricotilomanía (trastorno de arrancarse el pelo), el trastorno de excoriación (rascarse la piel), el trastorno de movimientos estereotipados o la autolesión no suicida.

4. **Celos obsesivos:** Se caracterizan por la preocupación no delirante acerca de la infidelidad percibida de la pareja. La preocupación puede derivar en comportamientos o actos mentales repetitivos en respuesta a la preocupación por la infidelidad; causan malestar clínicamente significativo o deterioro en lo social, laboral u otras áreas importantes del funcionamiento; y no se explican mejor por otro trastorno mental como el trastorno delirante, celotípico o el trastorno de personalidad paranoide.

5. *Shubo-kyofu:* Variante de *taijin kyofusho* (véase el «Glosario de conceptos culturales de malestar» en los Apéndices), que es similar al trastorno dismórfico corporal y se caracteriza por miedo excesivo a tener una deformidad corporal.

6. *Koro:* Relacionado con el síndrome *dhat* (véase el «Glosario de conceptos culturales de malestar» en los Apéndices), un episodio súbito de ansiedad intensa de que el pene (o la vulva y los pezones en las mujeres) se retraerá en el cuerpo y posiblemente causará la muerte.

7. *Jikoshu-kyofu:* Variante de *taijin kyofusho* (véase el «Glosario de conceptos culturales de malestar» en los Apéndices), que se caracteriza por miedo a tener un olor corporal desagradable (también se denomina *síndrome de referencia olfativo*).

## Trastorno obsesivo-compulsivo y trastornos relacionados no especificados                      300.3 (F42)

Esta categoría se aplica a presentaciones en las que predominan los síntomas característicos de un trastorno obsesivo-compulsivo y trastornos relacionados que causan malestar clínicamente significativo o deterioro en lo social, laboral u otras áreas importantes del funcionamiento, pero que no cumplen todos los criterios de ninguno de los trastornos de la categoría diagnóstica del trastorno obsesivo-compulsivo y trastornos relacionados. La categoría del trastorno obsesivo-compulsivo y trastornos relacionados no especificados se utiliza en situaciones en las que el clínico opta por no especificar el motivo del incumplimiento de los criterios de un trastorno obsesivo-compulsivo y relacionados específico, e incluye presentaciones en las que no existe suficiente información para hacer un diagnóstico más específico (p. ej., en servicios de urgencias).

# PUNTOS CLAVE

- Este capítulo es nuevo y refleja la constancia científica de que existen una serie de trastornos que están relacionados con el trastorno obsesivo-compulsivo (TOC) y que son lo bastante distintos de los trastornos de ansiedad como para clasificarse aparte.

- El trastorno de acumulación y el trastorno de excoriación (rascarse la piel) son nuevos y han adquirido el estatus de trastornos de pleno derecho en este capítulo porque los datos indican que poseen una prevalencia elevada, se asocian a deterioro funcional y están emparentados con el TOC.

- La tricotilomanía se denomina ahora «tricotilomanía (trastorno de arrancarse el pelo)» y procede del capítulo del DSM-IV «Trastornos del control de los impulsos no clasificados en otros apartados». El trastorno dismórfico corporal se ha extraído del capítulo «Trastornos somatomorfos» del DSM-IV. En cada caso, el subgrupo de trabajo sobre trastornos de ansiedad, del espectro obsesivo-compulsivo, postraumáticos y disociativos reconoció la presunta relación etiológica con el TOC.

- El especificador de «dismorfia muscular» del trastorno dismórfico corporal se ha añadido en reconocimiento de la bibliografía cada vez más numerosa que hace esta distinción.

- Los criterios del TOC se han revisado para subrayar que las obsesiones suelen ser ansias, no impulsos, y que son intrusas y no deseadas, en lugar de meramente inapropiadas. El especificador «con poca conciencia de enfermedad» del DSM-IV se ha retocado y se ha añadido un especificador parecido al trastorno dismórfico corporal.

# CAPÍTULO 8

## Trastornos relacionados con traumas y factores de estrés

| | |
|---|---|
| **313.89 (F94.1)** | Trastorno de apego reactivo |
| **313.89 (F94.2)** | Trastorno de relación social desinhibida |
| **309.81 (F43.10)** | Trastorno de estrés postraumático |
| **308.3 (F43.0)** | Trastorno de estrés agudo |
| **___.__ (___.__)** | Trastornos de adaptación |
| **309.89 (F43.8)** | Otro trastorno relacionado con traumas y factores de estrés especificado |
| **309.9 (F43.9)** | Trastorno relacionado con traumas y factores de estrés no especificado |

Los trastornos relacionados con traumas y factores de estrés constituyen una nueva clase diagnóstica que reúne entidades previamente incluidas, en el DSM-IV, entre los trastornos de ansiedad (trastorno de estrés agudo, trastorno de estrés postraumático [TEPT]), los trastornos de inicio en la infancia, la niñez o la adolescencia (trastorno de apego reactivo, el nuevo trastorno de relación social desinhibida) y los trastornos de adaptación. Todos los trastornos de este grupo, que se enumeran en la Tabla 8-1, se deben a la exposición a situaciones traumáticas o estresantes, o a sucesos que se citan de manera explícita en los criterios diagnósticos. En el DSM-5, los trastornos relacionados con traumas y factores de estrés se sitúan inmediatamente detrás del trastorno obsesivo-compulsivo y los trastornos relacionados, y antes de los trastornos disociativos. La cercanía de todos estos trastornos refleja la metaestructura del manual y denota presuntas relaciones etiológicas. Muchos de los síntomas de estos trastornos se parecen a los que presentan las personas con trastorno obsesivo-compulsivo (pensamientos y preocupaciones fuera de control), mientras que los síntomas disociativos pueden observarse en pacientes con trastorno de estrés agudo, TEPT o trastornos de adaptación.

El subgrupo de trabajo de trastornos de ansiedad, del espectro obsesivo-compulsivo, postraumáticos y disociativos del DSM-5 recomendó crear una clase diagnóstica aparte para los trastornos relacionados con traumas y factores de estrés porque los estudios muestran estas variaciones en la expresión clínica de la angustia psíquica tras la exposición a sucesos traumáticos o estresantes (Andrews et al., 2009). En lugar de una respuesta de miedo o ansie-

**TABLA 8-1.** Trastornos relacionados con traumas y factores de estrés en el DSM-5

Trastorno de apego reactivo

Trastorno de reacción social desinhibida

Trastorno de estrés postraumático

Trastorno de estrés agudo

Trastornos de adaptación

Otro trastorno relacionado con traumas y factores de estrés especificado

Trastorno relacionado con traumas y factores de estrés no especificado

dad, que es la que había justificado la inclusión del trastorno de estrés agudo y del TEPT entre los trastornos de ansiedad, los rasgos clínicos más prominentes son los síntomas anhedónicos y disfóricos, los síntomas coléricos y agresivos, y los síntomas disociativos, lo que exigía una clase diagnóstica por separado. Además, se creyó que era lógico combinar estos trastornos con los de adaptación, que también se deben a la exposición a sucesos estresantes y presentan cuadros variables. El trastorno de apego reactivo de inicio en la infancia y el trastorno de relación social desinhibida se deben ambos a la desatención social, definida como la ausencia de cuidados apropiados durante la infancia, por lo que encajan perfectamente en esta nueva clase diagnóstica.

En el DSM-5 se han introducido cambios importantes en los criterios. En el trastorno de estrés agudo, el hecho traumático se especifica ahora de forma más explícita, distinguiendo entre si se ha vivido directamente, se ha contemplado o se ha exxperimentado de forma indirecta. El criterio A2 del DSM-IV, referente a la reacción subjetiva de la persona, se ha eliminado. Partiendo de la observación de que las reacciones postraumáticas varían considerablemente, y de que las pruebas indican que el énfasis del DSM-IV en los síntomas disociativos era excesivamente restrictivo, el menú sintomático se ha ampliado a 14 síntomas que se dividen en los siguientes grupos: síntomas de intrusión, estado de ánimo negativo, síntomas disociativos, síntomas de evitación y síntomas de alerta.

El TEPT ya no se concibe estrictamente como un trastorno basado en el miedo y la ansiedad, sino que se ha conceptualizado de nuevo para abarcar una amplia serie de respuestas negativas a las experiencias traumáticas, incluidos síntomas de tipo anhedónico y de exteriorización. La eliminación del requisito de haber respondido negativamente de manera subjetiva *en el momento* del suceso es uno de los cambios que llevaron a sacar el TEPT de entre los trastornos de ansiedad y a colocarlo en otra categoría, acompañado de los demás trastornos que surgen como respuesta a acontecimientos traumáticos o estresantes que preceden la aparición de los síntomas. El criterio A2 del DSM-IV, relativo a la reacción subjetiva de la persona al acontecimiento, se ha eliminado, igual que en el trastorno de estrés agudo. Además, en lugar de tres grupos sintomáticos (reexperimentación, evitación/embotamiento e hiperactivación), ahora existen cuatro grupos, pues el de evitación/embotamiento se ha dividido en dos (se describe más adelante con más detalle en «Trastorno de estrés postraumático»). El subtipo «con síntomas disociativos» es nuevo y se ha añadido en reconocimiento del hecho de que estos síntomas son frecuentes y constituyen la presentación de un grupo definible de personas con TEPT. Además, se ha creado un conjunto de criterios de TEPT para los niños de hasta 6 años de edad donde el umbral diagnóstico se ha bajado. De esta forma, el TEPT posee ahora sensibilidad con respecto a la etapa de desarrollo.

En el DSM-IV, el trastorno de apego reactivo era un diagnóstico infantil caracterizado por conductas sociales aberrantes debidas a lo que se llamaban «cuidados patógenos», consistentes en la desatención de las necesidades emocionales y físicas del niño, además de en cambios de cuidador principal que impedían el desarrollo de vínculos estables. Había dos tipos: *inhibido,* en el que el niño mostraba escasa reactividad antes los otros y ausencia de apegos discriminados, y *desinhibido,* en el que el niño no se mostraba reticente con los adultos desconocidos y presentaba un patrón de transgresiones de los límites sociales. En el DSM-5, estos dos subtipos constituyen trastornos distintos: el trastorno de apego reactivo y el trastorno de relación social desinhibida.

Estos dos trastornos se deben fundamentalmente a la desatención social y a aquellas otras situaciones que limitan en el niño la oportunidad de crear vínculos selectivos. A pesar de las semejanzas etiológicas, difieren en aspectos importantes. El trastorno de apego reactivo recuerda a los trastornos interiorizantes y se solapa en cierto grado con la depresión, mientras que el trastorno de relación social desinhibida se parece a los trastornos exteriorizantes, concretamente al trastorno por déficit de atención/hiperactividad, con el que se superpone en parte. Por otra parte, los trastornos tienen relaciones exclusivas con comportamientos de apego. El trastorno de apego reactivo cursa con ausencia o formación incompleta de vínculos preferidos con cuidadores adultos. Por su parte, el trastorno de relación social desinhibida se observa en niños sin apegos, niños que han establecido vínculos e incluso niños con vínculos fuertes. Los dos trastornos también se diferencian en sus correlatos clínicos, el curso clínico y la respuesta a la intervención. Por estos motivos, el subgrupo de trabajo recomendó dos diagnósticos distintos para el DSM-5.

Por último, los trastornos de adaptación permanecen relativamente invariables con respecto al DSM-IV, aparte de su nueva ubicación en este capítulo (Strain y Friedman, 2011).

## Trastorno de apego reactivo

El trastorno de apego reactivo se ha redefinido a partir de su amplia conceptualización en el DSM-IV y, como ya se ha dicho en la anterior introducción, se caracteriza porque el apego del niño hacia sus cuidadores está ausente o subdesarrollado. Como la causa es un estilo parental francamente deficiente, el trastorno puede asociarse a signos de desatención grave (p. ej., desnutrición, poca higiene) y concurrir con retrasos del desarrollo en la adquisición del lenguaje y la capacidad cognitiva. Los niños muestran escasa reactividad ante los demás y se esfuerzan muy poco en conseguir consuelo, apoyo, afecto o protección de sus cuidadores. Además, estos niños tienen episodios de emociones negativas (p. ej., irritabilidad, tristeza, miedo) que no pueden explicarse con facilidad. El diagnóstico no se aplica a los niños que, por falta de desarrollo, no pueden formar vínculos selectivos. Por este motivo, el niño debe poseer al menos la capacidad cognitiva de los 9 meses de edad para poder recibir este diagnóstico.

| Criterios diagnósticos del trastorno de apego reactivo | 313.89 (F94.1) |
|---|---|

A. Patrón constante de comportamiento inhibido, emocionalmente retraído hacia los cuidadores adultos, que se manifiesta por las dos características siguientes:

1. El niño raramente o muy pocas veces busca consuelo cuando siente malestar.
2. El niño raramente o muy pocas veces se deja consolar cuando siente malestar.

B. Alteración social y emocional persistente que se caracteriza por dos o más de los síntomas siguientes:

1. Reacción social y emocional mínima a los demás.
2. Afecto positivo limitado.
3. Episodios de irritabilidad, tristeza o miedo inexplicado que son evidentes incluso durante las interacciones no amenazadoras con los cuidadores adultos.

C. El niño ha experimentado un patrón extremo de cuidado insuficiente como se pone de manifiesto por una o más de las características siguientes:

1. Negligencia o carencia social que se manifiesta por la falta persistente de tener cubiertas las necesidades emocionales básicas para disponer de bienestar, estímulo y afecto por parte de los cuidadores adultos.
2. Cambios repetidos de los cuidadores primarios que reducen la oportunidad de elaborar un apego estable (p. ej., cambios frecuentes de la custodia).
3. Educación en contextos no habituales que reduce en gran manera la oportunidad de establecer un apego selectivo (p. ej., instituciones con un número elevado de niños por cuidador).

D. Se supone que el factor cuidado del Criterio C es el responsable de la alteración del comportamiento del Criterio A (p. ej., las alteraciones del Criterio A comienzan cuando falta el cuidado adecuado del Criterio C).

E. No se cumplen los criterios para el trastorno del espectro autista.

F. El trastorno es evidente antes de los 5 años.

G. El niño tiene una edad de desarrollo de al menos 9 meses.

*Especificar* si:
   **Persistente:** El trastorno ha estado presente durante más de 12 meses.

*Especificar* la gravedad actual:
   El trastorno de apego reactivo se especifica como **grave** cuando un niño tiene todos los síntomas del trastorno, y todos ellos se manifiestan en un grado relativamente elevado.

## Criterio A

Este criterio define los comportamientos de apego perturbados e inapropiados que se observan en el niño hacia sus cuidadores adultos. El niño rara vez busca, o lo hace mínimamente, el cariño de una figura de apego, y rara vez responde, o lo hace mínimamente, al afecto cuando se angustia. Aunque algunos han señalado que el deterioro de la comunicación social es uno de los elementos distintivos de este trastorno, es probable que sea la ausencia de un apego selectivo lo que necesariamente afecte al funcionamiento social, y que las conductas sociales mejoren claramente una vez situado el niño en un entorno más favorable, lo que haría del apego el elemento esencial del trastorno.

## Criterio B

Este criterio indica que el diagnóstico requiere una alteración social y emocional persistente, caracterizada por al menos dos de estas tres conductas: mínima reactividad social y emocional hacia los otros, afectos positivos limitados y episodios no explicables de irritabilidad, tristeza o miedo incluso en las interacciones sin amenaza con los cuidadores. Al separarse estas conductas de las del criterio A, el diagnóstico se restringe a los niños con ambas características, subrayadas en los criterios del DSM-5, y ausencia de una figura de apego, implícita pero no declarada en el DSM-IV (criterio A).

## Criterio C

Este criterio requiere la presencia de «un patrón extremo de cuidado insuficiente», evidenciado por al menos una de las tres conductas siguientes por parte del cuidador: desatención de la necesidad de consuelo, estimulación y afecto del niño; cambios repetidos de cuidador principal, y crianza en contextos inusuales que limiten gravemente las oportunidades de formar vínculos selectivos, como es el caso de las instituciones con muchos niños por cuidador. Desde el punto de vista práctico, este criterio es para el clínico un reto, pues el cuidado deficiente no siempre se confiesa y no siempre puede identificarse con claridad. Muchos niños pequeños no pueden describir sus experiencias y sus cuidadores quizá formen parte de la desatención (no teniendo, por tanto, motivo para confesar). Aun así, la conservación del criterio C impide diagnosticar el trastorno de apego reactivo a los niños que el clínico no sabe si sufren maltrato. Por otra parte, no se han publicado casos de niños pequeños que presenten trastorno de apego reactivo sin al menos inferir de manera razonable una grave desatención. Los retoques pretenden describir con más detalle lo que se sabe acerca de los tipos de crianza que parecen predisponer al niño a sufrir este trastorno. Aunque los criterios siguen siendo menos específicos de lo deseable, se trata de una parcela difícil de investigar y en la que los datos son limitados.

## Criterio D

Este criterio no ha cambiado desde el DSM-IV. Se supone que el patrón extremo de desatención que se describe en el criterio C es el responsable de la conducta aberrante del niño.

## Criterio E

Dado el solapamiento sintomático, es preciso descartar el trastorno del espectro autista. Las conductas sociales aberrantes que se manifiestan en los niños pequeños con trastorno de apego reactivo también pueden observarse en el trastorno del espectro autista. Los dos trastornos pueden distinguirse partiendo del historial de desatención, de la presencia de intereses limitados o conductas ritualizadas, de los déficits específicos de la comunicación social y de la presencia de conductas de apego selectivo. Aunque el subgrupo de trabajo reconoció que el trastorno del espectro autista y el de apego reactivo podían coexistir, la falta de datos y la preocupación por no confundirlos llevó a sus miembros a recomendar la inclusión del criterio.

## Criterios F y G

Los síntomas deben ser evidentes antes de los 5 años (criterio F), como en el DSM-IV. Sin embargo, el DSM-5 contiene el nuevo requisito de que el niño haya alcanzado el desarrollo correspondiente a los 9 meses de edad (criterio G). Este criterio se ha añadido para garantizar que el trastorno no se diagnostique cuando el niño, por su desarrollo, es incapaz de vincularse selectivamente. La desconfianza de los extraños y las protestas ante la separación surgen, junto a la búsqueda selectiva de consuelo y los indicadores conductuales de apego selectivo, entre los 7 y los 9 meses de edad.

## Especificadores

Pueden usarse especificadores para indicar la cronicidad (presencia durante más de 12 meses) y la gravedad actual.

### Trastorno de relación social desinhibida

El trastorno de relación social desinhibida es nuevo en el DSM-5 y procede de la división del trastorno de apego reactivo de la lactancia o la primera infancia del DSM-IV. El rasgo esencial del trastorno de relación social desinhibida es un patrón de comportamiento que consiste en conductas inapropiadas y excesivamente familiares con adultos más o menos extraños, y que transgrede los límites sociales de la cultura. El niño debe tener la capacidad cognitiva que corresponde al menos a los 9 meses de edad. El trastorno es poco frecuente incluso entre quienes han sufrido fuertes desatenciones y han sido después criados en instituciones. El trastorno se ha descrito desde el segundo año de vida y hasta la adolescencia. Cuando son pequeños, los niños suelen ser reacios a relacionarse con los extraños. Los niños que tienen este trastorno no solo no son reacios, sino que se acercan por voluntad propia a los desconocidos e incluso se van con ellos. En los preescolares, las intrusiones verbales y sociales son frecuentes, a menudo acompañadas de conductas de búsqueda de atención. Si el trastorno persiste hasta la infancia media se observan excesos verbales y físicos de familiaridad, con expresiones nada auténticas de las emociones; en la adolescencia, los comportamientos indiscriminados se extienden a los compañeros. Las relaciones con estos tienden a ser superficiales y a caracterizarse por el conflicto.

Como el trastorno de apego reactivo, el trastorno de relación social desinhibida se asocia a retrasos cognitivos y del lenguaje, estereotipias y otros signos de desatención grave, incluidas la desnutrición y la mala higiene. Los signos del trastorno pueden persistir incluso cuando ya no existe la desatención. De esta manera, el trastorno puede verse en niños con antecedentes de falta de cuidados que carecen de apego hacia sus cuidadores o cuyos vínculos con estos varían de la perturbación a la confianza.

### Criterios diagnósticos del trastorno de relación social desinhibida                                        313.89 (F94.2)

A. Patrón de comportamiento en el que un niño se aproxima e interacciona activamente con adultos extraños y presenta dos o más de las características siguientes:

1. Reducción o ausencia de reticencia para aproximarse e interaccionar con adultos extraños.
2. Comportamiento verbal o físico demasiado familiar (que no concuerda con lo aceptado culturalmente y con los límites sociales apropiados a la edad).

3. Recurre poco o nada al cuidador adulto después de una salida arriesgada, incluso en contextos extraños.
4. Disposición a irse con un adulto extraño con poca o ninguna vacilación.

B. Los comportamientos del Criterio A no se limitan a la impulsividad (como en el trastorno por déficit de atención/hiperactividad), pero incluyen un comportamiento socialmente desinhibido.

C. El niño ha experimentado un patrón extremo de cuidado insuficiente, como se pone de manifiesto por una o más de las características siguientes:

1. Negligencia o carencia social que se manifiesta por la falta persistente de tener cubiertas las necesidades emocionales básicas para disponer de bienestar, estímulo y afecto por parte de los cuidadores adultos.
2. Cambios repetidos de los cuidadores primarios que reducen la oportunidad de elaborar un apego estable (p. ej., cambios frecuentes de la custodia).
3. Educación en contextos no habituales que reduce en gran manera la oportunidad de establecer un apego selectivo (p. ej., instituciones con un número elevado de niños por cuidador).

D. Se supone que el factor cuidado del Criterio C es el responsable de la alteración del comportamiento del Criterio A (p. ej., las alteraciones del Criterio A comienzan tras el cuidado patógeno del Criterio C).

E. El niño tiene una edad de desarrollo de al menos 9 meses.

*Especificar* si:
  **Persistente:** El trastorno ha estado presente durante más de 12 meses.

*Especificar* la gravedad actual:
  El trastorno de relación social desinhibida se especifica como **grave** cuando un niño tiene todos los síntomas del trastorno, y todos ellos se manifiestan en un grado relativamente elevado.

## Criterio A

Este criterio centra el trastorno más en la conducta social aberrante que en la conducta de apego trastornada. El diagnóstico requiere la presencia de dos o más de los cuatro ejemplos de conducta desinhibida que se incluyen, que son: reticencia ausente o reducida para acercarse y relacionarse con adultos extraños, conductas verbales o físicas excesivamente familiares, comprobación ausente o reducida de la presencia del cuidador, y disposición a marcharse con un adulto desconocido. Estas conductas son aberrantes en muchas culturas, donde el niño normalmente se inquietaría en estas situaciones. Los elementos que componen el criterio derivan empíricamente de investigaciones realizadas sobre este constructo.

## Criterio B

Este criterio se cree necesario a partir de varias líneas de datos objetivos que indican la coexistencia de signos del trastorno de déficit de atención e hiperactividad (TDAH) y de la impulsividad social que caracteriza al fenotipo desinhibido. Por ello es importante que la conducta no se explique como producto de la impulsividad que normalmente se observa en los niños con TDAH. Parece que se puede tener TDAH con conductas sociales indiscriminadas y que se pueden tener dichas conductas sin tener TDAH, pero suele haber correlaciones de grado intermedio entre ambos perfiles sintomáticos. Así, en lugar de usar el TDAH en el diagnóstico diferencial de este trastorno, parece más útil dirigir la atención hacia lo que lo distingue del TDAH.

## Criterio C

Debe haberse experimentado un patrón extremo de atención insuficiente, probado por al menos uno de los tres patrones siguientes: desatención de las necesidades de consuelo, estimulación y afecto del niño; cambios repetidos de cuidador, y crianza en entornos inusuales que limiten gravemente las oportunidades de formar vínculos selectivos, como serían las instituciones con muchos niños por cuidador. La atención insuficiente se sigue manteniendo en el criterio C (antes, en el DSM-IV, del trastorno de apego reactivo de tipo desinhibido) por la importante razón de que los niños bien atendidos pero con deleción del cromosoma 7 presentan conductas fenotípicamente parecidas a las del trastorno de relación social desinhibida. La atención insuficiente se describe exactamente igual que en el trastorno de apego reactivo, pues no hay datos indicativos de que determinados tipos de atención patógena tengan más o menos probabilidades de llevar a uno u otro de estos dos trastornos.

## Criterio D

Este criterio se ha conservado como en el DSM-IV por el mismo motivo que se conservó en el trastorno de apego reactivo, descrito en el apartado anterior. La hipótesis es que la desatención patógena descrita en el criterio C es la responsable de la conducta alterada del niño.

## Criterio E

El requisito de que el niño haya alcanzado el desarrollo correspondiente a los 9 meses de edad tiene el mismo objetivo perseguido por el criterio G del trastorno de apego reactivo, como ya se dijo.

## Especificadores

Los especificadores pueden utilizarse para indicar la cronicidad (presencia durante más de 12 meses) y la gravedad actual.

### Trastorno de estrés postraumático

Aunque el TEPT se introdujo en el DSM-III, el síndrome se conocía anteriormente como «fatiga de combate» o «neurosis de guerra» dado que se observaba sobre todo en situaciones bélicas. Muchos de sus síntomas, como los pensamientos intrusos y la hiperactivación vegetativa, se observaban también en las víctimas de otros sucesos traumáticos, como los desastres naturales. En el DSM-I, el trastorno se denominaba «reacción grave al estrés» y se consideraba unos de los distintos trastornos transitorios y situacionales de la personalidad:

> En condiciones de estrés grande o inusual, la personalidad normal puede emplear patrones fijos de reacción para afrontar el temor abrumador. Los patrones de estas reacciones difieren de los de las neurosis y psicosis principalmente por los antecedentes clínicos, la reversibilidad de la reacción y el carácter transitorio. Si se trata enseguida y correctamente, la entidad desaparece con rapidez. También

es posible que progrese hacia una de las reacciones neuróticas. Este diagnóstico solo se justifica en aquellas situaciones en que la persona ha estado expuesta a graves exigencias físicas o a un estrés emocional extremo, como el combate o una catástrofe civil (incendio, terremoto, explosión, etc.) (pág. 40)

El TEPT es frecuente entre la población general y puede producirse a cualquier edad, incluso en los niños pequeños. En las mujeres, el acontecimiento desencadenante más frecuente es la agresión física, mientras que en los varones suele ser la experiencia bélica del combate. El TEPT comienza normalmente poco después de haberse experimentado el suceso, aunque el inicio puede diferirse. Para muchas personas, el TEPT es crónico, aunque los síntomas pueden fluctuar y empeorar durante las épocas de estrés.

El principal factor etiológico del TEPT es el suceso traumático con resultado o amenaza de muerte, heridas graves o violencia sexual. El suceso se encuentra típicamente fuera del ámbito de la experiencia humana normal. Las pérdidas de negocios, los conflictos maritales y la muerte de un ser querido *no* constituyen factores de estrés que puedan producir un TEPT. La edad, los antecedentes psiquiátricos, el nivel de apoyos sociales y la proximidad al factor estresante son todos ellos elementos que influyen en la probabilidad de presentar un TEPT.

Los criterios del DSM-5 se alejan de los del DSM-IV en varios aspectos importantes (Friedman et al., 2011). El factor de estrés (criterio A) se describe de manera más explícita y la reacción subjetiva (criterio A2 del DSM-IV) se ha eliminado. Mientras que en el DSM-IV había tres grandes grupos de síntomas correspondientes a los criterios B, C y D (reexperimentación, evitación/embotamiento e hiperactivación, respectivamente), en el DSM-5 hay cuatro, ya que los síntomas de evitación/enbotamiento se han dividido en dos grupos distintos: evitación persistente y alteraciones negativas de la cognición y el ánimo. En este último se incluyen síntomas nuevos o vueltos a conceptualizar, como las expectativas negativas persistentes y exageradas sobre uno mismo, los demás y el mundo; las cogniciones distorsionadas persistentes sobre la causa o las consecuencias del suceso, y el estado emocional negativo persistente. En el grupo final, el de la hiperactivación, se incluyen ahora los comportamientos temerarios o autodestructivos (criterio E2), si bien lo demás no se han cambiado. Los umbrales diagnósticos se han bajado para los niños y se ha incluido un subtipo preescolar específico.

El subgrupo de trabajo eliminó el criterio A2 del DSM-IV, que requería que la persona hubiera experimentado subjetivamente miedo, indefensión u horror en el momento del suceso traumático. Antes se pensaba que el TEPT requería una reacción emocional intensa en el momento del acontecimiento adverso, pero no todo el mundo responde del mismo modo a los traumas. La experiencia clínica y las investigaciones muestran que el criterio A2 no servía para predecir quién podía presentar más adelante síntomas de TEPT. Además, el criterio tendía a excluir a las personas que pudieran verse expuestas a sucesos traumáticos para los que hubieran sido entrenadas a causa de su profesión, que estuvieran simplemente «haciendo su trabajo» y que, por tanto, no experimentaran reacciones de horror en ese momento.

El subgrupo también ha añadido un nuevo grupo de síntomas. Los síntomas de evitación y los de embotamiento se han separado, pasando estos últimos a formar un cuarto grupo «alteraciones negativas cognitivas y del estado de ánimo» (criterio D). Este grupo requiere la presencia de dos o más de los siete síntomas que se enumeran en las personas de más de 6 años de edad. Los criterios reflejan el componente anhedónico del TEPT, por el que las personas con este trastorno son incapaces de experimentar las emociones positivas del amor o la alegría, o de disfrutar del placer, lo que puede resultar devastador para los matrimonios y las relaciones.

El subtipo para niños de hasta 6 años de edad se creó para bajar los umbrales sintomáticos y eliminar algunos síntomas difíciles de evaluar en los preescolares. Las investigaciones muestran que la prevalencia del TEPT en los niños es menor de la esperable cuando se usan los criterios del DSM-IV (Scheeringa et al., 2011).

El subtipo «con síntomas disociativos» se creó porque se sabe hace ya tiempo que las personas expuestas a sucesos traumáticos pueden presentar disociación (15-30 % de las personas con TEPT), especialmente despersonalización y desrealización (Lanius et al., 2012). Estas personas responden de forma distinta al tratamiento, y las pruebas de neuroimágenes muestran que los disociados tienen alterados los circuitos nerviosos de forma característica. Toda esta información justificó la creación de un subtipo que reconociera a este subgrupo específico de personas con TEPT.

## Criterios diagnósticos del trastorno de estrés postraumático                                                    309.81 (F43.10)

**Trastorno de estrés postraumático**

**Nota:** Los criterios siguientes se aplican a adultos, adolescentes y niños mayores de 6 años. Para niños menores de 6 años, véanse los criterios correspondientes más adelante).

A. Exposición a la muerte, lesión grave o violencia sexual, ya sea real o amenaza, en una (o más) de las formas siguientes:

1. Experiencia directa del suceso(s) traumático(s).
2. Presencia directa del suceso(s) ocurrido(s) a otros.
3. Conocimiento de que el suceso(s) traumático(s) ha ocurrido a un familiar próximo o a un amigo íntimo. En los casos de amenaza o realidad de muerte de un familiar o amigo, el suceso(s) ha de haber sido violento o accidental.
4. Exposición repetida o extrema a detalles repulsivos del suceso(s) traumático(s) (p. ej., socorristas que recogen restos humanos; policías repetidamente expuestos a detalles del maltrato infantil).

   **Nota:** El Criterio A4 no se aplica a la exposición a través de medios electrónicos, televisión, películas o fotografías, a menos que esta exposición esté relacionada con el trabajo.

B. Presencia de uno (o más) de los síntomas de intrusión siguientes asociados al suceso(s) traumático(s), que comienza después del suceso(s) traumático(s):

1. Recuerdos angustiosos recurrentes, involuntarios e intrusivos del suceso(s) traumático(s).

   **Nota:** En los niños mayores de 6 años, se pueden producir juegos repetitivos en los que se expresen temas o aspectos del suceso(s) traumático(s).

2. Sueños angustiosos recurrentes en los que el contenido y/o el afecto del sueño está relacionado con el suceso(s) traumático(s).

   **Nota:** En los niños, pueden existir sueños aterradores sin contenido reconocible.

3. Reacciones disociativas (p. ej., escenas retrospectivas) en las que el sujeto siente o actúa como si se repitiera el suceso(s) traumático(s). (Estas reacciones se pueden producir de forma continua, y la expresión más extrema es una pérdida completa de conciencia del entorno presente.)

   **Nota:** En los niños, la representación específica del trauma puede tener lugar en el juego.

4. Malestar psicológico intenso o prolongado al exponerse a factores internos o externos que simbolizan o se parecen a un aspecto del suceso(s) traumático(s).

5. Reacciones fisiológicas intensas a factores internos o externos que simbolizan o se parecen a un aspecto del suceso(s) traumático(s).

C. Evitación persistente de estímulos asociados al suceso(s) traumático(s), que comienza tras el suceso(s) traumático(s), como se pone de manifiesto por una o las dos características siguientes:

1. Evitación o esfuerzos para evitar recuerdos, pensamientos o sentimientos angustiosos acerca o estrechamente asociados al suceso(s) traumático(s).

2. Evitación o esfuerzos para evitar recordatorios externos (personas, lugares, conversaciones, actividades, objetos, situaciones) que despiertan recuerdos, pensamientos o sentimientos angustiosos acerca o estrechamente asociados al suceso(s) traumático(s).

D. Alteraciones negativas cognitivas y del estado de ánimo asociadas al suceso(s) traumático(s), que comienzan o empeoran después del suceso(s) traumático(s), como se pone de manifiesto por dos (o más) de las características siguientes:

1. Incapacidad de recordar un aspecto importante del suceso(s) traumático(s) (debido típicamente a amnesia disociativa y no a otros factores como una lesión cerebral, alcohol o drogas).

2. Creencias o expectativas negativas persistentes y exageradas sobre uno mismo, los demás o el mundo (p. ej., «Estoy mal», «No puedo confiar en nadie», «El mundo es muy peligroso», «Tengo los nervios destrozados»).

3. Percepción distorsionada persistente de la causa o las consecuencias del suceso(s) traumático(s) que hace que el individuo se acuse a sí mismo o a los demás.

4. Estado emocional negativo persistente (p. ej., miedo, terror, enfado, culpa o vergüenza).

5. Disminución importante del interés o la participación en actividades significativas.

6. Sentimiento de desapego o extrañamiento de los demás.

7. Incapacidad persistente de experimentar emociones positivas (p. ej., felicidad, satisfacción o sentimientos amorosos).

E. Alteración importante de la alerta y reactividad asociada al suceso(s) traumático(s), que comienza o empeora después del suceso(s) traumático(s), como se pone de manifiesto por dos (o más) de las características siguientes:

1. Comportamiento irritable y arrebatos de furia (con poca o ninguna provocación) que se expresan típicamente como agresión verbal o física contra personas u objetos.

2. Comportamiento imprudente o autodestructivo.

3. Hipervigilancia.

4. Respuesta de sobresalto exagerada.

5. Problemas de concentración.

6. Alteración del sueño (p. ej., dificultad para conciliar o continuar el sueño, o sueño inquieto).

F. La duración de la alteración (Criterios B, C, D y E) es superior a un mes.

G. La alteración causa malestar clínicamente significativo o deterioro en lo social, laboral u otras áreas importantes del funcionamiento.

H. La alteración no se puede atribuir a los efectos fisiológicos de una sustancia (p. ej., medicamento, alcohol) o a otra afección médica.

*Especificar* si:

**Con síntomas disociativos:** Los síntomas cumplen los criterios para el trastorno de estrés postraumático y, además, en respuesta al factor de estrés, el individuo experimenta síntomas persistentes o recurrentes de una de las características siguientes:

1. **Despersonalización:** Experiencia persistente o recurrente de un sentimiento de desapego y como si uno mismo fuera un observador externo del propio proceso mental o corporal (p. ej., como si se soñara, sentido de irrealidad de uno mismo o del propio cuerpo, o de que el tiempo pasa despacio).
2. **Desrealización:** Experiencia persistente o recurrente de irrealidad del entorno (p. ej., el mundo alrededor del individuo se experimenta como irreal, como en un sueño, distante o distorsionado).

**Nota:** Para utilizar este subtipo, los síntomas disociativos no se han de poder atribuir a los efectos fisiológicos de una sustancia (p. ej., desvanecimiento, comportamiento durante la intoxicación alcohólica) u otra afección médica (p. ej., epilepsia parcial compleja).

*Especificar* si:

**Con expresión retardada:** Si la totalidad de los criterios diagnósticos no se cumplen hasta al menos seis meses después del acontecimiento (aunque el inicio y la expresión de algunos síntomas puedan ser inmediatos).

**Trastorno de estrés postraumático en niños menores de 6 años**

A. En niños menores de 6 años, exposición a la muerte, lesión grave o violencia sexual, ya sea real o amenaza, en una (o más) de las formas siguientes:

1. Experiencia directa del suceso(s) traumático(s).
2. Presencia directa del suceso(s) ocurrido(s) a otros, especialmente a los cuidadores primarios.
   **Nota:** No incluye sucesos que solamente se han visto en medios electrónicos, televisión, películas o fotografías.
3. Conocimiento de que el suceso(s) traumático(s) ha ocurrido a uno de los padres o cuidadores.

B. Presencia de uno (o más) de los síntomas de intrusión siguientes asociados al suceso(s) traumático(s), que comienzan después del suceso(s) traumático(s):

1. Recuerdos angustiosos recurrentes, involuntarios e intrusivos del suceso(s) traumático(s).
   **Nota:** Los recuerdos espontáneos e intrusivos pueden no ser necesariamente angustiosos y se pueden expresar como recreación en el juego.
2. Sueños angustiosos recurrentes en los que el contenido y/o el afecto del sueño está relacionado con el suceso(s) traumático(s).
   **Nota:** Puede resultar imposible determinar que el contenido aterrador está relacionado con el suceso traumático.
3. Reacciones disociativas (p. ej., escenas retrospectivas) en las que el niño siente o actúa como si se repitiera el suceso(s) traumático(s). (Estas reacciones se pueden producir de forma continua, y la expresión más extrema es una pérdida completa de conciencia del entorno presente.) La representación específica del trauma puede tener lugar en el juego.
4. Malestar psicológico intenso o prolongado al exponerse a factores internos o externos que simbolizan o se parecen a un aspecto del suceso(s) traumático(s).
5. Reacciones fisiológicas importantes a los recordatorios del suceso(s) traumático(s).

C. Ha de estar presente uno (o más) de los síntomas siguientes, que representan evitación persistente de los estímulos asociados al suceso(s) traumático(s) o alteración cognitiva y del estado de ánimo asociada al suceso(s) traumático(s), que comienza o empeora después del suceso(s):

**Evitación persistente de los estímulos**

1. Evitación o esfuerzos para evitar actividades, lugares o recordatorios físicos que despiertan el recuerdo del suceso(s) traumático(s).
2. Evitación o esfuerzos para evitar personas, conversaciones o situaciones interpersonales que despiertan el recuerdo del suceso(s) traumático(s).

**Alteración cognitiva**

3. Aumento importante de la frecuencia de estados emocionales negativos (p. ej., miedo, culpa, tristeza, vergüenza, confusión).
4. Disminución importante del interés o la participación en actividades significativas, que incluye disminución del juego.
5. Comportamiento socialmente retraído.
6. Reducción persistente de la expresión de emociones positivas.

D. Alteración importante de la alerta y reactividad asociada al suceso (s) traumático(s), que comienza o empeora después del suceso(s) traumático(s), como se pone de manifiesto por dos (o más) de las características siguientes:

1. Comportamiento irritable y arrebatos de furia (con poca o ninguna provocación) que se expresa típicamente como agresión verbal o física contra personas u objetos (incluidas pataletas extremas).
2. Hipervigilancia.
3. Respuesta de sobresalto exagerada.
4. Problemas con concentración.
5. Alteración del sueño (p. ej., dificultad para conciliar o continuar el sueño, o sueño inquieto).

E. La duración de la alteración es superior a un mes.
F. La alteración causa malestar clínicamente significativo o problemas en la relación con los padres, hermanos, compañeros u otros cuidadores, o en el comportamiento en la escuela.
G. La alteración no se puede atribuir a los efectos fisiológicos de una sustancia (p. ej., medicamento o alcohol) u otra afección médica.

*Especificar* si:

**Con síntomas disociativos:** Los síntomas cumplen los criterios para el trastorno de estrés postraumático y el individuo experimenta síntomas persistentes o recurrentes de uno de los cuadros siguientes:

1. **Despersonalización:** Experiencia persistente o recurrente de un sentimiento de desapego, y como si uno mismo fuera un observador externo del propio proceso mental o corporal (p. ej., como si se soñara, sentido de irrealidad de uno mismo o del propio cuerpo, o de que el tiempo pasa despacio).
2. **Desrealización:** Experiencia persistente o recurrente de irrealidad del entorno (p. ej., el mundo alrededor del individuo se experimenta como irreal, como en un sueño, distante o distorsionado).

**Nota:** Para utilizar este subtipo, los síntomas disociativos no se han de poder atribuir a los efectos fisiológicos de una sustancia (p. ej., desvanecimiento) u otra afección médica (p. ej., epilepsia parcial compleja).

*Especificar* si:

**Con expresión retardada:** Si la totalidad de los criterios diagnósticos no se cumplen hasta al menos seis meses después del acontecimiento (aunque el inicio y la expresión de algunos síntomas puedan ser inmediatos).

## Criterio A

Este criterio se ha retocado con el fin de eliminar ambigüedades y hacer más estricta la definición de suceso traumático. Los criterios dejan claro que la exposición supone la presencia o amenaza de muerte, heridas graves o violencia sexual (esta última sustituye la frase «amenaza a la integridad física propia o de los demás»). Las formas en que la persona puede resultar expuesta también son más explícitas que en el DSM-IV e incluyen la experiencia directa o la contemplación del suceso, o enterarse de un suceso ocurrido a un familiar próximo o un amigo íntimo, aunque en estos últimos casos la presencia o amenza del suceso debe haber sido violenta o accidental. Por ejemplo, enterarse de que un familiar ha muerto de casusas naturales no constituye una exposición válida. El criterio A4 es nuevo y requiere que la experiencia sea repetida o que constituya una exposición extrema a detalles repulsivos del acontecimiento (el experimentado por la víctima principal). Aunque la redacción del DSM-IV bien podría abarcar estas exposiciones, a raíz del atentado terrorista del 11 de septiembre de 2001 se vio claramente que los implicados en la limpieza podían desarrollar síntomas (aunque no hubieran sido testigos del suceso). En el DSM-5 se deja también claro, en una nota, que la exposición a través de los medios de comunicación es insuficiente (p. ej., leer la noticia del suceso o verlo en televisión).

## Criterios B, C, D y E

En lugar de los tres grandes grupos sintomáticos del DSM-IV, ahora hay cuatro: síntomas de intrusión (criterio B), evitación (criterio C), alteraciones negativas de la cognición y el estado de ánimo en relación con el suceso (criterio D), y marcada alteración de la alerta y la reactividad (criterio E). Se ha añadido el comportamiento temerario o autodestructivo (E2) como posible alteración de la alerta y la reactividad.

El suceso traumático puede reexperimentarse de varias formas. La persona puede tener recuerdos recurrentes, involuntarios e intrusos del acontecimiento (B1). El énfasis recae en los recuerdos recurrentes, espontáneos o provocados, del suceso que normalmente tienen componentes sensoriales, emocionales o fisiológicos. Un síntoma frecuente de reexperimentación son los sueños angustiosos en que el suceso se repite o se representa mediante peligros relacionados (B2). Los sueños angustiosos pueden contener aspectos representativos o temáticamente relacionados con las amenazas más importantes del suceso traumático (p. ej., si se trata del superviviente de un accidente de tráfico, en los sueños pueden aparecer coches que chocan). Puede haber estados disociativos durante los cuales se reexperimentan aspectos del suceso y la persona se comporta como si volviera a vivirlo. Las reacciones disociativas («reviviscencias») son normalmente breves, pero pueden producir gran angustia (B3).

La persona evita de manera persistente los estímulos asociados al trauma (criterio C). El paciente puede negarse a hablar de su experiencia traumática o utilizar estrategias para minimizar sus reacciones emocionales, como no ver las noticias de experiencias traumáticas, no volver al lugar del trauma o no relacionarse con otras personas que vivieron la misma experiencia (C2).

La persona puede presentar alteraciones negativas de la cognición y el ánimo en relación con el suceso traumático: por ejemplo, es incapaz de recordar aspectos importantes del acontecimiento (amnesia disociativa) (D1) o tiene creencias negativas exageradas sobre sí misma

(p. ej., «soy mala persona») (D2). Algunos pueden mostrar un estado emocional negativo que se mantiene, como miedo, horror o ira (D4), o desarrollar sentimientos de desapego o alejamiento de los demás (D6), como la *despersonalización*, una sensación de alejamiento de uno mismo, o la *desrealización*, una visión distorsionada del propio entorno. Otros pueden referir incapacidad de sentir emociones positivas, como felicidad o alegría (D7), síntomas que a veces se denominan embotamiento emocional o psíquico.

La persona debe tener dos o más síntomas de hiperactivación, como reacciones de sobresalto exageradas o problemas de concentración. Algunos individuos presentan conductas irritables y estallidos de cólera (E1). En respuesta a los hallazgos de las investigaciones, esta descripción sintomática se ha ampliado en el DSM-5 para indicar que la conducta puede producirse con escasa (o nula) provocación y consistir en agresiones verbales o físicas dirigidas hacia objetos u otras personas. Esto ayuda a distinguir el TEPT de las demás causas de agresión, como el trastorno antisocial de la personalidad.

## Criterio F

La duración es superior a 1 mes. Es la misma que en el DSM-IV (criterio E) y sirve para distinguir el TEPT del trastorno de estrés agudo.

## Criterio G

Este criterio no ha cambiado con respecto al DSM-IV y requiere que los síntomas produzcan una angustia significativa o deterioro en áreas importantes de la vida.

## Criterio H

El criterio de «descarte» es nuevo en el DSM-5 e iguala al TEPT con los demás trastornos en que deben descartarse drogas, medicamentos y enfermedades orgánicas como causa de la perturbación. Una entidad importante que debe excluirse es el síndrome posconmocional, o del traumatismo craneoencefálico, que puede cursar con varios síntomas semejantes a los del TEPT, como problemas de concentración, irritabilidad o ira, y sensibilidad a la luz y al ruido. Es posible que una persona tenga ambas entidades.

### Trastorno de estrés agudo

El trastorno de estrés agudo se introdujo en el DSM-IV con el fin de reconocer que pueden producirse síntomas disociativos inmediatamente después de un suceso traumático, hecho que pronosticaría el desarrollo de un TEPT. En el DSM-5, las manifestaciones se han sintetizado en una lista de 14 posibles síntomas (criterio B), de los que al menos nueve deben estar presentes para el diagnóstico, sin ser ninguno de ellos obligatorio. Se incluyen síntomas disociativos, pero no son necesarios, a diferencia del DSM-IV. Las investigaciones han mostrado que las reacciones de estrés agudo son variables y que muchas personas con reacciones intensas y discapacitantes nunca presentan disociación (Bryant et al., 2011).

La presentación clínica de este trastorno incluye normalmente una respuesta de ansiedad y alguna forma de reexperimentación del hecho traumático o de reactividad. En algunas personas, la presentación disociativa o indiferente puede predominar, anque estos individuos normalmente sufren además una fuerte reactividad emocional o fisiológica en respuesta a lo que les recuerda el trauma. En otras puede observarse una intensa reacción de ira y la reactividad se caracteriza por respuestas irritables o incluso agresivas.

## Criterios diagnósticos del trastorno de estrés agudo                                       308.3 (F43.0)

A. Exposición a la muerte, lesión grave o violencia sexual, ya sea real o amenaza, en una (o más) de las formas siguientes:

1. Experiencia directa del suceso(s) traumático(s).
2. Presencia directa del suceso(s) ocurrido(s) a otros.
3. Conocimiento de que el suceso(s) traumático(s) ha ocurrido a un familiar próximo o a un amigo íntimo. **Nota:** En los casos de amenaza o realidad de muerte de un familiar o amigo, el suceso(s) ha de haber sido violento o accidental.
4. Exposición repetida o extrema a detalles repulsivos del suceso(s) traumático(s) (p. ej., socorristas que recogen restos humanos, policías repetidamente expuestos a detalles del maltrato infantil).

**Nota:** Esto no se aplica a la exposición a través de medios electrónicos, televisión, películas o fotografías, a menos que esta exposición esté relacionada con el trabajo.

B. Presencia de nueve (o más) de los síntomas siguientes de alguna de la cinco categorías de intrusión, estado de ánimo negativo, disociación, evitación y alerta, que comienza o empeora después del suceso(s) traumático(s):

**Síntomas de intrusión**

1. Recuerdos angustiosos recurrentes, involuntarios e intrusivos del suceso(s) traumático(s). **Nota:** En los niños, se pueden producir juegos repetitivos en los que se expresen temas o aspectos del suceso(s) traumático(s).
2. Sueños angustiosos recurrentes en los que el contenido y/o el afecto del sueño está relacionado con el suceso(s). **Nota:** En los niños, pueden existir sueños aterradores sin contenido reconocible.
3. Reacciones disociativas (p. ej., escenas retrospectivas) en las que el individuo siente o actúa como si se repitiera el suceso(s) traumático(s). (Estas reacciones se pueden producir de forma continua, y la expresión más extrema es una pérdida completa de conciencia del entorno presente.) **Nota:** En los niños, la representación específica del trauma puede tener lugar en el juego.
4. Malestar psicológico intenso o prolongado, o reacciones fisiológicas importantes en repuesta a factores internos o externos que simbolizan o se parecen a un aspecto del suceso(s) traumático(s).

**Estado de ánimo negativo**

5. Incapacidad persistente de experimentar emociones positivas (p. ej., felicidad, satisfacción o sentimientos amorosos).

**Síntomas disociativos:**

6. Sentido de la realidad alterado del entorno o de uno mismo (p. ej., verse uno mismo desde la perspectiva de otro, estar pasmado, lentitud del tiempo).

7. Incapacidad de recordar un aspecto importante del suceso(s) traumático(s) (debido típicamente a amnesia disociativa y no a otros factores como una lesión cerebral, alcohol o drogas).

### Síntomas de evitación

8. Esfuerzos para evitar recuerdos, pensamientos o sentimientos angustiosos acerca o estrechamente asociados al suceso(s) traumático(s).
9. Esfuerzos para evitar recordatorios externos (personas, lugares, conversaciones, actividades, objetos, situaciones) que despiertan recuerdos, pensamientos o sentimientos angustiosos acerca del o estrechamente asociados al suceso(s) traumático(s).

### Síntomas de alerta

10. Alteración del sueño (p. ej., dificultad para conciliar o continuar el sueño, o sueño inquieto).
11. Comportamiento irritable y arrebatos de furia (con poca o ninguna provocación) que se expresa típicamente como agresión verbal o física contra personas u objetos.
12. Hipervigilancia.
13. Problemas con la concentración.
14. Respuesta de sobresalto exagerada.

C. La duración del trastorno (síntomas del Criterio B) es de tres días a un mes después de la exposición al trauma.

**Nota:** Los síntomas comienzan en general inmediatamente después del trauma, pero es necesario que persistan al menos durante tres días y hasta un mes para cumplir los criterios del trastorno.

D. La alteración causa malestar clínicamente significativo o deterioro en lo social, laboral u otras áreas importantes del funcionamiento.
E. La alteración no se puede atribuir a los efectos fisiológicos de una sustancia (p. ej., medicamento o alcohol) u otra afección médica (p. ej., traumatismo cerebral leve) y no se explica mejor por un trastorno psicótico breve.

## Criterio A

En este criterio se describen las exposiciones que pueden dar lugar a la aparición de síntomas; el criterio es idéntico al criterio A del TEPT, antes descrito. El criterio A2 del DSM-IV se borró porque requería que la respuesta de la persona constara de «miedo intenso, indefensión u horror» y el subgrupo de trabajo consideró que tenía escasa utilidad clínica.

## Criterio B

Para el diagnóstico se requieren nueve o más de los 14 elementos citados, que corresponden *grosso modo* con los descritos en relación al TEPT (criterios B, C, D y E).

## Criterio C

En lugar de una duración mínima de 2 días, como en el DSM-IV (criterio G), aquí se pide la presencia del cuadro sintomático al completo durante al menos 3 días después del hecho traumático pero sin llegar a sobrepasar 1 mes. La finalidad de este criterio es separar el trastorno de estrés agudo del TEPT, que dura más de 1 mes.

# Criterio D

Los síntomas deben ser causa importante de angustia o deterioro. El grado extremo de ansiedad puede interferir con el sueño, la energía y la capacidad de atender asuntos. En el trastorno de estrés agudo, la evitación puede llevar a la persona a retirarse de forma generalizada de muchas situaciones percibidas como potencialmente amenazantes, lo que puede conducir a no acudir a las citas con el médico, a no conducir y al absentismo laboral.

# Criterio E

Los síntomas no deben ser atribuibles a los efectos fisiológicos de una sustancia o de otra enfermedad. Los síntomas del trastorno de estrés agudo pueden aparecer cuando, en el contexto del suceso traumático, se produce una lesión cerebral. Es importante reconocer que lo que produjo el traumatismo cerebral también puede constituir un episodio traumático desde el punto de vista psicológico, y que los síntomas posconmocionales y los del trastorno de estrés agudo no son mutuamente excluyentes y pueden coexistir.

## Trastornos de adaptación

Los trastornos de adaptación son entidades en las que la persona presenta síntomas de angustia emocional o conductuales en respuesta a sucesos estresantes, se siente abrumada por las circunstancias, sin que los síntomas cumplan los criterios de un diagnóstico más específico como el trastorno de estrés agudo o el TEPT. En los trastornos de adaptación, la persona puede presentar síntomas varios que van de la depresión a la ansiedad, pasando por la incapacidad de trabajar. Estos «heridos andantes» pueden tener síntomas lo bastante graves como para requerir tratamiento o atención.

Los trastornos de adaptación recibieron una categoría aparte a partir del DSM-III. Los DSM previos reconocían que las personas pueden presentar síntomas en respuesta a «una situación difícil o a factores medioambientales nuevos» (DSM-I, pág. 41) en ausencia de problemas graves de personalidad, y aun así los trastornos de adaptación se incluían en la categoría de los «trastornos transitorios y situacionales de la personalidad». Dado que los trastornos de adaptación surgen en respuesta a factores de estrés identificables, el subgrupo de trabajo creyó conveniente su ubicación en el grupo diagnóstico de los trastornos relacionados con traumas y factores de estrés en el DSM-5.

Es importante entender que si los síntomas conducen a un trastorno más específico, como el trastorno depresivo mayor o el trastorno de pánico, el diagnóstico de dicho trastorno prima sobre el de trastorno de adaptación, aunque exista un factor de estrés aparentemente clave para su inicio.

## Criterios diagnósticos de los trastornos de adaptación

A. Desarrollo de síntomas emocionales o del comportamiento en respuesta a un factor o factores de estrés identificables que se producen en los tres meses siguientes al inicio del factor(es) de estrés.

B. Estos síntomas o comportamientos son clínicamente significativos, como se pone de manifiesto por una o las dos características siguientes:

1. Malestar intenso desproporcionado a la gravedad o intensidad del factor de estrés, teniendo en cuenta el contexto externo y los factores culturales que podrían influir en la gravedad y la presentación de los síntomas.
2. Deterioro significativo en lo social, laboral u otras áreas importantes del funcionamiento.

C. La alteración relacionada con el estrés no cumple los criterios para otro trastorno mental y no es simplemente una exacerbación de un trastorno mental preexistente.

D. Los síntomas no representan el duelo normal.

E. Una vez que el factor de estrés o sus consecuencias han terminado, los síntomas no se mantienen durante más de otros seis meses.

*Especificar* si:

**309.0 (F43.21) Con estado de ánimo deprimido:** Predomina el estado de ánimo bajo, las ganas de llorar o el sentimiento de desesperanza.

**309.24 (F43.22) Con ansiedad:** Predomina el nerviosismo, la preocupación, la agitación o la ansiedad de separación.

**309.28 (F43.23) Con ansiedad mixta y estado de ánimo deprimido:** Predomina una combinación de depresión y ansiedad.

**309.3 (F43.24) Con alteración de la conducta:** Predomina la alteración de la conducta.

**309.4 (F43.25) Con alteración mixta de las emociones y la conducta:** Predominan los síntomas emocionales (p. ej., depresión, ansiedad) y una alteración de la conducta.

**309.9 (F43.20) Sin especificar:** Para las reacciones de mala adaptación que no se pueden clasificar como uno de los subtipos específicos del trastorno de adaptación.

*Especificar* si:

**Agudo:** Si la alteración dura menos de 6 meses.

**Persistente** (crónico): Si la alteración dura 6 meses o más.

## Criterio A

Debe haber un factor de estrés identificable y los síntomas deben comenzar en los 3 meses siguientes a este. Los síntomas pueden ser emocionales o conductuales (p. ej., depresión, ansiedad, conductas de exteriorización). La pregunta clave en los casos de sospecha de trastorno de adaptación es: «¿A qué le resulta difícil adaptarse a esta persona?»

## Criterio B

Este criterio es importante porque describe el considerable deterioro funcional o la importante angustia subjetiva que distingue al trastorno de adaptación de las respuestas normales que muchas personas exhiben ante una situación o suceso estresante. Los trastornos de adaptación requieren ahora angustia y/o deterioro, en lugar de angustia o deterioro como en el DSM-IV.

## Criterios C y D

La perturbación no es simplemente la exacerbación de una afección previa, como sería un trastorno depresivo mayor, y se ha descartado la presencia de un trastorno mental más específico. Por ejemplo, si la persona que presenta ansiedad ante un factor de estrés tiene síntomas que, por lo demás, cumplen los criterios del trastorno de pánico, el diagnóstico correcto sería el de dicho trastorno de pánico, no el de trastorno de adaptación.

Los síntomas no pueden representar un luto normal, que no se considera un trastorno mental. Dicho esto, si una persona de luto presenta síntomas propios del trastorno depresivo mayor, el diagnóstico correcto sería el de trastorno depresivo mayor, pues la llamada exclusión del luto se ha eliminado (véase en el capítulo 5, «Trastornos del estado de ánimo», la explicación de esta exclusión del luto).

## Criterio E

Los trastornos de adaptación son reacciones de duración limitada que surgen en respuesta a los factores de estrés y se resuelven cuando dichos factores o sus concecuencias llegan a su fin; los síntomas no persisten más de 6 meses adicionales. Si persisten, lo más probable es que la persona tenga otra afección, como el trastorno de ansiedad generalizada.

## Subtipos

Una vez diagnosticado un trastorno de adaptación, el clínico puede especificar el subtipo, que difiere dependiendo de los síntomas de la persona. Aunque los trastornos de adaptación son variopintos, en la mayoría de los casos cursan con síntomas depresivos o de ansiedad, o con una mezcla de ambos. En algunos casos, el factor de estrés puede llevar a conductas de exteriorización o mal comportamiento, lo que corresponde al subtipo «con alteración de la conducta». Por ejemplo, un adolescente podría robar en las tiendas u otros lugares y un adulto podría tener aventuras extramaritales o malversar fondos. A veces la persona tiene una mezcla de problemas emocionales y conductuales, lo que corresponde al subtipo «con alteración mixta de las emociones y la conducta».

## Otro trastorno relacionado con traumas y factores de estrés especificado, y trastorno relacionado con traumas y factores de estrés no especificado

Estas son categorías residuales que se usan con las personas que presentan los síntomas de un trastorno relacionado con traumas y factores de estrés, con angustia o deterioro, pero no cumplen plenamente los criterios de uno de los trastornos más específicos de este grupo. El diagnóstico de otro trastorno relacionado con traumas y factores de estrés especificado se utiliza cuando el clínico elige comunicar el motivo por el que el cuadro no cumple todos los criterios. Se le anima entonces a anotar el motivo concreto (p. ej., *ataque de nervios*).

El diagnóstico de trastorno relacionado con traumas y factores de estrés no especificado se emplea cuando el clínico decide no especificar el motivo del incumplimiento o la información disponible es insuficiente para poder realizar un diagnóstico más específico.

## Otro trastorno relacionado con traumas y factores de estrés especificado                    309.89 (F43.8)

Esta categoría se aplica a presentaciones en las que predominan los síntomas característicos de un trastorno relacionado con traumas y factores de estrés que causan malestar clínicamente significativo o deterioro en lo social, laboral u otras áreas importantes del funcionamiento, pero que no cumplen todos los criterios de ninguno de los trastornos de la categoría diagnóstica de los trastornos relacionados con traumas y factores de estrés. La categoría de otro trastorno relacionado con traumas y factores de estrés especificado se utiliza en situaciones en las que el clínico opta por comunicar el motivo específico por el que la presentación no cumple los criterios de ningún trastorno relacionado con traumas y factores de estrés específico. Esto se hace registrando «otro trastorno relacionado con traumas y factores de estrés especificado» seguido del motivo específico (p. ej., «trastorno de duelo complejo persistente»).

Algunos ejemplos de presentaciones que se pueden especificar utilizando la designación «otro especificado» son los siguientes:

1. **Trastornos del tipo de adaptación con inicio retardado de los síntomas que se producen más de tres meses después del factor de estrés.**
2. **Trastornos del tipo de adaptación con duración prolongada de más de seis meses sin duración prolongada del factor de estrés.**
3. **Ataque de nervios:** Véase el «Glosario de conceptos culturales de malestar» en el Apéndice.
4. **Otros síndromes culturales:** Véase el «Glosario de conceptos culturales de malestar» en el Apéndice.
5. **Trastorno de duelo complejo persistente:** Este trastorno se caracteriza por la pena intensa y persistente y por reacciones de luto (véase el capítulo «Afecciones que necesitan más estudio» en la Sección III).

## Trastorno relacionado con traumas y factores de estrés no especificado      309.9 (F43.9)

Esta categoría se aplica a presentaciones en las que predominan los síntomas característicos de un trastorno relacionado con traumas y factores de estrés que causan malestar clínicamente significativo o deterioro en lo social, laboral u otras áreas importantes del funcionamiento, pero que no cumplen todos los criterios de ninguno de los trastornos de la categoría diagnóstica de los trastornos relacionado con traumas y factores de estrés. La categoría del trastorno relacionado con traumas y factores de estrés no especificado se utiliza en situaciones en las que el clínico opta por no especificar el motivo de incumplimiento de los criterios de un trastorno relacionado con traumas y factores de estrés específico, e incluye presentaciones en las que no existe suficiente información para hacer un diagnóstico más específico (p. ej., en servicios de urgencias).

# PUNTOS CLAVE

- Este nuevo capítulo reúne aquellas entidades en las que el trastorno ha sido inducido por un suceso traumático o factor de estrés identificable, o por una crianza deficiente.
- El trastorno de apego reactivo del DSM-IV se ha dividido en dos, que ha generado un trastorno de apego reactivo reformulado y el nuevo trastorno de relación social desinhibida. Este cambio se ha realizado para reconocer que algunos de los niños expuestos a patrones extremos de desatención desarrollan conductas de retraimiento social mientras que otros se relacionan indiscriminadamente.

- El criterio del factor de estrés (A) del trastorno de estrés agudo y del trastorno de estrés postraumático (TEPT) se ha revisado para hacerlo más explícito a la hora de describir los tipos de sucesos que los ocasionan. Además, el TEPT se define ahora por la aparición de síntomas de cuatro tipos, en lugar de tres. El grupo de los síntomas de evitación/embotamiento se ha dividido en un grupo de evitación y otro de alteraciones negativas de la cognición y el estado de ánimo. Se ha incluido un conjunto de criterios de sensibilidad desarrollista para el diagnóstico del TEPT en los niños de hasta 6 años de edad.

- Los trastornos de adaptación no han experimentado en su mayoría cambios, si bien excluyen ahora a las personas que atraviesan una fase de luto normal.

# CAPÍTULO 9

# Trastornos disociativos

**300.14 (F44.81)**   Trastorno de identidad disociativo
**300.12 (F44.0)**    Amnesia disociativa
**300.6 (F48.1)**     Trastorno de despersonalización/desrealización
**300.15 (F44.89)**   Otro trastorno disociativo especificado
**300.15 (F44.9)**    Trastorno disociativo no especificado

Los trastornos disociativos siguen desempeñando un papel importante en el DSM-5, cuya metaestructura reconoce que los síntomas disociativos aparecen en trastornos incluidos en otras categorías diagnósticas de este manual. Por este motivo, la ubicación de los trastornos disociativos entre los trastornos relacionados con traumas y factores de estrés y los trastornos de síntomas somáticos y relacionados pretende reflejar la íntima relación que existe entre estas categorías. El trastorno de estrés agudo y el trastorno de estrés postraumático producen síntomas disociativos, como amnesia, reviviscencias y embotamiento. Los trastornos de síntomas somáticos y relacionados también comprenden síndromes donde hay interferencias de índole disociativa con las funciones sensitiva y motora, como las pseudocrisis comiciales y otros síntomas pseudoneurológicos.

Los estados disociativos poseen una historia larga y rica, y su elemento distintivo es la quiebra y/o discontinuidad de la integración normal de la conciencia con la memoria, la identidad, las emociones, la percepción, la representación corporal, el control motor y la conducta. Se reconocieron formalmente por vez primera en el DSM-I con el nombre de «reacción disociativa». En el DSM-II se incluía el diagnóstico de «neurosis histérica, tipo disociativo» como uno de los dos tipos de neurosis histérica (el otro era la «neurosis histérica, tipo de conversión»). Según el DSM-II: «En el tipo disociativo pueden producirse alteraciones del estado de conciencia o de la identidad del paciente que dan lugar a síntomas tales como amnesia, sonambulismo, fuga y personalidad múltiple» (pág. 40).

A los trastornos disociativos se les concedió una clase aparte en el DSM-III, que contenía criterios diagnósticos para las muchas formas de disociación y despersonalización descritas, entre ellas el trastorno de personalidad múltiple (llamado «trastorno de identidad disociativo» en el DSM-IV).

Algunos creen que los trastornos disociativos son raros, pero los estudios indican que son relativamente frecuentes, especialmente en la clínica y el medio hospitalario (Foote et al., 2006; Sar et al., 2007). Las formas subclínicas de disociación son frecuentes entre la población general y no resultan intrínsecamente desadaptativas (p. ej., soñar despierto). Las experiencias de posesión patológica y otras formas de ruptura de la identidad podrían ser incluso más frecuentes en culturas distintas de la occidental. Se observan con frecuencia después de los traumas y muchos de los síntomas resultan confusos o permanecen ocultos para el individuo, por lo que es importante realizar una cuidadosa evaluación diagnóstica.

Los trastornos disociativos generan mucha angustia y discapacidad, y pueden perturbar todas las áreas importantes de la función psíquica. Los síntomas pueden experimentarse como intrusiones no deseadas en la conciencia y el comportamiento, acompañadas de pérdida de la continuidad de la experiencia subjetiva, o como incapacidad de acceder a información normalmente asequible o de controlar funciones mentales habitualmente controlables.

En los trastornos disociativos del DSM-5 se han introducido varios cambios importantes (Spiegel et al., 2011). En primer lugar, la *desrealización* —la sensación de extrañeza o desprendimiento con respecto al propio entorno— se ha fundido con la despersonalización en el trastorno de despersonalización/desrealización. Este sustituye al trastorno de despersonalización del DSM-IV. El cambio reconoce la importancia de estos síntomas y el hecho de que es frecuente su coexistencia. Los datos objetivos muestran que las personas que solo presentan desrealización franca no difieren en ningún aspecto importante de aquellas otras que presentan despersonalización acompañada de desrealización.

Después, la fuga disociativa es ahora un especificador de la amnesia disociativa en lugar de un trastorno independiente como en el DSM-IV. Los criterios del trastorno de identidad disociativo se han modificado para indicar que la quiebra de la identidad y la conciencia la puede referir el paciente o la pueden observar otras personas, y que la amnesia acompañante puede afectar no solo a los sucesos traumáticos, sino también a los del día a día y a información personal importante.

Los trastornos disociativos son mutuamente excluyentes y se presentan siguiendo una jerarquía. Si está presente, el trastorno de identidad disociativo tiene prioridad sobre la amnesia disociativa y el trastorno de despersonalización/desrealización. Las categorías de otro trastorno disociativo especificado y trastorno disociativo no especificado pueden usarse para los síntomas disociativos que no cumplan criterios más específicos. En la Tabla 9-1 se enumeran los trastornos disociativos del DSM-5.

---

**TABLA 9-1. Trastornos disociativos del DSM-5**

Trastorno de identidad disociativo

Amnesia disociativa

Trastorno de despersonalización/desrealización

Otro trastorno disociativo especificado

Trastorno disociativo no especificado

---

## Trastorno de identidad disociativo

Descrito desde hace siglos y reconocido por primera vez en el DSM-III como «trastorno de personalidad múltiple», el trastorno de identidad disociativo se define en el DSM-5 como un cuadro que requiere dos o más estados de personalidad totalmente distintos, lo que en algunas culturas puede describirse como una experiencia de posesión. Se ha dicho que el trastorno comienza en la infancia y se ha atribuido a la adaptación a circunstancias abrumadoras, como el maltrato físico o el abuso sexual.

Las personas con trastorno de identidad disociativo pueden debutar con síntomas de agitación emocional y conductual. Algunas quizá noten lagunas de memoria e incidentes por conductas que les son atípicas. Estos síntomas se deben a diferentes «álter egos» o identidades alternativas que controlan la conducta del individuo durante períodos de tiempo variables. Los cambios de una a otra se han observado con ocasión de situaciones estresantes, disputas entre los álter egos y otros conflictos psicológicos.

## Criterios diagnósticos del trastorno de identidad disociativo                                      300.14 (F44.81)

A. Perturbación de la identidad que se caracteriza por dos o más estados de la personalidad bien definidos, que se puede describir en algunas culturas como una experiencia de posesión. La perturbación de la identidad implica una discontinuidad importante del sentido del yo y del sentido de la entidad, acompañado de alteraciones relacionadas del afecto, el comportamiento, la conciencia, la memoria, la percepción, el conocimiento y/o el funcionamiento sensitivo-motor. Estos signos y síntomas pueden ser observados por parte de otras personas o comunicados por el individuo.

B. Lapsos recurrentes en la memoria de acontecimientos cotidianos, información personal importante y/o sucesos traumáticos incompatibles con el olvido ordinario.

C. Los síntomas causan malestar clínicamente significativo o deterioro en lo social, laboral u otras áreas importantes del funcionamiento.

D. La alteración no es una parte normal de una práctica cultural o religiosa ampliamente aceptada.

   **Nota:** En los niños, los síntomas no deben confundirse con la presencia de amigos imaginarios u otros juegos de fantasía.

E. Los síntomas no se pueden atribuir a los efectos fisiológicos de una sustancia (p. ej., laguna mental o comportamiento caótico durante la intoxicación alcohólica) u otra afección médica (p. ej., epilepsia parcial compleja).

## Criterio A

Este criterio se ha revisado para hacerlo más específico sobre la forma en que el trastorno perturba el rendimiento de la persona. La redacción se ha cambiado para hacer hincapié en la discontinuidad del sentido del yo y el sentido de agencia. El DSM-IV requería dos o más «identidades o estados de personalidad», pero la distinción entre «identidades» y «estados de personalidad» nunco estuvo clara, como tampoco lo estuvo que las alternancias hubieran de representar una ruptura con la forma habitual de pensar y comportarse de la persona. Estos cambios pueden observarlos los demás o referirlos el propio afectado (en el DSM-IV no se especificaba esto). También se menciona el concepto de *posesión* (no se especificaba en el DSM-IV).

## Criterio B

En el criterio C del DSM-IV se decía que las lagunas de memoria afectan a «información personal importante». La orientación que recibe el clínico en el DSM-5 es mayor con respecto a los lapsus de memoria, que se dice que afectan al recuerdo de «acontecimientos cotidianos, información personal importante y/o sucesos traumáticos». Queda claro que, en el trastorno de identidad disociativo, las lagunas de memoria tienden a producirse cuando uno o más de los álter egos toman el control de la función ejecutiva de la persona y el paciente refiere «un tiempo perdido». La calidad y la extensión de la pérdida de memoria no son como las del olvido ordinario. Por ejemplo, la persona podría referir que es incapaz de recordar los 2 últimos días a pesar de acordarse perfectamente de todo lo inmediatamente anterior y posterior al período de amnesia.

## Criterio C

En este criterio, nuevo en el DSM-5, se reconoce que el trastorno de identidad disociativo provoca mucha angustia clínica o un deterioro considerable del funcionamiento en aspectos importantes de la vida. Los síntomas se experimentan de forma consciente y suelen ser bastante molestos para la persona, reflejo de la intrusión del álter ego en su funcionamiento consciente. Cuando esto ocurre, el sentido del yo de la persona se quiebra. La sensación de que es uno quien controla las propias palabras y acciones puede perderse, y puede haber voces que irrumpan en la mente consciente; pueden surgir repentinamente emociones e impulsos fuertes. La persona puede convertirse en observadora despersonalizada de sus propios actos, e incluso sentirse incapaz de detenerlos. El cuerpo puede percibirse de repente de forma muy distinta —por ejemplo, como el de un niño pequeño o el de una persona del sexo opuesto— y todas estas alteraciones del sentido del yo y de la agencia personal pueden acompañarse de sentimientos que la persona refiere como «no propios». Estos cambios pueden ser muy angustiosos y, en muchas personas, estos síntomas afectan negativamente a las relaciones, los matrimonios, la función parental y la vida laboral y profesional.

## Criterio D

Este criterio reconoce que las prácticas culturales y religiosas que incluyen o incluso celebran la disociación deben excluirse como explicación del trastorno. Algunas sociedades indígenas creen en el concepto de *posesión por espíritus*. Estas creencias no son raras en el mundo en vías de desarrollo y las sociedades no occidentales, aunque también pueden hallarse en determinados grupos religiosos de Estados Unidos y otros países. En estas situaciones, los álter egos pueden presentarse como espíritus, demonios, animales o figuras míticas.

## Criterio E

Este criterio reconoce que la disociación puede deberse a drogas o enfermedades orgánicas que, en consecuencia, deben descartarse. Por ejemplo, los alucinógenos y la fenciclidina (PCP) pueden inducir experiencias de tipo disociativo. También se sabe que los tumores cerebrales y las epilepsias (p. ej., las crisis parciales complejas) pueden causar estados disociativos. Estas entidades deben descartarse como parte de la evaluación médica.

## Amnesia disociativa

La amnesia disociativa se caracteriza por la incapacidad de recordar información autobiográfica importante; normalmente es de naturaleza traumática o estresante y debe ser lo bastante extensa como para no poder explicarse mediante el olvido ordinario. En la amnesia disociativa, la persona se encuentra típicamente confusa y perpleja, y no puede recordar información personal importante, a veces ni siquiera su propio nombre. La amnesia aparece normalmente de repente y puede durar de minutos a días, a veces más tiempo. La mayoría de los casos duran menos de 1 semana. En el DSM-5 se citan dos formas principales: 1) amnesia *localizada* o *selectiva* de determinados sucesos concretos y 2) amnesia *generalizada* de la propia identidad y la propia vida. Aunque algunas personas amnésicas notan que hay un «tiempo perdido» o una laguna en sus recuerdos, la mayoría de los pacientes con amnesia disociativa no se dan cuentan al principio de que presentan amnesia.

Un cambio importante introducido en el DSM-5 es que la fuga disociativa constituye ahora un especificador de la amnesia disociativa y no un diagnóstico aparte como en el DSM-IV. Este cambio obedece al hecho de que se trata de un trastorno infrecuente que se diagnostica rara vez y que normalmente ocurre en el contexto de un episodio de amnesia. La fuga consiste normalmente en una escapada súbita e inesperada de casa o del puesto de trabajo, y la amnesia asociada se caracteriza por la incapacidad de recordar el propio pasado y la asunción de una nueva identidad que puede ser parcial o completa. Las fugas pueden durar meses y conformar un complejo entramado de viajes y formación de la identidad.

## Criterios diagnósticos de la amnesia disociativa   300.12 (F44.0)

A. Incapacidad de recordar información autobiográfica importante, generalmente de naturaleza traumática o estresante, que es incompatible con el olvido ordinario.
   **Nota:** La amnesia disociativa consiste la mayoría de veces en amnesia localizada o selectiva de un suceso o sucesos específicos, o amnesia generalizada de la identidad y la historia de vida.
B. Los síntomas causan malestar clínicamente significativo o deterioro en lo social, laboral u otras áreas importantes del funcionamiento.
C. La alteración no se puede atribuir a los efectos fisiológicos de una sustancia (p. ej., alcohol u otra droga, un medicamento) u otra afección neurológica o médica (p. ej., epilepsia parcial compleja, amnesia general transitoria, secuelas de una contusión craneal/traumatismo cerebral, otra afección neurológica).
D. La alteración no se explica mejor por un trastorno de identidad disociativo, un trastorno de estrés postraumático, un trastorno de estrés agudo, un trastorno de síntomas somáticos o un trastorno neurocognitivo importante o leve.

**Nota de codificación:** El código de la amnesia disociativa sin fuga disociativa es 300.12 (F44.0). El código de la amnesia disociativa con fuga disociativa es 300.13 (F44.1).

*Especificar* si:
   **300.13 (F44.1) Con fuga disociativa:** Deambular aparentemente con un propósito o vagabundeo desorientado que se asocia a amnesia de la identidad o por otra información autobiográfica importante.

## Criterio A

La amnesia disociativa afecta principalmente a la capacidad de recordar la propia información personal y puede ser selectiva de sucesos concretos o más global. A diferencia del DSM-IV, el criterio especifica ahora dos tipos de amnesia: localizada o selectiva y generalizada.

## Criterio B

El diagnóstico requiere la presencia de angustia clínicamente significativa o deterioro funcional. En este trastorno, la persona puede creer que se está «volviendo local» o estar preocupada por su propia identidad.

## Criterios C y D

La amnesia debe distinguirse del efecto de una droga o una enfermedad neurológica u orgánica de otro tipo que pueda producir amnesia. Por ejemplo, las personas pueden presentar lagunas durante los períodos de ingesta masiva de alcohol, y las crisis comiciales pueden cursar con amnesia de los períodos más o menos largos previos o posteriores. Los grandes trastornos neurocognitivos pueden producir amnesia, pero el síntoma amnésico no suele producirse de forma aislada, sino que junto a él se observan los otros síntomas típicos de la demencia, como la alteración conductual.

La amnesia disociativa debe distinguirse de otros trastornos mentales. Esto es importante porque la amnesia puede observarse en otros trastornos, como el trastorno de síntomas somáticos y el trastorno de estrés postraumático. Por ejemplo, la persona con trastorno de identidad disociativo puede presentar amnesia cuando un álter ego toma el control.

## Especificador

El especificador «con fuga disociativa» se usa cuando la persona se fuga de casa o del trabajo, o deambula desorientada, durante un episodio de amnesia disociativa.

### Trastorno de despersonalización/desrealización

El trastorno de despersonalización/desrealización se caracteriza por experiencias de despersonalización y/o desrealización que son clínicamente significativas y persistentes o recurrentes. Los síntomas de despersonalización y desrealización transitorios son muy frecuentes. Los estudios muestran que estos síntomas constan de cuatro o cinco factores: embotamiento, irrealidad del yo, irrealidad de los otros, desintegración temporal y alteraciones perceptivas. No hay datos que permitan diferenciar a las personas con desrealización predominante de aquellas otras con despersonalización predominante. El trastorno rara vez comienza después de los 40 años y puede cronificarse, produciendo angustia e incapacidad importantes.

| Criterios diagnósticos del trastorno de despersonalización/desrealización | 300.6 (F48.1) |
| --- | --- |

A. Presencia de experiencias persistentes o recurrentes de despersonalización, desrealización o ambas:

1. **Despersonalización:** Experiencias de irrealidad, distanciamiento, o de ser un observador externo respecto a los pensamientos, los sentimientos, las sensaciones, el cuerpo o las acciones de uno mismo (p. ej., alteraciones de la percepción, sentido distorsionado del tiempo, irrealidad o ausencia del yo y embotamiento emocional y/o físico).

2. **Desrealización:** Experiencias de irrealidad o distanciamiento respecto al entorno (p. ej., las personas o los objetos se experimentan como irreales, como en un sueño, nebulosos, sin vida o visualmente distorsionados).

B. Durante las experiencias de despersonalización o desrealización, las pruebas de realidad se mantienen intactas.

C. Los síntomas causan malestar clínicamente significativo o deterioro en lo social, laboral u otras áreas importantes del funcionamiento.

D. La alteración no se puede atribuir a los efectos fisiológicos de una sustancia (p. ej., droga, medicamento) u otra afección médica (p. ej., epilepsia).

E. La alteración no se explica mejor por otro trastorno mental, como la esquizofrenia, el trastorno de pánico, el trastorno de depresión mayor, el trastorno de estrés agudo, el trastorno de estrés postraumático u otro trastorno disociativo.

## Criterios A, B y C

El criterio A requiere la presencia de experiencias persistentes o recurrentes de despersonalización y/o desrealización. La *despersonalización* consiste en sentirse desprendido de uno mismo o del propio entorno, como si uno fuera un observador externo (p. ej., un estado «onírico»). La persona puede sentirse separada de sus pensamientos, de sus emociones o de su identidad. En otros casos, el afectado puede sentirse como si fuera un robot o un autómata. La *desrealización* produce sensación de irrealidad o desconexión del entorno.

En el criterio B se reconoce que, a pesar de los extraños pensamientos y sensaciones que experimenta, la persona no está psicótica ni ha perdido el contacto con la realidad. El contacto con la realidad está intacto y excluye la posibilidad de que se trate de un trastorno psicótico.

El diagnóstico requiere la presencia de angustia o deterioro funcional (criterio C). Los síntomas pueden ser enormemente angustiosos; el comportamiento robótico y afectivamente plano que se observa en algunos pacientes puede no coincidir con el sufrimiento emocional extremo que refieren. El deterioro suele afectar a los ámbitos interpersonal y ocupacional, y en gran parte se debe a hipoemotividad. A otros les puede resultar subjetivamente difícil concentrarse y retener información, sintiéndose en general como si estuvieran desconectados de la vida.

## Criterios D y E

La despersonalización y la desrealización pueden deberse al uso de sustancias (p. ej., marihuana, alucinógenos) o a una enfermedad orgánica (criterio D). La presentación después de los 40 años de edad debe sugerir la posibilidad de que exista una enfermedad somática de base, como un trastorno epiléptico, un tumor cerebral o un ictus. Se sabe que las crisis parciales complejas inducen despersonalización y desrealización, aunque son poco frecuentes.

El trastorno de despersonalización/desrealización debe distinguirse de los demás trastornos mentales asociados a estos síntomas (criterio E). Las personas con esquizofrenia pueden presentar síntomas de despersonalización y desrealización, pero estos se producen en el contexto de alucinaciones y delirios. Algunas personas con trastorno depresivo mayor presentan sentimientos embotados o se sienten emocionalmente muertas por dentro, pero estas sensaciones solo tienen lugar durante los episodios anímicos. Los pacientes con trastorno de pánico pueden presentar estos síntomas, pero únicamente durante los ataques de pánico y sin cronicidad. Los síntomas de despersonalización/desrealización pueden producirse en los otros trastornos disociativos: en tal caso, el diagnóstico del otro trastorno prima sobre el de este.

## Otro trastorno disociativo especificado y trastorno disociativo no especificado

Los diagnósticos de otro trastorno disociativo especificado y trastorno disociativo no especificado sustituyen a la categoría del trastorno disociativo sin especificar del DSM-IV y tienen una función parecida como categoría residual para los síntomas disociativos que no encajan en las categorías más específicas.

El otro trastorno disociativo especificado se utiliza cuando se observan síntomas característicos de un trastorno disociativo, con angustia y deterioro, que no cumplen totalmente los criterios de ninguno de los trastornos específicos de este capítulo. La categoría se usa cuando el clínico decide comunicar el motivo de que la presentación no cumpla todos los criterios. Se pide al clínico que anote la razón concreta (p. ej., síndromes crónicos o recurrentes de síntomas disociativos mixtos).

La categoría de trastorno disociativo no especificado se usa cuando los síntomas no cumplen plenamente los criterios de ningún trastorno específico, son causa de angustia o deterioro y el clínico decide no especificar el motivo del incumplimiento o la información es insuficiente para poder hacer un diagnóstico más concreto.

| Otro trastorno disociativo especificado | 300.15 (F44.89) |
|---|---|

Esta categoría se aplica a presentaciones en las que predominan los síntomas característicos de un trastorno disociativo que causan malestar clínicamente significativo o deterioro en lo social, laboral u otras áreas importantes del funcionamiento, pero que no cumplen todos los criterios de ninguno de los trastornos de la categoría diagnóstica de los trastornos disociativos. La categoría de otro trastorno disociativo especificado se utiliza en situaciones en las que el clínico opta por comunicar el motivo específico por el que la presentación no cumple los criterios de ningún trastorno disociativo específico. Esto se hace registrando «otro trastorno disociativo especificado», seguido del motivo específico (p. ej., «trance disociativo»).

Algunos ejemplos de presentaciones que se pueden especificar utilizando la designación «otro especificado» son los siguientes:

1. **Síndromes crónicos y recurrentes de síntomas disociativos mixtos:** Esta categoría incluye el trastorno de identidad asociado a interrupciones no demasiado intensas del sentido del yo y del sentido de la entidad, o alteraciones de la identidad o episodios de posesión en un individuo que refiere amnesia no disociativa.

2. **Alteración de la identidad debida a persuasión coercitiva prolongada e intensa:** Los individuos que han estado sometidos a persuasión coercitiva intensa (p. ej., lavado de cerebro, reforma de las ideas, adoctrinamiento durante el cautiverio, tortura, encarcelamiento político prolongado, reclutamiento por sectas/cultos religiosos o por organizaciones criminales) pueden presentar cambios prolongados de su identidad o duda consciente acerca de su identidad.

3. **Reacciones disociativas agudas a sucesos estresantes:** Esta categoría se aplica a afecciones agudas transitorias que duran por lo general menos de un mes y, en ocasiones, solamente unas horas o días. Estas afecciones se caracterizan por la presencia de limitación de la consciencia, despersonalización, desrealización, alteraciones de la percepción (p. ej., lentitud del tiempo, macropsia), microamnesias, estupor transitorio, y/o alteraciones del funcionamiento sensitivo-motor (p. ej., analgesia, parálisis).

4. **Trance disociativo:** Esta afección se caracteriza por la reducción aguda o la pérdida completa de la consciencia del entorno inmediato que se manifiesta como apatía o insensibilidad intensa a los estímulos del entorno. La apatía puede ir acompañada de comportamientos estereotipados mínimos (p. ej., movimientos de los dedos) de los que el individuo no es consciente y/o que no controla, así como de parálisis transitoria o pérdida de la consciencia. La alteración no es una parte normal de ninguna práctica cultural o religiosa ampliamente aceptada.

## Trastorno disociativo no especificado 300.15 (F44.9)

Esta categoría se aplica a presentaciones en las que predominan los síntomas característicos de un trastorno disociativo que causan malestar clínicamente significativo o deterioro en lo social, laboral u otras áreas importantes del funcionamiento, pero que no cumplen todos los criterios de ninguno de los trastornos de la categoría diagnóstica de los trastornos disociativos. La categoría del trastorno disociativo no especificado se utiliza en situaciones en las que el clínico opta por no especificar el motivo del incumplimiento de los criterios para un trastorno disociativo específico, e incluye presentaciones para las que no existe información suficiente para hacer un diagnóstico más específico (p. ej., en servicios de urgencias).

# PUNTOS CLAVE

- Los criterios del trastorno de identidad disociativo se han cambiado para indicar que la quiebra de la identidad y la conciencia puede referirla el propio paciente u observarse desde el exterior, y que la amnesia acompañante puede afectar a aspectos del día a día e información personal importante, así como a sucesos traumáticos.
- La fuga disociativa es ahora un especificador de la amnesia disociativa en lugar de un trastorno aparte como en el DSM-IV.
- El trastorno de despersonalización/desrealización es nuevo en el DSM-5 y, al fundir la desrealización con la despersonalización, reconoce la frecuente coexistencia de ambos fenómenos.

# CAPÍTULO 10

# Trastornos de síntomas somáticos y trastornos relacionados

Los trastornos de síntomas somáticos y relacionados están unificados por la presencia de síntomas somáticos y/o de preocupación excesiva por las enfermedades orgánicas o los síntomas. El nombre de la nueva clase diagnóstica fue recomendado por el subgrupo de trabajo de trastornos de síntomas somáticos del DSM-5 porque refleja mejor que el término anterior, el de *trastornos somatomorfos*, el contenido de la categoría y genera menos confusión con respecto a los trastornos que forman parte de ella.

El concepto de los síntomas físicos sin explicación ya estaba reconocido en las primeras ediciones del DSM. En la amplia categoría de los trastornos psiconeuróticos del DSM-I se incluía la «reacción de conversión», donde se decía que el «impulso causante de ansiedad se "convierte" en síntomas funcionales de los órganos o partes del cuerpo...» (*American Psychiatric Association*, 1952, pág. 32). En el DSM-II se introdujo la nueva categoría de la «neurosis histérica», caracterizada como una «pérdida funcional involuntaria de origen psicógeno... simbólica de los conflictos subyacentes» (*American Psychiatric Association*, 1968, pág. 39). Se especificaban dos subtipos: «neurosis histérica, tipo de conversión» y «neurosis histérica, tipo disociativo». El primero suponía la continuidad de la reacción de conversión del DSM-I y el segundo la de la reacción disociativa del DSM-I. En el DSM-III se introdujo la nueva clase de los *trastornos somatomorfos*, donde se hallaba el trastorno de somatización, un síndrome de síntomas físicos sin explicación que tenía como modelo el síndrome de Briquet (Feighner et al. 1972), así denominado en honor a un psiquiatra francés del siglo xix. Las otras entidades eran el trastorno de conversión, el trastorno de dolor psicógeno (llamado *trastorno de dolor somatomorfo* en el DSM-III-R y simplificado en *trastorno por dolor* en el DSM-IV), la hipocondría y el trastorno somatomorfo atípico. El trastorno dismórfico corporal (dismorfofobia), el trastorno somatomorfo indiferenciado y el diagnóstico residual de trastorno somatomorfo sin especificar se añadieron a esta categoría en el DSM-III-R. El grupo se incluyó prácticamente inalterado en el DSM-IV, excepto porque los criterios del trastorno de somatización se simplificaron. El capítulo se ha reformulado en el DSM-5 y reúne trastornos que estaban esparcidos por los distintos capítulos del DSM-IV. Muchos aparecían en el capítulo de «Trastornos somatomorfos» del DSM-IV. Además, el trastorno facticio procede de su propio capítulo, y los factores psicológicos que influyen en otras afecciones médicas estaban en el capítulo de «Otras afecciones que pueden ser objeto de atención clínica». Por otra parte, el trastorno dismórfico corporal se ha pasado de los «trastornos somatomorfos» al nuevo capítulo del «Trastorno obsesivo-compulsivo y trastornos relacionados» (véase el capítulo 7). Los trastornos de síntomas somáticos y relacionados se enumeran en la Tabla 10-1.

---

**TABLA 10-1.** Trastornos de síntomas somáticos del DSM-5

---

Trastorno de síntomas somáticos

Trastorno de ansiedad por enfermedad

Trastorno de conversión (trastorno de síntomas neurológicos funcionales)

Factores psicológicos que influyen en otras afecciones médicas

Trastorno facticio (aplicado a uno mismo y aplicado a otro)

Otro trastorno de síntomas somáticos y trastornos relacionados especificados

Trastorno de síntomas somáticos y trastornos relacionados no especificados

---

Aunque los trastornos caracterizados por la presencia de síntomas o preocupaciones de índole somática son frecuentes, los médicos no psiquiatras encontraban confusos y difíciles de comprender los diagnósticos de los DSM anteriores. Los diagnósticos de los trastornos somatomorfos del DSM-IV se solapaban entre sí y a los clínicos les resultaba difícil distinguir uno de otro. Por estos motivos, los diagnósticos se usaban muy poco y a menudo se ignoraban. Como ejemplo, muchos pensaban que el diagnóstico de trastorno de somatización era difícil de emplear porque requería una lista aparentemente arbitraria e interminable de síntomas que cambiaban con cada nueva edición del DSM. La clasificación del DSM-5 minimiza esta superposición y reduce el número total de trastornos y sus subcategorías. Los clínicos encontrarán que este capítulo reformulado y sus criterios modificados son más fáciles de utilizar (Dimsdale y Creed, 2009).

Hay varios cambios importantes con respecto a los trastornos somatomorfos del DSM-IV. En primer lugar, el trastorno de síntomas somáticos es un diagnóstico nuevo que sustituye al trastorno de somatización, la hipocondría, el trastorno por dolor y el trastorno somatomorfo indeferenciado. Dado que todos estos trastornos tienen en común la presencia de síntomas somáticos y de distorsiones parecidas de la cognición, el subgrupo de trabajo decidió que no había motivos para separar unos diagnósticos que rara vez se usaban. Al reconceptualizar estos trastornos, el subgrupo de trabajo pretendía hacerlos más útiles.

Uno de los criterios mayores de estos trastornos era que los síntomas no tuvieran explicación médica. Dado que la determinación por parte del clínico de si un síntoma tiene o no explicación médica carece en general de fiabilidad, y en vista de que dicha determinación lo único que hace es fomentar el «dualismo mente-cuerpo», los síntomas sin explicación ya no se destacan como rasgos cardinales. Por otra parte, los síntomas somáticos sin explicación a veces acompañan a otros trastornos psiquiátricos (p. ej., el trastorno depresivo mayor, la esquizofrenia) y a algunas enfermedades orgánicas, por lo que no suelen ser muy válidos para distinguir los trastornos «funcionales» de los trastornos físicos genuinos.

Aunque a muchos clínicos les cuesta aceptar el concepto de trastorno somatomorfo en general, y los diagnósticos resultan a los pacientes inútiles y estigmatizantes, estos trastornos siguen siendo importantes porque pueden causar mucha angustia subjetiva y deterioro funcional. Muchas personas con estos trastornos se operan repetidas veces, acaban haciendo trastornos por consumo de drogas o alcohol, presentan inestabilidad marital y tratan de suicidarse. Su coexistencia con trastornos del ánimo o de ansiedad es frecuente. Los trastornos tienden a ser crónicos, y fluctúan la frecuencia y la gravedad de los síntomas.

En el DSM-5, en lugar de destacar la ausencia de explicación médica como principio organizador de los trastornos, se hace hincapié en los síntomas somáticos angustiosos y los pensamientos, sentimientos y comportamientos anormales. Basar el diagnóstico en la *ausencia* de explicación médica de los síntomas no gustaba a los clínicos ni a los pacientes. El subgrupo de trabajo concluyó que la incorporación de componentes afectivos, cognitivos y comportamentales mejora la validez y utilidad clínica de estos criterios. Las personas antes diagnosticadas de hipocondría quedan ahora divididas entre el trastorno de síntomas somáticos —las que tienen síntomas somáticos— y el trastorno de ansiedad por enfermedad, un diagnóstico nuevo para aquellos cuyo principal problema es la ansiedad referida a las enfermedades en ausencia, fundamentalmente, de síntomas somáticos. El trastorno de dolor se ha eliminado como diagnóstico porque solo se empleaba rara vez y no resultaba útil. Se malinterpretaba fácilmente que el dolor de la persona tenía motivación psicológica y se hallaba «en la cabeza del paciente». En la mayoría de los casos, las personas tenían trastornos médicos que explicaban el dolor, aunque quedaba claro que los factores psicológicos contribuían al dolor.

El trastorno de conversión se llama ahora trastorno de conversión (trastorno de síntomas neurológicos funcionales), en reconocimiento de que son los síntomas neurológicos el foco del problema. Los criterios destacan la importancia de la exploración neurológica y reconocen que, al hacer el diagnóstico, podría no haber factores psicológicos relevantes que pudieran objetivarse. Aunque el capítulo ha quitado importancia a los síntomas sin explicación médica, estos siguen siendo elementos clave del trastorno de conversión y la pseudociesis (que se cita como ejemplo de otro trastorno de síntomas somáticos o relacionado especificado). En cada caso, la evaluación médica puede demostrar que estos trastornos no responden a los mecanismos fisiopatológicos conocidos.

# Trastorno de síntomas somáticos

El trastorno de síntomas somáticos es una nueva categoría genérica que sustituye al trastorno de somatización, la hipocondría, el trastorno por dolor y el trastorno somatomorfo indiferenciado del DSM-IV. Estos diagnósticos se usaban rara vez y creaban confusión en clínicos y pacientes. El nuevo diagnóstico quita impotancia a los síntomas sin explicación médica, que gozaban de un papel central en la organización de los trastornos somatomorfos. La categoría se define ahora sobre la base de los síntomas somáticos angustiosos y a exceso de pensamientos, sentimientos y conductas que surgen en respuesta a estas. El subgrupo de trabajo pensó que los criterios del trastorno de somatización del DSM-IV eran francamente restrictivos y que los del trastorno somatomorfo indiferenciado y el trastorno somatomorfo sin especificar tenían umbrales tan bajos que ambos diagnósticos podían aplicarse a un gran porcentaje de las personas atendidas en la atención primaria. Se espera que el nuevo diagnóstico pueda superar estos problemas y resulte más fácil de utilizar.

Este nuevo diagnóstico sigue la larga tradición que reconoce los trastornos psiquiátricos que tienen por manifestaciones principales los síntomas o las preocupaciones de índole somática. El trastorno de síntomas somáticos se utilizará probablemente para diagnosticar los casos antes diagnosticados de trastorno de somatización, hipocondría o trastorno por dolor. Para diagnosticar el trastorno de somatización del DSM-IV, el clínico seguía un complicado algoritmo que requería la presencia de al menos ocho síntomas sin explicación médica, entre ellos cuatro de dolor, dos digestivos, uno sexual y uno pseudoneurológico. La angustia o el deterioro resultantes debían ser mayores de lo esperable a raíz de la historia, la exploración física y la analítica. Muchos pacientes más, con menos síntomas inexplicados, quedaban relegados al diagnóstico de trastorno somatomorfo indiferenciado o trastorno somatomorfo sin especificar.

## Criterios diagnósticos del trastorno de síntomas somáticos                                    300.82 (F45.1)

A. Uno o más síntomas somáticos que causan malestar o dan lugar a problemas significativos en la vida diaria.

B. Pensamientos, sentimientos o comportamientos excesivos relacionados con los síntomas somáticos o asociados a la preocupación por la salud, como se pone de manifiesto por una o más de las características siguientes:

1. Pensamientos desproporcionados y persistentes sobre la gravedad de los propios síntomas.
2. Grado persistentemente elevado de ansiedad acerca de la salud o los síntomas.
3. Tiempo y energía excesivos consagrados a estos síntomas o a la preocupación por la salud.

C. Aunque algún síntoma somático puede no estar continuamente presente, el estado sintomático es persistente (por lo general más de seis meses).

*Especificar* si:
**Con predominio de dolor** (antes trastorno doloroso): este especificador se aplica a individuos cuyos síntomas somáticos implican sobre todo dolor.

*Especificar* si:
**Persistente:** Un curso persistente se caracteriza por la presencia de síntomas intensos, alteración importante y duración prolongada (más de seis meses).

*Especificar* la gravedad actual:
**Leve:** Sólo se cumple uno de los síntomas especificados en el Criterio B.
**Moderado:** Se cumplen dos o más de los síntomas especificados en el Criterio B.
**Grave:** Se cumplen dos o más de los síntomas especificados en el Criterio B y además existen múltiples quejas somáticas (o un síntoma somático muy intenso).

# Criterio A

Este criterio requiere la presencia de uno o más síntomas somáticos que generen angustia o que perturben de manera importante la vida diaria. El listón alto del DSM-IV, que requería ocho síntomas sin explicación médica, resultaba confuso. Este requisito simplificado debería abarcar el cuadro de la mayoría de las personas con síntomas que antes cumplieran los criterios del trastorno de somatización, el trastorno por dolor y la hipocondría.

Las personas con trastorno de síntomas somáticos están excesivamente preocupadas por su salud, contemplan sus síntomas somáticos como una amenaza y temen la gravedad médica de sus síntomas. Las dudas acerca de su salud suelen convertirse en el principio organizador de la vida, predominando sobre las otras preocupaciones. La calidad de vida puede verse marcadamente deteriorada, y el trastorno puede llevar a utilizar numerosos recursos sanitarios.

# Criterio B

En lugar de atender a la naturaleza no explicada de los síntomas (lo más destacado desde el DSM-III), este criterio requiere la presencia de excesivos pensamientos, sentimientos o conductas en relación con estos síntomas somáticos o la preocupación acompañante por la salud. Este criterio requiere al menos uno de los siguientes elementos: pensamientos desproporcionados y persistentes sobre la gravedad de los propios síntomas, grado de ansiedad persistentemente alto en relación con la salud o los síntomas, o dedicación excesiva de tiempo y energía a los síntomas o la preocupación por la salud.

# Criterio C

Este criterio requiere que la persona tenga síntomas de forma persistente (normalmente, más de 6 meses), pero no necesariamente el mismo síntoma siempre. La migración sintomática, en la que la persona antes preocupada por determinado síntoma se centra ahora en otro nuevo, no es infrecuente. En muchas personas, la preocupación excesiva por los síntomas somáticos se inicia al principio de la vida y dura años o décadas.

# Especificadores

Los especificadores permiten al clínico detectar a aquellas personas cuyo síntoma predominante es el dolor, así como valorar la gravedad actual del trastorno como leve, moderado o grave. El trastorno es normalmente más grave cuando son varios síntomas somáticos los que están presentes. El clínico también puede especificar si el curso del trastorno es persistente.

## Trastorno de ansiedad por enfermedad

Los estudios indican que alrededor de una cuarta parte de las personas con hipocondría tenían pocos síntomas somáticos pero gran ansiedad y suspicacia por la presunta presencia de una enfermedad orgánica grave no diagnosticada. La mayoría de estos pacientes encajan ahora en el nuevo diagnóstico del trastorno de ansiedad por enfermedad. A diferencia de la hipocondría, donde la falta de respuesta a las explicaciones tranquilizadoras constituye un criterio explícito, el trastorno de ansiedad por enfermedad tiene como foco principal la preocupación excesiva por tener o contraer una enfermedad médica grave (y sin diagnosticar).

Aunque la preocupación del individuo puede proceder de una sensación o señal física no patológica, la angustia tiende a no derivarse del síntoma físico en sí, sino de la ansiedad por saber su significado o causa. Si el signo o síntoma físico está presente, suele tratarse de una sensación fisiológica normal, de una disfunción benigna y autolimitada o de alguna molestia física que normalmente no se considera indicio de enfermedad. Si está presente alguna enfermedad física diagnosticable, la ansiedad y la preocupación de la persona son claramente excesivas y desproporcionadas con respecto a la gravedad del cuadro. Las personas que padecen este problema se alarman fácilmente ante la mala salud y no responden a las explicaciones tranquilizadoras del médico, las pruebas diagnósticas negativas, ni el curso benigno. Los intentos de tranquilizar al paciente suelen ser inútiles. La preocupación incesante acaba frustrando a los familiares y puede ser causa de grandes tensiones en los matrimonios y las familias.

## Criterios diagnósticos del trastorno de ansiedad por enfermedad                                              300.7 (F45.21)

A. Preocupación por padecer o contraer una enfermedad grave.

B. No existen síntomas somáticos o, si están presentes, son únicamente leves. Si existe otra afección médica o un riesgo elevado de presentar una afección médica (p. ej., antecedentes familiares importantes), la preocupación es claramente excesiva o desproporcionada.

C. Existe un grado elevado de ansiedad acerca de la salud, y el individuo se alarma con facilidad por su estado de salud.

D. El individuo tiene comportamientos excesivos relacionados con la salud (p. ej., comprueba repetidamente en su cuerpo si existen signos de enfermedad) o presenta evitación por mala adaptación (p. ej., evita las visitas al clínico y al hospital).

E. La preocupación por la enfermedad ha estado presente al menos durante seis meses, pero la enfermedad temida específica puede variar en ese período de tiempo.

F. La preocupación relacionada con la enfermedad no se explica mejor por otro trastorno mental, como un trastorno de síntomas somáticos, un trastorno de pánico, un trastorno de ansiedad generalizada, un trastorno dismórfico corporal, un trastorno obsesivo-compulsivo o un trastorno delirante de tipo somático.

*Especificar* si:

**Tipo con solicitud de asistencia:** Utilización frecuente de la asistencia médica, que incluye visitas al clínico o pruebas y procedimientos.

**Tipo con evitación de asistencia:** Raramente se utiliza la asistencia médica.

## Criterio A

Este criterio implica que los síntomas somáticos, si están presentes, son relativamente leves. Esto es importante porque la esencia de este trastorno no es la presencia de síntomas, sino la de ansiedad y preocupaciones con respecto a la salud.

## Criterio B

Este criterio es parecido al criterio A de la hipocondría en el DSM-IV, pues ambos inciden en la preocupación por padecer una enfermedad grave. La palabra clave es *preocupación,* que resulta claramente excesiva o desproporcionada.

## Criterio C

Aunque algunas personas rara vez se preocupan por su salud, aquellas cuya ansiedad y alarma satisfacen este criterio se mantienen hipervigilantes. Tales personas tienden a vigilar sus cuerpos y agrandan la importancia de cada molestia, dolor, cambio de color, alteración intestinal o ruido.

## Criterio D

Igual que la persona con trastorno obsesivo-compulsivo, la persona que teme por su salud se dedica a hacer comprobaciones de la misma (p. ej., a asegurarse de que no haya tumefacciones o tumoraciones) o afronta el problema mediante conductas de evitación.

## Criterio E

La preocupación por la enfermedad debe durar 6 meses o más, pero el cuadro temido en concreto puede cambiar durante este período. En la mayoría de los casos, el clínico observa una preocupación crónica que dura meses o años.

## Criterio F

Dado que algunos trastornos psiquiátricos pueden acompañarse de preocupación excesiva por la salud, se debe descartar la presencia de otros trastornos mentales y orgánicos como causa del cuadro clínico. Las personas con trastorno obsesivo-compulsivo tienen otros síntomas (p. ej., lavarse, contar, acumular). Aunque las personas con trastorno de pánico pueden estar preocupadas por si tienen un infarto de miocardio, esta preocupación surge en el contexto de un ataque de pánico.

## Subtipos

Los subtipos permiten identificar si la persona solicita o evita la asistencia.

## Trastorno de conversión (trastorno de síntomas neurológicos funcionales)

Los trastornos de conversión tienen una larga historia en la psiquiatría. Las personas con este trastorno tienen síntomas que simulan o emulan cuadros neurológicos. Son síntomas típicos la parálisis, los movimientos anormales, la imposibilidad de hablar (afonía), la ceguera y la sordera. Las pseudocrisis epilépticas también son frecuentes y pueden producirse en pacientes con epilepsia genuina. Las personas con trastorno de conversión se atienden normalmente en las salas de neurología y en los servicios de psiquiatría de enlace de los hospitales generales.

Los trastornos de conversión fueron descritos en el siglo xix por Charcot y Freud, y se consideraban una forma de histeria. La reacción de conversión se incluyó como diagnóstico en el DSM-I. El trastorno se llamó luego neurosis histérica, tipo de conversión, en el DSM-II, que lo describía como «pérdida o alteración psicógena e involuntaria de la función», con síntomas tales como «ceguera, sordera, anosmia, anestesias, parestesias, parálisis, ataxias, acinesias y discinesias» (*American Psychiatric Association,* 1968, págs. 39-40). Los criterios se introdujeron en el DSM-III, con cambios menores de la redacción en las ediciones siguientes.

En el DSM-5, el nombre se ha cambiado para incluir entre paréntesis la expresión «trastorno de síntomas neurológicos funcionales», pues el trastorno lo suelen ver los neurólogos. Además, este término es más aceptable para los pacientes. Como aspecto importante, se ha eliminado el criterio B del DSM-IV: «Se considera que los factores psicológicos están asociados al síntoma o al déficit debido a que el inicio o la exacerbación del cuadro vienen precedidos por conflictos u otros desencadenantes» (*American Psychiatric Association,* 2000, pág. 457). Este criterio siempre fue problemático porque era difícil de evaluar con fiabilidad y requería una fuerte dosis de subjetividad por parte del clínico. El subgrupo de trabajo propuso eliminar el criterio y situar en el texto todo lo referente al presunto factor etiológico. Preocupaba, además, que este criterio del DSM-IV no coincidía con los datos, que muestran que los factores psicológicos observados suelen ser inespecíficos, es decir, que también se observan en personas con otros trastornos, a menudo con frecuencia similar. Además, en muchos casos, los factores psicológicos no pueden demostrarse de forma convincente.

Otro cambio es la eliminación del criterio C del DSM-IV: «El síntoma o déficit no está producido intencionadamente y no es simulado (a diferencia de lo que ocurre en el trastorno facticio o en la simulación)» (*American Psychiatric Association,* 2000, pág. 457). Este criterio fue siempre difícil de usar, ya que es casi imposible saber, con un grado suficiente de confianza, si la persona está fingiendo o no lo está. Además, pocos datos indican que el fingimiento sea más frecuente en las personas con trastorno de conversión que en las que padecen otros trastornos mentales.

## Criterios diagnósticos del trastorno de conversión (trastorno de síntomas neurológicos funcionales)

A. Uno o más síntomas de alteración de la función motora o sensitiva voluntaria.
B. Los hallazgos clínicos aportan pruebas de la incompatibilidad entre el síntoma y las afecciones neurológicas o médicas reconocidas.
C. El síntoma o deficiencia no se explica mejor por otro trastorno médico o mental.
D. El síntoma causa malestar clínicamente significativo o deterioro en lo social, laboral u otras áreas importantes del funcionamiento.

**Nota de codificación:** El código CIE-9-MC para el trastorno de conversión es **300.11**, el cual se asigna con independencia del tipo de síntoma. El código CIE-10-MC depende del tipo de síntoma (véase a continuación).

*Especificar* el tipo de síntoma:

**(F44.4) Con debilidad o parálisis**

**(F44.4) Con movimiento anómalo** (p. ej., temblor, movimiento distónico, mioclonía, trastorno de la marcha)

**(F44.4) Con síntomas de la deglución**

**(F44.4) Con síntoma del habla** (p. ej., disfonía, mala articulación)

**(F44.5) Con ataques o convulsiones**

**(F44.6) Con anestesia o pérdida sensitiva**

**(F44.6) Con síntoma sensitivo especial** (p. ej., alteración visual, olfativa o auditiva)

**(F44.7) Con síntomas mixtos**

*Especificar* si:

**Episodio agudo:** Síntomas presentes durante menos de seis meses.

**Persistente:** Síntomas durante seis meses o más.

*Especificar* si:

**Con factor de estrés psicológico** (especificar el factor de estrés)

**Sin factor de estrés psicológico.**

## Criterio A

El rasgo esencial del trastorno de conversión es la presencia de síntomas o déficits subjetivos que afectan a la función motora o sensitiva, o un deterioro aparente del nivel de conciencia. Entre los síntomas motores puede haber debilidad o parálisis de una parte del cuerpo; movimientos anormales, como temblores, sacudidas y otras anomalías hipercinéticas o hipocinéticas; anomalías de la marcha, y posturas anormales de los miembros. Los síntomas sensitivos pueden consistir en la alteración, reducción o abolición del tacto, la vista o la audición. Los episodios de sacudidas anómalas y generalizadas de las extremidades con aparente deterioro o pérdida de la conciencia pueden parecer crisis epilépticas (pseudocrisis). La persona puede caer al suelo y quedar inmóvil y arreactiva como si hubiera sufrido un síncope o estuviera en coma. Otros síntomas son la reducción del volumen o la ausencia de la voz, la sensación de tener algo en la garganta y la diplopía.

## Criterio B

Se debe excluir que haya una patología neurológica que cause los síntomas, y debe haber pruebas objetivas de que se trata de síntomas neurológicos funcionales. Estas pruebas objetivas dependen de que pueda demostrarse la presencia de incoherencias internas o de incompatibilidad con la enfermedad. La incoherencia interna se refiere a la presencia intermitente del signo físico, como sería la debilidad. Por ejemplo, en el signo de Hoover, la debilidad de la extensión de la cadera se normaliza al flexionar la cadera contralateral contra una resistencia.

## Criterio C

Se deben descartar los trastornos orgánicos y mentales reconocidos. Los estudios muestran que en algunas personas diagnosticadas de trastorno de conversión se acaban diagnosticando cuadros somáticos o neurológicos que explican, retrospectivamente, los síntomas.

El clínico debe tener esto presente y mostrar un grado saludable de escepticismo. Los síntomas de conversión aparecen a veces en personas con trastornos depresivos o bipolares, trastornos de ansiedad e incluso esquizofrenia. En estas situaciones, los síntomas serán probablemente atribuibles al trastorno primario. En el diagnóstico diferencial se debe considerar la posibilidad de que el paciente finja y se trate de un trastorno facticio o una simulación.

## Criterio D

Las personas con síntomas neurológicos funcionales pueden presentar importante discapacidad física y mental. La gravedad puede ser parecida a la de quienes sufren patologías neurológicas comparables. Por ejemplo, la discapacidad de las personas con debilidad funcional es similar a la de las personas con esclerosis múltiple de duración parecida, y el efecto de las pseudocrisis epilépticas sobre el funcionamiento social y ocupacional es semejante al de los pacientes con epilepsia.

## Especificadores

El clínico puede optar por especificar los síntomas predominantes del paciente (p. ej., «con debilidad o parálisis»), así como el curso clínico (episodio agudo o persistente) y si está presente o no algún factor de estrés psicológico.

## Factores psicológicos que influyen en otras afecciones médicas

La categoría que actualmente se denomina *factores psicológicos que influyen en otras afecciones médicas* tiene una larga historia. En el DSM-I había secciones que describían 10 *trastornos psicofisiológicos autonómicos y viscerales* (término usado de forma preferente en lugar de *trastornos psicosomáticos*), cada uno relacionado con un sistema orgánico diferente (p. ej., piel, aparato respiratorio, aparato locomotor), en cuya causa se suponía la intervención de factores emocionales. En el DSM-I se decía: «Estas reacciones representan la expresión visceral de afectos que de este modo no llegan a hacerse conscientes. Estos síntomas se deben a un estado crónico y exagerado de la expresión fisiológica normal de las emociones donde el sentimiento, o parte subjetiva, se reprime. Estos estados viscerales de larga evolución pueden acabar finalmente originando alteraciones estructurales» (pág. 29).

La categoría proseguía casi sin cambios en el DSM-II, aparte del término abreviado *trastorno psicofisiológico*. En el DSM-III se creó con este concepto una sola categoría denominada «factores psicológicos que afectan al estado físico». Los autores del DSM-III hacían notar que el diagnóstico se usaba rara vez y perpetuaba la idea —ya desacreditada— de que los síntomas físicos estaban causados por factores emocionales. Se eliminó también el término *psicofisiológico* porque la decisión de si el trastorno era psicofisiológico u orgánico era arbitraria. Se pensaba que el término reducía la colaboración entre especialistas y perpetuaba ideas simplistas sobre el origen de la enfermedad.

En el DSM-III, las contribuciones psicológicas a los cuadros orgánicos se integraron en el nuevo sistema multiaxial. El planteamiento era que los factores psicológicos podían asociarse al inicio o la exacerbación de un trastorno físico, lo que podía anotarse en el eje III. Sin embargo, los «factores psicológicos que afectan al estado físico» se consideraban una categoría, no un diagnóstico específico. En el DSM-IV, los autores decidieron trasladar la categoría al capítulo «Otras afecciones que pueden ser objeto de atención clínica», no considerándose ya un trastorno mental. Para hacer más útil esta categoría, el DSM-IV contenía un formato de subtipificación que permitía a los clínicos especificar el modo en que los factores pscológicos o conductuales podían influir en la patología orgánica. Por ejemplo, el clínico podía elegir «rasgos de personalidad o estilo de afrontamiento que afectan a...» y luego especificar la enfermedad somática implicada. (Por ejemplo, una persona puede presentar una exacerbación de su enfermedad coronaria porque su negación le lleva a ignorar las advertencias de minimizar el ejercicio físico.)

En el DSM-5, esta categoría se ha trasladado al capítulo del trastorno de síntomas somáticos y trastornos relacionados en reconocimiento de que los aspectos somáticos son la preocupación principal. Los criterios tan solo han sufrido retoques menores en su redacción. En el DSM-IV, los factores psicológicos que afectan al estado físico tenían seis subtipos. Sin embargo, estos subtipos no se usaban casi nunca y se han eliminado.

Los factores psicológicos que influyen en otras afecciones médicas pueden confundirse con otras categorías del DSM-5 que contemplan factores psicológicos y síntomas orgánicos. Durante el diagnóstico diferencial, el clínico debe distinguir los factores psicológicos que influyen en otras afecciones médicas de los trastornos de síntomas somáticos; por ejemplo, en el trastorno de conversión, el paciente puede presentar síntomas que indiquen una enfermedad neurológica y que estén relacionados con factores psicológicos. A diferencia de las personas con factores psicológicos que influyen en otras afecciones médicas, las que tienen trastornos de síntomas somáticos no tienen ninguna enfermedad física que explique claramente los síntomas orgánicos.

El rasgo esencial de los factores psicológicos que influyen en otras afecciones médicas es la presencia de uno o más factores psicológicos o conductuales clínicamente significativos que influyan negativamente en una enfermedad orgánica aumentando el riesgo de sufrimiento, muerte o discapacidad. Estos factores pueden afectar adversamente a la enfermedad orgánica e influir en su curso o tratamiento, constituyendo un factor de riesgo adicional para la salud o exacerbando la fisiología relacionada con la enfermedad física. Entre los factores psicológicos o conductuales están la angustia psicológica, los patrones de relación interpersonal, los estilos de afrontamiento y las conductas defensivas desadaptadas, como la negación de los síntomas o el incumplimiento de las recomendaciones médicas. Ejemplos frecuentes son la persona con ansiedad que exacerba el asma, la negación de la necesidad de tratarse un dolor torácico agudo y la manipulación de la insulina por un diabético que quiere perder peso. La gravedad actual puede indicarse mediante un especificador.

## Criterios diagnósticos de los factores psicológicos que influyen en otras afecciones médicas          316 (F54)

A. Presencia de un síntoma o afección médica (que no sea un trastorno mental).

B. Factores psicológicos o conductuales que afectan negativamente a la afección médica de una de las maneras siguientes:

1. Los factores han influido en el curso de la afección médica como se pone de manifiesto por una estrecha asociación temporal entre los factores psicológicos y el desarrollo o la exacerbación o el retraso en la recuperación de la afección médica.
2. Los factores interfieren en el tratamiento de la afección médica (p. ej., poco cumplimiento).
3. Los factores constituyen otros riesgos bien establecidos para la salud del individuo.
4. Los factores influyen en la fisiopatología subyacente, porque precipitan o exacerban los síntomas, o necesitan asistencia médica.

C. Los factores psicológicos y conductuales del Criterio B no se explican mejor por otro trastorno mental (p. ej., trastorno de pánico, trastorno de depresión mayor, trastorno de estrés postraumático).

*Especificar* la gravedad actual:

**Leve:** Aumenta el riesgo médico (p. ej., incoherencia con el cumplimiento del tratamiento antihipertensivo).

**Moderado:** Empeora la afección médica subyacente (p. ej., ansiedad que agrava el asma).

**Grave:** Da lugar a hospitalización o visita al servicio de urgencias.

**Extremo:** Produce un riesgo importante, con amenaza a la vida (p. ej., ignorar síntomas de un ataque cardíaco).

## Criterio A

Debe estar presente un síntoma o una afección médica que no sea un trastorno mental. Como en el pasado, este podría ser un trastorno de cualquier sistema o aparato orgánico.

## Criterios B y C

Aunque se ha retocado, el criterio B no presenta verdaderos cambios. Enumera de qué formas influyen los «factores psicológicos o conductuales» negativamente en la afección médica: se incluye aquí una clara relación cronológica entre los factores y la exacerbación, o la recuperación, de la afección médica. Es importante determinar que los factores interfieren con el tratamiento, constituyen un riesgo conocido para la salud o influyen en la fisiología o la fisiopatología hasta el punto de desencadenar o exacerbar los síntomas o de requerir atención médica. Es preciso descartar que otros trastornos mentales sean la causa de la alteración (criterio C).

## Especificadores

El clínico puede indicar la gravedad actual (leve, moderada, grave o extrema) indicativa del riesgo médico.

### Trastorno facticio

El trastono facticio supone la falsificación intencionada de sígnos o síntomas físicos o psíquicos, y en ocasiones lleva al paciente a convertir el ingreso hospitalario en su modo de vida. El término *síndrome de Münchhausen* también se ha utilizado para describir a estos pacientes que van de hospital en hospital simulando distintas enfermedades. También se han observado casos de *síndrome de Münchhausen por poderes*. En este caso, un progenitor induce (o simula) una enfermedad en un hijo para que este sea repetidamente hospitalizado. Aunque no existen datos fiables sobre su prevalencia, el trastorno facticio no es raro.

Se sabe que estas personas usan varias estrategias para simular su enfermedad. Algunas refieren, sin tenerlos, síntomas indicativos de determinada enfermedad. Otras fabrican pruebas falsas, como sería la fiebre al aplicar fricción sobre el termómetro, o se inducen síntomas patológicos, como en el caso de inyectarse heces para producir una infección. El trastorno facticio es crónico y se inicia al principio de la edad adulta. Los estudios indican que muchos de los pacientes con trastorno facticio han realizado anteriormente trabajos sanitarios y que muchos tienen rasgos de personalidad desadaptativos. El trastorno puede deteriorar gravemente las funciones sociales y ocupacionales.

El subgrupo de trabajo de trastornos de síntomas somáticos recomendó situar el trastorno facticio en el capítulo de los trastornos de síntomas somáticos porque el foco principal recae en los síntomas físicos. Esta ubicación debería facilitar el diagnóstico diferencial de las personas que presentan problemas persistentes referentes a la percepción de una enfermedad, incluidos con frecuencia síntomas psíquicos o físicos inesperados o inexplicados. Esto podría también facilitar la investigación de todos los fenómenos relacionados con la comunicación de síntomas, incluido su fingimiento. Los criterios reconocen el trastorno facticio aplicado a uno mismo y el trastorno facticio aplicado a otro (es decir, por poderes). El clínico puede especificar si el trastorno consiste en un solo episodio o si es recurrente.

## Criterios diagnósticos del trastorno facticio 300.19 (F68.10)

**Trastorno facticio aplicado a uno mismo**
A. Falsificación de signos o síntomas físicos o psicológicos, o inducción de lesión o enfermedad, asociada a un engaño identificado.
B. El individuo se presenta a sí mismo frente a los demás como enfermo, incapacitado o lesionado.
C. El comportamiento engañoso es evidente incluso en ausencia de una recompensa externa obvia.
D. El comportamiento no se explica mejor por otro trastorno mental, como el trastorno delirante u otro trastorno psicótico.

*Especificar:*
   **Episodio único**
   **Episodios recurrentes** (dos o más acontecimientos de falsificación de enfermedad y/o inducción de lesión)

**Trastorno facticio aplicado a otro**
**(Antes: Trastorno facticio por poderes)**
A. Falsificación de signos o síntomas físicos o psicológicos, o inducción de lesión o enfermedad, en otro, asociada a un engaño identificado.

B. El individuo presenta a otro individuo (víctima) frente a los demás como enfermo, incapacitado o lesionado.

C. El comportamiento engañoso es evidente incluso en ausencia de recompensa externa obvia.

D. El comportamiento no se explica mejor por otro trastorno mental, como el trastorno delirante u otro trastorno psicótico.

**Nota:** El diagnóstico se aplica al autor, no a la víctima.

*Especificar* si:
   **Episodio único**
   **Episodios recurrentes** (dos o más acontecimientos de falsificación de enfermedad y/o inducción de lesión)

# Otro trastorno de síntomas somáticos o relacionado especificado y trastorno de síntomas somáticos o relacionado no especificado

Las personas cuyos síntomas somáticos no encajan en las categorías más específicas reciben los diagnósticos de otro trastorno de síntomas somáticos o relacionado especificado y de trastorno de síntomas somáticos o relacionado no especificado, que sustituyen al trastorno somatomorfo sin especificar del DSM-IV.

La categoría del otro trastorno de síntomas somáticos o relacionado especificado se usa cuando el clínico decide comunicar el motivo por el que el cuadro no cumple totalmente ningún conjunto de criterios. Se anima al clínico a anotar el motivo concreto (p. ej., trastorno de síntomas somáticos breve).

La categoría del trastorno de síntomas somáticos o relacionado no especificado se usa cuando la persona no cumple totalmente los criterios de ningún trastorno más específico, presenta angustia o deterioro y el clínico decide no especificar el motivo de dicho incumplimiento, o si la información es insuficiente para hacer un diagnóstico más específico.

## Otro trastorno de síntomas somáticos y trastornos relacionados especificados          300.89 (F45.8)

Esta categoría se aplica a presentaciones en las que predominan los síntomas característicos de un trastorno de síntomas somáticos y trastornos relacionados que causan malestar clínicamente significativo o deterioro en lo social, laboral u otras áreas importantes del funcionamiento, pero que no cumplen todos los criterios de ninguno de los trastorno de la categoría diagnóstica de los síntomas somáticos y trastornos relacionados.

Algunos ejemplos de presentaciones que se pueden especificar utilizando la designación «otro especificado» son los siguientes:

1. **Trastorno de síntomas somáticos breve:** la duración de los síntomas es inferior a seis meses.
2. **Trastorno de ansiedad por enfermedad breve:** la duración de los síntomas es inferior a seis meses.
3. **Trastorno de ansiedad por enfermedad sin comportamientos excesivos relacionados con la salud:** no se cumple el Criterio D para el trastorno de ansiedad por enfermedad.

4. **Pseudociesis:** creencia falsa de estar embarazada que se asocia a signos y síntomas de embarazo.

---

## Trastorno de síntomas somáticos y trastornos relacionados no especificados                300.82 (F45.9)

Esta categoría se aplica a presentaciones en las que predominan los síntomas característicos de un trastorno de síntomas somáticos y trastornos relacionados que causan malestar clínicamente significativo o deterioro en lo social, laboral u otras áreas importantes del funcionamiento, pero que no cumplen todos los criterios de ninguno de los trastornos de la categoría diagnóstica de los síntomas somáticos y trastornos relacionados. La categoría del trastorno de síntomas somáticos y trastornos relacionados no especificados no se utilizará a menos que se den situaciones claramente inusuales en las que no exista información suficiente para hacer un diagnóstico más específico.

---

# PUNTOS CLAVE

---

- Los trastornos de síntomas somáticos y relacionados constituyen una clase diagnóstica reformulada que sustituye a los trastornos somatomorfos. El elemento clave es que todos estos trastornos giran en torno a síntomas físicos o una preocupación excesiva por la salud. En la clase se destacan los rasgos afectivos, cognitivos y conductuales de los trastornos, en lugar de los síntomas físicos.

- El trastorno de síntomas somáticos es un diagnóstico nuevo que sustituye al trastorno de somatización, la hipocondría, el trastorno por dolor y el trastorno somatomorfo indiferenciado del DSM-IV. Los diagnósticos del DSM-IV no se utilizaban bien, se consideraban peyorativos y no alentaban la buena relación médico-paciente.

- El trastorno de ansiedad por enfermedad es nuevo en el DSM-5 y se usa para describir la preocupación excesiva por tener o contraer una enfermedad grave.

- El trastorno dismórfico corporal se ha pasado a un capítulo nuevo, el del «Trastorno obsesivo-compulsivo y trastornos relacionados», basándose en datos científicos que muestran su relación con el trastorno obsesivo-compulsivo.

- El trastorno facticio y los factores psicológicos que influyen en otras afecciones médicas se han trasladado a esta clase diagnóstica por ser los síntomas físicos el principal foco de atención.

---

# CAPÍTULO 11

# Trastornos de la conducta alimentaria y la ingesta de alimentos

| | |
|---|---|
| **307.52 (F__.__)** | Pica |
| **307.53 (F98.21)** | Trastorno de rumiación |
| **307.59 (F50.8)** | Trastorno de evitación/restricción de la ingesta de alimentos |
| **307.1 (F50.0_)** | Anorexia nerviosa |
| **307.51 (F50.2)** | Bulimia nerviosa |
| **307.51 (F50.8)** | Trastorno de atracones |
| **307.59 (F50.8)** | Otro trastorno de la conducta alimentaria o de la ingesta de alimentos especificado |
| **307.50 (F50.9)** | Trastorno de la conducta alimentaria o de la ingesta de alimentos no especificado |

El capítulo dedicado a los trastornos de la conducta alimentaria y la ingesta de alimentos combina los trastornos de la alimentación (pica, trastorno de rumiación) del capítulo del DSM-IV llamado «Trastornos de inicio en la infancia, la niñez o la adolescencia» con los de trastornos de la ingesta (anorexia nerviosa, bulimia nerviosa) para reflejar mejor su fenomenología y fisiopatología compartidas. El diagnóstico del trastorno de evitación/restricción de la ingesta de alimentos sustituye, ampliándolo, al trastorno de la ingestión alimentaria de la infancia y la niñez del DSM-IV. Además, el trastorno de atracones, previamente incluido en el apéndice B del DSM-IV, es ahora un trastorno de pleno derecho. Los trastornos de la conducta alimentaria y la ingesta suponen apetencias y conductas disfuncionales y pueden observarse a cualquier edad. En la Tabla 11-1 se citan los trastornos incluidos en este capítulo.

Las conductas anormales relacionadas con la alimentación y la ingesta se conocen desde hace siglos. A Richard Morton (1636-1698) se le atribuye la primera descripción clínica de la anorexia nerviosa en 1689, aunque fue Sir William Gull (1816-1890) quien acuñó el término a finales del siglo XIX. Los pacientes de Gull eran en su mayoría mujeres jóvenes emaciadas con amenorrea, estreñimiento y pulso anormalmente lento que, sin embargo, presentaban notable hiperactividad. Su descripción del trastorno sigue destacando por su atención al detalle.

A pesar de la descripción de Gull y otros, los trastornos de la ingesta y la alimentación no se incluyeron en el DSM hasta el DSM-III, donde aparecían en el capítulo de «Trastornos nor-

**TABLA 11-1. Trastornos de la conducta alimentaria y la ingesta de alimentos del DSM-5**

Pica
Trastorno de rumiación
Trastorno de evitación/restricción de la ingesta de alimentos
Anorexia nerviosa
Bulimia nerviosa
Trastorno de atracones
Otro trastorno de la conducta alimentaria o de la ingesta de alimentos especificado
Trastorno de la conducta alimentaria o de la ingesta de alimentos no especificado

malmente diagnosticados en la lactancia, la infancia o la adolescencia». Los trastornos de la ingesta recibieron su propio capítulo en el DSM-IV porque era obvio que podían producirse a cualquier edad. Al volver a analizar el asunto, el subgrupo de trabajo de trastornos de la ingesta del DSM-5 recomendó incluir también en el mismo capítulo los trastornos de la conducta alimentaria, que también pueden producirse a cualquier edad.

# Pica

El rasgo esencial de la pica es la ingestión de sustancias no nutritivas y que no son alimentos de forma persistente durante al menos 1 mes. Hay relatos médicos que se asemejan a la definición moderna de pica que datan de hace muchos siglos. Históricamente, la pica se ha considerado asociada a ciertos estados, como el embarazo o las discapacidades del desarrollo, o como síntoma de trastornos tales como el déficit de hierro. Los niños, hasta que tienen 24 meses, se meten en la boca e incluso comen objetos no alimenticios y, sin embargo, esta conducta no indica que tengan pica. Aunque frecuentemente acompaña a los retrasos del desarrollo, la pica no solo afecta a los niños o adultos con trastornos del desarrollo intelectual.

La pica se ha considerado un trastorno independiente desde su inclusión en el DSM-III. Los criterios se revisaron en el DSM-5 de forma que pudieran utilizarse con personas de cualquier edad.

## Criterios diagnósticos de la pica

A. Ingestión persistente de sustancias no nutritivas y no alimentarias durante un período mínimo de un mes.
B. La ingestión de sustancias no nutritivas y no alimentarias es inapropiada al grado de desarrollo del individuo.
C. El comportamiento alimentario no forma parte de una práctica culturalmente aceptada o socialmente normativa.
D. Si el comportamiento alimentario se produce en el contexto de otro trastorno mental (p. ej., discapacidad intelectual [trastorno del desarrollo intelectual], trastorno del espectro autista, esquizofrenia) o afección médica (incluido el embarazo), es suficientemente grave para justificar la atención clínica adicional.

**Nota de codificación:** El código CIE-9-MC para pica es **307.52** y se utiliza en niños o adultos. Los códigos CIE-10-MC para pica son **(F98.3)** en niños y **(F50.8)** en adultos.

*Especificar* si:

**En remisión:** Después de haberse cumplido todos los criterios para la pica con anterioridad, los criterios no se han cumplido durante un período continuado.

## Criterio A

Una sola ingestión de sustancias distintas de los alimentos no basta para merecer el diagnóstico de pica. La ingestión debe durar más de 1 mes. Entre los cambios introducidos en el DSM-5 está la inclusión del término *no alimentarias*; la expresión «sustancias no nutritivas» planteaba problemas porque, si no se especificaba que fueran no alimentarias, podía abarcar alimentos sin valor nutricional, como la soda dietética.

## Criterio B

La introducción en la boca de objetos, incluidas las sustancias no nutritivas ni alimentarias, es normal durante el desarrollo del niño pequeño. Se recomienda una edad mínima de 2 años porque la pica no debe diagnosticarse en los niños más pequeños.

## Criterio C

En todo el mundo hay personas que comen arcilla o tierra (la llamada *geofagia*) por diversas razones. Habitualmente, la geofagia es una actividad cultural que tradicionalmente se produce durante el embarazo, en ceremonias religiosas o como remedio de enfermedades, especialmente en África central y el sur de Estados Unidos. Los indígenas pomo de California septentrional también incluyen la tierra en su dieta. Aunque es una práctica cultural, también podría satisfacer alguna necesidad fisiológica (real o percibida) de nutrientes.

## Criterio D

La pica se observa con frecuencia en personas con retrasos del desarrollo y a veces en mujeres embarazadas. Las personas con esquizofrenia pueden presentar creencias delirantes sobre la necesidad de ingerir sustancias no alimentarias. Si la conducta es lo bastante grave como para merecer una atención clínica independiente, lo correcto es hacer el diagnóstico adicional de pica. En el DSM-5 se ha cambiado la redacción de «durante el curso de» a «en el contexto de» por coherencia con los criterios paralelos del trastorno de rumiación y el trastorno de evitación/restricción de la ingesta de alimentos, y porque no puede hablarse de curso clínico en el ejemplo incluido (el trastorno del desarrollo intelectual).

## Trastorno de rumiación

El trastorno de rumiación se caracteriza por una regurgitación repetida de los alimentos. De alguna forma incluido en la bibliografía médica desde el siglo XVII en adelante, el trastorno de rumiación aparece a cualquier edad y en ambos géneros. Las personas con este trastorno regurgitan repetidamente la comida tragada o parcialmente digerida para volver a masticarla y volver a tragarla o para escupirla. Los adolescentes y los adultos tienden menos a tragar el material regurgitado. No se producen arcadas involuntarias ni el trastorno se acompaña de náuseas, pirosis, mal olor o dolor abdominal, a diferencia del vómito normal. Aunque el trastorno es más frecuente en lactantes, niños pequeños y personas con discapacidad del desarrollo, también se observa en adolescentes y adultos sanos. A diferencia del vómito típico, la regurgitación se describe normalmente como un acto que no cuesta trabajo ni esfuerzo.

En el DSM-III se incluía el trastorno de rumiación del lactante como trastorno independiente. Los criterios se han modificado en el DSM-5 para poder aplicarlos a personas de cualquier edad.

---

### Criterios diagnósticos del trastorno de rumiación 307.53 (F98.21)

A. Regurgitación repetida de alimentos durante un período mínimo de un mes. Los alimentos regurgitados se pueden volver a masticar, a tragar o se escupen.

B. La regurgitación repetida no se puede atribuir a una afección gastrointestinal asociada u otra afección médica (p. ej., reflujo gastroesofágico, estenosis pilórica).

C. El trastorno de la conducta alimentaria no se produce exclusivamente en el curso de la anorexia nerviosa, la bulimia nerviosa, el trastorno de atracones o el trastorno de evitación/restricción de la ingesta de alimentos.

D. Si los síntomas se producen en el contexto de otro trastorno mental (p. ej., discapacidad intelectual [trastorno del desarrollo intelectual] u otro trastorno del neurodesarrollo), son suficientemente graves para justificar atención clínica adicional.

*Especificar* si:

**En remisión:** Después de haberse cumplido con anterioridad todos los criterios para el trastorno de rumiación, los criterios no se han cumplido durante un período continuado.

---

## Criterio A

Este criterio requiere regurgitaciones repetidas de los alimentos durante un período mínimo de 1 mes. No todas las personas con trastorno de rumiación vuelven a masticar el material regurgitado: las personas de más edad y las de inteligencia normal no suelen hacerlo. En consecuencia, en el DSM-5 se ha eliminado el requisito de la «remasticación» y se ha añadido la frase «Los alimentos regurgitados se pueden volver a masticar, a tragar o se escupen». Además, el requisito del DSM-IV de que la conducta siguiera a un «período de funcionamiento normal» se ha quitado por ser difícil de determinar.

## Criterio B

Las personas con trastorno de rumiación pueden tener antecedentes de reflujo, por lo que resulta clínicamente difícil distinguir con fiabilidad los componentes orgánico y psicológico del trastorno. En reconocimiento de esta dificultad clínica, el DSM-5 requiere descartar que haya una enfermedad digestiva o de otro tipo asociada.

## Criterio C

La rumiación se ha documentado claramente en personas con trastornos típicos de la conducta alimentaria. Este criterio requiere que la rumiación sea no solo un síntoma de uno de los trastornos de la alimentación. Si se produce aparte del trastorno alimentario, puede diagnosticarse por separado.

## Criterio D

El trastorno de rumiación se produce habitualmente en el contexto de los retrasos del desarrollo, a menudo como forma de autoestimulación. En estos casos, es mejor considerar esta conducta como síntoma de estos trastornos o entidades. Si la rumiación es lo bastante grave como para merecer una atención clínica independiente, lo correcto es diagnosticar aparte el trastorno de rumiación. En el DSM-5 se ha cambiado la expresión «durante el curso de» por la de «en el contexto de» por coherencia con los criterios paralelos de la pica y el trastorno de evitación/restricción de la ingesta de alimentos, y porque no puede hablarse de curso clínico en el ejemplo citado (discapacidad intelectual [trastorno del desarrollo intelectual]).

## Trastorno de evitación/restricción de la ingesta de alimentos

El trastorno de evitación/restricción de la ingesta de alimentos sustituye, ampliándolo, al trastorno de la alimentación de la lactancia o la primera infancia del DSM-IV. Este trastorno es una alteración de la ingesta o la conducta alimentaria donde se evita o restringe la ingesta de alimentos. El cambio de nombre formal del trastorno refleja el hecho de que existen varios tipos de presentación en las distintas edades, y que el trastorno no se limita a la lactancia y la primera infancia. Se han detectado en la bibliografía tres grandes subtipos: personas que no comen lo suficiente o que muestran escaso interés por la alimentación o la comida; personas que solo aceptan una dieta limitada en cuanto a rasgos sensoriales, y personas cuya negativa a comer se relaciona con una experiencia aversiva.

La evitación o restricción asociada a la ingesta insuficiente o la falta de interés por la comida suele aparecer en la lactancia o la primera infancia, aunque también puede hacerlo en la adolescencia; es raro que se inicie en la edad adulta. Este trastorno no se refiere a la evitación de alimentos normal durante el desarrollo, que se caracteriza por comer de capricho en la niñez o por comer menos en la tercera edad. Las embarazadas pueden restringir la ingesta o evitar ciertos alimentos por tener alterada la sensibilidad sensorial, pero se trata de un comportamiento autolimitado que no justifica el diagnóstico de este trastorno a menos que la alteración sea extrema y cumpla todos los criterios de este.

El trastorno de evitación/restricción de la ingesta de alimentos parece tener la misma frecuencia en ambos sexos durante la lactancia y la primera infancia. Este trastorno se acompaña de distintas consecuencias funcionales: deterioro del desarrollo físico, problemas relacionales y sociales, estrés del cuidador y problemas familiares.

Este diagnóstico se llamaba en el DSM-IV trastorno de la conducta alimentaria de la lactancia o la primera infancia y se usaba muy rara vez. Al reestructurar esta categoría, los autores del DSM-5 esperan que resulte más útil. La categoría debería dar respuesta a una necesidad clínica, puesto que existe un número considerable de personas —no exclusivamente niños y adolescentes— que restringen la ingesta de alimentos y desarrollan problemas importantes de tipo fisiológico o psicosocial con cuadros que no cumplen los criterios de un trastorno de la ingesta de alimentos. El trastorno de evitación/restricción de la ingesta de alimentos constituye una categoría amplia que pretende abarcar toda esta serie de cuadros.

## Criterios diagnósticos del trastorno de evitación/restricción de la ingesta de alimentos                          307.59 (F50.8)

A. Trastorno de la conducta alimentaria y de la ingesta de alimentos (p. ej., falta de interés aparente por comer o alimentarse; evitación a causa de las características organolépticas de los alimentos; preocupación acerca de las consecuencias repulsivas de la acción de comer) que se pone de manifiesto por el fracaso persistente para cumplir las adecuadas necesidades nutritivas y/o energéticas asociadas a uno (o más) de los hechos siguientes:

1. Pérdida de peso significativa (o fracaso para alcanzar el aumento de peso esperado o crecimiento escaso en los niños).
2. Deficiencia nutritiva significativa.
3. Dependencia de la alimentación enteral o de suplementos nutritivos por vía oral.
4. Interferencia importante en el funcionamiento psicosocial.

B. El trastorno no se explica mejor por la falta de alimentos disponibles o por una práctica asociada culturalmente aceptada.

C. El trastorno de la conducta alimentaria no se produce exclusivamente en el curso de la anorexia nerviosa o la bulimia nerviosa, y no hay pruebas de un trastorno en la forma en que uno mismo experimenta el propio peso o constitución.

D. El trastorno de la conducta alimentaria no se puede atribuir a una afección médica concurrente o no se explica mejor por otro trastorno mental. Cuando el trastorno de la conducta alimentaria se produce en el contexto de otra afección o trastorno, la gravedad del trastorno de la conducta alimentaria excede a la que suele asociarse a la afección o trastorno y justifica la atención clínica adicional.

*Especificar* si:

**En remisión:** Después de haberse cumplido con anterioridad todos los criterios para los trastornos de la conducta alimentaria y de la ingesta de alimentos, los criterios no se han cumplido durante un período continuado.

## Criterio A

Muchos niños pequeños con síntomas de evitación o restricción de la ingesta de alimentos no llegaban a cumplir los criterios del DSM-IV porque estos se centraban principalmente en la ausencia de aumento ponderal o en la pérdida de peso, y porque algunos de los rasgos del cuadro se ven también con frecuencia en personas de más edad. La expresión «trastorno de la conducta alimentaria» se ha sustituido por la de «trastorno de la conducta alimentaria o la ingesta de alimentos» para así tener en cuenta el mayor intervalo de edades que presentan las personas con este trastorno. Las consecuencias de la evitación o restricción de alimentos pueden persistir, por lo que este criterio se ha ampliado para llegar más allá de la pérdida de peso o la ausencia de incremento ponderal. Se han añadido la falta de crecimiento, el déficit nutricional, la dependencia de la alimentación enteral o de suplementos nutricionales orales y la marcada interferencia con el funcionamiento psicosocial, porque estas son las consecuencias clínicamente importantes que se observan con frecuencia a raíz de estas alteraciones de la conducta alimentaria o la ingesta de alimentos.

## Criterio B

Dado que la pobreza extrema y ciertas prácticas culturales, como el ayuno religioso, también pueden dar lugar a importantes pérdidas ponderales, en este criterio se incluye la frase «no se explica mejor por la falta de alimentos disponibles» y se añade el requisito de que no haya datos que impliquen que el trastorno pueda explicarse por alguna práctica «culturalmente aceptada», como sería la observancia de algún precepto religioso o cultural.

## Criterio C

La restricción de la ingesta energética en relación con los requisitos de energía, con resultado de adelgazamiento, es uno de los rasgos cardinales de la anorexia nerviosa y puede constituir una conducta compensadora de la bulimia nerviosa. En los niños mayores y los adolescentes más jóvenes, estos trastornos tienen varios rasgos en común, como el bajo peso y la evitación de alimentos. Sin embargo, la anorexia nerviosa se asocia a miedo a engordar y a alteraciones perceptivas sobre el peso o la figura del propio cuerpo. En el caso de la bulimia nerviosa, la restricción o el ayuno constituye una conducta compensatoria de los episodios recurrentes de ingesta masiva. Es preciso distinguir la ingesta restringida de alimentos de los trastornos de la alimentación, donde existe preocupación por el peso o la figura, de la ingesta restringida de este trastorno, donde no existen tales preocupaciones.

## Criterio D

Existen enfermedades digestivas (p. ej., el reflujo gastroesofágico), endocrinológicas (p. ej., diabetes) y neurológicas (p. ej., las relacionadas con problemas estructurales o funcionales de tipo oral, esofágico o faríngeo) que pueden causar trastornos de la alimentación y deben distinguirse del trastorno de evitación/restricción de la ingesta de alimentos.

### Anorexia nerviosa

La anorexia nerviosa se caracteriza por una restricción persistente de la ingesta energética, miedo intenso a engordar y una percepción distorsionada del propio cuerpo. La anorexia nerviosa fue el primer trastorno de la ingesta que se describió y parece que ha estado presente en distintos momentos de la historia y en diferentes culturas. El trastorno se asocia a una autoimagen distorsionada y a otras distorsiones cognitivas referentes a los alimentos y la comida. Las personas con anorexia nerviosa se dedican a veces a pesarse, medirse y evaluarse frente al espejo de forma repetida. El rasgo clínico esencial se define como la negativa a mantener el peso corporal en o por encima del nivel mínimo normal para la edad, el sexo, el curso del desarrollo y la salud física. La anorexia nerviosa se asocia a tasas altas de morbilidad (p. ej., arritmias cardiacas, retraso ponderal, osteoporosis) y mortalidad.

La anorexia nerviosa se inicia típicamente en la adolescencia y es más prevalente en el sexo femenino. El trastorno puede afectar a varones y mujeres de cualquier edad, raza, etnia y nivel socioeconómico. Se calcula que el trastorno tiene una prevalencia del 0,3-1 % en las mujeres y del 0,1 % en los hombres.

La anorexia nerviosa se citaba en el DSM-I como ejemplo de reacción digestiva psicofisiológica y en el DSM-II como trastorno de la alimentación dentro de la categoría de los síntomas especiales. Finalmente alcanzó el grado de trastorno independiente en el DSM-III. Los criterios diagnósticos cardinales de la anorexia nerviosa siguen siendo conceptualmente los mismos que en el DSM-IV con una excepción: *se ha eliminado el requisito de la amenorrea* (criterio D del DSM-IV). Algunas personas con anorexia nerviosa pueden presentar todos los demás signos y síntomas del trastorno en presencia de, al menos, cierta actividad menstrual. Además, este criterio no podía aplicarse antes de la menarquia, ni a las mujeres que tomaban anticonceptivos orales, ni después de la menopausia, ni a los varones. Dado que hay datos que indican que las mujeres amenorreicas tienen peor salud ósea que las que no cumplen este criterio, esta información es clínicamente importante aunque no corresponda a un criterio diagnóstico. Además, las características clínicas y el curso clínico de las mujeres con cuadros que cumplen todos los criterios del DSM-IV menos la amenorrea se parecen mucho a los de aquellas otras que cumplen también el criterio de la amenorrea.

## Criterios diagnósticos de la anorexia nerviosa

A. Restricción de la ingesta energética en relación con las necesidades, que conduce a un peso corporal significativamente bajo con relación a la edad, el sexo, el curso del desarrollo y la salud física. *Peso significativamente bajo* se define como un peso que es inferior al mínimo normal o, en niños y adolescentes, inferior al mínimo esperado.

B. Miedo intenso a ganar peso o a engordar, o comportamiento persistente que interfiere en el aumento de peso, incluso con un peso significativamente bajo.

C. Alteración en la forma en que uno mismo percibe su propio peso o constitución, influencia impropia del peso o la constitución corporal en la autoevaluación, o falta persistente de reconocimiento de la gravedad del bajo peso corporal actual.

**Nota de codificación:** El código CIE-9-MC para la anorexia nerviosa es **307.1**, que se asigna con independencia del subtipo. El código CIE-10-MC depende del subtipo (véase a continuación).

*Especificar* si:

**(F50.01) Tipo restrictivo:** Durante los últimos tres meses, el individuo no ha tenido episodios recurrentes de atracones o purgas (es decir, vómito autoprovocado o utilización incorrecta de laxantes, diuréticos o enemas). Este subtipo describe presentaciones en las que la pérdida de peso es debida sobre todo a la dieta, el ayuno y/o el ejercicio excesivo.

**(F50.02) Tipo con atracones/purgas:** Durante los últimos tres meses, el individuo ha tenido episodios recurrentes de atracones o purgas (es decir, vómito autoprovocado o utilización incorrecta de laxantes, diuréticos o enemas).

*Especificar* si:

**En remisión parcial:** Después de haberse cumplido con anterioridad todos los criterios para la anorexia nerviosa, el Criterio A (peso corporal bajo) no se ha cumplido durante un período continuado, pero todavía se cumple el Criterio B (miedo intenso a aumentar de peso o a engordar, o comportamiento que interfiere en el aumento de peso) o el Criterio C (alteración de la autopercepción del peso y la constitución).

**En remisión total:** Después de haberse cumplido con anterioridad todos los criterios para la anorexia nerviosa, no se ha cumplido ninguno de los criterios durante un período continuado.

*Especificar* la gravedad actual:

La gravedad mínima se basa, en los adultos, en el índice de masa corporal (IMC) actual (véase a continuación) o, en niños y adolescentes, en el percentil del IMC. Los límites siguientes derivan de las categorías de la Organización Mundial de la Salud para la delgadez en adultos; para niños y adolescentes, se utilizarán los percentiles de IMC correspondientes. La gravedad puede aumentar para reflejar los síntomas clínicos, el grado de discapacidad funcional y la necesidad de supervisión.

**Leve:** IMC $\geq$ 17 kg/m$^2$
**Moderado:** IMC 16–16,99 kg/m$^2$
**Grave:** IMC 15–15,99 kg/m$^2$
**Extremo:** IMC < 15 kg/m$^2$

## Criterio A

La frase del DSM-IV «Rechazo a mantener el peso corporal igual o por encima del valor mínimo normal considerando la edad y la talla» se ha cambiado para destacar la importancia de la homeostasis energética con el fin de mantener un peso mínimamente normal. Este cambio permite aplicar el diagnóstico a las personas que aumentan su actividad como forma de reducir su peso.

## Criterio B

En el DSM-IV se requería la presencia de «miedo a ganar peso». Sin embargo, una minoría significativa de las personas con anorexia nerviosa niega de forma explícita dicho miedo. Por tanto, en el DSM-5 se ha añadido una frase que atiende al comportamiento: «comportamiento persistente que interfiere en el aumento de peso, incluso con un peso significativamente bajo».

## Criterio C

En la redacción de este criterio se ha reemplazado la frase «negación del peligro que comporta el bajo peso corporal», que aparece en el DSM-IV, por la de «falta persistente de reconocimiento de la gravedad del bajo peso corporal actual». La palabra *negación* se ha eliminado porque no hay datos empíricos que avalen su empleo y porque podía transmitir cierta actitud paternalista y peyorativa.

## Subtipos y especificadores

En el DSM-5, los subtipos restrictivo y con atracones/purgas deben durar al menos 3 meses. Aunque los datos indican que los subtipos son útiles a efectos clínicos y científicos, dichos subtipos se solapan de forma significativa y a los clínicos les resulta difícil especificar el subtipo del «episodio actual» del trastorno (la norma en el DSM-IV).

Los clínicos también pueden especificar si el trastorno está en remisión parcial o total. La diferencia está en que, en la remisión parcial, en la que el bajo peso corporal (criterio A) ya no es problema, la persona sigue presentando miedo intenso a ganar peso o a estar gorda, o una perturbación de la imagen corporal.

La gravedad actual puede indicarse especificando si el trastorno es leve, moderado, grave o extremo partiendo del IMC.

# Bulimia nerviosa

La bulimia nerviosa se caracteriza por episodios de atracones de comida (es decir, de consumo de grandes cantidades de comida durante períodos breves), seguidos de intentos de purgar el cuerpo de la comida ingerida mediante vómitos, laxantes o ejercicio excesivo. La conducta tiene lugar en el seno de una preocupación excesiva por el peso y la figura. Russell (1979) observó que tanto la anorexia nerviosa como la bulimia nerviosa son trastornos del desarrollo que comparten características tales como el temor a la gordura y la distorsión de la imagen corporal. Como ocurría con la anorexia nerviosa, la bulimia nerviosa también tiene consecuencias médicas, como pérdida de electrólitos, erosión del esmalte dental (por la exposición repetida al contenido ácido del estómago), caries, úlceras de estómago, rotura gástrica o esofágica, estreñimiento, latido irregular y mayor tendencia a la conducta suicida. La bulimia nerviosa presenta también marcadas diferencias con la anorexia nerviosa. Las personas con bulimia nerviosa tienden a presentar los síntomas del trastorno a mayor edad, normalmente pierden menos peso y tienen tendencia a ser más extrovertidas e impulsivas que las personas con anorexia nerviosa.

Este trastorno se introdujo en el DSM-III con el nombre de «bulimia». El nombre se cambió por el de bulimia nerviosa en el DSM-III-R. Alrededor del 90 % de las personas diagnosticadas de bulimia nerviosa son mujeres y su prevalencia se calcula en el 1,0-1,5 % de las jóvenes.

El único cambio introducido en los criterios es una reducción de la frecuencia mínima promediada de los atracones y las conductas compensatorias indebidas (criterio C). Los clínicos pueden ahora indicar el nivel de gravedad, que va de leve a extremo, dependiendo del número de episodios de conductas compensatorias indebidas a la semana.

Aunque en el DSM-IV se requería especificar el subtipo (con o sin purgas), una revisión bibliográfica indicó que las personas sin purgas se parecían enormemente a los pacientes con trastorno de atracones. Además, la forma precisa de definir las conductas indebidas en ausencia de purgas (p. ej., ayuno o ejercicio excesivo) no quedaba clara. Por estos motivos, en el DSM-5 se han eliminado los subtipos «con purgas» y «sin purgas» de la bulimia nerviosa. En su lugar, el clínico puede especificar ahora si el trastorno está en remisión total o parcial y la gravedad actual (leve, moderada, grave, extrema).

## Criterios diagnósticos de la bulimia nerviosa        307.51 (F50.2)

A. Episodios recurrentes de atracones. Un episodio de atracón se caracteriza por los dos hechos siguientes:

1. Ingestión, en un período determinado (p. ej., dentro de un período cualquiera de dos horas), de una cantidad de alimentos que es claramente superior a la que la mayoría de las personas ingerirían en un período similar en circunstancias parecidas.

2. Sensación de falta de control sobre lo que se ingiere durante el episodio (p. ej., sensación de que no se puede dejar de comer o controlar lo que se ingiere o la cantidad de lo que se ingiere).

B. Comportamientos compensatorios inapropiados recurrentes para evitar el aumento de peso, como el vómito autoprovocado, el uso incorrecto de laxantes, diuréticos u otros medicamentos, el ayuno o el ejercicio excesivo.

C. Los atracones y los comportamientos compensatorios inapropiados se producen, de promedio, al menos una vez a la semana durante tres meses.

D. La autoevaluación se ve indebidamente influida por la constitución y el peso corporal.

E. La alteración no se produce exclusivamente durante los episodios de anorexia nerviosa.

*Especificar* si:

**En remisión parcial:** Después de haberse cumplido con anterioridad todos los criterios para la bulimia nerviosa, algunos pero no todos los criterios no se han cumplido durante un período continuado.

**En remisión total:** Después de haberse cumplido con anterioridad todos los criterios para la bulimia nerviosa, no se ha cumplido ninguno de los criterios durante un período continuado.

*Especificar* la gravedad actual:

La gravedad mínima se basa en la frecuencia de comportamientos compensatorios inapropiados (véase a continuación). La gravedad puede aumentar para reflejar otros síntomas y el grado de discapacidad funcional.

**Leve:** Un promedio de 1–3 episodios de comportamientos compensatorios inapropiados a la semana.

**Moderado:** Un promedio de 4–7 episodios de comportamientos compensatorios inapropiados a la semana.

**Grave:** Un promedio de 8–13 episodios de comportamientos compensatorios inapropiados a la semana.

**Extremo:** Un promedio de 14 episodios o más de comportamientos compensatorios inapropiados a la semana.

## Criterio A

Muchas personas pueden presentar un episodio aislado de comer excesivamente, como, por ejemplo, al acudir a una fiesta con comida gratis ilimitada. La bulimia nerviosa debe diagnosticarse cuando existen episodios recurrentes de atracones durante un período de tiempo breve, con consumo masivo de comida, y la persona refiere sentirse descontrolada.

## Criterio B

El diagnóstico de bulimia nerviosa requiere que los atracones se acompañen de conductas indebidas de carácter compensatorio para contrarrestar los efectos del atracón y no ganar peso (p. ej., vómitos, abuso de laxantes, abuso de diuréticos, ejercicio excesivo).

## Criterio C

Aunque en el DSM-IV se exigía que los episodios de atracones y conductas indebidas de compensación se produjeran, de media, dos veces por semana durante un período de 3 meses, las investigaciones hallaron que las características clínicas de las personas que refieren atracones y purgas una vez por semana son parecidas a las de quienes cumplen el criterio del DSM-IV.

En consecuencia, en el DSM-5 se requiere que los atracones y las conductas compensatorias indebidas se produzcan al menos una vez por semana durante 3 meses.

## Criterio D

A las personas con bulimia nerviosa les preocupan la figura y el peso. Es posible que refieran tener baja autoestima por problemas con su imagen corporal.

## Criterio E

Las personas con anorexia nerviosa pueden presentar cuadros que coincidan con el subtipo denominado *tipo con atracones/purgas,* que debe diferenciarse de la bulimia nerviosa. El diagnóstico de anorexia nerviosa requiere la negativa a mantener el peso corporal normal. Si se cumple este requisito, el diagnóstico correcto sería el de anorexia nerviosa.

### Trastorno de atracones

El trastorno de atracones se caracteriza por episodios recurrentes de atracones sin el uso recurrente de conductas compensatorias. Aparecía en el apéndice B («Criterios y ejes propuestos para estudios posteriores») del DSM-IV, y el subgrupo de trastornos de la alimentación del DSM-5 recomendó su inclusión como trastorno de pleno derecho. El trastorno de atracones es el trastorno de la alimentación más frecuente en Estados Unidos (1,6 % de las mujeres, 0,8 % de los varones) y es más prevalente entre quienes buscan tratamiento para adelgazar que en la población general.

La distinción entre el trastorno de atracones y la bulimia nerviosa no está a veces clara, y las dos categorías podrían representar etapas diferentes de un mismo trastorno de base. En comparación con los pacientes que tienen bulimia nerviosa, las personas con trastorno de atracones son por lo general mayores, tienen más tendencia a ser varones y en ellas el trastorno se inicia más tardíamente.

Alrededor de dos terceras partes de las personas que tienen trastorno de atracones presentan antecedentes de conductas compensatorias inapropiadas, lo que indica que, en el pasado, podrían haber merecido un diagnóstico de bulimia nerviosa. Aunque la preocupación por el peso y la figura no es imprescindible para el diagnóstico, normalmente forma parte del cuadro.

El clínico puede valorar la gravedad actual partiendo del número de atracones a la semana (aunque el nivel de gravedad puede aumentarse en virtud de otros síntomas y del grado de discapacidad funcional). También puede especificar si el trastorno se halla en remisión total o parcial.

### Criterios diagnósticos del trastorno de atracones 307.51 (F50.8)

A. Episodios recurrentes de atracones. Un episodio de atracón se caracteriza por los dos hechos siguientes:

 1. Ingestión, en un período determinado (p. ej., dentro de un período cualquiera de dos horas), de una cantidad de alimentos que es claramente superior a la que la mayoría de las personas ingeriría en un período similar en circunstancias parecidas.
 2. Sensación de falta de control sobre lo que se ingiere durante el episodio (p. ej., sensación de que no se puede dejar de comer o no se puede controlar lo que se ingiere o la cantidad de lo que se ingiere).

B. Los episodios de atracones se asocian a tres (o más) de los hechos siguientes:

1. Comer mucho más rápidamente de lo normal.
2. Comer hasta sentirse desagradablemente lleno.
3. Comer grandes cantidades de alimentos cuando no se siente hambre físicamente.
4. Comer solo debido a la vergüenza que se siente por la cantidad que se ingiere.
5. Sentirse luego a disgusto con uno mismo, deprimido o muy avergonzado.

C. Malestar intenso respecto a los atracones.
D. Los atracones se producen, de promedio, al menos una vez a la semana durante tres meses.
E. El atracón no se asocia a la presencia recurrente de un comportamiento compensatorio inapropiado como en la bulimia nerviosa y no se produce exclusivamente en el curso de la bulimia nerviosa o la anorexia nerviosa.

*Especificar* si:

**En remisión parcial:** Después de haberse cumplido con anterioridad todos los criterios para el trastorno de atracones, los atracones se producen con una frecuencia media inferior a un episodio semanal durante un período continuado.

**En remisión total:** Después de haberse cumplido con anterioridad todos los criterios para el trastorno de atracones, no se ha cumplido ninguno de los criterios durante un período continuado.

*Especificar* la gravedad actual:

La gravedad mínima se basa en la frecuencia de los episodios de atracones (véase a continuación). La gravedad puede aumentar para reflejar otros síntomas y el grado de discapacidad funcional.

**Leve:** 1–3 atracones a la semana.
**Moderado:** 4–7 atracones a la semana.
**Grave:** 8–13 atracones a la semana.
**Extremo:** 14 o más atracones a la semana.

## Criterio A

El requisito de los atracones es igual que el de la bulimia nerviosa. El criterio requiere «episodios recurrentes» para distinguir el trastorno de aquellas ocasiones en que la persona, en virtud del contexto, puede comer excesivamente, como sería el caso de las bodas y los banquetes.

## Criterio B

El criterio B requiere al menos tres de cinco indicadores de descontrol: comer mucho más deprisa de lo normal; comer hasta sentirse incómodamente lleno; comer gran cantidad de comida sin tener hambre; comer a solas por sentir vergüenza, y tener sensación de asco, depresión o culpa después del episodio. Los mejores indicadores para identificar correctamente el trastorno de atracones son «comer grandes cantidades de alimentos cuando no se tiene hambre físicamente» y «comer solo debido a la vergüenza que se siente». En los varones, el rasgo más frecuente de los atracones es comer más deprisa de lo normal, mientras que en las mujeres es sentir asco, depresión o mucha culpa posteriormente. Los estudios indican que el requisito de los tres o más síntomas es el que mejor predice el trastorno de atracones al tiempo que minimiza los falsos positivos.

## Criterio C

Este criterio se refiere a la especificidad de la angustia asociada a los atracones. La angustia relacionada con posibles trastornos concomitantes no cumpliría este criterio.

## Criterio D

Los análisis basados en las frecuencias de una y dos veces por semana fueron notablemente semejantes. En el apéndice B del DSM-IV se sugería valorar la frecuencia de los días con atracones, y no la de los episodios de atracones, y exigir, de media, una frecuencia mínima de dos veces por semana durante 6 meses. Los estudios indican que unos criterios idénticos a los de la bulimia nerviosa no cambiarían significativamente la aplicabilidad. Por tanto, el criterio D se cambió para hacerlo similar al criterio C de la bulimia nerviosa, que requiere una frecuencia de al menos una vez por semana durante 3 meses.

## Criterio E

El trastorno de atracones se caracteriza por la ausencia de mecanismos indebidos y recurrentes de compensación después de haber ingerido comida en gran cantidad.

## Otro trastorno de la conducta alimentaria y la ingesta de alimentos especificado y trastorno de la conducta alimentaria y la ingesta de alimentos no especificado

Los diagnósticos de otro trastorno de la conducta alimentaria y la ingesta de alimentos especificado y trastorno de la conducta alimentaria y la ingesta de alimentos no especificado deben considerarse cuando la persona tiene síntomas de un trastorno de la conducta alimentaria y la ingesta de alimentos, con angustia y deterioro, pero no cumple totalmente los criterios de ninguno de los trastornos más específicos del grupo.

Estas categorías sustituyen al trastorno de la conducta alimentaria sin especificar del DSM-IV. La categoría «otro trastorno de la conducta alimentaria y la ingesta de alimentos especificado» se usa cuando el clínico opta por comunicar el motivo por el cual no se cumplen los criterios del todo. Se le anima a anotar el motivo concreto (p. ej., anorexia nerviosa atípica).

La categoría «trastorno de la conducta alimentaria y la ingesta de alimentos no especificado» se utiliza cuando el clínico opta por no especificar el motivo del incumplimiento o existe información insuficiente para poder realizar un diagnóstico más específico.

| Otro trastorno de la conducta alimentaria o de la ingesta de alimentos especificado | 307.59 (F50.8) |
|---|---|

Esta categoría se aplica a presentaciones en las que predominan los síntomas característicos de un trastorno de la conducta alimentaria o de la ingesta de alimentos que causan malestar clínicamente significativo o deterioro en lo social, laboral u otras áreas importantes del funcionamiento, pero que no cumplen todos los criterios de ninguno de los trastornos de la categoría diagnóstica de los trastornos de la conducta alimentaria o de la ingesta de alimentos. La categoría de otro trastorno de la conducta alimentaria o de la ingesta de alimentos especificado se utiliza en situaciones en las que el clínico opta por comunicar el motivo específico por el que la presentación no cumple los criterios para un trastorno de la conducta alimentaria o de la ingesta de alimentos específico. Esto se hace registrando «otro trastorno de la conducta alimentaria o de la ingesta de alimentos especificado» seguido del motivo específico (p. ej., «bulimia nerviosa de frecuencia baja»).

Algunos ejemplos de presentaciones que se pueden especificar utilizando la designación «otro especificado» son los siguientes:

1. **Anorexia nerviosa atípica:** Se cumplen todos los criterios para la anorexia nerviosa, excepto que el peso del individuo, a pesar de la pérdida de peso significativa, está dentro o por encima del intervalo normal.
2. **Bulimia nerviosa (de frecuencia baja y/o duración limitada):** Se cumplen todos los criterios para la bulimia nerviosa, excepto que los atracones y los comportamientos compensatorios inapropiados se producen, de promedio, menos de una vez a la semana y/o durante menos de tres meses.
3. **Trastorno de atracones (de frecuencia baja y/o duración limitada):** Se cumplen todos los criterios para el trastorno de atracones, excepto que los atracones y los comportamientos compensatorios inapropiados se producen, de promedio, menos de una vez a la semana y/o durante menos de tres meses.
4. **Trastorno por purgas:** Comportamiento de purgas recurrentes para influir en el peso o la constitución (p. ej., vómito autoprovocado, uso incorrecto de laxantes, diuréticos u otros medicamentos) en ausencia de atracones.
5. **Síndrome de ingesta nocturna de alimentos:** Episodios recurrentes de ingesta de alimentos por la noche, que se manifiesta por la ingesta de alimentos al despertarse del sueño o por un consumo excesivo de alimentos después de cenar. Existe consciencia y recuerdo de la ingesta. La ingesta nocturna de alimentos no se explica mejor por influencias externas, como cambios en el ciclo de sueño-vigilia del individuo o por normas sociales locales. La ingesta nocturna de alimentos causa malestar significativo y/o problemas del funcionamiento. El patrón de ingesta alterado no se explica mejor por el trastorno de atracones u otro trastorno mental, incluido el consumo de sustancias, y no se puede atribuir a otro trastorno clínico o a un efecto de la medicación.

## Trastorno de la conducta alimentaria o de la ingesta de alimentos no especificado 307.50 (F50.9)

Esta categoría se aplica a presentaciones en las que predominan los síntomas característicos de un trastorno de la conducta alimentaria o de la ingesta de alimentos que causan malestar clínicamente significativo o deterioro en lo social, laboral u otras áreas importantes del funcionamiento, pero que no cumplen todos los criterios de ninguno de los trastornos en la categoría diagnóstica de los trastornos de la conducta alimentaria y de la ingesta de alimentos. La categoría del trastorno de la conducta alimentaria o de la ingesta de alimentos no especificado se utiliza en situaciones en las que el clínico opta por no especificar el motivo de incumplimiento de los criterios de un trastorno de la conducta alimentaria y de la ingesta de alimentos específico, e incluye presentaciones en las que no existe suficiente información para hacer un diagnóstico más específico (p. ej., en servicios de urgencias).

# PUNTOS CLAVE

- En este capítulo se combinan los trastornos de la alimentación, antes situados en el capítulo del DSM-IV titulado «Trastornos de inicio en la infancia, la niñez o la adolescencia», con los trastornos de la ingesta de alimentos. Ambos grupos de trastornos se caracterizan por conductas perturbadas en relación con la comida.

- Los criterios de la pica y el trastorno de rumiación se han repasado para garantizar su empleo en personas de todas las edades. De igual modo, el trastorno de evitación/restricción de la ingesta de alimentos ya no tiene límite de edad.

- El requisito de que la anorexia nerviosa se acompañe de amenorrea se ha eliminado porque los estudios mostraron pocas diferencias entre quienes padecen y no padecen el síntoma.

- En la bulimia nerviosa, el único cambio de los criterios es la reducción de la frecuencia mínima de atracones y conductas indebidas de compensación que se requería de media a un episodio por semana (criterio C), pues los estudios no avalan el requisito de dos episodios semanales que se exigía en el DSM-IV.

- El trastorno de atracones se ha elevado a la categoría de trastorno independiente en el DSM-5.

# CAPÍTULO 12

## Trastornos
## de la excreción

| | |
|---|---|
| **307.6 (F98.0)** | Enuresis |
| **307.7 (F98.1)** | Encopresis |
| \_\_\_.\_\_ (\_\_\_.\_\_) | Otro trastorno de la excreción especificado |
| \_\_\_.\_\_ (\_\_\_.\_\_) | Trastorno de la excreción no especificado |

En este capítulo se describen aquellas entidades en que la alteración predominante está relacionada con problemas de intestino o de la vejiga urinaria. Los trastornos de la excreción se suelen diagnosticar durante la niñez y comprenden la enuresis y la encopresis (Tabla 12-1). Ubicados en el capítulo de los «Trastornos de inicio en la infancia, la niñez o la adolescencia» en el DSM-III y el DSM-IV, los trastornos de la excreción se encuentran ahora en un capítulo propio, siguiendo lo recomendado por el subgrupo de trabajo de los trastornos de la infancia y la adolescencia.

---

**TABLA 12-1.** Trastornos de la eliminación del DSM-5

Enuresis
Encopresis
Otro trastorno de la excreción especificado
Trastorno de la excreción no especificado

---

Los trastornos de la excreción son frecuentes: alrededor del 1 % de los niños de 5 años tienen encopresis y el 5-10 % tienen enuresis nocturna. Estos trastornos pueden llegar a la adolescencia, presentando enuresis nocturna alrededor del 1 % de los adolescentes.

Al menos entre los niños de más edad, estos trastornos pueden resultar muy embarazosos e influir negativamente en la autoestima. El deterioro suele reflejar cómo contribuyen los trastornos al ostracismo social y el retraimiento social del individuo, y al enfado y el rechazo de los cuidadores.

La mayoría de los trastornos de la excreción tienen una causa funcional y no representan ninguna enfermedad neurológica ni orgánica de otro tipo. A los niños que padecen estos trastornos los suelen evaluar los pediatras y no los profesionales de la salud mental. Esto podría reflejar no solo la evidente naturaleza física de los síntomas, sino también la controversia existente sobre si estos trastornos son o no manifestaciones de problemas emocionales subyacentes y hasta qué punto lo son.

## Enuresis

La enuresis se caracteriza por la micción repetida en la ropa o la cama. La conducta es la mayoría de las veces involuntaria, pero a veces pues ser voluntaria. La enuresis se produce sobre todo durante el sueño nocturno (subtipo nocturno), pero también puede producirse estando la persona despierta (subtipo diurno). Se necesita juicio clínico para evaluar la frecuencia del comportamiento, a partir de qué edad no debería producirse y el grado de angustia o deterioro que la enuresis conlleva. Los criterios del DSM-5 no presentan cambios sustanciales con respecto a los del DSM-IV.

---

### Criterios diagnósticos de la enuresis                    307.6 (F98.0)

A. Emisión repetida de orina en la cama o en la ropa, ya sea voluntaria o involuntaria.

B. El comportamiento es clínicamente significativo cuando se manifiesta con una frecuencia de al menos 2 veces por semana durante un mínimo de 3 meses consecutivos o por la presencia de malestar clínicamente significativo o deterioro en lo social, académico (laboral) u otras áreas importantes del funcionamiento.

C. La edad cronológica es de por lo menos 5 años (o un grado de desarrollo equivalente).

D. El comportamiento no puede atribuirse a los efectos fisiológicos de una sustancia (p. ej., un diurético, un antipsicótico) u otra afección médica (p. ej., diabetes, espina bífida, epilepsia).

*Especificar* si:

**Sólo nocturna:** Emisión de orina solamente durante el sueño nocturno.

**Sólo diurna:** Emisión de orina durante las horas de vigilia.

**Nocturna y diurna:** Una combinación de los dos subtipos anteriores.

---

## Criterio A

Este criterio aclara que la enuresis puede ser involuntaria o intencionada. (En el DSM-III se requería que fuera involuntaria.) La inclusión de la micción voluntaria permite diagnosticar a los niños que no piden ir al baño por darles demasiada vergüenza.

## Criterio B

Dado que los episodios de mojar la cama son frecuentes a corto plazo, el criterio requiere una frecuencia y una duración de al menos dos veces por semana durante al menos 3 meses consecutivos, o la presencia de angustia o deterioro clínicamente significativos, para poder hacer el diagnóstico. En cambio, la Organización Mundial de la Salud define la enuresis como el hecho de mojar la cama dos veces al mes (menores de 7 años de edad) o una vez al mes (7 o más años de edad) en los 3 últimos meses.

## Criterio C

El criterio de edad mínima se ha establecido en los 5 años, pero las normas médicas varían sobre cuándo alcanza el niño la edad suficiente para mantenerse seco. La mayoría de los niños ya han aprendido a ir al baño de día a los 5 años de edad, y se les enseña a ir de noche normalmente unos meses después. Por tanto, aunque lo habitual ha sido definir la enuresis como anormal a partir de los 5 años de edad, muchos solo se plantean tratar el problema en los niños de, por lo menos, 7 años de edad.

## Criterio D

Se debe descartar que exista una enfermedad orgánica que sea la causa de la enuresis. Entre estas cabe citar trastornos neurológicos (p. ej., crisis epilépticas, espina bífida), otras enfermedades (p. ej., infecciones de vías urinarias, anemia falciforme, diabetes, apnea del sueño) y causas estructurales (p. ej., obstrucción urinaria, defecto congénito de la válvula posterior de la uretra). Al igual que con cualquier otro problema clínico, se debe usar el juicio para descartar las explicaciones alternativas del problema.

## Subtipos

El subtipo *solo nocturna* es el más frecuente, produciéndose la enuresis típicamente durante el primer tercio de la noche. El subtipo *solo diurna* es más habitual en las niñas. Se ha debatido si estos subtipos tienen o no utilidad clínica o si sería mejor expandirlos. Por ejemplo, se han propuesto los subtipos de «incontinencia de urgencia» y «micción pospuesta» para la enuresis diurna, pues se han asociado a distintos problemas de conducta y comorbilidad psiquiátrica. La *International Children's Continence Society* ha sugerido cuatro subtipos de enuresis nocturna basándose en si la enuresis es primaria (período sin sequedad durante más de 6 meses) o secundaria (recaída después de al menos 6 meses de sequedad), y en si es monosintomática (sin disfunción vesical diurna) o no (durante el día puede haber síntomas vesicales tales como urgencia o micción pospuesta).

## Encopresis

La *encopresis* es la defecación repetida de manera involuntaria, o a veces voluntaria, en lugares indebidos después de los 4 años de edad mental, sin que exista una causa orgánica de base. La causa más frecuente es el estreñimiento funcional, con impactación y retención seguida de rebosamiento. La encopresis puede producirse en ausencia de estreñimiento, lo que suele llamarse «deposición fecal no retentiva», pero se trata de un tipo menos frecuente. La encopresis es más frecuente en los varones. Los niños con este problema tienden a tener más problemas psicológicos y conductuales que los que no lo presentan (Joinson et al., 2006). No se han realizado cambios en los criterios del DSM-5.

## Criterios diagnósticos de la encopresis                    307.7 (F98.1)

A. Excreción repetida de heces en lugares inapropiados (p. ej., en la ropa, en el suelo), ya sea involuntaria o voluntaria.

B. Al menos uno de estos episodios se produce cada mes durante un mínimo de 3 meses.

C. La edad cronológica es de por lo menos 4 años (o un grado de desarrollo equivalente).

D. El comportamiento no se puede atribuir a los efectos fisiológicos de una sustancia (p. ej., laxantes) u otra afección médica, excepto por un mecanismo relacionado con el estreñimiento.

*Especificar* si:

**Con estreñimiento e incontinencia por desbordamiento:** Existen pruebas de la presencia de estreñimiento en la exploración física o la historia clínica.

**Sin estreñimiento e incontinencia por desbordamiento:** No existen pruebas de la presencia de estreñimiento en la exploración física o la historia clínica.

## Criterios A y B

El diagnóstico de encopresis requiere defecar en un lugar indebido al menos una vez al mes durante al menos 3 meses. Este requisito es conforme a los Criterios Diagnósticos de Roma, un sistema de clasificación creado por gastroenterólogos pediátricos para los trastornos digestivos funcionales de la infancia (Drossman y Dumitrascu, 2006). Estos criterios han supuesto para el clínico una forma de estandarizar la definición de los trastornos clínicos y han permitido a los investigadores de varios campos estudiar la fisiopatología y el tratamiento de los mismos trastornos desde distintos puntos de vista. La deposición puede ser involuntaria o intencionada. Si es involuntaria, suele deberse a estreñimiento, impactación y retención seguida de rebosamiento.

## Criterio C

El uso del baño se aprende normalmente antes de los 3 años, por lo que el requisito de los 4 años concede cierta variabilidad dentro del aprendizaje normal. (En los niños con retrasos del desarrollo, la edad mental debe ser de al menos 4 años.)

## Criterio D

Se deben descartar las posibles explicaciones médicas del trastorno antes de diagnosticar la encopresis. Entre las posibles causas están el uso de laxantes, las malformaciones anorrectales como la estenosis anal, los trastornos raquídeos (p. ej., meningomielocele, tumor espinal), la enfermedad de Hirschsprung, la parálisis cerebral, los trastornos endocrinos (p. ej., hipotiroidismo, intoxicación por plomo) y los trastornos neuromusculares.

## Subtipos

La encopresis «con estreñimiento e incontinencia por desbordamiento» puede producir heces poco formadas y fugas que tienen lugar mayoritariamente durante el día. La incontinencia normalmente se resuelve una vez tratado el estreñimiento. La encopresis «sin estreñimiento e incontinencia por desbordamiento» normalmente produce heces de forma y consistencia normales, y se asocia más probablemente al trastorno negativista desafiante o al trastorno de la conducta. Aunque los estudios pediátricos basados en estos subtipos no han hallado diferencias significativas ni en el comportamiento ni en la competencia social, la subtipificación de la encopresis tiene consecuencias terapéuticas. Podrían precisarse técnicas de desimpactación y laxantes si existe estreñimiento, mientras que los laxantes empeoran la encopresis sin estreñimiento. Aunque en el DSM-5 no se define el *estreñimiento,* los Criterios Diagnósticos de Roma requieren dos de los síntomas siguientes: dos o menos defecaciones en el baño a la semana; al menos un episodio de incontinencia fecal por semana; antecedentes de posturas retentivas o excesiva retención voluntaria de las heces; antecedentes de defecaciones dolorosas o difíciles; presencia de una gran masa fecal en el recto, y antecedentes de heces de gran diámetro capaces de obstruir la taza del baño.

# Otro trastorno de la excreción especificado y trastorno de la excreción no especificado

El diagnóstico de *otro trastorno de la excreción especificado* hace referencia a aquellos síntomas que son propios de un trastorno de la excreción y producen una angustia o un deterioro funcional significativos pero sin cumplir plenamente los criterios diagnósticos de ninguno de ellos (p. ej., defecación en lugares indebidos durante tan solo 2 meses). El clínico puede usar esta categoría para comunicar el porqué del incumplimiento de los criterios de estos trastornos. Se le anima a anotar el motivo concreto (p. ej., «enuresis de baja frecuencia»).

El diagnóstico de *trastorno de la excreción no especificado* debe usarse cuando la persona presenta síntomas que son característicos de los trastornos de la excreción, con angustia y deterioro funcional, pero no cumple totalmente los criterios de ninguno de ellos y el clínico no especifica el porqué o la información disponible es insuficiente para poder hacerlo.

## Otro trastorno de la excreción especificado

Esta categoría se aplica a presentaciones en las que predominan los síntomas característicos de un trastorno de la excreción que causan malestar clínicamente significativo o deterioro en lo social, laboral u otras áreas importantes del funcionamiento, pero que no cumplen todos los criterios de ninguno de los trastornos de la categoría diagnóstica de los trastornos de excreción. La categoría de otro trastorno de la excreción especificado se utiliza en ocasiones en las que el clínico opta por comunicar el motivo específico por el que la presentación no cumple los criterios de un trastorno de la excreción específico. Esto se hace registrando «otro trastorno de la excreción especificado» seguido del motivo específico (p. ej., «enuresis de baja frecuencia»).

**Nota de codificación:** Código **788.39 (N39.498)** para otro trastorno de la excreción especificado con síntomas urinarios; **787.60 (R15.9)** para otro trastorno de la excreción especificado con síntomas fecales.

## Trastorno de la excreción no especificado

Esta categoría se aplica a presentaciones en las que predominan los síntomas característicos de un trastorno de la excreción que causan malestar clínicamente significativo o deterioro en lo social, laboral u otras áreas importantes del funcionamiento, pero que no cumplen todos los criterios de ninguno de los trastornos de la categoría diagnóstica de los trastornos de la excreción. La categoría del trastorno de la excreción no especificado se utiliza en situaciones en las que el clínico opta por no especificar el motivo del incumplimiento de los criterios de un trastorno de la excreción específico e incluye presentaciones en las que no existe suficiente información para hacer un diagnóstico más específico (p. ej., en servicios de urgencias).

**Nota de codificación:** Código **788.30 (R32)** para un trastorno de la excreción no especificado con síntomas urinarios; **787.60 (R15.9)** para un trastorno de la excreción no especificado con síntomas fecales.

# PUNTOS CLAVE

- Los trastornos de la excreción, que ahora constituyen una categoría aparte, se encontraban anteriormente en el capítulo «Trastornos de inicio en la infancia, la niñez o la adolescencia».
- En el DSM-5 se reconoce que la enuresis puede ser voluntaria o involuntaria.

# CAPÍTULO 13

# Trastornos del sueño-vigilia

**307.42 (F51.01)** Trastorno de insomnio
**307.44 (F51.11)** Trastorno de hipersomnolencia
___.__ (___.__) Narcolepsia

**Trastornos del sueño relacionados con la respiración**
**327.23 (G47.33)** Apnea e hipopnea obstructiva del sueño
___.__ (___.__) Apnea central del sueño
**327.2_ (G47.3_)** Hipoventilación relacionada con el sueño

**Trastornos del ritmo circadiano de sueño-vigilia**
**307.45 (G47.21)** Tipo de fases de sueño retrasadas
**307.45 (G47.22)** Tipo de fases de sueño avanzadas
**307.45 (G47.23)** Tipo de sueño-vigilia irregular
**307.45 (G47.24)** Tipo de sueño-vigilia no ajustado a las 24 horas
**307.45 (G47.26)** Tipo asociado a turnos laborales
**307.45 (G47.20)** Tipo no especificado

**Parasomnias**
___.__ (___.__) Trastornos del despertar del sueño no REM
**307.46 (F51.3)** Tipo con sonambulismo
**307.46 (F51.4)** Tipo con terrores nocturnos
**307.47 (F51.5)** Trastorno de pesadillas
**327.42 (G47.52)** Trastorno del comportamiento del sueño REM
**333.94 (G25.81)** Síndrome de las piernas inquietas
___.__ (___.__) Trastorno del sueño inducido por sustancias/medicamentos
**780.52 (G47.09)** Otro trastorno de insomnio especificado
**780.52 (G47.00)** Trastorno de insomnio no especificado
**780.54 (G47.19)** Otro trastorno de hipersomnolencia especificado
**780.54 (G47.10)** Trastorno de hipersomnolencia no especificado
**780.59 (G47.8)** Otro trastorno del sueño-vigilia especificado
**780.59 (G47.9)** Trastorno del sueño-vigilia no especificado

# La disfunción del sueño o la vigilia es uno de los motivos más habituales de consulta médica. El mantenimiento de un ciclo normal de sueño y vigilia es importante para la correcta adaptación a lo largo de la vida, ya que la solidez de los ritmos circadianos ayuda a regular el ánimo y mejora el rendimiento cognitivo. Los problemas del sueño, la calidad del sueño y la alerta diurna tienen una repercusión enorme sobre la calidad de vida y el grado de rendimiento.

Las fases del sueño son cuatro: una de movimientos rápidos oculares (REM, por sus siglas en inglés) y tres sin movimientos rápidos oculares (NREM). La fase 1 del sueño NREM se caracteriza por la desaparición de las ondas alfa y la aparición de ondas teta en el electroencefalograma (EEG). En esta fase son frecuentes las sacudidas hípnicas. En la fase 2 del sueño NREM se observan espigas y complejos K en el EEG. Antes dividida en dos fases, la fase 3 del sueño NREM es el *sueño de ondas lentas* o sueño profundo. Se observan ondas delta en el EEG. Soñar es más frecuente en esta fase que en las demás fases NREM, aunque no tan frecuente como en la fase REM. El sueño REM se caracteriza por movimientos oculares rápidos, tono muscular bajo y actividad rápida de bajo voltaje en el EEG. El sueño REM se alterna con períodos de sueño NREM cada 90 minutos, aproximadamente; en los adultos, el sueño REM ocupa normalmente el 20-25 % del sueño total. Durante el sueño nocturno normal, la mayoría de los adultos pasan por cuatro a cinco períodos de sueño REM. Los episodios de sueño REM van siendo cada vez más largos durante la noche. La cantidad relativa de sueño REM varía con la edad, asociándose la edad avanzada con un sueño menos eficiente y una menor cantidad de sueño REM.

La disfunción de cualquiera de estas fases del sueño puede provocar un trastorno del sueño-vigilia. En el DSM se reconocen de algún modo los trastornos del sueño desde tiempo atrás. El sonambulismo, o trastorno de caminar dormido, fue el primer trastorno del sueño-vigilia que se incluyó en el DSM-I. El nombre del trastorno se cambió por el de trastorno del sueño en el DSM-II. En el DSM-III se incluyeron el trastorno de caminar dormido y el trastorno de terrores nocturnos, que se situaron entre los «Trastornos normalmente diagnosticados durante la lactancia, la infancia o la adolescencia». En el DSM-III-R se creó un capítulo aparte para las distintas alteraciones que hoy se reconocen como trastornos del sueño. En el DSM-IV se añadieron nuevos trastornos, como la narcolepsia y el trastorno del sueño relacionado con la respiración.

En el DSM-5 se reconocen 12 trastornos específicos del sueño-vigilia, además de otros trastornos especificados y no especificados (Tabla 13-1). La revisión del capítulo se ha visto influida por la segunda edición de la Clasificación Internacional de los Trastornos del Sueño (CITS-2), publicada por la *American Academy of Sleep Medicine* (2005). La CITS-2 contiene más de 70 diagnósticos específicos del ciclo de sueño-vigilia agrupados en ocho categorías: insomnio, trastornos del sueño relacionados con la respiración, hipersomnias de origen central, trastornos del ritmo circadiano del sueño, parasomnias, trastornos de movimientos relacionados con el sueño, síntomas aislados y variantes normales, y otros trastornos del sueño. Aunque en el DSM-5 no se han incorporado tantos diagnósticos como en la CITS-2, los diagnósticos actuales son compatibles.

Las correcciones introducidas en el DSM-5 suponen un enfoque diagnóstico clínicamente útil. En el DSM- IV, los trastornos del sueño requerían que el clínico determinara si el problema de sueño era primario o secundario a otro problema. En el DSM-5 se ha eliminado el término *primario,* anotándose sencillamente el diagnóstico de un trastorno del sueño si los criterios se cumplen. Se citan los trastornos mentales o físicos coexistentes, pero sin emplear

**TABLA 13-1. Trastornos del sueño-vigilia en el DSM-5**

Trastorno de insomnio

Trastorno de hipersomnolencia

Narcolepsia

Trastornos del sueño relacionados con la respiración

    Apnea e hipopnea obstructiva del sueño

    Apnea central del sueño

    Hipoventilación relacionada con el sueño

Trastornos del ritmo circadiano de sueño-vigilia

    Tipo de fase de sueño retrasada

    Tipo de fases de sueño avanzadas

    Tipo de sueño-vigilia irregular

    Tipo de sueño-vigilia no ajustado a las 24 horas

    Tipo asociado a turnos laborales

Parasomnias

    Trastornos del despertar del sueño no REM

        Tipo con sonambulismo

        Tipo con terrores nocturnos

    Trastorno de pesadillas

    Trastorno del comportamiento del sueño REM

    Síndrome de las piernas inquietas

Trastorno del sueño inducido por sustancias/medicamentos

Otro trastorno de insomnio especificado

Trastorno de insomnio no especificado

Otro trastorno de hipersomnolencia especificado

Trastorno de hipersomnolencia no especificado

Otro trastorno del sueño-vigilia especificado

Trastorno del sueño-vigilia no especificado

---

términos tales como *relacionado con* o *debido a*, que sí se utilizaban en el DSM-IV. Estos términos implican una relación causal que a menudo no puede determinarse. Al evitar las suposiciones etiológicas, el sistema de clasificación recuerda al clínico que el trastorno de insomnio requiere normalmente una atención clínica independiente, además del tratamiento de los trastornos mentales y físicos coexistentes. Los cambios también reconocen los efectos bidireccionales e interactivos entre los trastornos del sueño y los trastornos orgánicos o mentales coexistentes.

Ante los síntomas hípnicos, el clínico debe definir la naturaleza del síntoma, si se trata fundamentalmente de insomnio, de exceso de somnolencia diurna, de perturbación de la actividad mental o el comportamiento durante el sueño, o de problemas con la ubicación circadiana del sueño. El primer paso del diagnóstico debe consistir en considerar el estado de salud general del individuo para determinar si el síntoma supone un trastorno del sueño atribuible a otra enfermedad. Además, si la persona toma medicamentos o consume drogas, el clínico deberá plantearse la posibilidad de que se trate de un trastorno del sueño inducido por sustancias o medicamentos.

Si el síntoma principal es un insomnio persistente o consiste en dificultad para conciliar o mantener el sueño, el diagnóstico de trastorno de insomnio podría ser el más adecuado. Si el síntoma principal es un exceso de somnolencia, se deberá realizar el diagnóstico diferencial entre el trastorno de hipersomnolencia, la narcolepsia y uno de los trastornos del sueño relacionados con la respiración. Si el paciente viaja con frecuencia, trabaja por turnos variables o tiene problemas con el horario de sueño, se debe considerar un trastorno del ritmo circadiano de sueño-vigilia. Si los síntomas del individuo constituyen de forma predominante episodios conductuales o mentales durante el sueño (p. ej., despertares bruscos, sueños aterradores o deambulación estando dormido), el clínico deberá pensar en un trastorno del despertar del sueño NREM.

## Trastorno de insomnio

El *insomnio,* que en latín significa «ausencia de sueño», cursa, como síntoma predominante, con incapacidad para conciliar el sueño o permanecer dormido. La palabra se usa también para describir el hecho de despertarse por la mañana con la sensación de no haber descansado, de no haber tenido un sueño reparador. El insomnio es el síntoma hípnico más frecuente entre la población general. Puede ser agudo (es decir, de una a varias noches de duración) o crónico (es decir, persistente durante 1 mes o más tiempo). Según el *National Center on Sleep Disorders Research* de los *National Institutes of Health*, alrededor del 30-40 % de los adultos refieren tener síntomas de insomnio en cualquier año dado, y alrededor del 10-15 % se quejan de insomnio crónico (*National Institutes of Health,* 2005). Entre las personas que refieren insomnio crónico, la mayoría tienen síntomas crónicos o intermitentes, lo que significa que tienen períodos intercalados con y sin problemas para dormir unas cuantas noches seguidas.

Entre quienes refieren insomnio, la dificultad para permanecer dormido es el problema más habitual, seguido de la dificultad para conciliar el sueño y de los despertares prematuros por las mañanas. Los síntomas de insomnio o de dormir mal aumentan con la edad, según va cambiando la fisiología de las fases del sueño. Los jóvenes con insomnio refieren con más frecuencia problemas para conciliar el sueño, mientras que las personas de más edad presentan insomnio medio y terminal. Además, las mujeres de todas las edades refieren más problemas de sueño que los varones. A pesar de que existe un gran número de personas que refieren insomnio, son relativamente pocas las que buscan atención médica.

El insomnio puede constituir un trastorno en sí o ser síntoma de otra enfermedad. Al estrés y la preocupación se les culpa con frecuencia del insomnio. El insomnio también puede producirse con el *jet lag,* el trabajo por turnos y las demás alteraciones importantes de los horarios. Las investigaciones han encontrado una asociación sólida y sistemática entre el insomnio y otros trastornos psiquiátricos —sobre todo depresivos y de ansiedad— a lo largo de la vida. La perturbación persistente del sueño se identifica en el estudio *Epidemiologic Catchment Area* como un factor de riesgo muy importante de presentar *posteriormente* un trastorno depresivo mayor (Ford y Kamerow, 1989). Por tanto, la intervención precoz para tratar la alteración del sueño podría proteger frente a la depresión. En los trastornos del sueño-vigilia del DSM-5 se han introducido muchos cambios.

En el DSM-5, el trastorno de insomnio resulta de la fusión de tres trastornos del DSM-IV: insomnio primario, insomnio relacionado con otro trastorno mental y trastorno del sueño debido a una enfermedad médica. Este cambio elimina la necesidad de tener que realizar atribuciones causales entre trastornos concurrentes y reconoce los efectos interactivos entre los trastornos del sueño y las enfermedades físicas o psiquiátricas concomitantes. Los datos indican que, en la mayoría de los casos de insomnio, el paciente presenta otro trastorno psiquiátrico u orgánico, no tratándose de un trastorno de insomnio per se (es decir, del insomnio primario del DSM-IV). Por otra parte, la fiabilidad diagnóstica del insomnio, especialmente del insomnio primario, era relativamente mala. La distinción entre el insomnio primario y el debido a un trastorno mental o una afección médica era a menudo difícil (o imposible), y el constructo del insomnio secundario solía dar lugar a tratamientos insuficientes. Al eliminar esta distinción entre el insomnio primario y el secundario, en el DSM-5 se destaca que los trastornos del sueño merecen una atención clínica independiente.

## Criterios diagnósticos del trastorno de insomnio 307.42 (F51.01)

A. Predominante insatisfacción por la cantidad o la calidad del sueño, asociada a uno (o más) de los síntomas siguientes:

1. Dificultad para iniciar el sueño. (En niños, esto se puede poner de manifiesto por la dificultad para iniciar el sueño sin la intervención del cuidador.)
2. Dificultad para mantener el sueño, que se caracteriza por despertares frecuentes o problemas para volver a conciliar el sueño después de despertar. (En niños, esto se puede poner de manifiesto por la dificultad para volver a conciliar el sueño sin la intervención del cuidador.)
3. Despertar pronto por la mañana con incapacidad para volver a dormir.

B. La alteración del sueño causa malestar clínicamente significativo o deterioro en lo social, laboral, educativo, académico, del comportamiento u otras áreas importantes del funcionamiento.

C. La dificultad del sueño se produce al menos tres noches a la semana.

D. La dificultad del sueño está presente durante un mínimo de tres meses.

E. La dificultad del sueño se produce a pesar de las condiciones favorables para dormir.

F. El insomnio no se explica mejor por otro trastorno del sueño-vigilia y no se produce exclusivamente en el curso de otro trastorno del sueño-vigilia (p. ej., narcolepsia, un trastorno del sueño relacionado con la respiración, un trastorno del ritmo circadiano de sueño-vigilia, una parasomnia).

G. El insomnio no se puede atribuir a los efectos fisiológicos de una sustancia (p. ej., una droga, un medicamento).

H. La coexistencia de trastornos mentales y afecciones médicas no explica adecuadamente la presencia predominante de insomnio.

*Especificar* si:

**Con trastorno mental concurrente no relacionado con el sueño,** incluidos los trastornos por consumo de sustancias.

**Con otra afección médica concurrente**

**Con otro trastorno del sueño**

**Nota de codificación:** El código 307.42 (F51.01) se aplica a los tres especificadores. Inmediatamente después del código del trastorno de insomnio se codificará también el trastorno mental, afección médica u otro trastorno del sueño asociado pertinente, para indicar la asociación.

*Especificar* si:

**Episódico:** Los síntomas duran como mínimo un mes pero menos de tres meses.

**Persistente:** Los síntomas duran tres meses o más.

**Recurrente:** Dos (o más) episodios en el plazo de un año.

**Nota:** El insomnio agudo y de corta duración (es decir, síntomas que duran menos de tres meses pero que, por otro lado, cumplen todos los criterios respecto a la frecuencia, intensidad, malestar y/o alteración) se codificará como otro trastorno de insomnio especificado.

## Criterio A

El DSM-5 ha integrado el constructo de la insatisfacción hípnica en la definición del insomnio. Los datos indican que la presencia de esta insatisfacción, sumada a los síntomas del insomnio, aumenta considerablemente la proporción de personas con deterioro diurno, si se compara con los síntomas de insomnio solos. Por tanto, la inclusión de la insatisfacción con respecto al sueño en la definición de insomnio mejorará probablemente la especificidad diagnóstica. Este cambio podría también mejorar la detección de insomnio clínicamente importante entre los subgrupos de personas insomnes (p. ej., las personas mayores) que normalmente refieren poco deterioro o malestar psíquico asociado a los síntomas de insomnio pero no están satisfechas con su sueño. El criterio A requiere insatisfacción con la cantidad o la calidad en relación con el inicio o el mantenimiento del sueño, o con los despertares matinales antes de tiempo. Además, el criterio destaca de manera específica que estos requisitos pueden diferir en los niños, que los niños pueden presentar dificultades para conciliar el sueño o proseguir dormidos sin la intervención de sus cuidadores.

## Criterio B

Este criterio cita ejemplos concretos del malestar o el deterioro funcional diurno que el insomnio puede provocar. Muchas personas con insomnio persistente (p. ej., las personas mayores) tienden a minimizar o infravalorar el efecto que el insomnio produce en su rendimiento diario, en parte por no haber indicadores claros al respecto. Esto es probable que lleve a diagnosticar y tratar el problema de manera insuficiente. La adición de ejemplos concretos de deterioro funcional podría mejorar la evaluación y el reconocimiento del efecto que ejerce el insomnio sobre el rendimiento diurno.

## Criterios C y D

El criterio C requiere que la alteración del sueño esté presente durante al menos 3 noches por semana (nuevo en el DSM-5). Esta frecuencia mínima de 3 noches por semana debería diferenciar a las personas con insomnio ocasional (subumbral) de aquellas otras con insomnio clínicamente más importante. Los índices de sensibilidad y especificidad se maximizan (identificación correcta de los casos de insomnio verdadero y exclusión correcta de los falsos positivos) con una frecuencia del insomnio de entre 3 y 4 noches a la semana. Además, este criterio de frecuencia es compatible con el empleado en la CIE-10 y con las actuales prácticas de la investigación en este campo. Los datos indican que la frecuencia de los síntomas de insomnio determina en gran medida la morbilidad y el deterioro.

La duración mínima de 3 meses (criterio D) representa un cambio con respecto al requisito previo de 1 mes, período muy corto para poder definir el insomnio como entidad crónica.

Pocas dolencias psiquiátricas o médicas de otro tipo se consideran crónicas si no duran más de 6 o 12 meses. El insomnio de solo 1 mes de duración podría conceptualizarse mejor como *episodio* que como trastorno. La morbilidad también puede aumentar cuando el insomnio se prolonga más de 3 meses.

## Criterio E

Este criterio requiere que la alteración del sueño se produzca a pesar de existir condiciones favorables para poder dormir. Este criterio se añadió para distinguir el insomnio clínico de la privación voluntaria del sueño.

## Criterios F, G y H

Estos criterios sirven para descartar otros trastornos mentales y orgánicos. Requieren que el insomnio no se explique mejor por otro trastorno del sueño, como la narcolepsia (o que no se produzca exclusivamente durante el curso de otro trastorno del sueño); que no se deba a los efectos de una sustancia (p. ej., la cafeína), y que tampoco se explique mejor mediante otro trastorno mental o físico coexistente.

## Especificadores

Se puede especificar la concurrencia de trastornos de salud mental, del consumo de sustancias y de trastornos del sueño. Además, existen tres especificadores de curso: *episódico* (los síntomas duran al menos 1 mes pero menos de 3 meses), *persistente* (los síntomas duran 3 meses o más) y *recurrente* (dos o más episodios en el espacio de 1 año). El insomnio persistente también tiene consecuencias a largo plazo, incluidos un mayor riesgo de trastorno depresivo mayor, hipertensión e infarto de miocardio; un mayor absentismo laboral y una menor productividad en el trabajo; menos calidad de vida, y una mayor carga económica.

### Trastorno de hipersomnolencia

La somnolencia excesiva supone un gran reto para casi la tercera parte de los estadounidenses adultos que refieren este problema (Ohayon et al., 2012). Aunque la mayoría de las personas sanas necesitan unas 7 horas de sueño ininterrumpido para sentirse descansadas y alerta, muchos individuos recortan el horario de dormir por motivos sociales, vocacionales o de otro tipo. Esto conlleva un alto precio y muchas de estas personas han de enfrentarse a una somnolencia excesiva durante el día, cuando deberían estar plenamente despiertas.

La somnolencia excesiva puede asociarse a muchos trastornos del sueño, como la apnea o hipopnea obstructiva del sueño, los trastornos del ritmo circadiano de sueño-vigilia y el síndrome de las piernas inquietas. También pueden provocarla el trastorno de insomnio, el sueño insuficiente y la mala higiene del sueño. Cuando la somnolencia excesiva se asocia a otros síntomas, merece el diagnóstico de trastorno de hipersomnolencia.

Dement et al., (1966) propusieron no considerar como narcolepsia la somnolencia diurna excesiva sin cataplejía, ni parálisis del sueño, ni períodos REM al inicio del sueño. Roth et al., (1972) describieron más tarde un tipo de hipersomnolencia con ebriedad hípnica que cursa con dificultad para despertarse del todo, confusión, desorientación, mala coordinación motora y lentitud, acompañadas de un sueño profundo y prolongado. Los ataques repentinos de sueño que se observan en la narcolepsia clásica no aparecen en el trastorno de hipersomnolencia.

El trastorno de hipersomnolencia del DSM-5 debe distinguirse de la somnolencia excesiva por sueño insuficiente o fatiga (cansancio que no se alivia necesariamente durmiendo más y sin relación con la cantidad o calidad del sueño). La somnolencia excesiva y la fatiga son difíciles de distinguir de la hipersomnolencia y pueden superponerse considerablemente. A las personas con este trastorno no les cuesta dormirse y presentan una eficiencia hípnica normalmente superior al 90 %. Pueden presentar confusión al despertarse por la mañana y también al despertarse de una siesta diurna. Durante este período, la persona parece despierta pero su comportamiento puede resultar raro, con déficits de memoria, desorientación temporoespacial y lentitud mental y del habla. La hipovigilancia y el deterioro de la respuesta cognitiva se normalizan en el plazo de 30-60 minutos (a veces más). En algunos casos de trastorno de hipersomnolencia, la duración del episodio principal de sueño (el sueño nocturno en la mayoría) es de 9 horas o más. Sin embargo, alrededor del 80 % de los individuos con trastorno de hipersomnolencia refieren que el sueño no es reparador y a otro tanto les cuesta mucho trabajo despertarse por las mañanas. Las personas con trastorno de hipersomnolencia pueden dormir siestas diurnas casi a diario con independencia de la duración del sueño nocturno.

Se han introducido varios cambios con respecto al DSM-IV. En el DSM-5, el término *hipersomnia* se ha cambiado por el de *hipersomnolencia*. El trastorno se caracteriza por una somnolencia excesiva, que puede expresarse en dos grandes categorías sintomáticas: 1) cantidad excesiva de sueño, haciendo referencia a un mayor sueño nocturno o un sueño diurno involuntario, y 2) deterioro de la calidad de la vigilia, haciendo referencia a la propensión a dormirse durante la vigilia, manifestada por dificultad para despertar o incapacidad para mantenerse despierto cuando es necesario. Con el DSM-IV, los síntomas de somnolencia claramente excesiva quedaban en muchos casos sin diagnosticar porque dicha somnolencia tenía que ver con la calidad de la vigilia y no con la *cantidad* de sueño. El término *hipersomnia* describe una cantidad de sueño excesiva, mientras que *hipersomnolencia* hace referencia al síntoma principal: la somnolencia excesiva. Los estudios muestran que muchas personas tienen una somnolencia excesiva que no se explica mediante otro trastorno del sueño pero presentan una cantidad de sueño normal.

Los datos epidemiológicos y clínicos indican que las personas con hipersomnolencia suelen presentar otras afecciones psiquiátricas o médicas de otro tipo. En el DSM-5 se han sustituido tres trastornos —hipersomnia primaria, hipersomnia relacionada con otro trastorno mental y trastorno del sueño debido a una afección médica general, tipo hipersomnia— por una sola entidad diagnóstica donde pueden especificarse los procesos clínicamente concomitantes. El cambio terminológico elimina la necesidad de realizar atribuciones causales entre los trastornos coexistentes y reconoce los efectos interactivos de los trastornos del sueño y los trastornos coexistentes, psiquiátricos o no.

## Criterios diagnósticos del trastorno de hipersomnolencia                                      307.44 (F51.11)

A. El individuo refiere somnolencia excesiva (hipersomnolencia) a pesar de haber dormido durante un período principal que dura al menos siete horas, con uno o más de los síntomas siguientes:

1. Períodos recurrentes de sueño o de caerse de sueño en el mismo día.
2. Un episodio principal de sueño prolongado de más de nueve horas diarias que no es reparador (es decir, no descansa).
3. Dificultad para estar totalmente despierto después de un despertar brusco.

B. La hipersomnolencia se produce al menos tres veces a la semana durante un mínimo de tres meses.

C. La hipersomnolencia se acompaña de malestar significativo o deterioro en lo cognitivo, social, laboral u otras áreas importantes del funcionamiento.

D. La hipersomnolencia no se explica mejor por otro trastorno del sueño y no se produce exclusivamente en el curso de otro trastorno del sueño (p. ej., narcolepsia, trastorno del sueño relacionado con la respiración, trastorno del ritmo circadiano de sueño-vigilia o una parasomnia).

E. La hipersomnolencia no se puede atribuir a los efectos fisiológicos de una sustancia (p. ej., una droga, un medicamento).

F. La coexistencia de trastornos mentales y médicos no explica adecuadamente la presencia predominante de hipersomnia.

*Especificar* si:
**Con trastorno mental,** incluidos trastornos por consumo de sustancias
**Con afección médica**
**Con otro trastorno del sueño**

**Nota de codificación:** El código 307.44 (F51.11) se aplica a los tres especificadores. Inmediatamente después del código del trastorno de hipersomnia se codificará también el trastorno mental, afección médica u otro trastorno del sueño asociado pertinente, para indicar la asociación.

*Especificar* si:
**Agudo:** Duración inferior a un mes.
**Subagudo:** Duración de 1–3 meses.
**Persistente:** Duración superior a tres meses.

*Especificar* la gravedad actual:
Especificar la gravedad basándose en el grado de dificultad para mantener la alerta durante el día como se pone de manifiesto por la aparición de múltiples accesos de sueño irresistible en un mismo día que se producen, por ejemplo, cuando se está sentado, conduciendo, de visita con amigos o trabajando.
**Leve:** Dificultad para mantener la alerta durante el día, 1–2 días/semana.
**Moderado:** Dificultad para mantener la alerta durante el día, 3–4 días/semana.
**Grave:** Dificultad para mantener la alerta durante el día, 5–7 días/semana.

# Criterio A

La descripción clínica de los síntomas de somnolencia excesiva en el DSM-IV resultaba vaga (es decir, «como ponen de evidencia episodios prolongados de sueño nocturno o episodios de sueño diurno que tienen lugar casi cada día»). En muchos casos, los síntomas de somnolencia excesiva grave quedaban sin diagnosticar porque dicha somnolencia tenía que ver con la *calidad* de la vigilia y no con la duración del sueño. Además, en el DSM-IV no se especificaba ningún punto de corte para delimitar lo que constituía un episodio de sueño prolongado. El umbral de 9 horas como indicador del episodio de sueño prolongado ayudará a identificar a las personas que duermen excesivamente. La elección de las 9 horas se basó en que los datos clínicos señalan que las personas con trastorno de hipersomnolencia (con o sin sueño de duración prolongada) duermen una media de 8-8,5 horas los días lectivos, y esta cifra representa el percentil cinco superior de la distribución normal del sueño entre la población general.

El síntoma «episodios de sueño diurno» del DSM-IV se ha retocado: «Períodos recurrentes de sueño o de caerse de sueño en el mismo día». Este cambio permite la inclusión de las personas cuyo período de sueño principal es de duración normal, definida como al menos de 7 horas, y presentan episodios recurrentes de somnolencia en el mismo día (al menos dos episodios). La duración de 7 horas se adoptó porque es el tiempo medio que duermen los adultos sanos y porque debería reducir la posibilidad de aplicar el diagnóstico a personas cuya somnolencia excesiva quizá se deba a que no duermen lo suficiente.

En el DSM-5 se ha añadido la «dificultad para estar totalmente despierto después de un despertar brusco» como rasgo cardinal de la somnolencia excesiva. La dificultad para despertar está presente en la mayoría de las personas (hasta un 78 %) con hipersomnolencia caracterizada por dormir mucho tiempo. La inercia del sueño (la ebriedad hípnica) la refieren el 21-72 % de las personas con trastorno de hipersomnolencia. La adición de este síntoma aumentará la precisión al identificar a quienes tienen hipersomnolencia.

## Criterio B

En el DSM-5 se ha añadido un criterio de frecuencia mínima (es decir, de tres veces por semana) para la somnolencia excesiva. El criterio de frecuencia (al menos tres veces por semana) se eligió partiendo de datos poblacionales que indican que se trata del mejor punto de corte para la somnolencia a fin de detectar a quienes refieren deterioro o malestar psíquico asociados a la misma. El criterio del DSM-5 sustituye al requisito de «casi cada día» del DSM-IV y ayudará a distinguir a las personas con somnolencia ocasional de aquellas otras con síntomas más marcados de somnolencia excesiva.

El DSM-5 también requiere que la somnolencia excesiva dure como mínimo 3 meses. El DSM-IV requería una duración de 1 mes, que se percibía como un período demasiado corto para poder definir la somnolencia excesiva como una dolencia crónica. Dado que el trastorno de hipersomnolencia suele ser una entidad crónica que normalmente comienza en la juventud, se eligió una duración que reflejara esta cronicidad a más largo plazo.

## Criterio C

La irritabilidad y la disfunción cognitiva son frecuentes en las personas con hipersomnolencia. Otros síntomas posibles son: ansiedad, poca energía, inquietud, habla pausada, pérdida del apetito y problemas de memoria. Algunas personas pierden la capacidad de interactuar adecuadamente en el ámbito familiar, social, ocupacional o de otro tipo. Los accidentes de tráfico están entre las consecuencias más graves de la somnolencia excesiva. La encuesta de la *National Sleep Foundation* llamada *Sleep in America* (2005) indicó que el 60 % de los adultos que conducen lo han hecho alguna vez con sueño, y que el 13 % se han quedado realmente dormidos mientras conducían al menos una vez al mes.

## Criterios D, E y F

Las personas con trastornos del sueño relacionados con la respiración pueden presentar patrones de somnolencia excesiva, y los trastornos del ritmo circadiano de sueño-vigilia cursan también con frecuencia con somnolencia diurna. La somnolencia diurna puede surgir con determinados cuadros médicos (p. ej., un trastorno neurocognitivo mayor), medicamentos (p. ej., antipsicóticos) o trastornos mentales (p. ej., durante un episodio depresivo mayor o la fase depresiva del trastorno bipolar). El diagnóstico de trastorno de hipersomnolencia puede hacerse en presencia de otro trastorno mental, pasado o presente, siempre que dicho trastorno no explique por completo la hipersomnolencia.

## Especificadores

El clínico puede especificar la presencia de comorbilidad: otro trastorno mental —incluidos los trastornos por consumo de sustancias—, otra afección médica y otro trastorno del sueño. En cada caso, el especificador ayuda a clarificar la dolencia del individuo.

Además de los especificadores de comorbilidad, existen otros tres especificadores de curso: *agudo* (duración de menos de 1 mes), *subagudo* (duración de 1-3 meses) y *persistente* (duración de más de 3 meses). Se incluyen también especificadores de gravedad dependiendo de la dificultad que entrañe mantener la alerta diurna.

### Narcolepsia

La narcolepsia es un trastorno que genera inestabilidad en el ciclo de sueño-vigilia. Produce excesiva somnolencia diurna e inicios repentinos de fases de sueño REM. La narcolepsia puede limitar gravemente la vida de las personas al impedirlas estar despiertas durante mucho tiempo y por el riesgo que acompaña a los brotes repentinos de sueño. Es una enfermedad crónica que puede tratarse, pero no curarse. Los síntomas normalmente empiezan entre los 15 y los 25 años o entre los 30 y los 35, aunque pueden aparecer a cualquier edad. Comprenden episodios de somnolencia extrema cada 3-4 horas, alucinaciones onirioides, parálisis del sueño, cataplejía (es decir, pérdida de todo el tono muscular del cuerpo) y «ataques de sueño» (es decir, ataques breves desencadenados por distintos factores, como comer demasiado, momentos de gran tensión o de estrés, o permanecer despierto más de 4 horas). La cataplejía puede provocar cabezadas o doblar las rodillas, o hacer que la persona se desplome en su asiento o caiga al suelo, con consecuencias que pueden ser peligrosas.

El término *narcolepsia* lo usó por primera vez en 1880 el neurólogo francés Gélineau, que lo empleaba para describir un síndrome de episodios de sueño diurno recurrentes e irresistibles, a veces acompañados de caída brusca (Morin y Edinger, 2009). El trastorno se incluyó por primera vez en el DSM-IV y se sigue reconociendo en el DSM-5. En la CITS-2 se reconocen, como subtipos distintos, la narcolepsia con cataplejía y la narcolepsia sin cataplejía.

Los datos objetivos muestran que la narcolepsia se asocia al déficit de una proteína cerebral denominada *hipocretina*. En la década de 1990 se descubrió que el mecanismo causal de la narcolepsia canina era la deleción del gen de la hipocretina 2. En los estudios humanos se observan niveles bajos de hipocretina 1 en el líquido cefalorraquídeo de los pacientes con narcolepsia, así como pérdida de más del 80 % de las neuronas productoras de hipocretina (orexina) en hipotálamo dorsolateral en los estudios de autopsias. Una explicación podría ser que las células productoras de hipocretina se destruyen como consecuencia de algún proceso autoinmune.

## Criterios diagnósticos de la narcolepsia

A. Períodos recurrentes de necesidad irrefrenable de dormir, de abandonarse al sueño o de echar una siesta que se producen en un mismo día. Estos episodios se han de haber producido al menos tres veces por semana durante los últimos tres meses.

B. Presencia de al menos una de las características siguientes:

1. Episodios de cataplejía, definida por (a) o (b), que se producen como mínimo algunas veces al mes:

   a. En los individuos con enfermedad de larga duración, episodios breves (segundos o minutos) de pérdida brusca bilateral del tono muscular, con conservación de la consciencia, que se desencadenan con la risa o las bromas.

   b. En los niños o en otros individuos en los seis meses posteriores al inicio, episodios espontáneos de muecas o de abrir la boca y sacar la lengua, o hipotonía general sin un desencadenante emocional evidente.

2. Deficiencia de hipocretina, según el valor de inmunorreactividad de hipocretina-1 en el líquido cefalorraquídeo (LCR) (inferior o igual a un tercio del valor en individuos sanos analizados con la misma prueba, o inferior o igual a 110 pg/mL). La concentración baja de hipocretina-1 en el LCR no se ha de observar en el contexto de lesión, inflamación o infección cerebral aguda.

3. Polisomnografía nocturna con latencia del sueño REM (movimientos oculares rápidos) inferior o igual a 15 minutos, o una prueba de latencia múltiple del sueño con un valor medio inferior o igual a 8 minutos y dos o más períodos REM al inicio del sueño.

*Especificar* si:

**347.00 (G47.419) Narcolepsia sin cataplejía pero con deficiencia de hipocretina:** Se cumplen los requisitos del Criterio B de concentración baja de hipocretina-1 en el LCR y polisomnografía/ prueba de latencia múltiple del sueño positiva, pero no existe cataplejía (no se cumple el Criterio B1).

**347.01 (G47.411) Narcolepsia con cataplejía pero sin deficiencia de hipocretina:** En este raro subtipo (menos del 5 % de los casos de narcolepsia) se cumplen los requisitos del Criterio B de cataplejía y polisomnografía/prueba de latencia múltiple del sueño positiva, pero la concentración de hipocretina-1 en el LCR es normal (no se cumple el Criterio B2).

**347.00 (G47.419) Ataxia cerebelosa autosómica dominante, sordera y narcolepsia:** Este subtipo está causado por mutaciones del exón 21 del ADN (citosina-5)-metiltransferasa-1 y se caracteriza por la presencia de narcolepsia de inicio tardío (30-40 años de edad) (con concentración baja o intermedia de hipocretina-1 en el LCR), sordera, ataxia cerebelosa y finalmente demencia.

**347.00 (G47.419) Narcolepsia autosómica dominante, obesidad y diabetes de tipo 2:** En raras ocasiones se ha descrito narcolepsia, obesidad y diabetes de tipo 2, y concentración baja de hipocretina-1 en el LCR, y se asocia a una mutación del gen de la glucoproteína de la mielina de los oligodendrocitos.

**347.10 (G47.429) Narcolepsia secundaria a otra afección médica:** Este subtipo corresponde a la narcolepsia que se desarrolla de forma secundaria a afecciones médicas que destruyen neuronas secretoras de hipocretina por causa infecciosa (p. ej., enfermedad de Whipple, sarcoidosis), traumática o tumoral.

**Nota de codificación** (en la CIE-9-MC el código es únicamente 347.10): En primer lugar, se codificará la afección médica subyacente (p. ej., 040.2 enfermedad de Whipple; 347.10 narcolepsia secundaria a la enfermedad de Whipple).

*Especificar* la gravedad actual:

**Leve:** Cataplejía poco frecuente (menos de una a la semana), necesidad de siestas sólo una o dos veces al día, y menos alteración del sueño nocturno.

**Moderado:** Cataplejía una vez al día o cada pocos días, alteración del sueño nocturno y necesidad de múltiples siestas al día.

**Grave:** Cataplejía resistente a los fármacos con múltiples accesos diarios, somnolencia casi constante y alteración del sueño nocturno (es decir, movimientos, insomnio y sueños vívidos).

# Criterio A

La redacción del criterio A se ha cambiado de «ataques de sueño reparador irresistibles que aparecen diariamente durante un mínimo de 3 meses» a «períodos recurrentes de necesidad irrefrenable de dormir, de abandonarse al sueño o de echar una siesta» que se producen al menos tres veces por semana durante los 3 meses previos (estando la persona sin tratar).

# Criterio B

En el DSM-IV solo era necesario cumplir uno de dos criterios. En esta revisión hay que cumplir al menos uno de tres criterios. La narcolepsia se describió inicialmente acompañada de cataplejía. La cataplejía suelen desencadenarla las emociones fuertes, y los estudios han demostrado que el tipo de emoción es más importante que su intensidad. Curiosamente, las bromas son el desencadenante más específico que distingue a la cataplejía verdadera en las personas con narcolepsia. La risa interviene también con frecuencia, pero depende en mayor grado de la cultura, ya que el verdadero detonante es la alegría. Además, la cataplejía es casi siempre breve y menos del 15 % de los pacientes refieren ataques de más de 2 minutos de duración. Del 5 al 10 % de estas personas refieren un solo ataque al año (o incluso menos), y menos del 20 % refieren ataques al menos mensuales (Dauvilliers et al., 2007). Por este motivo, varios ataques al mes se consideran una periodicidad razonable. En los niños pequeños, el trastorno puede aparecer rápidamente y durar unas cuantas semanas. En estos casos, la cataplejía se manifiesta de manera diferente mediante episodios de hipotonía parcial semiconstante de la mandíbula, con protrusión de la lengua, que parecen tics o de debilidad generalizada, sin que haya un desencadenante claro. Estos casos raros evolucionan hacia la forma clásica (con el detonante habitual) en el plazo de 6 meses a 1 año.

El hallazgo de niveles bajos de hipocretina 1 en el LCR de las personas con narcolepsia ha sido replicado por investigadores de todo el mundo. El umbral concreto se ha establecido en un tercio o menos de la media de control, es decir, ≤ 110 pg/mL, mediante curvas ROC cuantitativas que comparan muestras de individuos con narcolepsia con muestras de controles sanos, de pacientes con otros trastornos del sueño (incluidos la narcolepsia sin cataplejía, la hipersomnia y el insomnio) y de pacientes con distintas enfermedades neurológicas agudas o crónicas (Burgess y Scammell, 2012). Además, los individuos normales no tienen niveles bajos de hipocretina en el LCR prácticamente nunca, lo que sí pueden presentar algunos pacientes con trastornos neurológicos agudos graves (p. ej., meningitis aguda, traumatismo craneoencefálico grave) y es reversible cuando el cuadro mejora. La narcolepsia con cataplejía casi siempre está producida por un déficit de hipocretina. Casi todos los pacientes con cataplejía presentan niveles bajos o indetectables de hipocretina 1 en el LCR. En cambio, solo el 5-30 % de los casos sin cataplejía tienen niveles bajos de hipocretina 1 en el LCR.

A finales de la década de 1950 se descubrió que las personas con narcolepsia presentan también una latencia corta del sueño REM, lo que condujo al uso de la prueba de latencia múltiple del sueño (MSLT, por sus siglas en inglés) como método diagnóstico de la narcolepsia (polisomnografía nocturna con latencia media de ≤ 15 minutos o, más recientemente, MSLT con latencia media de ≤ 8 minutos y ≥ 2 períodos REM iniciales en 4-5 siestas como prueba positiva). La MSLT de la narcolepsia con cataplejía posee una sensibilidad y una especificidad de alrededor del 95 %, cuando se utiliza la cataplejía como patrón de referencia y se mide la hipocretina del LCR. Las investigaciones muestran que la observación de una latencia REM corta durante una prueba de sueño nocturno es más específica (~ 99 %) pero menos sensible (~ 50 %) que la MSLT positiva (Andlauer et al., 2013). Los criterios de la prueba de sueño compatibles con la narcolepsia pueden ser la presencia de un período inicial de sueño REM por la noche (es decir, una latencia del sueño REM ≤ 15 minutos) o una MSLT positiva.

## Subtipos y especificadores

Los subtipos permiten especificar mejor la causa, señalando la relación existente entre la narcolepsia y el déficit de hipocretina, las mutaciones del cromosoma 21, la diabetes *mellitus* de tipo 2, ciertos trastornos neurológicos o una causa infecciosa. También puede especificarse la gravedad actual (leve, moderada, grave).

# TRASTORNOS DEL SUEÑO RELACIONADOS CON LA RESPIRACIÓN

En lugar de un solo conjunto de criterios para el trastorno del sueño relacionado con la respiración, como en el DSM-IV, en el DSM-5 se incluyen criterios diagnósticos específicos para los distintos trastornos de este espectro: la apnea e hipopnea obstructiva del sueño, la apnea central del sueño y la hipoventilación relacionada con el sueño. Aunque estos trastornos pueden tener en común factores de riesgo fisiológicos (inestabilidad del control respiratorio), los estudios fisiológicos y anatómicos indican que hay diferencias en la patogenia de estos trastornos, siendo la apnea central del sueño menos dependiente de las anomalías estructurales de la vía respiratoria que la apnea e hipopnea obstructiva del sueño, que depende más del aumento de la resistencia respiratoria, y que la hipoventilación relacionada con el sueño, que suele concurrir con otros trastornos que deprimen la ventilación. El DSM-5 resume estos trastornos interrelacionados y ofrece definiciones específicas de cada uno de ellos.

## Apnea e hipopnea obstructiva del sueño

La apnea e hipopnea obstructiva del sueño es el más frecuente de los trastornos del sueño relacionados con la respiración. Es un trastorno potencialmente grave en el que la respiración cesa y se reanuda repetidas veces mientras se duerme. La pausa respiratoria (con total ausencia de flujo de aire) se denomina episodio de *apnea*. El descenso del flujo aéreo durante la respiración se denomina episodio de *hipopnea*. Casi todo el mundo presenta episodios breves de apnea durante el sueño. La persona con apnea e hipopnea obstructiva del sueño es rara vez consciente de su problema respiratorio, incluso si se despierta. Cuando los músculos se relajan, la vía respiratoria de la persona se estrecha o se cierra al inspirar y la respiración puede volverse insuficiente durante 10-20 segundos. Este período de respiración insuficiente puede bajar la concentración de oxígeno que hay en la sangre. El cerebro percibe esta falta de respiración y despierta brevemente a la persona.

El signo más notable de la apnea e hipopnea obstructiva del sueño son los *ronquidos.* Esto supone un problema para quienes se hallan cerca de la persona mientras duerme o puede sospecharse por sus efectos en el organismo. Como el tono muscular del cuerpo normalmente se relaja durante el sueño, y a nivel de la faringe la vía respiratoria se compone de paredes blandas que pueden colapsarse, no resulta sorprendente que la respiración pueda obstruirse durante el sueño. Aunque la apnea e hiponea obstructiva del sueño se considera dentro de los límites normales cuando es mínima, y muchas personas presentan episodios de apnea obstructiva del sueño en algún momento de la vida, el porcentaje de individuos que padecen una apnea e hipopnea obstructiva del sueño crónica y seria es pequeño.

La apnea e hipopnea obstructiva del sueño afecta sobre todo a los adultos de mediana edad en adelante y a las personas con sobrepeso. Los signos y síntomas de este trastorno comprenden somnolencia excesiva durante el día (hipersomnia), ronquidos sonoros, episodios de cese de la respiración durante el sueño, despertares bruscos acompañados de disnea, sequedad bucal o faríngea al despertar, cefaleas matinales, dificultad para permanecer dormido (insomnio) e hipertensión difícil de controlar. Las interrupciones respiratorias impiden alcanzar las fases deseables del sueño profundo y reparador, lo que produce somnolencia diurna. El diagnóstico se basa en los resultados de la polisomnografía y los síntomas.

## Criterios diagnósticos de la apnea e hipopnea obstructiva del sueño      327.23 (G47.33)

A. Puede ser (1) o (2):
1. Signos en la polisomnografía de al menos cinco apneas o hipopneas obstructivas por hora de sueño y uno u otro de los síntomas del sueño siguientes:

   a. Alteraciones nocturnas de la respiración: ronquidos, resoplidos/jadeo o pausas respiratorias durante el sueño.
   b. Somnolencia diurna, fatiga o sueño no reparador a pesar de las condiciones suficientes para dormir, que no se explica mejor por otro trastorno mental (incluido un trastorno del sueño) y que no se puede atribuir a otra afección médica.

2. Signos en la polisomnografía de 15 o más apneas y/o hipopneas obstructivas por hora de sueño con independencia de los síntomas acompañantes.

*Especificar* la gravedad actual:
   **Leve:** El índice de apnea-hipopnea es inferior a 15.
   **Moderado:** El índice de apnea-hipopnea es de 15–30.
   **Grave:** El índice de apnea-hipopnea es superior a 30.

# Criterio A

En el DSM-5 se incluyen los síntomas de las alteraciones nocturnas de la respiración en los criterios diagnósticos de este trastorno. Los síntomas nocturnos reflejan la presencia de alteraciones respiratorias durante el período de sueño. Las mediciones objetivas de la intensidad del ronquido se correlacionan con el índice de apnea e hipopnea. La presencia de ronquidos y de bocanadas de aire ayuda significativamente a predecir la apnea del sueño y, en algunos estudios, estos son los síntomas más importantes del trastorno. En los criterios diagnósticos del DSM-5 se incluyen también criterios polisomnográficos. Los síntomas referidos no son lo bastante sensibles o específicos para poder diagnosticar los trastornos del sueño relacionados con la respiración, aunque sí pueden usarse para el cribado.

# Especificadores

La gravedad de la apnea e hipopnea obstructiva del sueño se delimita partiendo del índice de apnea e hipopnea (es decir, el número de apneas e hipopneas por hora de sueño, determinado mediante polisomnografía u otra técnica de vigilancia nocturna). El trastorno es leve si el índice es menor de 15, moderado si está entre 15 y 30, y grave si es superior a 30. Con independencia del índice de apnea e hipopnea, el trastorno se considera más grave cuando las apneas e hipopneas se acompañan de importante desaturación de oxígeno en la hemoglobina, cuando el sueño está muy fragmentado, con un índice alto de activaciones (mayor de 30), o si se reducen las fases de sueño profundo.

## Apnea central del sueño

La apnea central del sueño es un trastorno en que la respiración cesa y se reanuda repetidamente durante el sueño. Se produce porque el cerebro no logra enviar las señales correctas a los músculos que controlan la respiración. En cambio, en la apnea e hipopnea obstructiva del sueño, la persona no puede respirar normalmente por hallarse obstruida la vía respiratoria superior. La apnea central del sueño es menos frecuente y supone menos del 5 % de los casos de apnea del sueño.

Son signos y síntomas frecuentes de la apnea central del sueño los episodios observados de parada respiratoria o los patrones de respiración anómala durante el sueño, los despertares bruscos acompañados de sensación de falta de aire, sensación que se alivia al incorporarse, la dificultad para permanecer dormido (insomnio), la somnolencia excesiva diurna (hipersomnia), la dificultad de concentración, las cefaleas matinales y los ronquidos. Aunque indica un cierto grado de obstrucción al flujo de aire, el ronquido también puede oírse en la apnea central del sueño; sin embargo, no es aquí tan prominente como en la apnea e hipopnea obstructiva del sueño. La apnea central del sueño se asocia a varias dolencias, entre ellas la insuficiencia cardiaca y el consumo crónico de opioides.

En el DSM-IV, la apnea central del sueño estaba incluida en el diagnóstico «trastorno del sueño relacionado con la respiración» y no poseía criterios aparte. Los criterios diagnósticos específicos de la apnea central del sueño se han desarrollado ex profeso para el DSM-5.

## Criterios diagnósticos de la apnea central del sueño

A. Signos en la polisomnografía de cinco o más apneas centrales por hora de sueño.
B. El trastorno no se explica mejor por otro trastorno del sueño actual.

*Especificar* si:

**327.21 (G47.31) Apnea central del sueño idiopática:** Se caracteriza por la presencia de episodios repetidos de apnea e hipopnea durante el sueño causada por la variabilidad del esfuerzo respiratorio, pero sin signos de obstrucción de las vías respiratorias.

**786.04 (R06.3) Respiración de Cheyne-Stokes:** Patrón de variación periódica de aumento-disminución del volumen corriente que da lugar a apneas e hipopneas centrales con una frecuencia de al menos cinco episodios por hora, acompañados de despertar frecuente.

**780.57 (G47.37) Apnea central del sueño con consumo concurrente de opiáceos:** La patogenia de este subtipo se atribuye a los efectos de los opiáceos en los generadores del ritmo respiratorio en el bulbo raquídeo, así como en los efectos diferenciales en el impulso respiratorio hipóxico o hipercápnico.

**Nota de codificación** (sólo para el código 780.57 [G47.37]): Cuando existe un trastorno por consumo de opiáceos, se codifica en primer lugar el trastorno por consumo de opiáceos: 305.50 (F11.10) trastorno leve por consumo de opiáceos o 304.00 (F11.20) trastorno moderado o grave por consumo de opiáceos; a continuación se codifica 780.57 (G47.37) apnea central del sueño con consumo concurrente de opiáceos. Cuando no existe un trastorno por consumo de opiáceos (p. ej., después de un consumo importante puntual de la sustancia), se codifica sólo 780.57 (G47.37) apnea central del sueño con consumo concurrente de opiáceos.
**Nota:** Véase la sección «Características diagnósticas» en el texto.

*Especificar* la gravedad actual:

La gravedad de la apnea central del sueño se clasifica según la frecuencia de las alteraciones de la respiración, así como el grado de desaturación de oxígeno asociada y la fragmentación del sueño que se produce a consecuencia de las alteraciones respiratorias repetitivas.

# Criterios A y B

Los episodios de apnea requieren datos polisomnográficos que confirmen cinco o más apneas centrales por hora de sueño. Los síntomas clínicos no son lo bastante sensibles o específicos como para diagnosticar la apnea central del sueño, aunque sí pueden usarse para el cribado. Es preciso descartar los otros trastornos del sueño como causa de la alteración.

# Subtipos y especificadores

Los clínicos pueden indicar si: 1) el trastorno es idiopático y no está relacionado con ninguna obstrucción de la vía respiratoria; 2) se observa una respiración de tipo Cheyne-Stokes (caracterizada por un patrón de variación periódica, creciente-decreciente, del volumen corriente que da lugar a apneas e hipopneas centrales con una frecuencia de al menos cinco episodios por hora y asociadas a activaciones frecuentes), o 3) el trastorno parece ir asociado al consumo de opioides. También puede especificarse la gravedad actual.

# Hipoventilación relacionada con el sueño

La hipoventilación relacionada con el sueño obedece a que la respiración disminuye al elevarse los niveles de dióxido de carbono durante el sueño. La hipoventilación relacionada con el sueño se caracteriza por frecuentes episodios de respiración superficial de más de 10 segundos de duración durante el sueño. Se asocia frecuentemente a patología pulmonar o a trastornos neuromusculares o de la pared torácica, o al uso de medicamentos.

En el DSM-5 se incluyen criterios diagnósticos específicos de la hipoventilación relacionada con el sueño a diferencia del DSM-IV, donde el trastorno formaba parte del conjunto de criterios único para el trastorno del sueño relacionado con la respiración. Aunque los trastornos del sueño relacionados con la respiración pueden tener en común determinados factores de riesgo de carácter fisiológico (inestabilidad del control respiratorio), los estudios fisiológicos y anatómicos encuentran diferencias en la patogenia de estos trastornos, acompañando a menudo este trastorno de hipoventilación a otros que deprimen la ventilación.

## Criterios diagnósticos de la hipoventilación relacionada con el sueño

A. La polisomnografía pone de manifiesto episodios de disminución de la respiración asociados a una elevación de la concentración de $CO_2$. (Nota: En ausencia de una medida objetiva del $CO_2$, la concentración baja persistente de la saturación de oxígeno en la hemoglobina no asociada a episodios apneicos/hipopneicos puede indicar la presencia de hipoventilación).

B. El trastorno no se explica mejor por otro trastorno actual del sueño.

*Especificar* si:

**327.24 (G47.34) Hipoventilación idiopática:** Este subtipo no se puede atribuir a una afección rápidamente identificada.

**327.25 (G47.35) Hipoventilación alveolar central congénita:** Este subtipo es un raro trastorno congénito en el que típicamente el individuo presenta, en el período perinatal, respiración superficial, o cianosis y apnea durante el sueño.

**327.26 (G47.36) Hipoventilación concurrente relacionada con el sueño:** Este subtipo se produce como consecuencia de una afección médica, como un trastorno pulmonar (p. ej., enfermedad pulmonar intersticial, enfermedad pulmonar obstructiva crónica) o un trastorno neuromuscular o de la pared torácica (p. ej., distrofias musculares, síndrome pospoliomielitis, lesión de la médula espinal cervical, cifoescoliosis), o a causa de algún medicamento (p. ej., benzodiacepinas, opiáceos). También se produce en casos de obesidad (trastorno de hipoventilación por obesidad), en que refleja una combinación de un aumento del trabajo respiratorio debido a la disminución de la actividad de la pared y la incongruencia de la ventilación-perfusión y una reducción del impulso ventilatorio. Estos individuos suelen caracterizarse por tener un índice de masa corporal superior a 30 e hipercapnia durante la vigilia (con un valor de $pCO_2$ superior a 45), sin otros signos de hipoventilación.

*Especificar* la gravedad actual:

La gravedad se clasifica según el grado de hipoxemia e hipercapnia presente durante el sueño y los signos de alteración del órgano afectado debida a estas anomalías (p. ej., insuficiencia cardíaca derecha). La presencia de anomalías en la gasometría durante la vigilia es un indicador de mayor gravedad.

# Criterios A y B

Como ocurre con los otros trastornos del sueño, el diagnóstico requiere determinados hallazgos polisomnográficos. Antes de hacer el diagnóstico, se deben descartar también otros trastornos del sueño.

# Subtipos y especificadores

El clínico puede anotar si la hipoventilación es idiopática, atribuible al raro síndrome de hipoventilación alveolar central congénita (que se presenta en el período perinatal con respiración superficial o cianosis y apnea durante el sueño) o atribuible a un trastorno comórbido del tipo de una enfermedad pulmonar. También puede indicarse la gravedad actual.

# TRASTORNOS DEL RITMO CIRCADIANO DE SUEÑO-VIGILIA

## Trastornos del ritmo circadiano de sueño-vigilia

Los seres humanos tienen unos ritmos biológicos, llamados *ritmos circadianos*, que están controlados por un reloj biológico y que funcionan con una escala de tiempo diaria. Los ritmos afectan a la temperatura del cuerpo, la alerta, el apetito y la secreción de hormonas, así como a la cronología del sueño. A causa del reloj circadiano, la somnolencia no aumenta continuamente con el paso del tiempo. En el deseo de dormir y la capacidad para conciliar el sueño influyen el tiempo transcurrido desde el despertar de un sueño reparador previo y los ritmos circadianos internos. De esta manera, el organismo se prepara para dormir y para estar despierto a diferentes horas del día.

Un trastorno del ritmo circadiano de sueño-vigilia es un patrón persistente o recurrente de desarreglo del sueño que se debe a la alteración del horario de sueño-vigilia o a una disparidad entre el ciclo natural de sueño-vigilia y las demandas que sufre la persona en relación con el sueño. El término *ritmo circadiano* hace referencia a los ritmos de sueño-vigilia internos del organismo que se producen en cada período de 24 horas. La desorganización del sueño produce insomnio o somnolencia excesiva durante el día, y afecta al rendimiento. Las personas con trastornos del ritmo circadiano de sueño-vigilia son incapaces de dormirse y despertarse a las horas requeridas por el trabajo, los estudios y les necesidades sociales; sin embargo, son en general capaces de dormir lo suficiente si se les permite dormir y despertar a las horas que dictan sus relojes internos. A menos que tengan otro trastorno del sueño, la calidad del sueño es normal.

Los criterios de los trastornos del ritmo circadiano de sueño-vigilia del DSM-5 difieren de los del DSM-IV en dos aspectos notables. En primer lugar, antes se llamaban «trastornos del ritmo circadiano». Aunque es notorio que las personas con trastornos del ritmo circadiano de sueño-vigilia presentan dificultad para conciliar o mantener el sueño, en ellas también es prominente un deterioro de la vigilia, por lo que acuden con frecuencia al médico por una somnolencia excesiva. Así pues, el término *sueño-vigilia* capta los deterioros funcionales diurnos y nocturnos que son típicos de la disfunción circadiana. En segundo lugar, se han modificado los especificadores, como se describe más adelante.

## Criterios diagnósticos de los trastornos del ritmo circadiano de sueño-vigilia

A. Patrón continuo o recurrente de interrupción del sueño que se debe principalmente a una alteración del sistema circadiano o a un alineamiento defectuoso entre el ritmo circadiano endógeno y la sincronización sueño-vigilia necesarios según el entorno físico del individuo o el horario social o profesional del mismo.
B. La interrupción del sueño produce somnolencia excesiva o insomnio, o ambos.
C. La alteración del sueño causa malestar clínicamente significativo o deterioro en lo social, laboral u otras áreas importantes del funcionamiento.

**Nota de codificación:** En la CIE-9-MC, el código es **307.45** para todos los subtipos. En la CIE-10-MC, el código depende del subtipo.

*Especificar* si:

**307.45 (G47.21) Tipo de fases de sueño retrasadas:** Patrón con retraso de los tiempos de inicio del sueño y de despertar, con incapacidad para dormirse y despertarse a una hora más temprana deseada o convencionalmente aceptable.

*Especificar* si:

**Familiar:** Antecedentes familiares de fase de sueño retrasada.

*Especificar* si:

**Superposición a un tipo de sueño-vigilia no ajustado a las 24 horas:** El tipo de fases de sueño retrasadas se puede superponer a otro trastorno del ritmo circadiano de sueño-vigilia, el tipo hipernictameral (no ajustado a las 24 horas).

**307.45 (G47.22) Tipo de fases de sueño avanzadas:** Patrón con avance de los tiempos de inicio del sueño y de despertar, con incapacidad para continuar despierto o dormido hasta una hora más tardía deseada o convencionalmente aceptable.

*Especificar* si:

**Familiar:** Antecedentes familiares de fase de sueño avanzada.

**307.45 (G47.23) Tipo de sueño-vigilia irregular:** Patrón de sueño-vigilia temporalmente desorganizado, de manera que el ritmo de los períodos de sueño y de vigilia es variable a lo largo de las 24 horas.

**307.45 (G47.24) Tipo de sueño-vigilia no ajustado a las 24 horas:** Patrón de ciclos de sueño-vigilia que no se sincroniza con el entorno de 24 horas, con un cambio diario constante (generalmente a horas cada vez más avanzadas) de la hora de inicio del sueño y de despertar.

**307.45 (G47.26) Tipo asociado a turnos laborales:** Insomnio durante el período principal del sueño y/o somnolencia excesiva (incluido sueño inadvertido) durante el período principal de vigilia asociado al horario de trabajo por turnos (es decir, que requieren horas de trabajo no convencionales).

**307.45 (G47.20) Tipo no especificado**

*Especificar* si:

**Episódico:** Los síntomas duran como mínimo un mes pero menos de tres meses.

**Persistente:** Los síntomas duran tres meses o más.

**Recurrente:** Dos (o más) episodios en el plazo de un año.

# Criterios A, B y C

La perturbación del sueño se debe principalmente a una alteración del sistema circadiano o a un alineamiento defectuoso entre las demandas del entorno o el horario social o laboral del individuo y el ciclo circadiano endógeno de sueño-vigilia. Este desequilibrio perturba el sueño, lo que a su vez produce somnolencia excesiva, insomnio o ambas cosas, además de malestar psíquico o deterioro funcional.

# Subtipos y especificadores

Los subtipos son: tipo de fases de sueño retrasadas, tipo de fases de sueño avanzadas, tipo de sueño-vigilia irregular, tipo de sueño-vigilia no ajustado a las 24 horas y tipo asociado a turnos laborales, además de un tipo no especificado. El tipo de fases de sueño retrasadas puede especificarse como familiar o con superposición al tipo de sueño-vigilia no ajustado a las 24 horas.

El tipo de fases de sueño retrasadas se basa en el retraso del horario del período principal de sueño (normalmente más de 2 horas) con respecto a las horas deseadas de dormir y despertar, lo que dificulta el hecho de levantarse por las mañanas, produce somnolencia excesiva en el trabajo y deteriora el sueño en casa.

El diagnóstico del tipo de fases de sueño avanzadas se basa principalmente en la presencia de un período de sueño principal cuyo horario está adelantado (normalmente más de 2 horas) con respecto a las horas deseadas de dormir y despertar, lo que ocasiona insomnio de madrugada y exceso de somnolencia diurna. La razón para incluir el tipo de fases de sueño avanzadas se basa en numerosos datos empíricos que señalan la aparición de biomarcadores circadianos, como los ritmos de melatonina y de temperatura, 2-4 horas antes de lo normal.

El diagnóstico del tipo de sueño-vigilia irregular se basa principalmente en la presencia de síntomas de insomnio por las noches (durante el período de sueño habitual) y somnolencia excesiva (cabezadas) durante el día. Este tipo se caracteriza por la falta de un ritmo circadiano de sueño-vigilia discernible. La persona carece de período principal de sueño, y su sueño está fragmentado en al menos tres períodos durante las 24 horas del día. En las personas sanas, el trastorno puede deberse a una mala higiene del sueño; sin embargo, el tipo de sueño-vigilia irregular se asocia con frecuencia a problemas neurológicos como la discapacidad del desarrollo en los niños y la demencia en las personas de edad avanzada.

El diagnóstico del tipo no ajustado a las 24 horas se basa principalmente en la presencia de síntomas de insomnio y/o somnolencia excesiva por falta de sincronización estable entre el ritmo circadiano endógeno y el ciclo de luz-oscuridad de 24 horas. Las personas presentan normalmente períodos de insomnio, de somnolencia excesiva o de ambas cosas que alternan con períodos asintomáticos. Partiendo del período asintomático, en que la fase de sueño está alineada con el entorno exterior, la latencia del sueño aumenta gradualmente y el paciente refiere insomnio de conciliación. Al proseguir la fase de sueño su deriva hasta situarse el reloj en el período diurno, a los afectados les cuesta mantenerse despiertos durante el día y refieren somnolencia, lo que afecta negativamente al afecto, la cognición y la función. Dado que el período circadiano no está alineado con el medio ambiente, los síntomas dependen de cuándo intenta dormir el paciente en relación con la propensión del ritmo circadiano. El diagnóstico del tipo asociado a turnos laborales se basa en la presencia de un horario laboral situado fuera del período diurno de las 8:00 de la mañana a las 6:00 de la tarde. Esto da lugar a somnolencia excesiva en el trabajo y deterioro del sueño en casa.

El subtipo de «jet lag» del DSM-IV se ha eliminado. El motivo es que los viajes a través de zonas horarias es normal que produzcan deterioros transitorios y de corta duración, por lo que la disfunción del ciclo de sueño-vigilia puede representar un proceso fisiológico normal y no una respuesta patológica.

# PARASOMNIAS

Las parasomnias son trastornos que se caracterizan por conductas, experiencias o procesos fisiológicos anormales que tienen lugar en relación con el sueño, con etapas concretas del sueño o con la transición entre sueño y vigilia.

## Trastornos del despertar del sueño no REM

Las entidades que forman los trastornos del despertar del sueño NREM —el sonambulismo y los terrores nocturnos— representan variaciones de la mezcla simultánea de elementos de la vigilia y del sueño NREM, combinación que da lugar a la aparición de conductas motoras complejas de forma inconsciente (a veces expresado como «disociación de estado»). El solapamiento de estas entidades en personas y animales es bien conocido. El hecho de que el sueño humano pueda caracterizarse por la existencia simultánea de patrones electroencefalográficos parecidos a la vigilia y al sueño en distintas áreas corticales respalda el concepto de disociación de estado en estos trastornos.

### Criterios diagnósticos de los trastornos del despertar del sueño no REM

A. Episodios recurrentes de despertar incompleto del sueño, que generalmente se producen durante el primer tercio del período principal del sueño, y que van acompañados de una u otra de las siguientes características:

   1. **Sonambulismo:** Episodios repetidos en los que el individuo se levanta de la cama y camina durante el sueño. Durante el episodio de sonambulismo, el individuo tiene la mirada fija y en blanco; es relativamente insensible a los esfuerzos de otras personas para comunicarse con él y sólo se puede despertar con mucha dificultad.
   2. **Terrores nocturnos:** Episodios recurrentes de despertar brusco con terror, que generalmente comienzan con gritos de pánico. Durante cada episodio, existe un miedo intenso y signos de alerta autónoma, como midriasis, taquicardia, taquipnea y sudoración. Existe insensibilidad relativa a los esfuerzos de otras personas para consolar al individuo durante los episodios.

B. No se recuerdan los sueños o el recuerdo es mínimo (p. ej., solamente una única escena visual).

C. La amnesia de los episodios está presente.

D. Los episodios causan malestar clínicamente significativo o deterioro en lo social, laboral u otras áreas importantes del funcionamiento.

E. La alteración no se puede atribuir a los efectos fisiológicos de una sustancia (p. ej., una droga, un medicamento).

F. Los trastornos mentales y médicos coexistentes no explican los episodios de sonambulismo o de terrores nocturnos.

**Nota de codificación:** En la CIE-9-MC, el código es **307.46** para todos los subtipos. En la CIE-10-MC, el código depende del subtipo.

*Especificar* si:

**307.46 (F51.3) Tipo con sonambulismo**

*Especificar* si:

**Con ingestión de alimentos relacionada con el sueño**

**Con comportamiento sexual relacionado con el sueño (sexsomnia)**

**307.46 (F51.4) Tipo con terrores nocturnos**

# Criterios A, B y C

Los trastornos del despertar del sueño NREM se caracterizan por episodios repetidos de despertar incompleto que normalmente se inician durante el primer tercio del período principal de sueño. La persona puede *caminar dormida* (episodios repetidos de conducta motora compleja que se inicia durante el sueño y donde la persona se levanta de la cama y camina) o experimentar *terrores nocturnos* (despertares bruscos repetidos en estado de terror que normalmente comienzan por un grito de pánico). Si la persona se despierta tras estas activaciones, o no recuerda nada del sueño o recuerda solo fragmentos, imágenes aisladas, presenta amnesia del episodio.

# Criterios D, E y F

Igual que los demás trastornos del DSM-5, los trastornos del despertar del sueño NREM deben asociarse a malestar psíquico o deterioro considerable. Se debe descartar que la causa sean los efectos de una sustancia (una droga o un medicamento) o la presencia de otro trastorno mental o físico.

## Trastorno de pesadillas

El trastorno de pesadillas se caracteriza por sueños recurrentes que se perciben como amenazantes o con miedo, o que producen disforia. La persona está bien orientada al despertar y normalmente puede recordar el sueño. Como las pesadillas son relativamente frecuentes entre la población general, el trastorno solo debe plantearse en aquellos casos en que las pesadillas sean recurrentes y produzcan malestar psíquico o deterioro importante.

## Criterios diagnósticos del trastorno de pesadillas  307.47 (F51.5)

A. Se producen de forma repetida sueños sumamente disfóricos, prolongados y que se recuerdan bien, que por lo general implican esfuerzos para evitar amenazas contra la vida, la seguridad o la integridad física y que acostumbran a suceder durante la segunda mitad del período principal de sueño.

B. Al despertar de los sueños disfóricos, el individuo rápidamente se orienta y está alerta.

C. La alteración del sueño causa malestar clínicamente significativo o deterioro en lo social, laboral u otras áreas importantes del funcionamiento.

D. Las pesadillas no se pueden atribuir a los efectos fisiológicos de una sustancia (p. ej., una droga, un medicamento).

E. La coexistencia de trastornos mentales y médicos no explica adecuadamente la presencia predominante de sueños disfóricos.

*Especificar* si:

**Durante el inicio del sueño**

*Especificar* si:

**Con trastorno asociado no relacionado con el sueño,** incluidos los trastornos por consumo de sustancias

**Con otra afección médica asociada**

**Con otro trastorno del sueño asociado**

**Nota de codificación:** El código 307.47 (F51.5) se aplica a los tres especificadores. Inmediatamente después del código del trastorno de pesadillas, se codificará también el trastorno mental, afección médica u otro trastorno del sueño asociado pertinente, para indicar la asociación.

*Especificar* si:

**Agudo:** La duración del período de pesadillas es de un mes o menos.

**Subagudo:** La duración del período de pesadillas es superior a un mes pero inferior a seis meses.

**Persistente:** La duración del período de pesadillas es de seis meses o más.

*Especificar* la gravedad actual:

La gravedad se puede clasificar por la frecuencia con que suceden las pesadillas:

**Leve:** Menos de un episodio por semana, en promedio.

**Moderado:** Uno o más episodios por semana, pero no cada noche.

**Grave:** Los episodios se producen todas las noches.

# Criterios A y B

En el DSM-5 se ha sustituido la expresión «despertares repetidos» por «se producen de forma repetida sueños». El cambio elimina el requisito de que las pesadillas despierten al individuo y, por tanto, la distinción que algunos hacen entre pesadillas (que despiertan) y malos sueños (que no despiertan). La angustia de las pesadillas va más allá de las roturas del sueño nocturno que ocasionan los despertares. En primer lugar, hasta el 36 % de los pacientes crónicos y el 56 % de los agudos que sufren pesadillas no refieren despertares, mientras que solo el 11 % los refieren. En segundo lugar, el 69 % de los pacientes con trastorno de pesadillas refieren haber tenido al menos un mal sueño (sin despertar) de intensidad emocional igual o mayor que la de sus pesadillas. En el 22 % de los casos, la intensidad media de los malos sueños se valora igual o por encima que la de las pesadillas (Hasler y Germain, 2009). En tercer lugar, ni siquiera los sueños más desagradables despiertan necesariamente a la persona; se han descrito muchos casos de individuos que sueñan que mueren violentamente sin despertarse.

Estos hallazgos, en conjunto, señalan la existencia de un grupo considerable de personas que padecen sueños extremadamente intensos y angustiosos que no las despiertan. Cuando las pesadillas acaban despertando, la persona recobra enseguida la alerta plena. La disforia puede persistir, lo que contribuye a que sea difícil volver a dormirse y provoca una angustia diurna duradera.

El DSM-5 también ha cambiado la frase «sueños extremadamente terroríficos y prolongados que dejan recuerdos vividos, y cuyo contenido suele centrarse en amenazas para la propia supervivencia, seguridad o autoestima» por la de «sueños sumamente disfóricos, prolongados y que se recuerdan bien, que por lo general implican esfuerzos para evitar amenazas contra la vida, la seguridad o la integridad física». El miedo quizá sea la emoción que con mayor frecuencia caracteriza a las pesadillas, aunque no es la única. Los estudios indican que en las pesadillas se producen distintas emociones disfóricas, como ira, tristeza, frustración, asco, confusión y culpa. De hecho, el 30 % de las pesadillas y el 51 % de los malos sueños contienen emociones primarias aparte del miedo (Nielsen y Zadra, 2010)

## Criterio C

Las pesadillas causan más angustia subjetivamente importante que deterioro social o laboral demostrable. Sin embargo, si las pesadillas producen despertares frecuentes o llevan a evitar el sueño, los afectados pueden presentar excesiva somnolencia diurna, mala concentración, depresión, ansiedad o irritabilidad. Algunas personas con trastorno de pesadillas minimizan o subestiman su repercusión sobre el rendimiento, en parte por falta de indicadores claros al respecto. Esto puede dar lugar a que el problema se diagnostique y se trate insuficientemente.

## Criterios D y E

Las pesadillas no son atribuibles a los efectos fisiológicos de ninguna sustancia. El término *atribuible* refleja con más precisión el hecho de que se desconoce la causa exacta de las pesadillas. Se deben descartar otros trastornos mentales (p. ej., el trastorno de pánico) y físicos (p. ej., las crisis comiciales nocturnas) como posibles causas de los sueños disfóricos. El luto también puede causar estos sueños.

## Trastorno del comportamiento del sueño REM

El trastorno del comportamiento del sueño REM se conoce en los seres humanos y los animales, y puede causar conductas dramáticas y potencialmente violentas o lesivas que parten del sueño REM. Observado en experimentos con animales en la década de 1960, el trastorno del comportamiento del sueño REM se describió por vez primera en seres humanos en 1986. Desde entonces se le considera uno de los tipos principales de parasomnia, probablemente por detrás de los trastornos del despertar del sueño no REM en términos de prevalencia. Los rasgos clínicos, los hallazgos polisomnográficos (presentes en casi todos los casos) y la respuesta a la medicación están bien tipificados. El trastorno del comportamiento del sueño REM es una de las causas más importantes de comportamiento lesivo o violento en relación con el sueño.

La relación extraordinaria entre el trastorno del comportamiento del sueño REM y los trastornos neurodegenerativos (especialmente la enfermedad de Parkinson, la demencia con cuerpos de Lewy y la atrofia sistémica múltiple) se conoce bien. Al menos el 50 % de las personas con trastorno del comportamiento del sueño REM que acuden a las consultas de sueño acaban desarrollando (a menudo con un retraso de más de 10 años) uno de estos cuadros. Este trastorno del sueño puede ser más prevalente en las poblaciones psiquiátricas. Además, cada vez se diagnostica más el tipo yatrógeno inducido por medicamentos de uso frecuente en psiquiatría, como los antidepresivos tricíclicos, los inhibidores selectivos de la recaptación de serotonina y los inhibidores de la recaptación de serotonina-noradrenalina.

| Criterios diagnósticos del trastorno del comportamiento del sueño REM | 327.42 (G47.52) |
|---|---|

A. Episodios repetidos de despertar durante el sueño asociados a vocalización y/o comportamientos motores complejos.

B. Estos comportamientos se producen durante el sueño REM (movimientos oculares rápidos) y, por lo tanto, suelen aparecer más de 90 minutos después del inicio del sueño, son más frecuentes durante las partes más tardías del período de sueño y rara vez suceden durante las siestas diurnas.

C. Al despertar de estos episodios, el individuo está totalmente despierto, alerta y no presenta confusión ni desorientación.

D. Una u otra de las características siguientes:

   1. Sueño REM sin atonía en la polisomnografía.
   2. Antecedentes que sugieren la presencia de un trastorno del comportamiento del sueño REM y un diagnóstico establecido de sinucleinopatía (p. ej., enfermedad de Parkinson, atrofia multisistémica).

E. Los comportamientos causan malestar clínicamente significativo o deterioro en lo social, laboral u otras áreas importantes del funcionamiento (que pueden incluir lesiones a uno mismo o a la pareja).

F. La alteración no se puede atribuir a los efectos fisiológicos de una sustancia (p. ej., una droga, un medicamento) u otra afección médica.

G. Los trastornos mentales y médicos coexistentes no explican los episodios.

# Criterios A, B, C y D

El trastorno del comportamiento del sueño REM se caracteriza por episodios repetidos de activación, a menudo asociados a vocalizaciones o conductas motoras complejas durante el sueño REM. Estos comportamientos suelen reflejar respuestas motoras al contenido de sueños con mucha acción o violentos, y se han denominado «comportamientos de representación de sueños». Estas conductas pueden ser muy molestas para la persona y para quien duerme con ella, y pueden provocar lesiones importantes (p. ej., caídas de la cama, levantarse, dar golpes o patadas). Los comportamientos se producen solamente durante el sueño REM. Al despertar, la persona está inmediatamente alerta y bien orientada, y normalmente puede recordar el contenido del sueño. Además existen: 1) sueño REM sin atonía en el registro polisomnográfico o 2) antecedentes indicativos del trastorno del comportamiento del sueño REM y un diagnóstico firme de sinucleinopatía (p. ej., enfermedad de Parkinson).

# Criterios E, F y G

El diagnóstico del trastorno del comportamiento del sueño REM requiere malestar o deterioro clínicamente importante. Deben descartarse los efectos fisiológicos de alguna sustancia (p. ej., una droga, un medicamento) o de otra afección médica como causa del trastorno, así como la presencia de otro trastorno mental o físico coexistente.

## Síndrome de las piernas inquietas

El síndrome de las piernas inquietas es un trastorno neurológico sensitivomotor del sueño que se caracteriza por un deseo de mover las piernas (o los brazos) normalmente acompañado de sensaciones incómodas que normalmente se describen como insidiosas, reptantes, de hormigueo, urentes o de picor. Los síntomas empeoran durante el reposo y se producen movimientos frecuentes de las piernas con el fin de aliviar las sensaciones desagradables. Los síntomas también empeoran por las tardes y por las noches, siendo estos períodos los únicos sintomáticos en algunas personas. En el DSM-5, el síndrome se ha elevado a la categoría de trastorno. El DSM-IV contenía un resumen breve del síndrome de piernas inquietas en la categoría de los trastornos del sueño sin especificar.

El síndrome de las piernas inquietas es frecuente, siendo su prevalencia del 2,7 al 7,2 % (las tasas más bajas reflejan el requisito añadido de al menos un malestar moderado). Las mujeres tienen 1,5-2 veces más probabilidades que los varones de padecer el síndrome (Allen et al., 2005). El síndrome de las piernas inquietas se asocia a un importante deterioro clínico y funcional. Está bien documentado que el trastorno se asocia a menos tiempo de sueño, fragmentación del sueño y más perturbación hípnica. Los estudios objetivos muestran importantes anomalías del sueño en las personas con síndrome de las piernas inquietas, y los hallazgos más uniformes son una mayor latencia del sueño y un mayor índice de activaciones.

| Criterios diagnósticos del síndrome de las piernas inquietas | 333.94 (G25.81) |
|---|---|

A. Necesidad urgente de mover las piernas, acompañada generalmente o en respuesta a sensaciones incómodas y desagradables en las piernas, que se caracteriza por todas las circunstancias siguientes:

1. La necesidad urgente de mover las piernas comienza o empeora durante los períodos de reposo o de inactividad.
2. La necesidad urgente de mover las piernas se alivia parcial o totalmente con el movimiento.
3. La necesidad urgente de mover las piernas es peor por la tarde o por la noche que durante el día, o se produce únicamente por la tarde o por la noche.

B. Los síntomas del Criterio A se producen al menos tres veces por semana y han estado presentes durante un mínimo de tres meses.

C. Los síntomas del Criterio A se acompañan de malestar clínicamente significativo o deterioro en lo social, laboral, educativo, académico, comportamental u otras áreas importantes del funcionamiento.

D. Los síntomas del Criterio A no se pueden atribuir a otro trastorno mental o afección médica (p. ej., artritis, edema de las piernas, isquemia periférica, calambres en las piernas) y no se explican mejor por un problema de comportamiento (p. ej., incomodidad postural, golpeteo habitual de los pies).

E.  Los síntomas no se pueden atribuir a los efectos fisiológicos de una droga o un medicamento (p. ej., acatisia).

## Criterios A y B

Los criterios A y B coinciden en lo esencial con los rasgos diagnósticos del DSM-IV y son
compatibles con las descripciones de la bibliografía. La urgencia de mover las piernas debe
producirse al menos tres veces por semana durante un período de 3 meses para merecer el
diagnóstico. Esto sirve para garantizar que el trastorno no sea simplemente una alteración
transitoria.

## Criterio C

El síndrome de las piernas inquietas debe afectar significativamente al rendimiento o ser
causa de malestar psicológico. Aunque las repercusiones de los síntomas más leves no están
bien tipificadas, las personas refieren el deterioro de al menos una actividad cotidiana, refi-
riendo la mitad un efecto negativo sobre el estado de ánimo y casi la mitad falta de energía.
Las consecuencias más frecuentes del síndrome de piernas inquietas son las alteraciones del
sueño, con menos tiempo de sueño y fragmentación del sueño.

## Criterios D y E

Los síntomas del síndrome de las piernas inquietas no pueden explicarse solamente por otro
trastorno mental o físico, ni por un problema conductual, ni por los efectos de medicamentos.
Diferenciar el síndrome de piernas inquietas de otros cuadros es importante porque hay
muchas personas que refieren urgencia o necesidad de mover las piernas estando en reposo
y no padecen este trastorno. Los émulos más importantes del síndrome de las piernas inquietas son los calambres en los miembros inferiores, la incomodidad posicional, las artralgias o
la artritis, las mialgias, la isquemia posicional (entumecimiento), el edema de piernas, la neuropatía periférica, la radiculopatía y el golpeteo habitual con los pies. Los «nudos» o calambres musculares, el alivio con el cambio de postura, la limitación articular, el dolor a la palpación y otras anomalías de la exploración física no son característicos del síndrome. El
empeoramiento nocturno y los movimientos periódicos de las extremidades son más frecuentes en el síndrome de las piernas inquietas que en la acatisia inducida por medicamentos o la
neuropatía periférica.

## Trastorno del sueño inducido por sustancias/ medicamentos

En el DSM-5, las alteraciones del sueño inducidas por sustancias o medicamentos se han combinado en una única categoría. El rasgo esencial de estos trastornos es una prominente perturbación del sueño que se cree principalmente asociada a los efectos conocidos de una sustancia
de abuso o un medicamento. Aunque estas alteraciones son relativamente frecuentes en la
clínica, no siempre resultan fáciles de diagnosticar y dependen de varios factores, como el tipo
de sustancia (o medicamento), la respuesta del individuo al agente y la farmacología de la
sustancia. Por ejemplo, la cafeína es una de las causas más frecuentes de alteración del sueño
y debe descartarse en toda investigación del insomnio. Dependiendo de la sustancia, pueden

comunicarse cuatro tipos de alteraciones del sueño: tipo insomnio, tipo somnolencia diurna, tipo parasomnia y un tipo mixto en aquellos casos con más de un tipo de alteración sin que ninguno de ellos predomine sobre los demás.

En el DSM-5 se ha incluido en la lista de diagnósticos el trastorno del sueño inducido por tabaco. Los datos empíricos indican que la nicotina es capaz de alterar el sueño.

## Criterios diagnósticos del trastorno del sueño inducido por sustancias/medicamentos

A. Alteración importante y grave del sueño.
B. Existen pruebas a partir de la historia, la exploración física o los análisis de laboratorio de (1) y (2):
    1. Los síntomas del Criterio A aparecen durante o poco después de la intoxicación o después de la abstinencia de una sustancia o después de la exposición a un medicamento.
    2. La sustancia/medicamento implicado puede producir los síntomas del Criterio A.
C. La alteración no se explica mejor por un trastorno del sueño no inducido por sustancias/medicamentos. Estas pruebas de un trastorno del sueño independiente pueden incluir lo siguiente:

    Los síntomas fueron anteriores al inicio del uso de la sustancia/medicamento; los síntomas persisten durante un período importante (p. ej., aproximadamente un mes) después del cese de la abstinencia aguda o la intoxicación grave; o existen otras pruebas que sugieren la existencia de un trastorno del sueño independiente no inducido por sustancias/medicamentos (p. ej., antecedentes de episodios recurrentes no relacionados con sustancias/medicamentos).

D. La alteración no se produce exclusivamente en el curso de un delirium.
E. La alteración causa malestar clínicamente significativo o deterioro en lo social, laboral u otras áreas importantes del funcionamiento.

**Nota:** Sólo se hará este diagnóstico en lugar de un diagnóstico de intoxicación por sustancias o abstinencia de sustancias cuando los síntomas del Criterio A predominen en el cuadro clínico y cuando sean suficientemente graves para justificar la atención clínica.
**Nota de codificación:** Los códigos CIE-9-MC y CIE-10-MC para los trastornos del sueño inducidos por [sustancia/medicamento específico] se indican en la tabla siguiente. Obsérvese que el código CIE-10-MC depende de si existe o no algún trastorno concomitante por uso de sustancias de la misma clase. Si un trastorno leve por consumo de sustancias coincide con el trastorno del sueño inducido por sustancias, el carácter en 4ª posición es «1», y el clínico registrará «trastorno leve por consumo de [sustancia]» antes del trastorno del sueño inducido por sustancias (p. ej., «trastorno leve por consumo de cocaína con trastorno del sueño inducido por cocaína»). Si un trastorno moderado o grave por consumo de sustancias coincide con el trastorno del sueño inducido por sustancias, el carácter en 4ª posición es «2», y el clínico hará constar «trastorno moderado por consumo de [sustancia]» o «trastorno grave por consumo de [sustancia]» según la gravedad del trastorno concurrente por consumo de sustancias. Si no existe un trastorno concurrente por consumo de sustancias (p. ej., después de un consumo importante puntual de la sustancia), el carácter en 4ª posición es «9», y el clínico sólo hará

constar el trastorno del sueño inducido por sustancias. Para codificar un trastorno del sueño inducido por el tabaco, se requiere un trastorno moderado o grave por consumo de tabaco; no está permitido codificar un trastorno concurrente leve por consumo de tabaco o la ausencia de trastorno por consumo de tabaco junto con un trastorno del sueño inducido por el tabaco.

*Especificar* si:

**Tipo con insomnio:** Se caracteriza por la dificultad para conciliar o mantener el sueño, despertares nocturnos frecuentes o sueño no reparador.

**Tipo con somnolencia diurna:** Se caracteriza por el predominio de somnolencia excesiva/fatiga durante las horas de vigilia o, con menos frecuencia, un período de sueño prolongado.

**Tipo con parasomnia:** Se caracteriza por la presencia de comportamientos anómalos durante el sueño.

**Tipo mixto:** Se caracteriza por un problema del sueño inducido por sustancias/medicamentos que se caracteriza por diversos tipos de síntomas del sueño, pero sin predominio claro de ninguno de ellos.

*Especificar* si (véase DSM-5, Tabla 1 en el capítulo «Trastornos relacionados con sustancias y trastornos adictivos» para los diagnósticos asociados a la clase de sustancia):

**Con inicio durante la intoxicación:** Este especificador se utilizará si se cumplen los criterios para la intoxicación con la sustancia/medicamento y los síntomas aparecen durante el período de intoxicación.

**Con inicio durante la retirada/abstinencia:** Este especificador se utilizará si se cumplen los criterios de retirada/abstinencia de la sustancia/medicamento y los síntomas aparecen durante, o poco después, de la retirada de la sustancia/medicamento.

|  |  | CIE-10-MC | | |
| --- | --- | --- | --- | --- |
|  | CIE-9-MC | Con trastorno por consumo leve | Con trastorno por consumo moderado o grave | Sin trastorno por consumo |
| Alcohol | 291.82 | F10.182 | F10.282 | F10.982 |
| Cafeína | 292.85 | F15.182 | F15.282 | F15.982 |
| Cannabis | 292.85 | F12.188 | F12.288 | F12.988 |
| Opiáceo | 292.85 | F11.182 | F11.282 | F11.982 |
| Sedante, hipnótico o ansiolítico | 292.85 | F13.182 | F13.282 | F13.982 |
| Anfetamina (u otro estimulante) | 292.85 | F15.182 | F15.282 | F15.982 |
| Cocaína | 292.85 | F14.182 | F14.282 | F14.982 |
| Tabaco | 292.85 | ND | F17.208 | ND |
| Otra sustancia (o sustancia desconocida) | 292.85 | F19.182 | F19.282 | F19.982 |

## Criterios A y B

Los criterios requieren que la perturbación del sueño sea grave. Esto limita el diagnóstico a aquellos problemas de sueño que merecen atención clínica independiente. Los criterios requieren además que se pueda atribuir la perturbación del sueño a los efectos farmacológicos de la sustancia.

## Criterio C

El criterio C requiere que la perturbación no se explique mejor mediante un trastorno del sueño no inducido por sustancias o medicamentos. Los datos podrían ser: 1) los síntomas preceden al inicio de la toma de la droga o el medicamento; 2) los síntomas persisten un tiempo considerable (p. ej., alrededor de 1 mes) después de finalizar la abstinencia aguda o la intoxicación grave; 3) existen otros datos que indican la presencia de un trastorno del sueño independiente, no inducido por sustancias ni medicamentos (p. ej., antecedentes de episodios recurrentes sin consumo de sustancias o medicamentos).

## Criterio D

Si la perturbación del sueño se produce solamente durante un delirium, no se justifica su diagnóstico por separado.

## Criterio E

La alteración del sueño inducida por la sustancia debe producir malestar o deterioro clínicamente importante. El mayor riesgo de recaída es consecuencia funcional de este trastorno.

## Otro trastorno de insomnio especificado y trastorno de insomnio no especificado

Estas son categorías residuales que se usan cuando existen síntomas de un trastorno de insomnio que causan malestar o deterioro clínicamente significativos pero que no cumplen los criterios de ninguno de los trastornos especificados en la categoría. La categoría de otro trastorno de insomnio especificado se emplea cuando el clínico decide comunicar el motivo por el que la presentación no cumple todos los criterios. Se anima al clínico a anotar la razón concreta (p. ej., insomnio de duración breve).

La categoría de trastorno de insomnio no especificado se usa cuando el clínico opta por no especificar el motivo del incumplimiento de los criterios, o existe información insuficiente para poder realizar un diagnóstico más específico.

### Otro trastorno de insomnio especificado    780.52 (G47.09)

Esta categoría se aplica a presentaciones en las que predominan los síntomas característicos de un trastorno de insomnio que causan malestar clínicamente significativo o deterioro en lo social, laboral u otras áreas importantes del funcionamiento, pero que no cumplen todos los criterios del trastornos de insomnio o de ninguno de los trastornos de la categoría diagnóstica de los trastornos del sueño-vigilia. La categoría de otro trastorno de insomnio especificado se utiliza en situaciones en las que el clínico opta por comunicar el motivo específico por el que la presentación no cumple los criterios del trastorno de insomnio o de ningún trastorno del sueño-vigilia específico. Esto se hace registrando «otro trastorno de insomnio especificado» seguido del motivo específico (p. ej., «trastorno de insomnio breve»).

Algunos ejemplos de presentaciones que se pueden especificar utilizando la designación «otro especificado» son los siguientes:

1. **Trastorno de insomnio breve:** Duración inferior a tres meses.
2. **Sueño restringido no reparador:** El motivo principal de queja es el sueño no reparador sin otros síntomas del sueño, como dificultad para conciliar o mantener el sueño.

## Trastorno de insomnio no especificado       780.52 (G47.00)

Esta categoría se aplica a presentaciones en las que predominan los síntomas característicos de un trastorno de insomnio que causan malestar clínicamente significativo o deterioro en lo social, laboral u otras áreas importantes del funcionamiento, pero que no cumplen todos los criterios del trastorno de insomnio o de ninguno de los trastornos de la categoría diagnóstica de los trastornos del sueño-vigilia. La categoría del trastorno de insomnio no especificado se utiliza en situaciones en las que el clínico opta por no especificar el motivo del incumplimiento de los criterios de un trastorno del sueño-vigilia especificado, e incluye presentaciones en las que no hay suficiente información para hacer un diagnóstico más específico.

# Otro trastorno de hipersomnolencia especificado y trastorno de hipersomnolencia no especificado

Estas son categorías residuales que se usan cuando existen síntomas de un trastorno de hipersomnolencia que causan malestar o deterioro clínicamente significativos pero que no cumplen los criterios de ninguno de los trastornos especificados en la categoría. La categoría de otro trastorno de hipersomnolencia especificado se emplea cuando el clínico decide comunicar el motivo por el que la presentación no cumple todos los criterios. Se anima al clínico a anotar la razón concreta (p. ej., hipersomnolencia de duración breve).

La categoría de trastorno de hipersomnolencia no especificado se usa cuando el clínico opta por *no* especificar el motivo del incumplimiento de los criterios, o existe información insuficiente para poder realizar un diagnóstico más específico.

## Otro trastorno de hipersomnolencia especificado       780.54 (G47.19)

Esta categoría se aplica a presentaciones en las que predominan los síntomas característicos de un trastorno de hipersomnolencia que causan malestar clínicamente significativo o deterioro en lo social, laboral u otras áreas importantes del funcionamiento, pero que no cumplen todos los criterios del trastorno de hipersomnolencia o de ninguno de los trastornos de la categoría diagnóstica de los trastornos del sueño-vigilia. La categoría de otro trastorno de hipersomnolencia especificado se utiliza en situaciones en las que el clínico opta por comunicar el motivo específico por el que la presentación no cumple los criterios del trastorno de hipersomnolencia o de algún trastorno del sueño-vigilia específico. Esto se hace registrando «otro trastorno de hipersomnolencia especificado» seguido del motivo específico (p. ej., «hipersomnolencia de corta duración», como en el síndrome de Kleine-Levin).

## Trastorno de hipersomnolencia no especificado 780.54 (G47.10)

Esta categoría se aplica a presentaciones en las que predominan los síntomas característicos de un trastorno de hipersomnolencia que causan malestar clínicamente significativo o deterioro en lo social, laboral u otras áreas importantes del funcionamiento, pero que no cumplen todos los criterios del trastorno de hipersomnolencia o de ninguno de los trastornos de la categoría diagnóstica de los trastornos del sueño-vigilia. La categoría del trastorno de hipersomnolencia no especificado se utiliza en situaciones en las que el clínico opta por no especificar el motivo del incumplimiento de los criterios del trastorno de hipersomnolencia o de un trastorno del sueño-vigilia especificado, e incluye presentaciones en las que no hay suficiente información para hacer un diagnóstico más específico.

# Otro trastorno del sueño-vigilia especificado y trastorno del sueño-vigilia no especificado

La categoría de otro trastorno del sueño-vigilia especificado se aplica en aquellas situaciones en que existen síntomas característicos de un trastorno del sueño-vigilia, que ocasionan malestar psíquico o deterioro funcional clínicamente significativos, pero sin llegar a cumplir plenamente los criterios de ninguno de los trastornos del sueño-vigilia y sin cumplir tampoco los de otro trastorno de insomnio especificado u otro trastorno de hipersomnolencia especificado.

La categoría de trastorno de sueño-vigilia no especificado se aplica a aquellas situaciones en que el clínico decide no especificar el motivo por el que no se cumplen los criterios de ningún trastorno del sueño-vigilia en concreto, o existe información insuficiente para poder efectuar un diagnóstico más específico.

## Otro trastorno del sueño-vigilia especificado 780.59 (G47.8)

Esta categoría se aplica a presentaciones en las que predominan los síntomas característicos de un trastorno del sueño-vigilia que causan malestar clínicamente significativo o deterioro en lo social, laboral u otras áreas importantes del funcionamiento, pero que no cumplen todos los criterios de ninguno de los trastornos de la categoría diagnóstica de los trastornos del sueño-vigilia y no reúnen las condiciones para un diagnóstico de otro trastorno de insomnio especificado o de otro trastorno de hipersomnia especificado. La categoría de otro trastorno del sueño-vigilia especificado se utiliza en situaciones en las que el clínico opta por comunicar el motivo específico por el que la presentación no cumple los criterios de ningún trastorno del sueño-vigilia específico. Esto se hace registrando «otro trastorno del sueño-vigilia especificado» seguido del motivo específico (p. ej., «despertares repetidos durante el sueño REM sin polisomnografía ni antecedentes de enfermedad de Parkinson u otra sinucleinopatía»).

## Trastorno del sueño-vigilia no especificado          780.59 (G47.9)

Esta categoría se aplica a presentaciones en las que predominan los síntomas característicos de un trastorno del sueño-vigilia que causan malestar clínicamente significativo o deterioro en lo social, laboral u otras áreas importantes del funcionamiento, pero que no cumplen todos los criterios de ninguno de los trastornos de la categoría diagnóstica de los trastornos del sueño-vigilia y no reúnen las condiciones para un diagnóstico de trastorno de insomnio no especificado o de trastorno de hipersomnia no especificado. La categoría del trastorno del sueño-vigilia no especificado se utiliza en situaciones en las que el clínico opta por no especificar el motivo del incumplimiento de los criterios de un trastorno del sueño-vigilia especificado, e incluye presentaciones en las que no hay suficiente información para hacer un diagnóstico más específico.

# PUNTOS CLAVE

- La revisión del capítulo de los trastornos del sueño de cara al DSM-5 se ha visto afectada por la segunda edición de la *Clasificación Internacional de Trastornos del Sueño,* publicada por la *American Academy of Sleep Medicine.*

- El insomnio primario se llama ahora *trastorno de insomnio* para evitar la distinción entre insomnio primario y secundario. La narcolepsia —que ahora sabemos que está relacionada con la hipocretina— se distingue de las demás formas de hipersomnolencia (trastorno de hipersomnolencia).

- Los trastornos del sueño relacionados con la respiración se dividen en tres entidades distintas: apnea e hipopnea obstructiva del sueño, apnea central del sueño e hipoventilación relacionada con el sueño.

- Los subtipos de los trastornos del ritmo circadiano (llamados ahora *trastornos del ritmo circadiano de sueño-vigilia*) se han ampliado para incluir el tipo de fases de sueño avanzadas y el tipo de sueño-vigilia irregular; el «jet lag» se ha omitido.

- El trastorno del comportamiento del sueño REM y el síndrome de las piernas inquietas son ahora trastornos plenamente independientes. En el DSM-IV, ambos constituían ejemplos de diagnóstico «sin especificar».

# CAPÍTULO 14

# Disfunciones sexuales, disforia de género y trastornos parafílicos

**Disfunciones sexuales**

**302.74 (F52.32)** Eyaculación retardada
**302.72 (F52.21)** Trastorno eréctil
**302.73 (F52.31)** Trastorno orgásmico femenino
**302.72 (F52.22)** Trastorno de interés/excitación sexual femenino
**302.76 (F52.6)** Trastorno de dolor génico-pélvico/penetración
**302.71 (F52.0)** Trastorno de deseo sexual hipoactivo en el varón
**302.75 (F52.4)** Eyaculación prematura (precoz)
**___.__ (___.__)** Disfunción sexual inducida por sustancias/medicamentos
**302.79 (F52.8)** Otra disfunción sexual especificada
**302.70 (F52.9)** Disfunción sexual no especificada

**Disforia de género**

**302.6 (F64.2)** Disforia de género en niños
**302.85 (F64.1)** Disforia de género en adolescentes y adultos
**302.6 (F64.8)** Otra disforia de género especificada
**302.6 (F64.9)** Disforia de género no especificada

**Trastornos parafílicos**

**302.82 (F65.3)** Trastorno de voyeurismo
**302.4 (F65.2)** Trastorno de exhibicionismo
**302.89 (F65.81)** Trastorno de frotteurismo
**302.83 (F65.51)** Trastorno de masoquismo sexual
**302.84 (F65.52)** Trastorno de sadismo sexual
**302.2 (F65.4)** Trastorno de pedofilia
**302.81 (F65.0)** Trastorno de fetichismo
**302.3 (F65.1)** Trastorno de travestismo
**302.89 (F65.89)** Otro trastorno parafílico especificado
**302.9 (F65.9)** Trastorno parafílico no especificado

# El DSM-5 contiene capítulos distintos para las disfunciones
sexuales, la disforia de género y los trastornos parafílicos. Las *disfunciones sexuales* son trastornos caracterizados por discapacidad para responder sexualmente o experimentar placer sexual. La *disforia de género* hace referencia al descontento afectivo/cognitivo con el propio género asignado. Los *trastornos parafílicos* afectan a las preferencias sexuales distintas de la estimulación genital y los tocamientos preparatorios. La clasificación que hace el DSM de estos trastornos ha variado con los años debido al avance de los conocimientos acerca de estos y a la mayor atención que los clínicos, los investigadores y la población general les dedican.

Las disfunciones sexuales se incluyeron inicialmente en el DSM-II dentro del diagnóstico «trastorno genitourinario psicofisiológico», que abarcaba problemas tales como «alteraciones de la menstruación y la micción, dispareunia e impotencia donde factores emocionales desempeñan un papel causal» (pág. 47). Su atribución a «factores emocionales» reflejaba las ideas de entonces, que minimizaban la contribución de la etiología física en estos trastornos. En el DSM-III, las disfunciones sexuales se situaron con carácter propio en un capítulo general de «Trastornos psicosexuales», donde también se hallaban los trastornos de la identidad sexual y las parafilias.

Aunque los trastornos de la identidad sexual eran nuevos en el DSM-III, las parafilias se habían incluido ya en el DSM-I en el epígrafe de «desviación sexual», que constituía una subcategoría del trastorno sociopático de la personalidad. En el DSM-I se decía lo siguiente: «Este diagnóstico se reserva para la sexualidad desviada que no es sintomática de síndromes más amplios, como las reacciones esquizofrénica y obsesiva. El término abarca la mayoría de los casos antes clasificados como "personalidad psicopática con sexualidad patológica". En el diagnóstico se especificará el tipo de conducta patológica, como homosexualidad, trasvestismo, pedofilia, fetichismo y sadismo sexual (como violación, agresión sexual, mutilación)» (pp. 38-39).

En el DSM-II, las parafilias siguieron agrupándose en la categoría de los trastornos de la personalidad y otros trastornos mentales no psicóticos, aunque se creó una lista más completa de desviaciones sexuales que recuerda a la clasificación actual, excepción hecha de la homosexualidad, que se eliminó del DSM en 1973 mediante votación del consejo de administración de la *American Psychiatric Association* (APA). En el DSM-III se introdujeron criterios diagnósticos operativos de las parafilias y se incluyó la homosexualidad egodistónica en la subcategoría de los otros trastornos psicosexuales. Finalmente se borró del DSM-III-R, aunque el «malestar persistente y marcado» sobre la propia orientación sexual continuó estando presente en el DSM-III-R, el DSM-IV y el DSM-IV-TR como ejemplo de trastorno sexual no especificado. Esto ya no existe en el DSM-5, reflejo de la evolución de los puntos de vista del campo de la psiquiatría y de la sociedad en su conjunto.

Durante las deliberaciones relacionadas con el DSM-5 hubo cierta controversia sobre la posibilidad de incluir el trastorno hipersexual, que se caracteriza por una conducta sexual excesiva o mal controlada (la llamada comúnmente «adicción al sexo» o «conducta sexual compulsiva»), y el trastorno parafílico coactivo, que es la preferencia sexual por la actividad sexual forzada (es decir, la violación). Después de considerables debates y de recibir aportaciones de los miembros de la APA, se decidió no incluir estos trastornos en el DSM-5.

Analizaremos, uno tras otro, las disfunciones sexuales, la disforia de género y los trastornos parafílicos, por este orden.

# DISFUNCIONES SEXUALES

La disfunción sexual supone una perturbación de los procesos que caracterizan el ciclo de la respuesta sexual o bien la presencia de dolor o de molestias referentes a la relación sexual (véase la lista de trastornos en la Tabla 14-1). Los datos epidemiológicos indican que las disfunciones sexuales son frecuentes y se producen en el 10-30 % de los adultos. Especialmente frecuentes son la eyaculación prematura (precoz), el trastorno orgásmico femenino y el trastorno eréctil. El ciclo de la respuesta sexual comprende cuatro fases: excitación sexual, meseta, orgasmo y resolución.

---

**TABLA 14-1.** Disfunciones sexuales del DSM-5

---

Eyaculación retardada

Trastorno eréctil

Trastorno orgásmico femenino

Trastorno de interés/excitación sexual femenino

Trastorno de dolor génito-pélvico/penetración

Trastorno de deseo sexual hipoactivo en el varón

Eyaculación prematura (precoz)

Disfunción sexual inducida por sustancias/medicamentos

Otra disfunción sexual especificada

Disfunción sexual no especificada

---

En la primera fase, la *excitación sexual,* se producen tensión muscular, alteraciones de la respiración y la frecuencia cardiaca, edema genital y lubricación vaginal. Esta fase puede durar de minutos a horas. En la segunda fase, la de *meseta,* se intensifican los sentimientos de la primera fase y se llega al borde del orgasmo. Las respuestas fisiológicas se intensifican en la fase de meseta. Varios trastornos del DSM-5 corresponden a estas dos primeras fases. Estos son el trastorno de deseo sexual hipoactivo del varón, el trastorno de interés/excitación sexual femenino y el trastorno eréctil. En el DSM-5 se han introducido varios cambios. Primero, las categorías del DSM-IV de trastorno de deseo sexual hipoactivo (de la mujer) y trastorno de la excitación sexual de la mujer se han unido en una sola: el trastorno de interés/excitación sexual femenino. En segundo lugar, en el DSM-5, el trastorno de deseo sexual hipoactivo se centra ahora en el varón y se denomina trastorno de deseo sexual hipoactivo del varón. En tercer lugar, el trastorno de aversión sexual se ha eliminado.

El *orgasmo,* la tercera fase del ciclo de la respuesta sexual, es la fase más breve y puede durar de segundos a minutos. En esta fase se libera la tensión sexual, se eyacula el semen y se producen contracciones vaginales. Los trastornos del DSM-5 que corresponden a esta fase son el trastorno orgásmico femenino, la eyaculación retardada y la eyaculación prematura (precoz). Los trastornos orgásmico del varón y de eyaculación precoz del DSM-IV se han sustituido por los de eyaculación retardada y eyaculación prematura (precoz), respectivamente.

Durante la *resolución,* la fase final del ciclo de la respuesta sexual, el cuerpo recobra lentamente la normalidad, resolviéndose el edema y la erección, y aparece sensación de bienestar. Ninguno de los trastornos del DSM-5 corresponde a esta fase.

Además de los trastornos asociados al ciclo de la respuesta sexual, en el DSM-5 se incluye el trastorno de dolor génito-pélvico/penetración, en el que se experimentan dolor o molestias físicas durante la relación sexual. La presencia de un único trastorno de dolor o molestias supone un cambio con respecto al DSM-IV, donde había dos: la dispareunia y el vaginismo. En el DSM-5 también se ha ampliado la categoría previa de la disfunción sexual inducida por sustancias para incluir también los medicamentos (disfunción sexual inducida por sustancias/medicamentos).

Los criterios de las disfunciones sexuales del DSM-5 tienen en común varios elementos. En el criterio A se describe el trastorno, los criterios B-D son los mismos para todos los trastornos (excepto la disfunción sexual inducida por sustancias/medicamentos, que posee un criterio adicional) y los subtipos y especificadores son idénticos en la mayoría de los casos (con alguna variación en el trastorno de dolor génito-pélvico/penetración y la disfunción sexual inducida por sustancias/medicamentos). Además, en la categoría de las disfunciones sexuales se incluyen la otra disfunción sexual especificada y la disfunción sexual no especificada para los síntomas que no cumplen totalmente los criterios de ninguno de los trastornos de esta clase diagnóstica. Estas últimas sustituyen a las categorías «no especificadas» del DSM-IV.

Para evitar las redundancias, se presentan como ejemplo los criterios de la eyaculación retardada y se remite al lector al DSM-5 para consultar los criterios de las demás disfunciones sexuales. Como la disfunción sexual ocasional forma parte inseparable de la sexualidad humana y no es indicativa de ningún trastorno, a los efectos del diagnóstico solo se tienen en cuenta los síntomas que persisten.

## Disfunción sexual

### Criterios diagnósticos de la eyaculación retardada                                  302.74 (F52.32)

A. Se debe experimentar alguno de los siguientes síntomas en casi todas o todas las ocasiones (aproximadamente 75–100 %) de la actividad sexual en pareja (en situaciones y contextos concretos o, si es generalizada, en todos los contextos) y sin que el individuo desee el retardo:

1. Retardo marcado de la eyaculación.
2. Infrecuencia marcada o ausencia de eyaculación.

B. Los síntomas del Criterio A han persistido durante unos seis meses como mínimo.
C. Los síntomas del Criterio A provocan un malestar clínicamente significativo en el individuo.
D. La disfunción sexual no se explica mejor por un trastorno mental no sexual o como consecuencia de una alteración grave de la relación u otros factores estresantes significativos, y no se puede atribuir a los efectos de una sustancia/medicamento o a otra afección médica.

*Especificar* si:
**De por vida:** El trastorno ha existido desde que el individuo alcanzó la madurez sexual.
**Adquirido:** El trastorno empezó tras un período de actividad sexual relativamente normal.

*Especificar* si:

**Generalizado:** No se limita a determinados tipos de estimulación, situaciones o parejas.

**Situacional:** Ocurre solamente con determinados tipos de estimulación, situaciones o parejas.

*Especificar* la gravedad actual:

**Leve:** Evidencia de malestar leve a causa de los síntomas del Criterio A.

**Moderado:** Evidencia de malestar moderado a causa de los síntomas del Criterio A.

**Grave:** Evidencia de malestar grave o extremo a causa de los síntomas del Criterio A.

## Criterio A

Este criterio describe los síntomas de la disfunción sexual y establece la frecuencia de estos. En la mayoría de los casos, los síntomas deben experimentarse, aproximadamente, en el 75-100 % de todas las ocasiones de contacto sexual. Esto supone un cambio con respecto al DSM-IV, que afirmaba que la disfunción sexual tenía que ser «persistente y recurrente», sin orientar al clínico sobre la evaluación de la frecuencia sintomática. Este criterio impide también el diagnóstico excesivo de la disfunción sexual.

## Criterio B

En este criterio se establece la duración mínima de los síntomas que se requiere para diagnosticar la disfunción sexual. En la mayoría de los casos, los síntomas han de estar presentes durante un mínimo de 6 meses, aproximadamente.

## Criterio C

En este criterio se afirma que los síntomas de disfunción sexual «provocan un malestar clínicamente significativo en el individuo». Este criterio, como los dos primeros, diferencia las disfunciones sexuales de los problemas transitorios de la función sexual que forman parte del día a día. El malestar clínicamente significativo puede cursar en forma de aislamiento social, depresión y mala autoestima. El deterioro de la disfunción sexual puede consistir en relaciones inestables, falta de citas y abuso de sustancias para poder afrontar el problema. El criterio C refleja un cambio con respecto al criterio B del DSM-IV, donde se afirmaba: «El trastorno provoca malestar acusado o dificultades de relación interpersonal». Las expresiones «malestar acusado» y «dificultad interpersonal» las han interpretado de formas distintas clínicos e investigadores, y la nueva redacción aporta mayor claridad.

## Criterio D

Se deben excluir los otros trastornos o conductas que pueden presentarse en forma de disfunción sexual. En el DSM-IV solo se excluían las sustancias y las enfermedades orgánicas. En el DSM-5 se contemplan también otras exclusiones, como el malestar en el seno de la relación y otros factores de estrés. Por ejemplo, si un varón está pasando por un divorcio y refiere escaso deseo sexual durante los trámites de este exclusivamente, no sería correcto diagnosticarlo de trastorno de deseo sexual hipoactivo.

# Subtipos y especificadores

El DSM-5 contempla subtipos y especificadores en cada una de las disfunciones sexuales. Aunque los subtipos proceden del DSM-IV, los especificadores se han ampliado para reflejar más exactamente los distintos factores que pueden influir en el rendimiento sexual.

Los subtipos «de por vida» y «adquirido» se refieren al inicio de la disfunción sexual. *De por vida* hace referencia a la falta de función sexual normal desde las primeras experiencias sexuales, mientras que *adquirido* se refiere a aquellas situaciones en que la persona desarrolla trastornos sexuales después de un período de funcionamiento relativamente normal.

Los subtipos «generalizado» y «situacional» también proceden del DSM-IV. *Generalizado* se aplica a los problemas sexuales que no se limitan a situaciones, parejas o tipos de estimulación concretos. *Situacional* se usa para los problemas sexuales que solo se producen con determinadas parejas, en ciertas situaciones o con ciertos tipos de estimulación.

Se facilitan especificadores de la gravedad actual que permiten valorar cada trastorno como leve (signos de malestar leve respecto a los síntomas del criterio A), moderado (signos de malestar moderado respecto a los síntomas del criterio A) o grave (signos de malestar grave o extremo respecto a los síntomas del criterio A).

## Eyaculación retardada

La eyaculación retardada es un diagnóstico que se aplica cuando un varón tarda mucho tiempo en alcanzar el orgasmo o presenta orgasmos infrecuentes o ausentes. En algunos varones, solo ciertos tipos de estimulación conducen al orgasmo. Otros tienen orgasmos pero únicamente después de una actividad o estimulación sexual prolongada e intensa.

La eyaculación retardada es el nuevo nombre del trastorno orgásmico masculino del DSM-IV. El cambio de nombre se hace eco de la terminología actual en este terreno. Dado que las experiencias de excitación sexual de los varones no son uniformes, de los criterios diagnósticos se ha eliminado la expresión «tras una fase de excitación sexual normal».

## Trastorno eréctil

El trastorno eréctil se aplica a aquellas situaciones en que un varón no puede lograr o mantener una erección suficiente (Segraves, 2010). Esto puede suceder al principio del encuentro sexual o durante este. El trastorno eréctil puede interferir con la fertilidad y producir baja autoestima. Además de los cambios generales introducidos en la categoría general de las disfunciones sexuales, el diagnóstico de trastorno eréctil ha sufrido varias modificaciones en el DSM-5. Mientras que en el DSM-IV se decía que el trastorno estaba definido por la «incapacidad, persistente o recurrente, para obtener o mantener una erección apropiada hasta el final de la actividad sexual», el DSM-5 requiere uno de tres síntomas posibles: dificultad marcada para conseguir una erección durante la actividad sexual, dificultad marcada para mantener la erección hasta el final de la actividad sexual o reducción marcada de la rigidez de la erección.

## Trastorno orgásmico femenino

El trastorno orgásmico femenino consiste en un retraso recurrente, una frecuencia marcadamente escasa o la ausencia del orgasmo, o bien una intensidad muy reducida de las sensaciones orgásmicas. Las mujeres varían mucho en términos del tipo y la intensidad de la estimulación necesaria para el orgasmo. Por este motivo, el diagnóstico requiere que los síntomas estén presentes en casi todas las ocasiones de contacto sexual.

En el DSM-5 se incluyen tres cambios importantes en este trastorno. Se han añadido como síntomas la «marcada infrecuencia» de orgasmos y la «reducción marcada de la intensidad de las sensaciones orgásmicas», pudiendo justificar cualquiera de ellas el diagnóstico. La adición de la «reducción marcada de la intensidad de las sensaciones orgásmicas» refleja el hecho de que el orgasmo no es un fenómeno de «todo o nada» y que la intensidad disminuida puede suponer un problema para algunas mujeres. Además, en el DSM-5 se ha eliminado la expresión «tras una fase de excitación sexual normal», ya que la forma de experimentar las mujeres la excitación sexual no es uniforme. Existen datos sólidos que corroboran una variabilidad considerable y ninguno de los estudios de prevalencia ha evaluado lo que constituye una «fase de excitación sexual normal».

## Trastorno de interés/excitación sexual femenino

En el DSM-5 se han combinado aspectos del trastorno de deseo sexual hipoactivo y del trastorno de la excitación sexual de la mujer para crear esta categoría. El diagnóstico se aplica cuando la mujer carece de interés sexual o no es capaz de alcanzar o mantener la excitación.

El cambio de nombre refleja la experiencia habitual de que el deseo y la excitación (al menos subjetiva) se solapan en gran medida. En algunas mujeres, el deseo precede a la excitación; en otras sigue a la excitación. No hay uniformidad en la forma de definir el deseo; algunas definiciones se centran en la conducta sexual como indicador del deseo, otras en los pensamientos y las fantasías sexuales de tipo espontáneo, y otras más en la naturaleza reactiva del deseo de la mujer. La palabra *deseo* que aparece en el deseo sexual hipoactivo del DSM-IV se ha cambiado por el término *interés*, ya que *deseo* tiene una connotación de deficiencia y a menudo implica una urgencia biológica. La expresión «respuesta de lubricación propia de la fase de excitación» del DSM-IV se ha eliminado porque los datos indican que el aumento del flujo de sangre vaginal durante la estimulación sexual puede constituir, relativamente, una «respuesta automática» de la que la mujer puede o no ser consciente. Por otro lado, existen pocas pruebas de que las mujeres con trastorno de la excitación sexual tengan alterada la respuesta genital; la lubricación puede aparecer o no junto a la excitación subjetiva. Finalmente, existen datos objetivos de que las mujeres refieren alteraciones genitales y no genitales de muy variados tipos, y no está clara la frecuencia de la «respuesta de lubricación-tumefacción».

## Trastorno de dolor génito-pélvico/penetración

Este trastorno se aplica cuando la persona presenta dolor o molestias, contractura muscular o bien miedo o ansiedad en las relaciones sexuales. Este trastorno supone un cambio con respecto al DSM-IV, donde se usaban dos trastornos —la dispareunia y el vaginismo— para diagnosticar los trastornos de dolor sexual, quedando ambos incluidos en esta categoría nueva. La dispareunia y el vaginismo eran diagnósticos poco fiables y a los clínicos les costaba trabajo distinguirlos. La nueva categoría corrige esta situación y permite, además, diagnosticar los trastornos de dolor y de la penetración. Este nuevo marco facilita al clínico la evaluación, el diagnóstico y la derivación.

## Trastorno de deseo sexual hipoactivo en el varón

Este diagnóstico se utiliza cuando un varón tiene disminuido el deseo de actividad sexual y escasos o nulos pensamientos o fantasías sexuales (Brotto, 2010). Como el DSM-5 tiene un nuevo diagnóstico para los problemas de falta de deseo y de excitación (el trastorno de interés/excitación sexual femenino), este trastorno se creó para poder diagnosticar la falta de deseo sexual del varón. Aparte de los cambios generales añadidos a la categoría general de la disfunción sexual en el DSM-5, los criterios de este trastorno, como ya se dijo, son esencialmente los mismos que ya había en el DSM-IV.

## Eyaculación prematura (precoz)

La eyaculación precoz es una entidad en la que el hombre eyacula «durante la actividad sexual en pareja, aproximadamente en el minuto siguiente a la penetración vaginal y antes de que lo desee el individuo». La eyaculación precoz es más frecuente en las situaciones sexuales novedosas y cuando ha pasado un tiempo considerable desde el último orgasmo.

La definición de eyaculación precoz se ha operacionalizado al especificar «aproximadamente en 1 minuto» como el tiempo que tarda en producirse la eyaculación tras el inicio de la relación sexual.

En el DSM-5 se observa que la eyaculación prematura (precoz) puede producirse en las actividades sexuales extravaginales, aunque no se han determinado, y por ello no se incluyen criterios de duración concretos.

## Disfunción sexual inducida por sustancias/ medicamentos

La disfunción sexual inducida por sustancias/medicamentos se diagnostica cuando aparece una disfunción sexual clínicamente importante durante o inmediatamente después de la intoxicación o la abstinencia de alguna sustancia, o de la exposición a un medicamento, y dicha sustancia o medicamento es capaz de producir los síntomas. La intoxicación y el abuso crónico de varias sustancias (p. ej., alcohol, nicotina, opiáceos, sedantes) pueden producir disfunción sexual. Además, muchos medicamentos (p. ej., antihipertensivos, antidepresivos, antipsicóticos) pueden disminuir el interés sexual y afectar al rendimiento en este ámbito.

## Criterios diagnósticos de la disfunción sexual inducida por sustancias/medicamentos

A. En el cuadro clínico predomina un trastorno clínicamente significativo de la función sexual.

B. Existen pruebas a partir de la historia clínica, la exploración física o las pruebas de laboratorio de (1) y (2):

1. Los síntomas del Criterio A desarrollados durante o poco después de la intoxicación o abstinencia de la sustancia, o después de la exposición a un medicamento.

2. La sustancia/medicamento implicado puede producir los síntomas del Criterio A.

C. El trastorno no se explica mejor por una disfunción sexual no inducida por sustancias/medicamentos. Estas pruebas de una disfunción sexual independiente pueden incluir lo siguiente:

Los síntomas fueron anteriores al inicio del uso de la sustancia/medicamento; los síntomas persisten durante un período importante (p. ej., aproximadamente un mes) después del cese de la abstinencia aguda o intoxicación grave; o existen otras pruebas que sugieren la existencia de una disfunción sexual independiente no inducida por sustancias/medicamentos (p. ej. antecedentes de episodios recurrentes no relacionados con sustancias/medicamentos).

D. El trastorno no se produce exclusivamente durante el curso de un delirium.

E. El trastorno causa un malestar clínicamente significativo en el individuo.

**Nota:** Este diagnóstico sólo se puede hacer en lugar de un diagnóstico de intoxicación por sustancias o de abstinencia de sustancias cuando en el cuadro clínico predominan los síntomas del Criterio A y cuando son suficientemente graves para merecer atención clínica.

**Nota de codificación:** Los códigos CIE-9-MC y CIE-10-MC para las disfunciones sexuales inducidas por sustancias/medicamentos específicos se indican en la tabla siguiente. Obsérvese que el código CIE-10-MC depende de si existe o no algún trastorno concomitante por consumo de sustancias de la misma clase. Si un trastorno leve por consumo de sustancias coincide con la disfunción sexual inducida por sustancias, el carácter en 4ª posición es «1», y el clínico hará constar «trastorno leve por consumo de [sustancia]» antes de la disfunción sexual inducida por sustancias (p. ej., trastorno leve por consumo de cocaína con disfunción sexual inducida por cocaína). Si un trastorno moderado o grave por consumo de sustancias coincide con la disfunción sexual inducida por sustancias, el carácter en 4ª posición es «2», y el clínico hará constar «trastorno por consumo de [sustancia]» o «trastorno grave por consumo de [sustancia]» según la gravedad del trastorno concurrente por consumo de sustancias. Si no existe un trastorno concurrente por consumo de sustancias (p. ej., después de un consumo importante puntual de la sustancia), entonces el carácter en 4ª posición es «9», y el clínico solamente hará constar la disfunción sexual inducida por sustancias.

| | CIE-9-MC | CIE-10-MC | | |
|---|---|---|---|---|
| | | Con trastorno por consumo, leve | Con trastorno por consumo, moderado o grave | Sin trastorno por consumo |
| Alcohol | 291.89 | F10.181 | F10.281 | F10.981 |
| Opiáceos | 292.89 | F11.181 | F11.281 | F11.981 |
| Sedante, hipnótico o ansiolítico | 292.89 | F13.181 | F13.281 | F13.981 |
| Anfetamina (u otro estimulante) | 292.89 | F15.181 | F15.281 | F15.981 |
| Cocaína | 292.89 | F14.181 | F14.281 | F14.981 |
| Otra sustancia (o sustancia desconocida) | 292.89 | F19.181 | F19.281 | F19.981 |

*Especificar* si (véase DSM-5, Tabla 1 en el capítulo «Trastornos relacionados con sustancias y trastornos adictivos» para diagnósticos asociados a la clase de sustancia):

**Con inicio durante la intoxicación:** Si se cumplen los criterios de intoxicación con la sustancia y los síntomas aparecen durante la intoxicación.

**Con inicio durante la abstinencia:** Si se cumplen los criterios de abstinencia de la sustancia y los síntomas aparecen durante, o poco después, de la retirada.

**Con inicio después de tomar el medicamento:** Los síntomas pueden aparecer al principio de tomar el medicamento o tras alguna modificación o cambio de la pauta.

*Especificar* la gravedad actual:

**Leve:** Sucede en el 25–50 % de las relaciones sexuales.

**Moderado:** Sucede en el 50–75 % de las relaciones sexuales.

**Grave:** Sucede en el 75 % o más de las relaciones sexuales.

Los criterios del DSM-5 indican que la disfunción sexual tiene que haberse iniciado durante o poco después de la intoxicación o la abstinencia de una sustancia, o la exposición a un medicamento. Estos criterios suponen un cambio con respecto al DSM-IV, donde no se contemplaban los cambios de dosis y la suspensión como posibles causas de disfunción sexual.

# Otra disfunción sexual especificada y disfunción sexual no especificada

Las disfunciones sexuales que no cumplen los criterios de ninguna en concreto se clasifican con estos diagnósticos. El diagnóstico de «otra disfunción especificada» se utiliza cuando el clínico concluye que existe una disfunción sexual que no cumple todos los criterios de ninguno de los trastornos del capítulo. En este caso, el clínico decide especificar por qué motivo concreto no cumple la presentación ningún conjunto de criterios (p. ej., especificando «aversión sexual»). La categoría de disfunción sexual no especificada se usa cuando hay síntomas de disfunción sexual y el clínico decide no especificar el motivo por el que no cumplen los criterios de ningún trastorno. También puede usarse cuando hay información insuficiente para hacer un diagnóstico de disfunción sexual más específico.

# DISFORIA DE GÉNERO

El término *disforia de género* hace referencia al malestar psíquico que puede acompañar al desacuerdo entre el género asignado y la forma que tiene la persona de percibir su verdadero género. Las clasificaciones de este trastorno en los DSM reflejan la tensión existente en la profesión con respecto a la mejor forma de conceptualizarlo. En el DSM-III se introdujeron la transexualidad y el trastorno de identidad de género de la infancia, ambos situados en el capítulo titulado «Trastornos psicosexuales». En el DSM-III-R, ambos trastornos se trasladaron al capítulo titulado «Trastornos de inicio en la lactancia, la niñez y la adolescencia». Se incluía también el diagnóstico de trastorno de la identidad de género de la adolescencia o la edad adulta, tipo no transexual, para las personas identificadas con el género opuesto que no buscaban la reasignación de sexo. En el DSM-IV y el DSM-IV-TR solo se incluía un diagnóstico específico, el de trastorno de la identidad sexual, además del de trastorno de la identidad sexual no especificado, en el capítulo titulado «Trastornos de la identidad sexual». Aunque la terminología de los DSM y la clasificación de los trastornos de la identidad de género han variado con el tiempo, la naturaleza fundamental del trastorno —el malestar psíquico con respecto al propio género asignado— sigue siendo la misma y constituye el rasgo unificador. En la Tabla 14-2 se enumeran los diagnósticos de disforia de género del DSM-5.

---

**TABLA 14-2.** Disforia de género del DSM-5

---

Disforia de género en niños
Disforia de género en adolescentes y adultos
Otra disforia de género especificada
Disforia de género no especificada

---

## Disforia de género en niños

La disforia de género se caracteriza por una marcada incongruencia entre el género asignado y el género expresado por la persona.

Respondiendo a las críticas de que el término *trastorno de la identidad sexual* resultaba estigmatizante, en el DSM-5 recibe el nombre de *disforia de género*. Además, se han eliminado los subtipos referentes a la atracción sexual y se ha introducido una nueva clasificación de subtipos que reconoce a las personas con trastornos médicos del desarrollo sexual.

---

### Criterios diagnósticos de la disforia de género en niños   302.6 (F64.2)

A. Una marcada incongruencia entre el sexo que uno siente o expresa y el que se le asigna, de una duración mínima de seis meses, manifestada por un mínimo de seis de las características siguientes (una de las cuales debe ser el Criterio A1):

1. Un poderoso deseo de ser del otro sexo o una insistencia de que él o ella es del sexo opuesto (o de un sexo alternativo distinto del que se le asigna).

2. En los chicos (sexo asignado), una fuerte preferencia por el travestismo o por simular el atuendo femenino; en las chicas (sexo asignado), una fuerte preferencia por vestir solamente ropas típicamente masculinas y una fuerte resistencia a vestir ropas típicamente femeninas.
3. Preferencias marcadas y persistentes por el papel del otro sexo o fantasías referentes a pertenecer al otro sexo.
4. Una marcada preferencia por los juguetes, juegos o actividades habitualmente utiliza-dos o practicados por el sexo opuesto.
5. Una marcada preferencia por compañeros de juego del sexo opuesto.
6. En los chicos (sexo asignado), un fuerte rechazo a los juguetes, juegos y actividades típicamente masculinos, así como una marcada evitación de los juegos bruscos; en las chicas (sexo asignado), un fuerte rechazo a los juguetes, juegos y actividades típi-camente femeninos.
7. Un marcado disgusto con la propia anatomía sexual.
8. Un fuerte deseo por poseer los caracteres sexuales, tanto primarios como secunda-rios, correspondientes al sexo que se siente.

B. El problema va asociado a un malestar clínicamente significativo o a un deterioro en lo social, escolar u otras áreas importantes del funcionamiento.

*Especificar* si:

**Con un trastorno de desarrollo sexual** (p. ej., un trastorno adrenogenital congénito como 255.2 [E25.0] hiperplasia adrenal congénita o 259.50 [E34.50] síndrome de insen-sibilidad androgénica).

**Nota de codificación:** Codificar el trastorno del desarrollo sexual y la disforia de género.

## Criterio A

Como cierto grado de identificación con el género opuesto no es patológica, en el DSM-5 se ha eliminado la expresión «fuerte y persistente» del DSM-IV, se ha introducido en cambio, un requisito de duración mínima de 6 meses y se ha elevado de cuatro a seis el umbral de los indicadores de «marcada incongruencia entre el sexo que uno siente o expresa y el que se le asigna». Estos cambios reflejan la intensidad y duración de la identificación con el otro género y ayudan a evitar el problema del diagnóstico excesivo.

## Criterio B

La entidad causa angustia o deterioro clínicamente significativos. En los niños, esto puede suponer problemas de rendimiento escolar, negativa a ir al colegio (donde pueden verse expuestos a burlas y acoso), aislamiento social y depresión. Pueden pensar que nadie los comprende y que no encajan con los demás niños.

## Especificadores

Los especificadores han sustituido al criterio C del DSM-IV, donde se afirmaba que «la alteración no coexiste con una enfermedad intersexual». Se ha añadido el especificador «con un trastorno del desarrollo sexual» (p. ej., un trastorno adrenogenital congénito como la hiperplasia adrenal con-génita o el síndrome de insensibilidad androgénica). La disforia de género es frecuente en perso-nas con y sin enfermedades intersexuales, llamadas ahora *trastornos del desarrollo sexual*.

# Disforia de género en adolescentes y adultos

El diagnóstico de disforia de género requiere incomodidad con el propio género asignado y malestar psíquico o deterioro clínicamente significativos. En los adolescentes y adultos, la perturbación se manifiesta con síntomas tales como el deseo expreso de pertenecer al otro género, el hacerse pasar frecuentemente como del otro género, el deseo de vivir como el otro género y la convicción de que se tienen los sentimientos y las reacciones típicas del otro género.

## Criterios diagnósticos de la disforia de género en adolescentes y adultos 302.85 (F64.1)

A. Una marcada incongruencia entre el sexo que uno siente o expresa y el que se le asigna, de una duración mínima de seis meses, manifestada por un mínimo de dos de las características siguientes:

1. Una marcada incongruencia entre el sexo que uno siente o expresa y sus caracteres sexuales primarios o secundarios (o en los adolescentes jóvenes, los caracteres sexuales secundarios previstos).
2. Un fuerte deseo por desprenderse de los caracteres sexuales propios primarios o secundarios, a causa de una marcada incongruencia con el sexo que se siente o se expresa (o en adolescentes jóvenes, un deseo de impedir el desarrollo de los caracteres sexuales secundarios previstos).
3. Un fuerte deseo por poseer los caracteres sexuales, tanto primarios como secundarios, correspondientes al sexo opuesto.
4. Un fuerte deseo de ser del otro sexo (o de un sexo alternativo distinto del que se le asigna).
5. Un fuerte deseo de ser tratado como del otro sexo (o de un sexo alternativo distinto del que se le asigna).
6. Una fuerte convicción de que uno tiene los sentimientos y reacciones típicos del otro sexo (o de un sexo alternativo distinto del que se le asigna).

B. El problema va asociado a un malestar clínicamente significativo o a un deterioro en lo social, laboral u otras áreas importantes del funcionamiento.

*Especificar* si:

**Con un trastorno de desarrollo sexual** (p. ej., un trastorno adrenogenital congénito como 255.2 [E25.0] hiperplasia adrenal congénita o 259.50 [E34.50] síndrome de insensibilidad androgénica).

**Nota de codificación:** Codificar el trastorno del desarrollo sexual y la disforia de género.

*Especificar* si:

**Postransición:** El individuo ha hecho la transición a una vida de tiempo completo con el sexo deseado (con o sin legalización del cambio de sexo) y se ha sometido (o se está preparando para someterse) por lo menos a una intervención o tratamiento médico de cambio de sexo, por ejemplo, un tratamiento continuo con hormonas del sexo opuesto o a una intervención quirúrgica de cambio de sexo para confirmar el sexo deseado (p. ej., penectomía, vaginoplastia en un individuo nacido hombre; mastectomía o faloplastia en una paciente nacida mujer).

## Criterio A

La atención se centra sobre la discrepancia entre el género sentido o expresado (que puede ser masculino, femenino, intermedio o de otro tipo) y el género asignado (varón o mujer en la mayoría de las sociedades), más que en la identificación con el género opuesto y la aversión al propio. En los adultos, el DSM-5 requiere al menos dos de seis indicadores del trastorno.

## Criterio B

El trastorno causa angustia o deterioro clínicamente significativos. Los adolescentes y adultos con disforia de género pueden sufrir aislamiento social, abuso del alcohol o de otras drogas para afrontar el problema y dificultades en las relaciones laborales e interpersonales.

## Especificadores

Los especificadores han sustituido al criterio C del DSM-IV, donde se afirmaba que «la alteración no coexiste con una enfermedad intersexual». En primer lugar se ha añadido el especificador «con un trastorno del desarrollo sexual» (p. ej., un trastorno adrenogenital congénito como la hiperplasia adrenal congénita o el síndrome de insensibilidad androgénica) para describir mejor la disforia de género. La disforia de género es frecuente en las personas con y sin enfermedades intersexuales, llamadas ahora *trastornos del desarrollo sexual.* En segundo lugar, se ha añadido el especificador «postransición». Esta adición obedece a la observación de que muchos individuos, después de la transición, dejan de cumplir los criterios de la disforia de género pero siguen sometiéndose a tratamientos hormonales, a nuevas operaciones para confirmar el género y a psicoterapias o terapias para facilitar la adaptación a la vida con el género deseado y las consecuencias sociales de la transición. El concepto de postransición se basa en el de «remisión parcial o total» que se emplea en los trastornos del ánimo.

### Otra disforia de género especificada y disforia de género no especificada

Estas categorías diagnósticas se aplican a las presentaciones en que existen síntomas característicos de la disforia de género que son causa de angustia o deterioro funcional importante pero sin llegar a cumplir totalmente los criterios de la disforia de género. El diagnóstico de otra disforia especificada se usa cuando el clínico decide comunicar el motivo concreto por el que la presentación no cumple los criterios del todo. El de disforia no especificada se emplea cuando el clínico opta por no especificar dicho motivo y cuando la información del cuadro es insuficiente y no permite realizar un diagnóstico más específico.

## TRASTORNOS PARAFÍLICOS

Los trastornos parafílicos se caracterizan por un interés sexual intenso y persistente, distinto de la estimulación genital o de las caricias y tocamientos preparatorios con seres humanos maduros y consentidores.

Las parafilias se conocen desde hace siglos. En términos de su clasificación formal, las parafilias se reconocían en el DSM-I y el DSM-II como un tipo de trastorno de la personalidad; luego, en el DSM-III se situaron en el capítulo de los «Trastornos psicosexuales» y se crearon sus criterios diagnósticos. Las parafilias continuaron relativamente sin cambios en las siguientes ediciones, incluidas en los capítulos dedicados a las disfunciones sexuales (y al trastorno de la identidad sexual en el DSM-IV). En el DSM-5, los trastornos parafílicos tienen su propio capítulo.

Como no todas las parafilias se consideran trastornos mentales, en el DSM-5 se distingue entre parafilias y trastornos parafílicos. El diagnóstico de un trastorno parafílico requiere que la parafilia sea causa de angustia o deterioro en quien la presenta, o que conlleve daños o riesgo de daños a terceros. La parafilia es condición necesaria pero insuficiente para el trastorno parafílico. Tener una parafilia no justifica ni requiere sin más una intervención clínica.

En los criterios diagnósticos de cada uno de los trastornos parafílicos enumerados, el criterio A especifica la naturaleza cualitativa de la parafilia (p. ej., el travestismo) y el criterio B especifica las consecuencias negativas de esta (angustia o deterioro significativo en ámbitos funcionales de importancia).

Se han añadido especificadores de curso a cada trastorno parafílico para permitir documentar si la situación de la persona cambia. Se incluye el especificador «en un entorno controlado» porque la propensión de la persona a llevar a cabo sus ansias parafílicas puede ser más difícil de evaluar objetivamente cuando esta no tiene ocasión de hacerlo. El especificador «en remisión total» indica que el individuo no ha actuado conforme a sus ansias con una persona no consentidora o no presenta angustia ni deterioro funcional desde hace como mínimo 5 años estando en un entorno no controlado.

El DSM-5 abarca 10 trastornos parafílicos que se enumeran en la Tabla 14-3. Los iremos viendo uno por uno y subrayaremos los cambios introducidos con respecto al DSM-IV.

---

**TABLA 14-3.** Trastornos parafílicos del DSM-5

---

Trastorno de voyeurismo

Trastorno de exhibicionismo

Trastorno de frotteurismo

Trastorno de masoquismo sexual

Trastorno de sadismo sexual

Trastorno de pedofilia

Trastorno de fetichimo

Trastorno de travestismo

Otro trastorno parafílico especificado

Trastorno parafílico no especificado

---

# Trastorno de voyeurismo

El trastorno de voyeurismo se define por el acto de observar, sin que se dé cuenta, a una persona desnuda, que se está quitando la ropa o que está realizando actos sexuales. El individuo ya ha llevado a cabo sus deseos con alguien sin su consentimiento, o los deseos y fantasías sexuales le han provocado malestar psíquico o deterioro funcional.

## Criterios diagnósticos del trastorno de voyeurismo    302.82 (F65.3)

A. Durante un período de al menos seis meses, excitación sexual intensa y recurrente derivada de la observación de una persona desprevenida que está desnuda, desnudándose o dedicada a una actividad sexual, y que se manifiesta por fantasías, deseos irrefrenables o comportamientos.
B. El individuo ha cumplido estos deseos sexuales irrefrenables con una persona que no ha dado su consentimiento, o los deseos irrefrenables o fantasías sexuales causan malestar clínicamente significativo o deterioro en lo social, laboral u otras áreas importantes del funcionamiento.
C. El individuo que experimenta la excitación y/o que actúa con un deseo irrefrenable tiene como mínimo 18 años de edad.

*Especificar* si:

**En un entorno controlado:** Este especificador se aplica sobre todo a individuos que viven en una institución o en otros ámbitos en los que la oportunidad de un comportamiento voyeurista es limitada.

**En remisión total:** El individuo no ha cumplido sus deseos irrefrenables con una persona sin su consentimiento, y no ha existido malestar ni problemas sociales, laborales o en otros campos del funcionamiento durante al menos cinco años en los que ha estado en un entorno no controlado.

## Trastorno de exhibicionismo

El trastorno de exhibicionismo se define por la exposición de los genitales ante una persona desprevenida, y se requiere que la persona haya llevado a cabo estos deseos sexuales con otra persona sin su consentimiento o que los deseos y fantasías hayan producido angustia y deterioro funcional clínicamente importantes.

Además de los cambios globales introducidos en los trastornos parafílicos del DSM-5, se han añadido especificadores para señalar la edad de la persona objeto de la exhibición.

## Criterios diagnósticos del trastorno de exhibicionismo                                            302.4 (F65.2)

A. Durante un período de al menos seis meses, excitación sexual intensa y recurrente derivada de la exposición de los genitales a una persona desprevenida, y que se manifiesta por fantasías, deseos irrefrenables o comportamientos.
B. El individuo ha cumplido estos deseos sexuales irrefrenables con una persona que no ha dado su consentimiento, o los deseos irrefrenables o fantasías sexuales causan malestar clínicamente significativo o deterioro en lo social, laboral u otras áreas importantes del funcionamiento.

*Especificar* si:

**Sexualmente excitado por exposición de los genitales a niños prepúberes**
**Sexualmente excitado por exposición de los genitales a individuos físicamente maduros**

**Sexualmente excitado por exposición de los genitales a niños prepúberes y a individuos físicamente maduros**

*Especificar* si:

**En un entorno controlado:** Este especificador se aplica sobre todo a individuos que viven en una institución o en otros ámbitos en los que la oportunidad de exposición de los genitales es limitada.

**En remisión total:** El individuo no ha cumplido sus deseos irrefrenables con una persona sin su consentimiento y no ha existido malestar ni problemas sociales, laborales o en otros campos del funcionamiento durante al menos cinco años en los que ha estado en un entorno no controlado.

## Trastorno de frotteurismo

El trastorno de frotteurismo consiste en excitarse sexualmente tocando o frotándose contra una persona no consentidora. El individuo ha llevado a cabo estos deseos sexuales o los deseos y fantasías le producen angustia o deterioro funcional clínicamente significativos.

| Criterios diagnósticos del trastorno de frotteurismo | 302.89 (F65.81) |
| --- | --- |

A. Durante un período de al menos seis meses, excitación sexual intensa y recurrente derivada de los tocamientos o fricción contra una persona sin su consentimiento y que se manifiesta por fantasías, deseos irrefrenables o comportamientos.

B. El individuo ha cumplido estos deseos sexuales irrefrenables con una persona que no ha dado su consentimiento, o los deseos irrefrenables o fantasías sexuales causan malestar clínicamente significativo o deterioro en lo social, laboral u otras áreas importantes del funcionamiento.

*Especificar* si:

**En un entorno controlado:** Este especificador se aplica sobre todo a individuos que viven en una institución o en otros ámbitos en los que la oportunidad de tocamientos o fricción es limitada.

**En remisión total:** El individuo no ha cumplido sus deseos irrefrenables con una persona sin su consentimiento, y no ha existido malestar ni problemas sociales, laborales o en otros campos del funcionamiento, durante al menos cinco años en los que ha estado en un entorno no controlado.

## Trastorno de masoquismo sexual

El trastorno de masoquismo sexual implica el acto de sufrir humillación, golpes, ataduras o padecimientos de cualquier tipo. Las fantasías, los deseos o las conductas también deben provocar malestar o deterioro funcional clínicamente importantes.

En el DSM-5 se ha añadido el especificador de la asfixiofilia por las altas tasas de mortalidad que se asocian a este comportamiento.

## Criterios diagnósticos del trastorno
## de masoquismo sexual                                          302.83 (F65.51)

A. Durante un período de al menos seis meses, excitación sexual intensa y recurrente derivada del hecho de ser humillado, golpeado, atado o sometido a sufrimiento de cualquier otra forma, y que se manifiesta por fantasías, deseos irrefrenables o comportamientos.
B. Las fantasías, deseos sexuales irrefrenables o comportamientos causan malestar clínicamente significativo o deterioro en lo social, laboral u otras áreas importantes del funcionamiento.

*Especificar* si:

**Con asfixiofilia:** Si el individuo busca conseguir la excitación sexual por medio de la restricción de la respiración.

*Especificar* si:

**En un entorno controlado:** Este especificador se aplica sobre todo a individuos que viven en una institución o en otros ámbitos en los que la oportunidad de dedicarse a comportamientos sexuales masoquistas es limitada.

**En remisión total:** No ha existido malestar ni problemas sociales, laborales o en otros campos del funcionamiento durante al menos cinco años en los que el individuo ha estado en un entorno no controlado.

# Trastorno de sadismo sexual

El trastorno de sadismo sexual implica actos en que la persona se excita sexualmente de manera intensa y recurrente ante el sufrimiento físico o psíquico de otra persona. No obstante, para merecer este diagnóstico, la persona debe haber llevado a cabo estos deseos sexuales con una persona no consentidora o los deseos y fantasías deben causar angustia o deterioro funcional clínicamente importantes.

## Criterios diagnósticos del trastorno
## de sadismo sexual                                             302.84 (F65.52)

A. Durante un período de al menos seis meses, excitación sexual intensa y recurrente derivada del sufrimiento físico o psicológico de otra persona, y que se manifiesta por fantasías, deseos irrefrenables o comportamientos.
B. El individuo ha cumplido estos deseos sexuales irrefrenables con una persona que no ha dado su consentimiento, o los deseos irrefrenables o fantasías sexuales causan malestar clínicamente significativo o deterioro en lo social, laboral u otras áreas importantes del funcionamiento.

*Especificar* si:

**En un entorno controlado:** Este especificador se aplica sobre todo a individuos que viven en una institución o en otros ámbitos en los que la oportunidad de dedicarse a comportamientos sexuales sádicos es limitada.

**En remisión total:** El individuo no ha cumplido sus deseos irrefrenables con una persona sin su consentimiento, y no ha existido malestar ni problemas sociales, laborales o en otros campos del funcionamiento durante al menos cinco años en los que ha estado en un entorno no controlado.

# Trastorno de pedofilia

El trastorno de pedofilia se define por fantasías, ansias o conductas de excitación sexual que implican actividad sexual con un niño prepúber (normalmente, de 13 o menos años de edad). Algunas personas con este trastorno solo se sienten atraídas hacia los niños, mientras que otras también sienten atracción por los adultos. No obstante, para poder cumplir los criterios de este trastorno, la persona debe haber llevado a cabo sus deseos sexuales o bien los deseos y las fantasías deben ser causa de intenso malestar o de problemas interpersonales. La persona debe tener al menos 16 años de edad y ser como mínimo 5 años mayor que el niño al que se dirigen sus fantasías o actos.

En el DSM-5 se han incluido especificadores para señalar si la persona se siente también atraída hacia los adultos, el género por el que siente atracción y si la atracción es solo hacia familiares (incesto).

## Criterios diagnósticos del trastorno de pedofilia    302.2 (F65.4)

A. Durante un período de al menos seis meses, excitación sexual intensa y recurrente derivada de fantasías, deseos sexuales irrefrenables o comportamientos que implican la actividad sexual con uno o más niños prepúberes (generalmente menores de 13 años).
B. El individuo ha cumplido estos deseos sexuales irrefrenables, o los deseos irrefrenables o fantasías sexuales causan malestar importante o problemas interpersonales.
C. El individuo tiene como mínimo 16 años y es al menos cinco años mayor que el niño/niños del Criterio A.
**Nota:** No incluir a un individuo al final de la adolescencia que mantiene una relación sexual continua con otro individuo de 12 o 13 años.

*Especificar* si:
   **Tipo exclusivo** (atracción exclusiva por los niños)
   **Tipo no exclusivo**
*Especificar* si:
   **Atracción sexual por el sexo masculino**
   **Atracción sexual por el sexo femenino**
   **Atracción sexual por ambos sexos**

*Especificar* si:
   **Limitado al incesto**

# Trastorno de fetichismo

El trastorno de fetichismo implica el uso de objetos inanimados, como ropa interior o zapatos, o una atención muy específica a partes no genitales del cuerpo para conseguir la excitación sexual. No obstante, para merecer este diagnóstico, las fantasías, los deseos o las conductas deben producir malestar psíquico o deterioro funcional clínicamente importantes.

El criterio C refleja la necesidad de distinguir el trastorno de fetichismo del trastorno de travestismo. En el DSM-5 se ha añadido un especificador único que detalla el objeto del fetiche (p. ej., partes del cuerpo).

## Criterios diagnósticos del trastorno de fetichismo    302.81 (F65.0)

A. Durante un período de al menos seis meses, excitación sexual intensa y recurrente derivada del empleo de objetos inanimados o un gran interés específico por parte(s) del cuerpo no genitales, que se manifiesta por fantasías, deseos irrefrenables o comportamientos.
B. Las fantasías, deseos sexuales irrefrenables o comportamientos causan malestar clínicamente significativo o deterioro en lo social, laboral u otras áreas importantes del funcionamiento.
C. Los objetos fetiche no se limitan a prendas de vestir utilizadas para travestirse (como en el trastorno de travestismo) o a artilugios diseñados específicamente para la estimulación táctil de los genitales (p. ej., vibrador).

*Especificar:*
   **Parte(s) del cuerpo**
   **Objeto(s) inanimado(s)**
   **Otro**

*Especificar* si:
   **En un entorno controlado:** Este especificador se aplica sobre todo a individuos que viven en una institución o en otros ámbitos en los que la oportunidad de dedicarse a comportamientos fetichistas es limitada.
   **En remisión total:** No ha existido malestar ni problemas sociales, laborales o en otros campos del funcionamiento durante al menos cinco años en los que el individuo ha estado en un entorno no controlado.

# Trastorno de travestismo

El trastorno de travestismo se caracteriza por excitación sexual recurrente e intensa a raíz de vestirse con ropa del sexo opuesto. Además, los deseos, las fantasías o las conductas del cuadro producen en la persona angustia o deterioro funcional clínicamente significativos.

El nombre anterior era «fetichismo trasvestista». En el DSM-5 no se incluye el criterio C del DSM-IV, donde se decía que el travestismo no podía producirse exclusivamente dentro de un trastorno de la identidad sexual. Además, en el DSM-5 se ha eliminado el requisito de que el trastorno solo pueda diagnosticarse a varones heterosexuales. Se han añadido especificadores nuevos en los criterios del DSM-5 para señalar si los objetos constituyen el principal estímulo o si la persona se imagina a sí misma como mujer.

## Criterios diagnósticos del trastorno de travestismo                                                       302.3 (F65.1)

A. Durante un período de al menos seis meses, excitación sexual intensa y recurrente derivada del hecho de travestirse, que se manifiesta por fantasías, deseos irrefrenables o comportamientos.
B. Las fantasías, deseos sexuales irrefrenables o comportamientos causan malestar clínicamente significativo o deterioro en lo social, laboral u otras áreas importantes del funcionamiento.

*Especificar* si:

**Con fetichismo:** Si la excitación sexual se produce con tejidos, materiales o prendas de vestir.

**Con autoginofilia:** Si la excitación sexual se produce con pensamientos o imágenes de uno mismo como mujer.

*Especificar* si:

**En un entorno controlado:** Este especificador se aplica sobre todo a individuos que viven en una institución o en otros ámbitos en los que la oportunidad de travestirse es limitada.

**En remisión total:** No ha existido malestar ni problemas sociales, laborales o en otros campos del funcionamiento durante al menos cinco años en los que el individuo ha estado en un entorno no controlado.

# Otro trastorno parafílico especificado y trastorno parafílico no especificado

Estos trastornos constituyen categorías residuales que sustituyen a la parafilia no especificada del DSM-IV. El primero es una categoría para los trastornos parafílicos que causan angustia o deterioro pero que no cumplen totalmente los criterios de ninguno de los trastornos parafílicos en concreto. Se usa en aquellas situaciones en que el clínico decide comunicar el motivo (p. ej., zoofilia). La categoría del trastorno no especificado se usa cuando el trastorno parafílico causa angustia o deterioro, no cumple totalmente ninguno de los conjuntos de criterios y el clínico opta por no especificar el motivo, o cuando la información referente al cuadro no es suficiente para hacer un diagnóstico más específico.

## Otro trastorno parafílico especificado 302.89 (F65.89)

Esta categoría se aplica a presentaciones en las que predominan los síntomas característicos de un trastorno parafílico que causan malestar clínicamente significativo o deterioro en lo social, laboral u otras áreas importantes del funcionamiento, pero que no cumplen todos los criterios de ninguno de los trastornos de la categoría diagnóstica de los trastornos parafílicos. La categoría de otro trastorno parafílico especificado se utiliza en situaciones en las que el clínico opta por comunicar el motivo específico por el que la presentación no cumple los criterios de ningún trastorno parafílico específico. Esto se hace registrando «otro trastorno parafílico especificado» seguido del motivo específico (p. ej., «zoofilia»).

Algunos ejemplos de presentaciones que se pueden especificar utilizando la designación «otro especificado» son, entre otros, la excitación sexual intensa y recurrente que implica la *escatología telefónica* (llamadas telefónicas obscenas), la *necrofilia* (cadáveres), la *zoofilia* (animales), la *coprofilia* (heces), la *clismafilia* (enemas) o la *urofilia* (orina), que han estado presentes al menos durante seis meses y que causan malestar importante o deterioro en lo social, laboral u otras áreas importantes del funcionamiento. Otros especificadores que se pueden aplicar a otro trastorno parafílico especificado son en remisión y/o en un entorno controlado.

## Trastorno parafílico no especificado                          302.9 (F65.9)

Esta categoría se aplica a presentaciones en las que predominan los síntomas característicos de un trastorno parafílico que causan malestar clínicamente significativo o deterioro en lo social, laboral u otras áreas importantes del funcionamiento, pero que no cumplen todos los criterios de ninguno de los trastornos de la categoría diagnóstica de los trastornos parafílicos. La categoría del trastorno parafílico no especificado se utiliza en situaciones en las que el clínico opta por no especificar el motivo del incumplimiento de los criterios para un trastorno parafílico específico, e incluye presentaciones en las que no existe información suficiente para hacer un diagnóstico más específico.

# PUNTOS CLAVE

- Cada una de las tres clases de trastornos analizadas en este capítulo —disfunciones sexuales, disforia de género y trastornos parafílicos— tiene su propio capítulo en el DSM-5, en lugar de estar agrupadas como en el DSM-IV.
- Las categorías del DSM-IV de trastorno de deseo sexual hipoactivo (de la mujer) y trastorno de la excitación sexual de la mujer se han combinado en un solo trastorno, el trastorno de interés/excitación sexual femenino. El trastorno de deseo sexual hipoactivo del varón se denomina ahora así, trastorno de deseo sexual hipoactivo del varón. El trastorno de aversión sexual se ha eliminado.
- El trastorno de la identidad sexual se llama ahora *disforia de género* para evitar el estigma que se asocia al término *trastorno.*
- Las parafilias se llaman ahora *trastornos parafílicos* para distinguir lo que son trastornos de las preferencias sexuales no patológicas (parafilias).

# CAPÍTULO 15

## Trastornos disruptivos, del control de los impulsos y de la conducta

| | |
|---|---|
| **313.81 (F91.3)** | Trastorno negativista desafiante |
| **312.34 (F63.81)** | Trastorno explosivo intermitente |
| ___.__ (___.__) | Trastorno de la conducta |
| **301.7 (F60.2)** | Trastorno de la personalidad antisocial |
| **312.33 (F63.1)** | Piromanía |
| **312.32 (F63.3)** | Cleptomanía |
| **312.89 (F91.8)** | Otro trastorno disruptivo, del control de los impulsos y de la conducta especificado |
| **312.9 (F91.9)** | Trastorno disruptivo, del control de los impulsos y de la conducta no especificado |

Este capítulo nuevo sobre los trastornos disruptivos, del control de los impulsos y de la conducta reúne una serie de trastornos que aparecían en el DSM-IV en los capítulos «Trastornos de inicio en la infancia, la niñez o la adolescencia» (trastorno negativista desafiante, trastorno de la conducta), «Trastornos de la personalidad» (trastorno de la personalidad antisocial: véanse los criterios diagnósticos y la descripción en el capítulo 18) y «Trastornos del control de los impulsos no clasificados en otros apartados» (trastorno explosivo intermitente, piromanía, cleptomanía). El capítulo supone una desviación con respecto al DSM-IV pero refleja el método elegido por el grupo de trabajo del DSM-5 en cuanto a la agrupación de los trastornos basándose en datos objetivos clínicos y biológicos. Los trastornos se enumeran en la Tabla 15-1.

Estos trastornos están unificados por la presencia de una autorregulación defectuosa que provoca comportamientos difíciles, perturbadores, agresivos o antisociales. Estos comportamientos suelen estar determinados por múltiples factores y se asocian a agresiones físicas o verbales contra uno mismo, los demás u objetos, o a la violación de los derechos de los demás. Adquieren aspectos diversos y pueden ser defensivos, premeditados o impulsivos. Si bien la agresión defensiva se contempla como algo normal, las formas premeditadas e impulsivas se consideran patológicas. Además, aunque algunas conductas perturbadoras pueden resultar normales durante la adolescencia, su reiteración puede suponer un rasgo conductual desadaptador que se inicie al comienzo de la vida y persista durante la edad adulta.

---

**TABLA 15-1.** Trastornos disruptivos, del control de los impulsos y de la conducta en el DSM-5

Trastorno negativista desafiante

Trastorno explosivo intermitente

Trastorno de la conducta

Trastorno de la personalidad antisocial

Piromanía

Cleptomanía

Otro trastorno disruptivo, del control de los impulsos y de la conducta especificado

Trastorno disruptivo, del control de los impulsos y de la conducta no especificado

---

A lo largo de la historia del DSM, la ira, la rabia y la agresividad han caracterizado a varios trastornos de personalidad y de conductas problemáticas. En el DSM-I, la agresividad se identificaba específicamente en las personas con personalidad pasivo-agresiva de tipo agresivo. En el DSM-II se añadió la personalidad explosiva (trastorno epileptoide de la personalidad), que se describía así: «Este patrón de conducta se caracteriza por flagrantes accesos de cólera o de agresividad verbal o física. Estos estallidos difieren notoriamente de la conducta normal del paciente, que puede lamentarlos y arrepentirse de ellos» (*American Psychiatric Association*, 1968, pág. 42).

Otros trastornos del adulto cuentan entre sus síntomas con la agresividad. El trastorno explosivo intermitente se introdujo en el DSM-III para describir a las personas con episodios de agresividad claramente desproporcionada en relación con los desencadenantes, considerándose grosso modo como equivalente de la personalidad explosiva. El trastorno permanecía casi igual en el DSM-IV. El trastorno explosivo aislado, también introducido en el DSM-III, se usó para describir a las personas con un solo episodio aislado de agresividad atípica. Este trastorno se eliminó de las ediciones siguientes a consecuencia de su escasa utilidad. La conducta agresiva aparecía como criterio del trastorno antisocial de la personalidad en el DSM-III (criterio C5) y el DSM-IV (criterio A4).

En los jóvenes son varios los diagnósticos que abarcan conductas agresivas o negativistas. El más destacado es el trastorno negativista desafiante, que describe un patrón persistente de conductas negativistas, hostiles, desafiantes y desobedientes hacia los demás. Otro es el trastorno de conducta, que es un patrón persistente de comportamiento que incurre en importantes transgresiones de los derechos de los demás y de las principales normas sociales.

La historia de los trastornos disruptivos, del control de los impulsos y de la conducta data del DSM-II y de la categoría «trastornos de la conducta de la infancia y la adolescencia», que se limitaba a un escaso número de diagnósticos que se decía que surgían de factores ambientales divergentes: reacción de huida, reacción agresiva no socializada y reacción de delincuencia grupal. (Curiosamente, aunque la palabra *reacción* se había eliminado de los diagnósticos del DSM-II para los adultos, el término se retuvo para los diagnósticos referentes a la infancia y la adolescencia.) El diagnóstico de reacción de huida se aplicaba a aquellos individuos que huían de las situaciones amenazantes en casa y empleaban el hurto a escondidas como medio de autoconservación. El diagnóstico de reacción agresiva no socializada se aplicaba a los individuos solitarios con conductas de desobediencia hostil, agresividad, hurtos y embustes, surgidas principalmente como reacción a los castigos incoherentes y el rechazo parental. El diagnóstico de reacción de delincuencia grupal se usaba con individuos que cometían actos predominantemente no agresivos en el seno de un grupo delictivo de compañeros, pretendidamente a causa de escasa supervisión dentro de una barriada pobre.

En el DSM-III, esta categoría se denominó «trastornos normalmente diagnosticados en la lactancia, la infancia o la adolescencia», y se expandió hasta incluir un gran número de diagnósticos con diversos grados de gravedad y estabilidad. El trastorno negativista y el trastorno de conducta estaban entre los diagnósticos nuevos. El primero se llamó trastorno negativista desafiante en el DSM-III-R. El trastorno de conducta se consideraba el precursor infantil del trastorno antisocial de la personalidad, que no podía diagnosticarse hasta que la persona hubiera cumplido los 18 años de edad. Esta entidad era distinta del trastorno negativista, que consistía esencialmente en desobediencia a las figuras de autoridad pero sin agresión franca. La presencia del trastorno de conducta excluía el diagnóstico de trastorno negativista porque se creía que el comportamiento negativista era uno de los rasgos que presentaban la mayoría de los individuos con trastorno de conducta.

En el DSM-5, el trastorno negativista desafiante y el trastorno de conducta se agrupan ahora con el trastorno de la personalidad antisocial y el trastorno explosivo intermitente debido a los crecientes datos que indican un trasfondo clínico y biológico común a lo largo del desarrollo. El trastorno de la personalidad antisocial cursa con violaciones de los derechos de los demás. El trastorno explosivo intermitente se caracteriza por conductas agresivas y de asalto de carácter impulsivo que son desproporcionadas con respecto a los factores de estrés.

## Trastorno negativista desafiante

La irritabilidad, la ira, el desafío y el mal genio son los descriptores específicos del trastorno negativista desafiante (Burke et al., 2002). En el DSM-III se introdujo este trastorno con el nombre de trastorno negativista, caracterizado por oposición negativa y desobediencia a la autoridad. Los autores del DSM-5 consideran que el trastorno negativista desafiante antece en el desarrollo a algunos casos de trastorno de conducta, lo que indica que estos trastornos podrían constituir etapas diferentes de un espectro de conductas perturbadoras. De hecho, el DSM-5 organiza el trastorno negativista desafiante, el trastorno de conducta y el trastorno de la personalidad antisocial de forma jerárquica y desarrollística como expresiones dependientes de la edad de una misma diátesis subyacente. Aunque el comportamiento negativista transitorio es muy frecuente en la infancia y la adolescencia, el trastorno negativista desafiante se produce solamente en el 1-11 % de los jóvenes. Es más prevalente en los varones antes de la pubertad y su prevalencia es igual para ambos sexos después de esta. El clínico puede especificar si el trastorno es leve, moderado o grave.

## Criterios diagnósticos del trastorno negativista desafiante                                           313.81 (F91.3)

A. Un patrón de enfado/irritabilidad, discusiones/actitud desafiante o vengativa que dura por lo menos seis meses, que se manifiesta por lo menos con cuatro síntomas de cualquiera de las categorías siguientes y que se exhibe durante la interacción por lo menos con un individuo que no sea un hermano.

### Enfado/irritabilidad

1. A menudo pierde la calma.
2. A menudo está susceptible o se molesta con facilidad.
3. A menudo está enfadado y resentido.

### Discusiones/actitud desafiante

4. Discute a menudo con la autoridad o con los adultos, en el caso de los niños y los adolescentes.
5. A menudo desafía activamente o rechaza satisfacer la petición por parte de figuras de autoridad o normas.
6. A menudo molesta a los demás deliberadamente.
7. A menudo culpa a los demás por sus errores o su mal comportamiento.

### Vengativo

8. Ha sido rencoroso o vengativo por lo menos dos veces en los últimos seis meses.

**Nota:** Se debe considerar la persistencia y la frecuencia de estos comportamientos para distinguir los que se consideren dentro de los límites normales, de los sintomáticos. En los niños de menos de cinco años el comportamiento debe aparecer casi todos los días durante un período de seis meses por lo menos, a menos que se observe otra cosa (Criterio A8). En los niños de cinco años o más, el comportamiento debe aparecer por lo menos una vez por semana durante al menos seis meses, a menos que se observe otra cosa (Criterio A8). Si bien estos criterios de frecuencia se consideran el grado mínimo orientativo para definir los síntomas, también se deben tener en cuenta otros factores, por ejemplo, si la frecuencia y la intensidad de los comportamientos rebasan los límites de lo normal para el grado de desarrollo del individuo, su sexo y su cultura.

B. Este trastorno del comportamiento va asociado a un malestar en el individuo o en otras personas de su entorno social inmediato (es decir, familia, grupo de amigos, compañeros de trabajo), o tiene un impacto negativo en las áreas social, educativa, profesional u otras importantes.

C. Los comportamientos no aparecen exclusivamente en el transcurso de un trastorno psicótico, un trastorno por consumo de sustancias, un trastorno depresivo o uno bipolar. Además, no se cumplen los criterios de un trastorno de desregulación disruptiva del estado de ánimo.

*Especificar* la gravedad actual:

**Leve:** Los síntomas se limitan a un entorno (p. ej., en casa, en la escuela, en el trabajo, con los compañeros).

**Moderado:** Algunos síntomas aparecen en dos entornos por lo menos.

**Grave:** Algunos síntomas aparecen en tres o más entornos.

## Criterio A

Incluso los niños bien adaptados pueden mostrar conductas compatibles con uno o más de los síntomas del trastorno negativista desafiante. Los síntomas de este trastorno, sin embargo, deben formar parte de un patrón conductual frecuente y atípico para el nivel de desarrollo del niño. Durante un período de 6 meses, el niño debe presentar al menos cuatro de ocho síntomas conductuales que se han agrupado en tres categorías lógicas: ánimo colérico/irritable, conducta pendenciera/desafiante y rencor vengativo. Aunque en el DSM-IV el criterio decía que las conductas ocurren «a menudo», no se explicaba la manera de definir *a menudo* objetivamente. En el DSM-5 se clarifica la frecuencia necesaria de estas conductas según la edad: «En los niños menores de 5 años, el comportamiento debe aparecer casi todos los días durante un período de 6 meses por lo menos, a menos que se observe otra cosa (criterio A8). En los niños de 5 años o más, el comportamiento debe aparecer por lo menos una vez por semana durante al menos 6 meses, a menos que se observe otra cosa (criterio A8).»

Las conductas esenciales no han variado con respecto al DSM-IV excepto que las conductas vengativas requieren ahora al menos dos episodios en los últimos 6 meses. Otro cambio es que estas conductas no se hayan producido solamente en relación con un hermano.

En el DSM-5, las conductas se agrupan dependiendo de si son de naturaleza emocional o conductual. Las investigaciones indican que los síntomas del trastorno negativista desafiante están muy interrelacionados y que todos contribuyen a prever los resultados de estas conductas. Sin embargo, los síntomas emocionales predicen de manera independiente la aparición de trastornos del ánimo y de ansiedad.

## Criterio B

El trastorno se asocia a malestar psíquico, del propio paciente y de las personas del entorno inmediato, o afecta negativamente a los ámbitos social, educativo, vocacional y de otros tipos. Este criterio ayuda a distinguir las conductas negativas ocasionales de un niño o adolescente por lo demás bien adaptado de las que merecen el diagnóstico de trastorno negativista desafiantes. En un estudio de jóvenes con trastorno negativista desafiante conforme al DSM-IV (Burke et al., 2002), casi todos los sujetos refirieron problemas en casa (96 %) y en el colegio (85 %), siendo menos los que tenían problemas con sus compañeros (67 %).

## Criterio C

En el DSM-5 no se incluye el criterio de exclusión del DSM-IV por el que solo se podía diagnosticar este trastorno si no se cumplían los del trastorno de conducta. *Ahora, ambos diagnósticos pueden coexistir.* Este cambio se basa en investigaciones que indican que la presencia o ausencia simultánea de este trastorno ayuda a predecir la evolución del trastorno de conducta.

### Trastorno explosivo intermitente

Aunque el trastorno explosivo intermitente se introdujo en el DSM-III, entre sus precursores están la personalidad pasivo-agresiva, tipo agresivo, del DSM-I, caracterizada como una «reacción persistente a la frustración con irritabilidad, rabietas y conductas desctructivas», y la personalidad explosiva del DSM-II. Las personas con esta última eran agresivas y tenían, de manera intermitente, comportamientos violentos. En el DSM-III, este patrón de conducta se codificó como trastorno explosivo intermitente y se asignó al eje I del nuevo sistema multiaxial, en lugar de al eje II, la ubicación de los trastornos de la personalidad.

Los estallidos agresivos de este trastorno se caracterizan por su inicio rápido y su duración breve; normalmente, los pródromos son escasos o están ausentes. Los episodios cursan con agresiones verbales, atentados contra propiedades, destructivos o no, y ataques físicos, con o sin producción de lesiones. Los estallidos se producen casi siempre en respuesta a provocaciones menores de personas próximas o muy próximas, y los individuos con este trastorno suelen presentar episodios menos graves de agresión verbal u objetal no destructiva entre los episodios más graves de carácter destructivo o lesivo. Los episodios provocan un considerable malestar subjetivo, deterioro del rendimiento social, problemas laborales y problemas legales o económicos. Los datos objetivos indican que la «agresión recurrente, problemática e impulsiva» tiene una prevalencia del 5-7 % entre la población general adulta, aunque este porcentaje puede ser mayor en los hospitales y centros psiquiátricos (Coccaro, 2012).

## Criterios diagnósticos del trastorno explosivo intermitente 312.34 (F63.81)

A. Arrebatos recurrentes en el comportamiento que reflejan una falta de control de los impulsos de agresividad, manifestada por una de las siguientes:

1. Agresión verbal (p. ej., berrinches, diatribas, disputas verbales o peleas) o agresión física contra la propiedad, los animales u otros individuos, en promedio dos veces por semana, durante un período de tres meses. La agresión física no provoca daños ni destrucción de la propiedad, ni provoca lesiones físicas a los animales ni a otros individuos.
2. Tres arrebatos en el comportamiento que provoquen daños o destrucción de la propiedad o agresión física con lesiones a animales u otros individuos, sucedidas en los últimos doce meses.

B. La magnitud de la agresividad expresada durante los arrebatos recurrentes es bastante desproporcionada con respecto a la provocación o cualquier factor estresante psicosocial desencadenante.

C. Los arrebatos agresivos recurrentes no son premeditados (es decir, son impulsivos o provocados por la ira) ni persiguen ningún objetivo tangible (p. ej., dinero, poder, intimidación).

D. Los arrebatos agresivos recurrentes provocan un marcado malestar en el individuo, alteran su rendimiento laboral o sus relaciones interpersonales, o tienen consecuencias económicas o legales.

E. El individuo tiene una edad cronológica de seis años por lo menos (o un grado de desarrollo equivalente).

F. Los arrebatos agresivos recurrentes no se explican mejor por otro trastorno mental (p. ej., trastorno depresivo mayor, trastorno bipolar, trastorno de desregulación disruptiva del estado de ánimo, trastorno psicótico, trastorno de la personalidad antisocial, trastorno de personalidad límite), ni se pueden atribuir a otra afección médica (p. ej., traumatismo craneoencefálico, enfermedad de Alzheimer), ni a los efectos fisiológicos de alguna sustancia (p. ej., drogadicción, medicación). En los niños de edades comprendidas entre 6 y 18 años, a un comportamiento agresivo que forme parte de un trastorno de adaptación no se le debe asignar este diagnóstico.

**Nota:** Este diagnóstico se puede establecer además del diagnóstico de trastorno por déficit de atención/hiperactividad, trastorno de conducta, trastorno negativista desafiante o trastorno del espectro autista, cuando los arrebatos agresivos impulsivos recurrentes superen a los que habitualmente se observan en estos trastornos y requieran atención clínica independiente.

## Criterio A

Los criterios del DSM-5 operativizan el alcance, la frecuencia y el marco temporal de las conductas agresivas, y permitan diagnosticar este trastorno en presencia de estallidos agresivos de frecuencia elevada e intensidad baja (criterio A1) o de frecuencia baja e intensidad elevada (criterio A2). El umbral del A1 se situó en una media de dos estallidos por semana durante al menos 3 meses porque este nivel de agresividad poco intensa responde bien al tratamiento. El umbral del criterio A2 se situó en tres estallidos graves al año porque este nivel de agresividad de intensidad alta distingue a los individuos que son considerablemente más agresivos de aquellos otros con frecuencias menores de estallidos de agresión graves.

## Criterio B

La esencia del trastorno es que los estallidos son claramente desproporcionados si se comparan a las reacciones de la mayoría de las personas ante situaciones estresantes. Es obvio que las conductas agresivas se producen por muchos motivos en personas con y sin enfermedades mentales. Este criterio ayuda a definir lo que es (o no) atribuible a un cuadro mental al determinar que la respuesta conductual se encuentra extralimitada.

## Criterio C

Este criterio nuevo requiere que la conducta agresiva sea de naturaleza impulsiva, distinción importante ya que los datos empíricos separan claramente las agresiones impulsivas de las premeditadas. Esta distinción también ayuda a separar las conductas agresivas planeadas de las que se producen de forma espontánea y sin reflexión. El criterio, además, ayuda a separar los estallidos de este trastorno de las agresiones calculadas con el fin de lograr un objetivo; tal sería el caso de atemorizar o intimidar a terceros, conductas que pueden mostrar las personas con trastorno de la personalidad antisocial.

## Criterio D

Por coherencia con los demás trastornos, el trastorno explosivo intermitente del DSM-5 requiere la presencia de un marcado malestar subjetivo o de disfunción social o laboral en relación con las agresiones. El trastorno puede ser causa de considerable angustia al tener que afrontar el individuo las consecuencias de su conducta. En la mayoría de los pacientes, la conducta es egodistónica y produce sentimientos de vergüenza y remordimiento (a diferencia del trastorno de la personalidad antisocial, donde la persona no experimenta ninguna de estas emociones). Como el estallido es desproporcionado, puede afectar a las relaciones, acarrear problemas laborales (p. ej., el despido) o devengar problemas legales si las víctimas sufren lesiones o se ocasionan daños materiales. Aunque no se especifica, la intención del diagnóstico no es la de dar cobertura legal a quienes realizan actos agresivos por motivos egoístas, económicos o políticos.

## Criterio E

El trastorno explosivo intermitente aparece ya antes de la pubertad y alcanza su máximo en la adolescencia media, oscilando la media de edad al inicio entre los 13 y los 21 años. Los datos también indican que el trastorno es persistente y sigue un curso crónico de al menos 12 años. Al determinar una edad mínima (o el nivel de desarrollo equivalente) de 6 años, los autores del DSM-5 animan a los clínicos a usar otros diagnósticos con los niños que presentan rabietas recurrentes (es decir, el trastorno de desregulación disruptiva del estado de ánimo), ya que la importancia de dichos estallidos en los niños pequeños está poco clara.

## Criterio F

Las exclusiones han cambiado. En el DSM-5 se permite que los pacientes con trastorno del espectro autista, otros trastornos de conductas perturbadoras (trastorno de conducta, trastorno negativista desafiante) o trastorno de déficit de atención/hiperactividad (TDAH) reciban también el diagnóstico de trastorno explosivo intermitente. Aunque los pacientes que tienen estos trastornos son a veces agresivos, el patrón tiende a diferir del observado en este trastorno. Por este motivo, el subgrupo de trabajo del DSM-5 dedicado al TDAH y los trastornos de conductas disruptivas recomendó eliminar estas exclusiones. Hay que tener en cuenta que otras exclusiones siguen estando presentes, como los trastornos de la personalidad antisocial y límite. Tampoco cuentan para el diagnóstico de este trastorno las conductas agresivas de los jóvenes de 6-18 años de edad que padecen trastornos adaptativos.

## Trastorno de conducta

El rasgo esencial del trastorno de conducta es un patrón reiterado y persistente de comportamiento donde se violan o transgreden los derechos básicos de los demás o las principales normas o reglas sociales correspondientes a la edad de que se trate (Burke et al., 2002). Las conductas pueden consistir en agresiones que produzcan o amenacen con producir daños a personas o animales, ataques que ocasionen daños materiales, engaños o hurtos, o violaciones graves de las normas. Las encuestas a la población general muestran tasas de prevalencia que van del 2 a más del 10 %, mayores en los chicos que en las chicas.

El trastorno de conducta se introdujo en el DSM-III. Se proponían cuatro subtipos principales basados en si el paciente presentaba problemas de conductas agresivas (p. ej., atracos, violaciones) o no agresivas (p. ej., mentir, robar), y en si estaba socializado (p. ej., tiene amistades duraderas, siente culpa/remordimiento) o no (p. ej., no tiene amigos íntimos, no siente culpa/remordimiento). Estos subtipos se basaban en gran medida en los tipos de delincuencia descritos originalmente en el DSM-II, especificándose umbrales sintomáticos y diagnósticos para cada subgrupo. Los criterios se simplificaron en el DSM-III-R con la inclusión de un único conjunto de síntomas (p. ej., crueldad física con personas, destrucción de propiedades, hurtos, hacer novillos) en lugar de los cuatro subtipos. Cada síntoma debía estar presente un mínimo de 6 meses para poder alcanzar el umbral diagnóstico. Los ensayos de campo del DSM-IV avalaron la adición del acoso escolar, las amenazas y la intimidación a los criterios diagnósticos, así como llegar tarde a casa sin permiso a partir de antes de los 13 años de edad.

Los criterios no han experimentado cambios esenciales con respecto al DSM-IV. Además de mantener los subtipos relativos a la edad de inicio (tipo de inicio infantil, tipo de inicio adolescente), el grupo de trabajo añadió el especificador «con emociones prosociales limitadas» para describir el equivalente infantil de la psicopatía adulta. La *psicopatía* es un síndrome característico que se sitúa dentro del espectro antisocial y se caracteriza por falta de empatía y consideración de los sentimientos, los deseos y el bienestar de los demás. Estos rasgos se observan en una minoría de los jóvenes que tienen trastorno de conducta. Las investigaciones indican que los individuos con trastorno de conducta que presentan rasgos de crueldad y ausencia de emotividad evolucionan y responden al tratamiento peor que aquellos que no los tienen.

## Criterios diagnósticos del trastorno de conducta

A. Un patrón repetitivo y persistente de comportamiento en el que no se respetan los derechos básicos de otros, las normas o reglas sociales propias de la edad, lo que se manifiesta por la presencia en los doce últimos meses de por lo menos tres de los quince criterios siguientes en cualquier de las categorías siguientes, existiendo por lo menos uno en los últimos seis meses:

**Agresión a personas y animales**

1. A menudo acosa, amenaza o intimada a otros.
2. A menudo inicia peleas.
3. Ha usado un arma que puede provocar serios daños a terceros (p. ej., un bastón, un ladrillo, una botella rota, un cuchillo, un arma).
4. Ha ejercido la crueldad física contra personas.
5. Ha ejercido la crueldad física contra animales.
6. Ha robado enfrentándose a una víctima (p. ej., atraco, robo de un monedero, extorsión, atraco a mano armada).
7. Ha violado sexualmente a alguien

**Destrucción de la propiedad**

8. Ha prendido fuego deliberadamente con la intención de provocar daños graves.
9. Ha destruido deliberadamente la propiedad de alguien (pero no por medio de fuego).

**Engaño o robo**

10. Ha invadido la casa, edificio o automóvil de alguien.
11. A menudo miente para obtener objetos o favores, o para evitar obligaciones (p. ej., «engaña» a otras personas).
12. Ha robado objetos de cierto valor sin enfrentarse a la víctima (p. ej., hurto en una tienda sin violencia ni invasión, falsificación).

**Incumplimiento grave de las normas**

13. A menudo sale por la noche a pesar de la prohibición de sus padres, empezando antes de los 13 años.
14. Ha pasado una noche fuera de casa sin permiso mientras vivía con sus padres o en un hogar de acogida, por lo menos dos veces o una vez si estuvo ausente durante un tiempo prolongado.
15. A menudo falta en la escuela, empezando antes de los 13 años.

B. El trastorno del comportamiento provoca un malestar clínicamente significativo en las áreas del  funcionamiento social, académico o laboral.
C. Si la edad del individuo es de 18 años o más, no se cumplen los criterios de trastorno de la personalidad antisocial.

*Especificar* si:

**312.81 (F91.1) Tipo de inicio infantil:** Los individuos muestran por lo menos un síntoma característico del trastorno de conducta antes de cumplir los 10 años.

**312.82 (F91.2) Tipo de inicio adolescente:** Los individuos no muestran ningún síntoma característico del trastorno de conducta antes de cumplir los 10 años.

**312.89 (F91.9) Tipo de inicio no especificado:** Se cumplen los criterios del trastorno de conducta, pero no existe suficiente información disponible para determinar si la aparición del primer síntoma fue anterior a los 10 años de edad.

*Especificar* si:

**Con emociones prosociales limitadas:** Para poder asignar este especificador, el individuo ha de haber presentado por lo menos dos de las siguientes características de forma persistente durante doce meses por lo menos, en diversas relaciones y situaciones. Estas características reflejan el patrón típico de relaciones interpersonales y emocionales del individuo durante ese período, no solamente episodios ocasionales en algunas situaciones. Por lo tanto, para evaluar los criterios de un especificador concreto, se necesitan varias fuentes de información. Además de la comunicación del propio individuo, es necesario considerar lo que dicen otros que lo hayan conocido durante períodos prolongados de tiempo (p. ej., padres, profesores, compañeros de trabajo, familiares, amigos).

**Falta de remordimientos o culpabilidad:** No se siente mal ni culpable cuando hace algo malo (no cuentan los remordimientos que expresa solamente cuando le sorprenden o ante un castigo). El individuo muestra una falta general de preocupación sobre las consecuencias negativas de sus acciones. Por ejemplo, el individuo no siente remordimientos después de hacer daño a alguien ni se preocupa por las consecuencias de transgredir las reglas.

**Insensible, carente de empatía:** No tiene en cuenta ni le preocupan los sentimientos de los demás. Este individuo se describe como frío e indiferente. La persona parece más preocupada por los efectos de sus actos sobre sí mismo que sobre los demás, incluso cuando provocan daños apreciables a terceros.

**Despreocupado por su rendimiento:** No muestra preocupación respecto a un rendimiento deficitario o problemático en la escuela, en el trabajo o en otras actividades importantes. El individuo no realiza el esfuerzo necesario para alcanzar un buen rendimiento, incluso cuando las expectativas son claras, y suele culpar a los demás de su rendimiento deficitario.

**Afecto superficial o deficiente:** No expresa sentimientos ni muestra emociones con los demás, salvo de una forma que parece poco sentida, poco sincera o superficial (p. ej., con acciones que contradicen la emoción expresada, o puede «conectar» o «desconectar» las emociones rápidamente) o cuando recurre a expresiones emocionales para obtener beneficios (p. ej., expresa emociones para manipular o intimidar a otros).

*Especificar* la gravedad actual:

**Leve:** Existen pocos o ningún problema de conducta aparte de los necesarios para establecer el diagnóstico, y los problemas de conducta provocan un daño relativamente menor a los demás (p. ej., mentiras, absentismo escolar, regresar tarde por la noche sin permiso, incumplir alguna otra regla).

**Moderado:** El número de problemas de conducta y el efecto sobre los demás son de gravedad intermedia entre los que se especifican en «leve» y en «grave» (p. ej., robo sin enfrentamiento con la víctima, vandalismo).

**Grave:** Existen muchos problemas de conducta además de los necesarios para establecer el diagnóstico, o dichos problemas provocan un daño considerable a los demás (p. ej., violación sexual, crueldad física, uso de armas, robo con enfrentamiento con la víctima, atraco e invasión).

## Criterio A

La lista de 15 áreas problemáticas es la que ya existía en el DSM-IV, igual que los requisitos de tres o más en los últimos 12 meses y de que el patrón de conducta sea repetitivo y persistente. La mayoría de los niños con trastorno de conducta tienen muchos más de tres síntomas. Aunque las conductas problemáticas ocasionales son normales (e incluso esperables) en los niños hasta cierto punto, la gravedad y variedad de estas conductas es lo que caracteriza al trastorno de conducta.

## Criterio B

El trastorno de conducta causa deterioro y malestar clínicamente significativos en la familia del niño, el colegio y la comunidad debido a los inagotables conflictos que tienen lugar con padres, profesores y compañeros. Las repercusiones económicas y legales son frecuentes, igual que las lesione físicas debidas a accidentes o peleas. La escasa tolerancia a la frustración, la irritabilidad, las rabietas y las imprudencias son síntomas acompañantes que se osbervan a menudo. Los comportamientos del trastorno de conducta pueden dar lugar a expulsiones temporales o definitivas del colegio, problemas de adaptación laboral, enfermedades de transmisión sexual y embarazos no deseados. Estos problemas pueden impedir la asietencia a colegios normales o la convivencia en el hogar parental.

## Criterio C

El trastorno de conducta y el trastorno de la personalidad antisocial forman parte de un mismo continuo. Aunque, técnicamente, el trastorno de conducta puede diagnosticarse a cualquier edad, la intención de este diagnóstico es la de describir un síndrome conductual infantil que es precursor del trastorno de la personalidad antisocial. Alrededor del 40 % de los jóvenes con trastorno de conducta manifestarán un trastorno de personalidad antisocial en etapas posteriores de la vida.

## Subtipos y especificadores

Los subtipos conforme a la edad de inicio son los mismos que en el DSM-IV. La edad de inicio debe obtenerse tanto del interesado como de su cuidador. Estos subtipos tienen ramificaciones clínicas y terapéuticas debido a que el individuo con el tipo de inicio infantil tiene más probabilidades de padecer también un TDAH, de presentar agresiones físicas a terceros y de acabar presentando un trastorno de la personalidad antisocial.

En el DSM-5 se incluye el nuevo especificador descriptivo «con emociones prosociales limitadas». Estos rasgos ya se apuntaban en el «tipo infrasocializado» del DSM-III. Sin embargo, este subtipo no se mantuvo en posteriores ediciones del DSM porque se pensó que el término *infrasocializado* se centraba demasiado en el apego social. Por otro lado, las investigaciones muestran que la presencia de emociones prosociales limitadas puede delinear un subtipo con conductas antisociales especialmente serias y recalcitrantes, con caracerísticas neurológicas, cognitivas, emocionales y sociales propias (p. ej., déficits en el procesamiento de las señales de miedo y angustia de los demás, menor sensibilidad al castigo, conductas más temerarias o buscadoras de emociones fuertes), y con peores resultados terapéuticos. Además, las emociones prosociales limitadas son relativamente estables de la infancia a la adolescencia y a la juventud, y pueden ser objeto de influencias genéticas.

## Trastorno de la personalidad antisocial

El trastorno de la personalidad antisocial se caracteriza por un patrón generalizado de escasa conformidad social, mentiras, impulsividad, delincuencia y falta de remordimiento. Como el trastorno está íntimamente relacionado con el espectro de trastornos exteriorizantes que se aborda en esta categoría, aparece doblemente codificado aquí y en el capítulo de los trastornos de la personalidad. Consulte en el capítulo 18, «Trastornos de la personalidad», la descripción y los criterios de este trastorno.

## Piromanía

La piromanía se caracteriza por el impulso incendiario. El trastorno se reconoció formalmente por vez primera en el DSM-III, en la categoría de los «trastornos del control de los impulsos no clasificados en otra parte». A semejanza de la anterior idea de la monomanía, la definición se centraba en la incapacidad recurrente de resistir el impulso de incendiar en personas no psicóticas, sin deterioro cognitivo ni antisociales. En el DSM-III-R, estas exclusiones se eliminaron y se añadió un elemento que permitía reconocer que las personas con piromanía tienden a sentir fascinación o curiosidad por el fuego. En el DSM-IV se volvieron a incluir las exclusiones de la manía y el trastorno de la personalidad antisocial. Aparte de retoques menores, los criterios del DSM-5 no han sufrido cambios.

Los rasgos esenciales de la piromanía son la presencia de episodios múltiples de provocación deliberada e intencionada de incendios y la incapacidad de resistir el impulso incendiario. A las personas con piromanía les gusta mirar el fuego. Se las puede reconocer como «contempladoras» habituales de los fuegos que tienen lugar en su localidad y disfrutan haciendo saltar falsas alarmas de incendio. Esta fascinación lleva a algunos a emplearse o a ejercer de voluntarios como bomberos. Pueden sentir indiferencia hacia las consecuencias del fuego y hacia sus efectos sobre las vidas de las personas y sus pertenencias, e incluso pueden llegar a disfrutar de la destrucción resultante. Esta conducta puede dar lugar a daños materiales, problemas legales, lesiones e incluso la muerte para el incendiario o para otras personas.

| Criterios diagnósticos de la piromanía | 312.33 (F63.1) |
|---|---|

A. Provocación de incendios de forma deliberada e intencionada en más de una ocasión.

B. Tensión o excitación afectiva antes de hacerlo.

C. Fascinación, interés, curiosidad o atracción por el fuego y su contexto (p. ej., parafernalia, usos, consecuencias).

D. Placer, gratificación o alivio al provocar incendios o al presenciar o participar en sus consecuencias.

E. No se provoca un incendio para obtener un beneficio económico, ni como expresión de una ideología sociopolítica, ni para ocultar una actividad criminal, expresar rabia o venganza, mejorar las condiciones de vida personales, ni en respuesta a un delirio o alucinación, ni como resultado de una alteración del juicio (p. ej., trastorno neurocognitivo mayor, discapacidad intelectual [trastorno del desarrollo intelectual], intoxicación por sustancias).

F. La provocación de incendios no se explica mejor por un trastorno de la conducta, un episodio maníaco o un trastorno de la personalidad antisocial.

## Criterio A

Este criterio requiere que los incendios se provoquen en más de una ocasión. El umbral mínimo es de dos episodios durante la vida. En realidad, la mayoría de las personas con piromanía cometen muchos más actos incendiarios, algunos pacientes y llegan a realizarlos periódicamente.

## Criterios B, C y D

Estos criterios llegan a la esencia del trastorno. La excitación se capta en la tensión o la activación afectiva del individuo ante el acto, además del placer, la gratificación o el alivio que siente durante este o después. La mayoría de las personas con piromanía sienten por el fuego una fascinación que puede verse reflejada en su interés por contemplar los incendios. Emplean un tiempo considerable planeando, incendiando y contemplando incendios.

## Criterios E y F

Estos criterios excluyen a las personas que incendian por motivos políticos o de otro tipo (p. ej., para obtener beneficios económicos), y a las que incendian durante un episodio maniaco o en el contexto de un trastorno de la personalidad antisocial.

### Cleptomanía

Aunque la cleptomanía se conoce desde hace tiempo, no se consideró oficialmente como trastorno psiquiátrico hasta el DSM-III, cuando se situó en la categoría de los «trastornos del control de los impulsos no clasificados en otro lugar». En el DSM-5, los criterios siguen siendo esencialmente los mismos.

La prevalencia de la cleptomanía se ha calculado que es del 0,3-0,6 % entre la población general. Sin embargo, entre las personas hospitalizadas por motivos de salud mental, los estudios han mostrado que casi el 8 % admiten síntomas compatibles con un diagnóstico actual de cleptomanía y el 9 % con un diagnóstico vitalicio de cleptomanía (Grant et al., 2005). La bibliografía indica que la mayoría de las personas con cleptomanía son mujeres, aunque la disparidad de género podría deberse al hecho de que las mujeres es más probable que acudan en busca de tratamiento. El trastorno comienza típicamente al final de la adolescencia (a veces en la edad adulta) y suele presentar comorbilidad con los trastornos del ánimo, de ansiedad y de consumo de sustancias.

Las personas con cleptomanía presentan deterioros importantes del rendimiento social y ocupacional. Sus pensamientos intrusos y sus impulsos relativos al hurto pueden interferir con su capacidad de concentrarse tanto en casa como en el trabajo. Otros refieren que no van a trabajar, a menudo después de la hora de comer, para poder robar. La incapacidad de controlar esta conducta produce sentimientos subjetivos de vergüenza y culpa. El trastorno también provoca niveles altos de estrés que empeoran al intensificarse los robos. Además, muchas personas con cleptomanía se enfrentan a problemas legales y a la humillación pública de ser arrestadas.

| Criterios diagnósticos de la cleptomanía | 312.32 (F63.2) |
|---|---|

A. Fracaso recurrente para resistir el impulso de robar objetos que no son necesarios para uso personal ni por su valor monetario.
B. Aumento de la sensación de tensión inmediatamente antes de cometer el robo.
C. Placer, gratificación o alivio en el momento de cometerlo.
D. El robo no se comete para expresar rabia ni venganza, ni en respuesta a un delirio o una alucinación.
E. El robo no se explica mejor por un trastorno de la conducta, un episodio maníaco o un trastorno de la personalidad antisocial.

## Criterio A

Este criterio se centra en los hurtos realizados en respuesta a ansias sin sentido de poseer artículos innecesarios. Este se ha considerado a menudo el criterio que distingue a las personas con cleptomanía de los simples ladrones. La interpretación de este criterio es controvertida. El estereotipo de la mujer de mediana edad con cleptomanía que roba determinados artículos no siempre es aplicable a todos los cleptómanos. Las personas con cleptomanía puede que, de hecho, deseen los objetos que roban y puedan usarlos, pero no los necesitan. Esto puede aplicarse especialmente a las personas con cleptomanía que también acumulan objetos. Estas personas pueden llegar a robar múltiples versiones del mismo artículo; aunque quizá se desee el artículo en sí, no se necesita.

## Criterios B y C

Muchas de estas personas refieren sensaciones de tensión inmediatamente antes de cometer el robo, así como placer o gratificación después. Estos criterios han resultado a veces problemáticos porque algunos pacientes niegan estas sensaciones de tensión o activación antes de cometer el acto, y niegan sentir placer o alivio después del robo, y aun así tienen problemas evidentes con el robo de artículos innecesarios.

## Criterio D

Este artículo ayuda a separar a las personas con motivación para robar («expresar ira o venganza») de las personas normales con cleptomanía que simplemente no pueden resistir el impulso de robar. Además, el robo no está motivado por pensamientos psicóticos.

## Criterio E

Estas exclusiones son necesarias porque, durante los episodios maniacos, las personas pueden coger objetos en respuesta a sus pensamientos y conductas anormales. Un joven con trastorno de conducta y un adulto con trastorno de la personalidad antisocial pueden robar porque quieren esos artículos; roban en el sentido habitual del término. El robo se realiza sin pensar en las consecuencias de la conducta ni en las personas que puedan salir perjudicadas en el proceso.

# Otro trastorno disruptivo, del control de los impulsos o de la conducta especificado y trastorno disruptivo, del control de los impulsos y de la conducta no especificado

Estas dos categorías residuales las pueden usar los clínicos para diagnosticar los cuadros típicos de este capítulo que causan malestar o deterioro pero no cumplen los criterios plenos de ninguno de ellos. La categoría del otro trastorno disruptivo, del control de los impulsos y de la conducta especificado se usa en aquellas situaciones en que el clínico decide comunicar el motivo por el que el cuadro no cumple totalmente dichos criterios (p. ej., «estallidos conductuales recurrentes con frecuencia insuficiente»).

## Otro trastorno disruptivo, del control de los impulsos y de la conducta especificado    312.89 (F91.8)

Esta categoría se aplica a presentaciones en las que predominan los síntomas característicos de un trastorno disruptivo, del control de los impulsos y de la conducta, que causan un malestar clínicamente significativo o deterioro en las áreas social, laboral o de otro tipo importantes para el individuo, pero que no cumplen todos los criterios de ninguno de los trastornos de la categoría diagnóstica de trastorno disruptivo, del control de los impulsos y de la conducta. La categoría de otro trastorno disruptivo, del control de los impulsos y de la conducta especificado se utiliza en situaciones en las que el clínico opta por comunicar el motivo específico por el que la presentación no cumple los criterios de ningún trastorno disruptivo específico, del control de los impulsos y de la conducta. Esto se hace registrando «otro trastorno disruptivo, del control de los impulsos y de la conducta especificado» seguido del motivo específico (p. ej., «arrebatos recurrentes de comportamiento, de frecuencia insuficiente»).

La categoría del trastorno disruptivo, del control de los impulsos o de la conducta no especificado se usa en aquellas situaciones en que el clínico decide no especificar el motivo por el que no se cumplen los criterios de ningún trastorno concreto, o la información existente es insuficiente para realizar un diagnóstico más específico.

## Trastorno disruptivo, del control de los impulsos y de la conducta no especificado    312.9 (F91.9)

Esta categoría se aplica a presentaciones en las que predominan los síntomas característicos de un trastorno disruptivo, del control de los impulsos y de la conducta, que causan un malestar clínicamente significativo o deterioro en las áreas social, profesional o de otro tipo importantes para el individuo, pero que no cumplen todos los criterios de ninguno de los trastornos de la categoría diagnóstica de trastorno disruptivo, del control de los impulsos y de la conducta. La categoría trastorno disruptivo, del control de los impulsos y de la conducta no especificado se utiliza en situaciones en las que el clínico opta por no especificar el motivo del incumplimiento de los criterios de un trastorno disruptivo, del control de los impulsos y de la conducta específico e incluye las presentaciones en las que no existe suficiente información para hacer un diagnóstico más específico (p. ej., en servicios de urgencias).

# PUNTOS CLAVE

- Este capítulo nuevo reúne trastornos que están unificados por la presencia de conductas difíciles, disruptivas, agresivas o antisociales. Los trastornos son el trastorno negativista desafiante, el trastorno de conducta, el trastorno explosivo intermitente, el trastorno de la personalidad antisocial, la piromanía y la cleptomanía.

- En el DSM-5 se ha eliminado el criterio excluyente del DSM-IV que permitía diagnosticar el trastorno negativista desafiante tan solo si no se cumplían los criterios del trastorno de conducta. Ahora pueden coexistir estos dos diagnósticos.

- El trastorno explosivo intermitente requiere que los estallidos tengan una alta frecuencia y baja intensidad (al menos dos episodios por semana durante 3 meses) o una baja frecuencia y alta intensidad (tres o más estallidos graves al año).

- El trastorno de conducta tiene ahora el especificador «con emociones prosociales limitadas» que permite denotar a los jóvenes con el equivalente infantil de rasgos psicopáticos tales como la falta de remordimiento o culpa y la crueldad. Estos jóvenes tienen normalmente peor pronóstico y peor respuesta al tratamiento.

- Aunque el trastorno de la personalidad antisocial se incluye en esta categoría, los criterios y el texto permanecen en el capítulo de los trastornos de la personalidad.

# CAPÍTULO 16

## Trastornos relacionados con sustancias y trastornos adictivos

**Trastornos relacionados con el alcohol**

| | |
|---|---|
| \_\_.\_ (\_\_.\_) | Trastorno por consumo de alcohol |
| **303.00 (F10.\_)** | Intoxicación por alcohol |
| **291.8 (F10.23\_)** | Abstinencia de alcohol |
| \_\_.\_ (\_\_.\_) | Otros trastornos inducidos por el alcohol |
| **291.9 (F10.99)** | Trastorno relacionado con el alcohol no especificado |

**Trastornos relacionados con la cafeína**

| | |
|---|---|
| **305.90 (F15.929)** | Intoxicación por cafeína |
| **292.0 (F15.93)** | Abstinencia de cafeína |
| \_\_.\_ (\_\_.\_) | Otros trastornos inducidos por la cafeína |
| **292.9 (F15.99)** | Trastorno relacionado con la cafeína no especificado |

**Trastornos relacionados con el cannabis**

| | |
|---|---|
| \_\_.\_ (\_\_.\_) | Trastorno por consumo de cannabis |
| **292.89 (F12.\_)** | Intoxicación por cannabis |
| **292.0 (F12.288)** | Abstinencia de cannabis |
| \_\_.\_ (\_\_.\_) | Otros trastornos inducidos por el cannabis |
| **292.9 (F12.99)** | Trastorno relacionado con el cannabis no especificado |

**Trastornos relacionados con los alucinógenos**

| | |
|---|---|
| \_\_.\_ (\_\_.\_) | Trastorno por consumo de fenciclidina |
| \_\_.\_ (\_\_.\_) | Trastorno por consumo de otros alucinógenos |
| **292.89 (F16.\_)** | Intoxicación por fenciclidina |
| **292.89 (F16.\_)** | Intoxicación por otros alucinógenos |
| **292.89 (F16.983)** | Trastorno perceptivo persistente por alucinógenos |
| \_\_.\_ (\_\_.\_) | Otros trastornos inducidos por fenciclidina |
| \_\_.\_ (\_\_.\_) | Trastornos inducidos por otros alucinógenos |
| **292.9 (F16.99)** | Trastorno relacionado con la fenciclina no especificado |
| **292.9 (F16.99)** | Trastorno relacionado con los alucinógenos no especificado |

**Trastornos relacionados con los inhalantes**

| | |
|---|---|
| \_\_.\_ (\_\_.\_) | Trastorno por consumo de inhalantes |

**292.89 (F18._)**      Intoxicación por inhalantes
___.__ (___.__)      Otros trastornos inducidos por inhalantes
**292.9 (F18.99)**      Trastorno relacionado con los inhalantes no especificado

**Trastornos relacionados con los opiáceos**
___.__ (___.__)      Trastorno por consumo de opiáceos
**292.89 (F11._)**      Intoxicación por opiáceos
**292.0 (F11.23)**      Abstinencia de opiáceos
___.__ (___.__)      Otros trastornos inducidos por opiáceos
**292.9 (F11.99)**      Trastorno relacionado con los opiáceos no especificado

**Trastornos relacionados con sedantes, hipnóticos o ansiolíticos**
___.__ (___.__)      Trastorno por consumo de sedantes, hipnóticos o ansiolíticos
**292.89 (F13._)**      Intoxicación por sedantes, hipnóticos o ansiolíticos
**292.0 (F13.23_)**      Abstinencia de sedantes, hipnóticos o ansiolíticos
___.__ (___.__)      Otros trastornos inducidos por sedantes, hipnóticos o ansiolíticos
**292.9 (F13.99)**      Trastorno relacionado con los sedantes, hipnóticos o ansiolíticos no
                        especificado

**Trastornos relacionados con los estimulantes**
___.__ (___.__)      Trastorno por consumo de estimulantes
___.__ (___.__)      Intoxicación por estimulantes
___.__ (___.__)      Abstinencia de estimulantes
___.__ (___.__)      Otros trastornos inducidos por estimulantes
___.__ (___.__)      Trastorno relacionado con los estimulantes no especificado

**Trastorno relacionado con el tabaco**
___.__ (___.__)      Trastorno por consumo de tabaco
**292.0 (F17.203)**      Abstinencia de tabaco
___.__ (___.__)      Otros trastornos inducidos por el tabaco
**292.9 (F17.209)**      Trastorno relacionado con el tabaco no especificado

**Trastornos relacionados con otras sustancias (o sustancias desconocidas)**
___.__ (___.__)      Trastorno por consumo de otras sustancias (o sustancias desconocidas)
**292.89 (F19._)**      Intoxicación por otras sustancias (o sustancias desconocidas)
**292.0 (F19.239)**      Abstinencia de otras sustancias (o sustancias desconocidas)
___.__ (___.__)      Otros trastornos inducidos por otras sustancias (o sustancias desconocidas)
**292.9 (F19.99)**      Trastorno relacionado con otras sustancias (o sustancias desconocidas)
                        no especificado

**Trastornos no relacionados con sustancias**
**312.31 (F63.0)**      Trastorno por juego

**Los trastornos relacionados** con sustancias se dividen según 10 clases de sustancias: alcohol; cafeína; cannabis; alucinógenos; inhalantes; opioides; sedantes, hipnóticos o ansiolíticos; estimulantes; tabaco, y otras sustancias (o desconocidas). Se presentan en secciones separadas aunque no son del todo distintos, pues todas las sustancias consumidas en exceso activan los circuitos de recompensa del cerebro y su uso concurrente es habitual. En lugar de activar el sistema de recompensa mediante conductas de adaptación, las drogas suponen un atajo a los procesos normales que activan directamente estas estructuras. Cada clase produce una serie de efectos conductuales, incluidos los «subidones» que estimulan su consumo. Los alucinógenos son una excepción en cuanto que es la curiosidad, más que la euforia, la principal motivación de su consumo.

Muchas de las sustancias descritas en este capítulo, junto a algunos fármacos de venta con y sin receta, también pueden producir trastornos inducidos por sustancias que recuerdan a trastornos del ánimo y de ansiedad, a trastornos psicóticos y a otros trastornos, excepto por el hecho de que los inducidos por sustancias suelen ser transitorios. Estas categorías de trastornos se explican en los capítulos correspondientes según los síntomas (p. ej., trastornos de ansiedad, trastornos depresivos).

Una desviación importante con respecto al DSM-IV es que en el capítulo actual se incluye el trastorno de juego, llamado anteriormente juego patológico en el capítulo de «Trastornos del control de los impulsos no clasificados en otros apartados». Este trastorno se ha cambiado de lugar porque existen datos indicativos de que el juego activa el mismo sistema de recompensa, con efectos parecidos a los producidos por las drogas (Potenza, 2006). Otras conductas (las llamadas *adicciones conductuales*, como el uso de Internet y las compras compulsivas) parecen tener efectos similares sobre los sistemas de recompensa, pero el subgrupo de trabajo de los trastornos relacionados con sustancias concluyó que los estudios sobre estas conductas son insuficientes para justificar su inclusión. No obstante, el trastorno de juego por Internet se ha situado en el capítulo «Afecciones que necesitan más estudio» de la sección III con el fin de estimular su investigación.

Los trastornos por consumo de sustancias se han recogido en todas las ediciones del DSM. En el DSM-I, las *adicciones* (alcoholismo, drogadicción) se ubicaron dentro de la categoría general «alteración sociopática de la personalidad», reflejo de que entonces se pensaba que las personas con estos problemas estaban enfermas en términos «sociales y de conformidad con el medio cultural prevaleciente» (pág. 38). En el DSM-II, el *alcoholismo* y la renombrada *drogodependencia* se situaron en la categoría «trastornos de la personalidad y otros trastornos mentales no psicóticos». El alcoholismo se dividió en *consumo excesivo episódico, consumo excesivo habitual* y *adicción alcohólica*. Este último diagnóstico se reservaba para las personas que se consideraban dependientes del alcohol. Se crearon 10 subcategorías para las diversas drogodependencias (p. ej., «opio, alcaloides del opio y sus derivados»). En el DSM-III, los trastornos por consumo de sustancias recibieron por fin su propio capítulo y la categoría se expandió para reconocer las muchas drogas que se usaban normalmente de forma indebida. En el DSM-III se desarrollaron los criterios y las dos grandes divisiones del abuso y la dependencia, siendo esta misma categoría la que permanece, perfeccionada, en el DSM-5.

El capítulo se ha organizado de forma que los trastornos (es decir, los trastornos por consumo, la intoxicación y la abstinencia) se agrupen por cada sustancia. Las amplias categorías diagnósticas asociadas a cada grupo específico de sustancias se muestran en la Tabla 16-1. Los diagnósticos de los trastornos relacionados con estimulantes sustituyen a las categorías de los trastornos por consumo de anfetaminas y de cocaína. El trastorno por consumo de cannabis y la abstinencia del cannabis son nuevos. La abstinencia de la cafeína se ha elevado a la categoría de trastorno independiente desde el apéndice B del DSM-IV: «Criterios y ejes propuestos para estudios posteriores». Los trastornos por consumo de nicotina se llaman ahora trastornos relacionados con el tabaco.

Puede que el cambio más importante sea que ya no se distingue entre «abuso» y «dependencia» del alcohol y de otras drogas, habiéndose fundido entre sí ambos diagnósticos. De hecho, el término *dependencia* no se usa en este capítulo del DSM-5 para evitar su superposición con el utilizado para describir la tolerancia y la abstinencia farmacológicas. Además, en lugar de criterios genéricos para el «abuso de sustancias» y la «dependencia de sustancias»,

**TABLA 16-1. Diagnósticos asociados al tipo de sustancia**

| | Trastornos psicóticos | Trastornos bipolares | Trastornos depresivos | Trastornos de ansiedad | Trastorno obsesivo-compulsivo y trastornos relacionados | Trastornos del sueño | Disfunciones sexuales | Delirium | Trastornos neurocognitivos | Trastornos por consumo de sustancias | Intoxicación por sustancias | Abstinencia de sustancias |
|---|---|---|---|---|---|---|---|---|---|---|---|---|
| Alcohol | I/A | I/A | I/A | I/A | | I/A | I/A | I/A | I/A/P | X | X | X |
| Cafeína | | | | I | | I/A | | | | | X | X |
| Cannabis | I | | | I | | I/A | | I | | X | X | X |
| Alucinógenos | | | | | | | | | | | | |
| Fenciclidina | I | I | I | I | | | | I | | X | X | |
| Otros alucinógenos | I* | I | I | I | | | | I | | X | X | |
| Inhalantes | I | I | I | I | | | | I | I/P | X | X | |
| Opioides | | | I/A | A | | I/A | I/A | I/A | | X | X | X |
| Sedantes, hipnóticos o ansiolíticos | I/A | I/A | I/A | A | | I/A | I/A | I/A | I/A/P | X | X | X |
| Estimulantes** | I | I/A | I/A | I/A | I/A | I/A | I | I | | X | X | X |
| Tabaco | | | | | | A | | | | X | | X |
| Otras (o desconocida) | I/A | I/A | I/A | I/A | I/A | I/A | I/A | I/A | I/A/P | X | X | X |

**Nota.** X = la categoría está reconocida en el DSM-5.

I = se puede añadir el especificador «inicio durante la intoxicación».

A = se puede añadir el especificador «inicio durante la abstinencia».

I/A = se puede añadir «inicio durante la intoxicación» o «inicio durante la abstinencia».

P = el trastorno es persistente.

*También trastorno persistente de la percepción por alucinógenos (*flashbacks*).

**Incluye sustancias anfetamínicas, cocaína y otros estimulantes sin especificar.

cada tipo de droga cuenta ahora con sus propios criterios bajo el epígrafe «trastorno por consumo…». La distinción histórica se había basado en la creencia de que el síndrome de dependencia es un proceso psicobiológico que impide el control y obedece al consumo masivo y persistente de alcohol o drogas. Se pensaba que el síndrome de dependencia tenía causas distintas de las del consumo excesivo de alcohol o drogas que solamente acarrea problemas sociales o personales, dando lugar a un concepto «biaxial» del uso indebido de sustancias, estando la dependencia en un eje y las consecuencias (es decir, el abuso) en el otro. Estos conceptos se incorporaron a los capítulos de los trastornos por consumo de sustancias del DSM-III, el DSM-III-R y el DSM-IV. Por otro lado, en el DSM-III-R y el DSM-IV, la dependencia predominaba jerárquicamente sobre el abuso. El DSM-IV requería el cumplimiento de tres de siete criterios para la dependencia y el de uno de cuatro para el abuso.

Fueron varias las razones que llevaron a combinar el abuso y la dependencia. En primer lugar, a los clínicos les costaba trabajo distinguir los síndromes. Aunque los estudios mostraban que la fiabilidad entre dos pruebas de la dependencia del DSM-IV era sistemáticamente muy buena o excelente, la fiabilidad del abuso era menor y más variable. Muchos suponían que el abuso era a menudo una fase prodrómica de la dependencia, pero varios estudios prospectivos indicaban que no era así. En segundo lugar, los estudios epidemiológicos mostraban que la forma más frecuente de abuso del alcohol conforme al DSM-IV se diagnosticaba mediante un solo criterio (criterio A2), el del uso peligroso (conducir después de haber bebido). Aunque esta conducta es ciertamente poco inteligente y arriesgada, basar un diagnóstico psiquiátrico en un solo síntoma resulta cuestionable. En tercer lugar, la división entre abuso y dependencia generaba «huérfanos diagnósticos», pues una persona podía cumplir dos de los criterios de la dependencia y ninguno de los del abuso. Tales personas, que podían tener problemas por consumo de sustancias tan graves como los de aquellos sí diagnosticados, quedaban sin diagnosticar. Análisis posteriores de la estructura del abuso y de la dependencia en muestras clínicas y epidemiológicas indicaron que los criterios del DSM-IV para el abuso y la dependencia podía considerarse que formaban una estructura unidimensional, quedando ambos diagnósticos dentro del espectro de gravedad. Al tener en cuenta estos datos, el subgrupo de trabajo recomendó combinar el abuso y la dependencia en un solo trastorno de gravedad clínica variable, y la necesidad de dos criterios para el diagnóstico (Helzer et al., 2006). Otra recomendación fue la de eliminar el criterio de los problemas legales en los trastornos adictivos (criterio A3 del abuso de sustancias del DSM-IV). Los datos de la *National Epidemiologic Survey on Alcohol and Related Conditions* y otros estudios habían mostrado que este aspecto tenía escasa prevalencia en comparación con los demás criterios, y que su eliminación tendría poca repercusión sobre la prevalencia de los trastornos por consumo de sustancias, y no agregaba mucha información diagnóstica. Por tal motivo, el criterio se ha eliminado en todos los trastornos adictivos.

La intoxicación constituye un trastorno aparte para cada sustancia. La *intoxicación* se considera un síndrome reversible específico de cada sustancia y que se debe al consumo reciente de dicha sustancia. El *trastorno* de intoxicación requiere que este síndrome dé lugar a deterioro clínicamente importante o a alteraciones problemáticas de la conducta o la psique. Del mismo modo, la *abstinencia* aparece como un trastorno aparte en la mayoría de las sustancias. El síndrome de abstinencia es una agrupación de síntomas que 1) son válidos y se observan de forma fiable, y 2) presentan un claro curso temporal que se inicia poco después de haber dejado la droga y regresa después a los niveles basales. Además, el síndrome debe ser farmacológicamente específico de la privación de la droga o de uno de sus componentes, y debe estar asociado a consecuencias clínicamente importantes (p. ej., contribuye a la recaída, causa importantes problemas físicos o psicológicos).

Finalmente, el *ansia* de consumir se define como un deseo fuerte de determinada sustancia. Es un síntoma frecuente y tiende a aparecer en los segmentos finales del espectro de gravedad. Se ha definido como un rasgo dotado de componente temporal (presente o pasado reciente) o como un componente de por vida (experimentado alguna vez durante la vida). Como estado temporal, el ansia se ha usado frecuentemente como medida evolutiva, y los estudios de imágenes cerebrales han demostrado que el ansia subjetiva está precipitada por señales relativas a la droga y se correlaciona con una mayor actividad y liberación de dopamina en zonas específicas del sistema de recompensa cerebral. Basándose en estos datos, el ansia de consumir se ha añadido a los síntomas de los trastornos por consumo de sustancias.

Todos los trastornos por consumo de sustancias, además del trastorno de juego, poseen los especificadores de «en remisión inicial» y «en remisión continuada». «En remisión inicial» indica que, durante al menos 3 meses pero menos de 12 meses, no se ha cumplido ninguno de los ítems del criterio A, excepto el del ansia de consumo. «En remisión continuada» indica que, durante 12 meses o más, no se ha cumplido ninguno de los ítems del criterio A, excepto el relativo al ansia de consumo. En el trastorno de juego, las definiciones de remisión inicial y continuada son las mismas pero sin incluir la excepción del ansia, que no está entre los criterios de este trastorno. En los trastornos por consumo de opioides y de tabaco también puede usarse el especificador «en terapia de mantenimiento». Este especificador adicional se usa si a la persona le han prescrito y está tomando un medicamento agonista, como la metadona o la buprenorfina, o un sustituto de la nicotina y no se cumple ninguno de los criterios de los trastornos por consumo de opiáceos o de tabaco (excepto la tolerancia o la abstinencia del agonista o el fármaco sustitutivo).

El especificador adicional «en un entorno controlado» indica que la persona ha estado en un entorno donde el acceso al alcohol y las drogas está restringido, como la cárcel, las comunidades terapéuticas y las unidades cerradas de los hospitales. El especificador de «entorno controlado» no se aplica al trastorno de juego. Finalmente, los trastornos por consumo tienen especificadores de gravedad (leve, moderado, grave) según el número de criterios cumplidos. A diferencia de los trastornos por consumo de sustancias, el trastorno de juego tiene otro especificador para indicar si es episódico (es decir, cumple los criterios diagnósticos en más de un momento, cesando los síntomas durante varios meses entre los períodos de juego) o persistente (es decir, los síntomas cumplen los criterios diagnósticos de forma ininterrumpida durante varios años) (Tabla 16-2).

# TRASTORNOS RELACIONADOS CON EL ALCOHOL

El alcohol es una sustancia que se consume de forma indebida frecuentemente en todo el mundo y que se asocia a una importante morbimortalidad. En algún momento de la vida, al menos el 80 % de los adultos estadounidenses han tenido alguna experiencia alcohólica, y un porcentaje considerable han tenido uno o más efectos adversos relacionados con el alcohol.

Esta sección expone los trastornos relacionados con el alcohol y sus características. Los trastornos relacionados con el alcohol se describen también en las secciones del DSM-5 dedicadas a los trastornos que presentan síntomas en común.

**TABLA 16-2.** Trastornos relacionados con sustancias y trastornos adictivos

Trastornos relacionados con el alcohol

    Trastorno por consumo de alcohol

    Intoxicación por alcohol

    Abstinencia de alcohol

    Otros trastornos inducidos por el alcohol

    Trastorno relacionado con el alcohol no especificado

Trastornos relacionados con la cafeína

    Intoxicación por cafeína

    Abstinencia de cafeína

    Otros trastornos inducidos por la cafeína

    Trastorno relacionado con la cafeína no especificado

Trastornos relacionados con el cannabis

    Trastorno por consumo de cannabis

    Intoxicación por cannabis

    Abstinencia de cannabis

    Otros trastornos inducidos por el cannabis

    Trastorno relacionado con el cannabis no especificado

Trastornos relacionados con los alucinógenos

    Trastorno por consumo de fenciclidina

    Trastorno por consumo de otros alucinógenos

    Intoxicación por fenciclidina

    Intoxicación por otros alucinógenos

    Trastorno perceptivo persistente por alucinógenos

    Otros trastornos inducidos por fenciclidina

    Trastornos inducidos por otros alucinógenos

    Trastorno relacionado con la fenciclidina no especificado

    Trastorno relacionado con los alucinógenos no especificado

Trastornos relacionados con los inhalantes

    Trastorno por consumo de inhalantes

    Intoxicación por inhalantes

    Otros trastornos inducidos por inhalantes

    Trastorno relacionado con los inhalantes no especificado

Trastornos relacionados con los opiáceos

    Trastorno por consumo de opiáceos

    Intoxicación por opiáceos

    Abstinencia de opiáceos

    Otros trastornos inducidos por opiáceos

    Trastorno relacionado con los opiáceos no especificado

*(Continúa)*

---

**TABLA 16-2.** Trastornos relacionados con sustancias y trastornos adictivos *(continuación)*

Trastornos relacionados con sedantes, hipnóticos o ansiolíticos

    Trastorno por consumo de sedantes, hipnóticos o ansiolíticos

    Intoxicación por sedantes, hipnóticos o ansiolíticos

    Abstinencia de sedantes, hipnóticos o ansiolíticos

    Otros trastornos inducidos por sedantes, hipnóticos o ansiolíticos

Trastorno relacionado con los sedantes, hipnóticos o ansiolíticos no especificado

Trastornos relacionados con los estimulantes

    Trastorno por consumo de estimulantes

    Intoxicación por estimulantes

    Abstinencia de estimulantes

    Otros trastornos inducidos por estimulantes

    Trastorno relacionado con los estimulantes no especificado

Trastorno relacionado con el tabaco

    Trastorno por consumo de tabaco

    Abstinencia de tabaco

    Otros trastornos inducidos por el tabaco

    Trastorno relacionado con el tabaco no especificado

Trastornos relacionados con otras sustancias (o sustancias desconocidas)

    Trastorno por consumo de otras sustancias (o sustancias desconocidas)

    Intoxicación por otras sustancias (o sustancias desconocidas)

    Abstinencia de otras sustancias (o sustancias desconocidas)

    Otros trastornos inducidos por otras sustancias (o sustancias desconocidas)

    Trastorno relacionado con otras sustancias (o sustancias desconocidas) no especificado

Trastornos no relacionados con sustancias

    Trastorno por juego

---

# Trastorno por consumo de alcohol

El trastorno por consumo de alcohol describe un patrón problemático de consumo de alcohol que provoca deterioro o malestar clínicamente significativos. Para poder hacer este diagnóstico, dos o más de entre 11 conductas problemáticas deben producirse en un período de 12 meses. Este diagnóstico sustituye al de «abuso» o «dependencia» del alcohol que el clínico podía escoger en el DSM-IV, y los 11 síntomas del DSM-5 son la reunión de los correspondientes a cada uno de estos dos diagnósticos del DSM-IV. El diagnóstico de abuso requería uno de cuatro síntomas, mientras que el de dependencia, en cambio, requería tres de siete.

    Aunque los criterios no poseen pesos distintos, los clínicos, históricamente, han prestado habitualmente especial atención a la tolerancia y la abstinencia (especialmente esta última) como indicativas de un componente fisiológico. La abstinencia alcohólica se caracteriza por síntomas de privación que surgen 4-12 horas después de reducir la ingestión de alcohol después de haberlo consumido en grandes cantidades durante mucho tiempo. Como la abstinencia puede ser desagradable e intensa, las personas que presentan este estado pueden continuar bebiendo a pesar de las consecuencias adversas. Algunos síntomas de abstinencia, como los problemas de sueño, pueden persistir con menor intensidad durante meses, y se cree que contribuyen a la recaída. Una minoría de las personas con trastorno por consumo de alcohol no presentan nunca grados de abstinencia alcohólica clínicamente importantes, y menos del 10 % no presentan nunca complicaciones graves como delirium o crisis comiciales.

El ansia de consumo se observa como un fuerte deseo de beber que impide pensar casi en cualquier otra cosa. El rendimiento escolar y laboral puede verse influido por los efectos de la bebida o por la propia intoxicación in situ. La atención de los niños y las responsabilidades domésticas pueden descuidarse. También pueden producirse ausencias relacionadas con el alcohol. El paciente puede consumir alcohol en circunstancias físicamente arriesgadas. Finalmente, las personas con trastorno por consumo de alcohol pueden seguir consumiéndolo aunque sepan que ello les puede acarrear importantes consecuencias sociales o interpersonales.

## Criterios diagnósticos del trastorno por consumo de alcohol

A. Patrón problemático de consumo de alcohol que provoca un deterioro o malestar clínicamente significativo y que se manifiesta al menos por dos de los hechos siguientes en un plazo de 12 meses:

1. Se consume alcohol con frecuencia en cantidades superiores o durante un tiempo más prolongado del previsto.
2. Existe un deseo persistente o esfuerzos fracasados de abandonar o controlar el consumo de alcohol.
3. Se invierte mucho tiempo en las actividades necesarias para conseguir alcohol, consumirlo o recuperarse de sus efectos.
4. Ansias o un poderoso deseo o necesidad de consumir alcohol.
5. Consumo recurrente de alcohol que lleva al incumplimiento de los deberes fundamentales en el trabajo, la escuela o el hogar.
6. Consumo continuado de alcohol a pesar de sufrir problemas sociales o interpersonales persistentes o recurrentes, provocados o exacerbados por los efectos del alcohol.
7. El consumo de alcohol provoca el abandono o la reducción de importantes actividades sociales, profesionales o de ocio.
8. Consumo recurrente de alcohol en situaciones en las que provoca un riesgo físico.
9. Se continúa con el consumo de alcohol a pesar de saber que se sufre un problema físico o psicológico persistente o recurrente probablemente causado o exacerbado por el alcohol.
10. Tolerancia, definida por alguno de los siguientes hechos:
    a. Una necesidad de consumir cantidades cada vez mayores de alcohol para conseguir la intoxicación o el efecto deseado.
    b. Un efecto notablemente reducido tras el consumo continuado de la misma cantidad de alcohol.

11. Abstinencia, manifestada por alguno de los siguientes hechos:

    a. Presencia del síndrome de abstinencia característico del alcohol (véanse los Criterios A y B de la abstinencia de alcohol, págs. 499–500).

    b. Se consume alcohol (o alguna sustancia muy similar, como una benzodiazepina) para aliviar o evitar los síntomas de abstinencia.

*Especificar* si:

**En remisión inicial:** Después de haberse cumplido previamente todos los criterios de un trastorno por consumo de alcohol, no se ha cumplido ninguno de ellos durante un mínimo de 3 meses, pero sin llegar a 12 meses (excepto el Criterio A4, «Ansias o un poderoso deseo o necesidad de consumir alcohol», que puede haberse cumplido).

**En remisión continuada:** Después de haberse cumplido previamente todos los criterios de un trastorno por consumo de alcohol, no se ha cumplido ninguno de ellos durante un período de 12 meses o más (excepto el Criterio A4, «Ansias o un poderoso deseo o necesidad de consumir alcohol», que puede haberse cumplido).

*Especificar* si:

**En un entorno controlado:** Este especificador adicional se utiliza si el individuo está en un entorno con acceso restringido al alcohol.

**Código basado en la gravedad actual:** Nota para los códigos CIE-10-MC: Si también existe una intoxicación o abstinencia alcohólicas, o cualquier otro trastorno mental inducido por el alcohol, no deben utilizarse los códigos siguientes para el trastorno por consumo de alcohol. En lugar de ello, el trastorno concomitante por consumo de alcohol viene indicado por el carácter en 4ª posición del código del trastorno inducido por el alcohol (véase la nota de codificación de la intoxicación o abstinencia alcohólicas, o de un trastorno mental específico inducido por el alcohol). Por ejemplo, si existe un trastorno por consumo de alcohol y una intoxicación alcohólica concomitantes, solamente se indica el código de la intoxicación por alcohol, cuyo carácter en 4ª posición indica si el trastorno concomitante por consumo alcohólico es leve, moderado o grave: F10.129 para un trastorno leve por consumo de alcohol con una intoxicación por alcohol, o F10.229 para un trastorno moderado o grave por consumo de alcohol con una intoxicación por alcohol.

*Especificar* la gravedad actual:

    **305.00 (F10.10) Leve:** Presencia de 2-3 síntomas.

    **303.90 (F10.20) Moderado:** Presencia de 4-5 síntomas.

    **303.90 (F10.20) Grave:** Presencia de 6 o más síntomas.

## Intoxicación por alcohol

El rasgo esencial de la intoxicación alcohólica es la presencia de alteraciones problemáticas y clínicamente significativas, de carácter conductual o psicológico, que aparecen en el contexto de la ingestión de alcohol. Estas alteraciones se acompañan de signos de deterioro funcional y del juicio, y, si la intoxicación es intensa, pueden dar lugar a situaciones peligrosas para la vida. Los síntomas no deben poder explicarse mejor por otra afección física, ni ser reflejo de alteraciones como el delirium, ni estar relacionados con la intoxicación de otros fármacos depresores, como los sedantes y los hipnóticos. Los niveles de descoordinación pueden interferir con la capacidad de conducir vehículos o de efectuar otras actividades habituales hasta el punto de provocar accidentes.

La intoxicación alcohólica se asocia a veces con amnesia de los sucesos acaecidos durante el transcurso de la intoxicación («apagones»). Este fenómeno podría estar relacionado con la presencia de niveles altos de alcohol en la sangre y, quizá, con la rapidez con la que se alcanza este nivel. Incluso durante la intoxicación alcohólica leve, los distintos síntomas probablemente se observen en diferentes momentos. Los signos de intoxicación leve pueden verse en todas las personas después de alrededor de un par de bebidas. Al comienzo del período de bebida, al ir ascendiendo los niveles de alcoholemia, los síntomas suelen consistir en verborrea, sensación de bienestar, y ánimo brillante y expansivo. Después, sobre todo cuando los niveles decaen, puede que el individuo se deprima cada vez más, se retraiga y sufra deterioro cognitivo. Si el nivel es muy alto, la persona no tolerante puede quedarse dormida y entrar en una primera fase de anestesia. Los niveles de alcohol más elevados pueden inhibir la respiración y el pulso, e incluso producir la muerte.

## Criterios diagnósticos de la intoxicación por alcohol

A. Ingesta reciente de alcohol.
B. Comportamiento problemático o cambios psicológicos clínicamente significativos (p. ej., comportamiento sexual inapropiado o agresivo, cambios de humor, juicio alterado) que aparecen durante o poco después de la ingesta de alcohol.
C. Uno (o más) de los signos o síntomas siguientes que aparecen durante o poco después del consumo de alcohol:

1. Habla disártrica.
2. Descoordinación.
3. Marcha insegura.
4. Nistagmo.
5. Alteración de la atención o de la memoria.
6. Estupor o coma.

D. Los signos o síntomas no se pueden atribuir a otra afección médica y no se pueden explicar mejor por otro trastorno mental, incluida una intoxicación con otra sustancia.

**Nota de codificación:** El código CIE-9-MC es **303.00**. El código CIE-10-MC dependerá de si existe un trastorno concomitante por consumo de alcohol. Si existe un trastorno concomitante leve por consumo de alcohol, el código CIE-10-MC es **F10.129**; si existe un trastorno concomitante moderado o grave por consumo de alcohol, el código CIE-10-MC es **F10.229**. Si no existe ningún trastorno concomitante por consumo de alcohol, entonces el código CIE-10-MC es **F10.929**.

# Abstinencia de alcohol

El rasgo esencial de la abstinencia del alcohol es la presencia de un síndrome característico que aparece después de abandonar o reducir el consumo masivo y prolongado de alcohol. El síndrome de abstinencia comprende dos o más de los síntomas enumerados en el criterio B. Los síntomas causan malestar o deterioro funcional clínicamente significativos. Los síntomas no deben deberse ni a otra afección médica ni a un trastorno mental o relacionado con sustancias. Los síntomas puede aliviarlos el consumo de alcohol o la administración de benzodiacepinas. Los síntomas de abstinencia se inician normalmente cuando las concentraciones hemáticas de alcohol descienden rápidamente, normalmente en las 4-12 horas siguientes al cese o la reducción del consumo. Debido a la relativa rapidez del consumo de alcohol, la intensidad de los síntomas alcanza su máximo normalmente en el segundo día de abstinencia y por lo general mejoran a los 4-5 días de la última dosis de alcohol. Los síntomas de ansiedad, insomnio y disfunción vegetativa pueden persistir durante incluso 6 meses con intensidades de menor nivel.

## Criterios diagnósticos de la abstinencia de alcohol

A. Cese (o reducción) de un consumo de alcohol que ha sido muy intenso y prolongado.

B. Aparecen dos (o más) de los signos o síntomas siguientes a las pocas horas o pocos días de cesar (o reducir) el consumo de alcohol descrito en el Criterio A:

1. Hiperactividad del sistema nervioso autónomo (p. ej. sudoración o ritmo del pulso superior a 100 lpm).
2. Incremento del temblor de las manos.
3. Insomnio.
4. Náuseas o vómitos.
5. Alucinaciones o ilusiones transitorias visuales, táctiles o auditivas.
6. Agitación psicomotora.
7. Ansiedad.
8. Convulsiones tónico-clónicas generalizadas.

C. Los signos o síntomas del Criterio B provocan un malestar clínicamente significativo o deterioro en lo social, laboral u otras áreas importantes del funcionamiento.

D. Los signos o síntomas no se pueden atribuir a otra afección médica y no se explica mejor por otro trastorno mental, incluida la intoxicación o abstinencia por otra sustancia.

*Especificar* si:

**Con alteraciones de la percepción:** Este especificador se aplica en las raras circunstancias en las que aparecen alucinaciones (habitualmente visuales o táctiles) con un juicio de realidad inalterado, o aparecen ilusiones auditivas, visuales o táctiles, en ausencia de delirium.

**Nota de codificación:** El código CIE-9-MC es **291.81**. El código CIE-10-MC para la abstinencia de alcohol sin alteraciones de la percepción es **F10.239** y el código CIE-10-MC para la abstinencia de alcohol con alteraciones de la percepción es **F10.232**. Obsérvese que el código CIE-10-MC indica la presencia concomitante de un trastorno moderado o grave por consumo de alcohol, lo que refleja el hecho de que la abstinencia alcohólica solamente aparece en presencia de un trastorno moderado o grave por consumo de alcohol. No es admisible codificar un trastorno concomitante leve por consumo de alcohol con una abstinencia alcohólica.

# Otros trastornos inducidos por el alcohol y trastorno relacionado con el alcohol no especificado

Las personas se diagnostican de otros trastornos inducidos por el alcohol, como el trastorno de ansiedad inducido por alcohol o el trastorno del sueño inducido por alcohol, cuando los síntomas son lo suficientemente graves como para merecer una atención clínica independiente de la intoxicación o la abstinencia.

El trastorno relacionado con el alcohol no especificado puede diagnosticarse cuando los síntomas, causantes de malestar o deterioro funcional clínicamente significativos, no cumplen plenamente los criterios de los demás trastornos de esta clase diagnóstica.

# TRASTORNOS RELACIONADOS CON LA CAFEÍNA

La cafeína es una de las sustancias psicoactivas más utilizadas en el mundo. El café es una de las fuentes más potentes de cafeína, aunque determinadas bebidas «energéticas» pueden tener más cafeína que el café por unidad de peso. El té, los refrescos y el chocolate tienen menos cafeína. La cafeína se encuentra también en productos de parafarmacia, como los que se usan para el dolor de cabeza.

Los datos científicos actuales respaldan los diagnósticos de intoxicación por cafeína y abstinencia de cafeína. Sin embargo, algunos consumidores de cafeína parecen tener síntomas de consumo problemático. Como por el momento no hay datos que permitan determinar la importancia clínica o el fundamento científico del trastorno por consumo de cafeína, los criterios propuestos para este trastorno se incluyen en el DSM-5 en la sección III con el fin de facilitar la investigación (véase el capítulo 22, «Afecciones que necesitan más estudio»).

## Intoxicación por cafeína

Los rasgos esenciales de la intoxicación por cafeína son el consumo reciente de cafeína y cinco o más síntomas que aparecen durante dicho consumo o poco después. Los síntomas que pueden aparecer tras la ingestión de tan solo 200 mg de cafeína (es decir, 1-2 tazas de café) al día son: inquietud, nerviosismo, excitación, insomnio, rubefacción facial, diuresis y síntomas digestivos. Los síntomas más graves, como sacudidas musculares, hilo errático del pensamiento o el habla, taquicardia, períodos de actividad inagotable y agitación psicomotora, aparecen normalmente con niveles de más de 1 g/día. Sin embargo, en muchas personas, la intoxicación por cafeína puede no tener lugar a pesar de tomarla en gran cantidad gracias a un fenómeno de tolerancia. Para poder hacer este diagnóstico, los síntomas deben causar, en grado clínicamente significativo, malestar o deterioro funcional en el ámbito social u ocupacional, o en otras áreas importantes.

La prevalencia del trastorno está poco clara, pero los estudios indican que alrededor del 7 % de la población general presenta cinco o más síntomas y deterioro funcional compatibles con este diagnóstico. Los síntomas normalmente remiten en el primer día, más o menos, y no se conocen consecuencias duraderas.

## Criterios diagnósticos de la intoxicación por cafeína       305.90 (F15.929)

A. Consumo reciente de cafeína (habitualmente una dosis que supera ampliamente los 250 mg).

B. Cinco (o más) de los signos o síntomas siguientes que aparecen durante o poco después del consumo de cafeína:

   1. Intranquilidad.

2. Nerviosismo.
3. Excitación.
4. Insomnio.
5. Rubor facial.
6. Diuresis.
7. Trastornos gastrointestinales.
8. Espasmos musculares.
9. Divagaciones de los pensamientos y del habla.
10. Taquicardia o arritmia cardíaca.
11. Períodos de infatigabilidad.
12. Agitación psicomotora.

C. Los signos o síntomas del Criterio B provocan un malestar clínicamente significativo o deterioro en lo social, laboral u otras áreas importantes del funcionamiento.
D. Los signos o síntomas no se pueden atribuir a ninguna otra afección médica y no se explican mejor por otro trastorno mental, incluida una intoxicación con otra sustancia.

## Abstinencia de cafeína

La abstinencia de la cafeína es nueva en el DSM-5. El diagnóstico se incluyó en el apéndice B del DSM-IV, «Criterios y ejes propuestos para estudios posteriores», con el fin de fomentar la investigación futura. El motivo principal de que no se incluyese como trastorno de pleno derecho es que el síndrome no se consideraba lo bastante grave como para merecer atención clínica. Desde entonces ha habido muchas investigaciones que muestran que la abstinencia de la cafeína sí puede producir malestar psíquico y deterioro. La gravedad de los síntomas puede variar de leve a extrema. En general, las tasas de deterioro funcional varían desde alrededor del 10 hasta el 55 %. Varias líneas probatorias indican que el consumo repetido de cafeína puede producir un estado de dependencia física capaz de afectar a la capacidad de controlar dicho consumo.

Como la cafeína está a menudo integrada en las costumbres sociales y los rituales diarios, los consumidores de cafeína podrían no ser conscientes de que tienen dependencia física. De este modo, los síntomas de abstinencia pueden aparecer de forma inesperada y atribuirse erróneamente a otras causas. Además, los síntomas de abstinencia pueden surgir cuando la persona ha de abstenerse de comer y beber antes de una intervención médica o falta la dosis de cafeína por un cambio de rutina. La probabilidad y la gravedad de los síntomas de abstinencia dependen normalmente de la dosis de cafeína diaria, pero la incidencia, la gravedad y el curso temporal de la abstinencia varían mucho entre las personas y dentro de un mismo individuo.

| Criterios diagnósticos de la abstinencia de cafeína | 292.0 (F15.93) |
| --- | --- |

A. Consumo diario prolongado de cafeína.
B. Cese brusco o reducción del consumo de cafeína, seguido en las 24 horas siguientes por tres (o más) de los signos o síntomas siguientes:

1. Cefalea.
2. Fatiga o somnolencia notable.
3. Disforia, desánimo o irritabilidad.
4. Dificultades para concentrarse.
5. Síntomas gripales (náuseas, vómitos o dolor/rigidez muscular).

C. Los signos o síntomas del Criterio B provocan un malestar clínicamente significativo o deterioro en lo social, laboral u otras áreas importantes del funcionamiento.

D. Los signos o síntomas no aparecen asociados a los efectos psicológicos de ninguna otra afección médica y no se explican mejor por otro trastorno mental, incluidas una intoxicación o una abstinencia de otra sustancia.

## Otros trastornos inducidos por la cafeína y trastorno relacionado con la cafeína no especificado

Las personas se diagnostican de otros trastornos inducidos por la cafeína, como el trastorno de ansiedad inducido por cafeína y el trastorno del sueño inducido por cafeína, en lugar de diagnosticarse de intoxicación por cafeína o abstinencia de cafeína solamente si los síntomas son lo bastante graves como para merecer una atención clínica independiente. Se diagnostican de trastorno relacionado con la cafeína no especificado si presentan síntomas característicos de algún trastorno relacionado con la cafeína que no puedan clasificarse como intoxicación, abstinencia o trastorno inducido por cafeína.

# TRASTORNOS RELACIONADOS CON EL CANNABIS

Los trastornos relacionados con el cannabis pueden deberse al uso de *Cannabis sativa*, habitualmente denominado marihuana, maría, hierba, juanita, cáñamo, bareta, etc. El extracto concentrado de cannabis (hachís) se usa también con frecuencia. *Cannabis* es un término genérico y hace referencia también a otras formas, como los compuestos cannabinoides sintéticos. Existen formulaciones orales sintéticas que se dispensan con receta médica en algunas áreas. El principal ingrediente psicoactivo del cannabis es el delta-9-tetrahidrocannabinol (delta-9-THC). El cannabis ejerce diversos efectos sobre el cerebro, siendo los más prominentes sus acciones sobre los receptores de cannabinoides CB1 y CB2, situados por todo el sistema nervioso central. El cannabis que se vende normalmente tiene potencias muy distintas. Aunque lo más habitual es fumarlo, el cannabis se ingiere otras veces por vía oral después de mezclarlo con alimentos. También se han desarrollado dispositivos donde el cannabis se «vaporiza». La abstinencia de cannabis es un nuevo trastorno del DSM-5.

## Trastorno por consumo de cannabis

Las personas que consumen cannabis habitualmente pueden llegar a presentar todos los rasgos diagnósticos generales de los trastornos por consumo de sustancias. El trastorno por consumo de cannabis puede darse en solitario, aunque con frecuencia coexiste con el consumo de otras sustancias como el alcohol, la cocaína y los opioides. Las personas que abusan de varios tipos de sustancias pueden minimizar la repercusión de los síntomas derivados del cannabis. Se ha comunicado la presencia de tolerancia farmacológica y conductual a la mayoría de los efectos del cannabis en las personas que lo consumen de forma crónica. La tolerancia se pierde cuando el consumo se detiene durante un período de tiempo considerable. El cese brusco del consumo diario o casi diario puede provocar síntomas de abstinencia como irritabilidad, ira, ansiedad, ánimo depresivo, inquietud y problemas para dormir.

Las personas con trastorno por consumo de cannabis pueden consumir la droga a lo largo de todo el día durante períodos de meses o años, y pueden pasar muchas horas bajo su influencia. Otras quizá lo consuman con menos frecuencia y aun así experimenten problemas recurrentes en relación con su uso. El consumo de cannabis en casa puede provocar discusiones con el cónyuge o los padres, y su uso en presencia de los niños puede afectar de forma adversa a la dinámica familiar. El consumo de cannabis en el trabajo, especialmente si este precisa análisis de drogas, puede ser signo de trastorno por consumo de cannabis. Quienes siguen consumiéndolo a pesar de conocer sus problemas físicos y psíquicos padecen obviamente el trastorno.

## Criterios diagnósticos del trastorno por consumo de cannabis

A. Patrón problemático de consumo de cannabis que provoca un deterioro o malestar clínicamente significativo y que se manifiesta al menos por dos de los siguientes hechos en un plazo de 12 meses:

1. Se consume cannabis con frecuencia en cantidades superiores o durante un tiempo más prolongado del previsto.
2. Existe un deseo persistente o esfuerzos fracasados de abandonar o controlar el consumo de cannabis.
3. Se invierte mucho tiempo en las actividades necesarias para conseguir cannabis, consumirlo o recuperarse de sus efectos.
4. Ansias o un poderoso deseo o necesidad de consumir cannabis.
5. Consumo recurrente de cannabis que lleva al incumplimiento de los deberes fundamentales en el trabajo, la escuela o el hogar.
6. Consumo continuado de cannabis a pesar de sufrir problemas sociales o interpersonales persistentes o recurrentes, provocados o exacerbados por los efectos del mismo.
7. El consumo de cannabis provoca el abandono o la reducción de importantes actividades sociales, profesionales o de ocio.
8. Consumo recurrente de cannabis en situaciones en las que provoca un riesgo físico.
9. Se continúa con el consumo de cannabis a pesar de saber que se sufre un problema físico o psicológico persistente o recurrente probablemente causado o exacerbado por el mismo.
10. Tolerancia, definida por alguno de los signos siguientes:
    a. Una necesidad de cantidades cada vez mayores de cannabis para conseguir la intoxicación o el efecto deseado.
    b. Un efecto notablemente reducido tras el consumo continuado de la misma cantidad de cannabis.
11. Abstinencia, manifestada por alguno de los signos siguientes:
    a. Presencia del síndrome de abstinencia característico del cannabis (véanse los Criterios A y B del conjunto de criterios de abstinencia de cannabis, DSM-5, págs. 517–518).
    b. Se consume cannabis (o alguna sustancia similar) para aliviar o evitar los síntomas de la abstinencia.

*Especificar* si:

**En remisión inicial:** Después de haberse cumplido previamente los criterios de un trastorno por consumo de cannabis, no se ha cumplido ninguno de ellos durante un mínimo de 3 meses, pero sin llegar a 12 meses (excepto el Criterio A4, «Ansias o un poderoso deseo o necesidad de consumir cannabis», que puede haberse cumplido).

**En remisión continuada:** Después de haberse cumplido previamente los criterios de un trastorno por consumo de cannabis, no se ha cumplido ninguno de ellos durante un período de 12 meses o más (excepto el Criterio A4, «Ansias o un poderoso deseo o necesidad de consumir cannabis», que puede haberse cumplido).

*Especificar* si:

**En un entorno controlado:** Este especificador adicional se utiliza si el individuo está en un entorno con acceso restringido al cannabis.

**Código basado en la gravedad actual:** Nota para los códigos CIE-10-MC: Si también existe una intoxicación o abstinencia de cannabis, o cualquier otro trastorno mental inducido por cannabis, no deben utilizarse los códigos siguientes para el trastorno por consumo de cannabis. En lugar de ello, el trastorno concomitante por consumo de cannabis viene indicado por el carácter en 4ª posición del código del trastorno inducido por el cannabis (véase la nota de codificación de la intoxicación o abstinencia por cannabis, o de un trastorno mental específico inducido por el cannabis). Por ejemplo, si existe un trastorno por consumo de cannabis y un trastorno de ansiedad inducido por cannabis concomitantes, solamente se indica el código del trastorno de ansiedad, cuyo carácter en 4ª posición indica si el trastorno concomitante por consumo de cannabis es leve, moderado o grave: F12.180 para un trastorno leve por consumo de cannabis con un trastorno de ansiedad inducido por cannabis, o F12.280 para un trastorno moderado o grave por consumo de cannabis con un trastorno de ansiedad inducido por cannabis.

*Especificar* la gravedad actual:

**305.20 (F12.10) Leve:** Presencia de 2-3 síntomas.

**304.30 (F12.20) Moderado:** Presencia de 4-5 síntomas.

**304.30 (F12.20) Grave:** Presencia de 6 o más síntomas.

# Intoxicación por cannabis

El rasgo esencial de la intoxicación por cannabis es la presencia de alteraciones conductuales y psicológicas importantes de tipo problemático que aparecen durante su consumo o poco después. La intoxicación normalmente comienza con un «subidón» seguido de síntomas tales como euforia con risas impropias y grandiosidad, sedación, letargia, deterioro de la memoria de corto plazo, dificultad para realizar procesos mentales complejos y deterioro del juicio. En ocasiones puede aparecer ansiedad, disforia o retraimiento social. Estos efectos se acompañan de dos o más de los signos físicos siguientes, que aparecen en las 2 horas siguientes al consumo: inyección conjuntival, aumento del apetito, boca seca y taquicardia.

La intoxicación aparece en cuestión de minutos si el cannabis se fuma y puede tardar unas horas si se ingiere por vía oral. Los efectos duran normalmente 3-4 horas, algo más cuando la sustancia se ingiere por la vía oral.

## Criterios diagnósticos de la intoxicación por cannabis

A. Consumo reciente de cannabis.

B. Comportamiento problemático o cambios psicológicos clínicamente significativos (p. ej., descoordinación motora, euforia, ansiedad, sensación de paso lento del tiempo, alteración del juicio, aislamiento social) que aparecen durante o poco después del consumo de cannabis.

C. Dos (o más) de los signos o síntomas siguientes que aparecen en el plazo de dos horas tras el consumo de cannabis:

1. Inyección conjuntival.
2. Aumento del apetito.
3. Boca seca.
4. Taquicardia.

D. Los signos o síntomas no se pueden atribuir a ninguna otra afección médica y no se explican mejor por otro trastorno mental, incluido una intoxicación con otra sustancia.

*Especificar* si:

**Con alteraciones de la percepción:** Alucinaciones con un juicio de realidad inalterado, o aparición de ilusiones auditivas, visuales o táctiles, en ausencia de delirium.

**Nota de codificación:** El código CIE-9-MC es **292.89**. El código CIE-10-MC depende de si existe o no un trastorno concomitante por consumo de cannabis y de si aparecen o no alteraciones de la percepción.

**Para la intoxicación por cannabis sin alteraciones de la percepción:** Si existe un trastorno concomitante leve por consumo de cannabis, el código CIE-10-MC es **F12.129**, y si existe un trastorno concomitante moderado o grave por consumo de cannabis, el código CIE-10-MC es **F12.229**. Si no existe ningún trastorno concomitante por consumo de cannabis, el código CIE-10-MC es **F12.929**.

**Para la intoxicación por cannabis con alteraciones de la percepción:** Si existe un trastorno concomitante leve por consumo de cannabis, el código CIE-10-MC es **F12.122**, y si existe un trastorno concomitante moderado o grave por consumo de cannabis, el código CIE-10-MC es **F12.222**. Si no existe ningún trastorno concomitante por consumo de cannabis, el código CIE-10-MC es **F12.922**.

# Abstinencia de cannabis

Las estudios realizados sobre la abstinencia del cannabis desde la publicación del DSM-IV respaldan claramente su inclusión en el DSM-5. Los estudios han mostrado que el síndrome puede identificarse de forma fiable y tiene el curso típico de los demás síndromes de abstinencia. Los estudios de laboratorio con seres humanos y animales facilitan datos claros que indican la especificidad farmacológica del síndrome de abstinencia. Además, las investigaciones señalan que el síndrome no es raro.

Los datos también demuestran que el síndrome es clínicamente importante. Los consumidores de cannabis refieren que su consumo alivia los síntomas de abstinencia, lo que indica que esta podría contribuir a la continuidad del abuso. Un porcentaje considerable de los adultos y adolescentes en tratamiento por consumir cannabis admiten padecer síntomas de abstinencia de moderados a intensos y refieren que estos síntomas hacen más difícil dejar el consumo. Las personas que viven con consumidores de cannabis observan importantes efectos de la abstinencia, lo que indica que estos síntomas perturban la convivencia diaria.

## Criterios diagnósticos de la abstinencia de cannabis 292.0 (F12.288)

A. Cese brusco del consumo de cannabis, que ha sido intenso y prolongado (p. ej., consumo diario o casi diario, durante un período de varios meses por lo menos).

B. Aparición de tres (o más) de los signos y síntomas siguientes aproximadamente en el plazo de una semana tras el Criterio A:

1. Irritabilidad, rabia o agresividad.
2. Nerviosismo o ansiedad.
3. Dificultades para dormir (es decir, insomnio, pesadillas).
4. Pérdida de apetito o de peso.
5. Intranquilidad.
6. Estado de ánimo deprimido.
7. Por lo menos uno de los síntomas físicos siguientes que provoca una incomodidad significativa: dolor abdominal, espasmos y temblores, sudoración, fiebre, escalofríos o cefalea.

C. Los signos o síntomas del Criterio B provocan un malestar clínicamente significativo o deterioro en lo social, laboral u otras áreas importantes del funcionamiento.

D. Los signos o síntomas no se pueden atribuir a ninguna otra afección médica y no se explican mejor por otro trastorno mental, incluidas una intoxicación o abstinencia de otra sustancia.

**Nota de codificación:** El código CIE-9-MC es 292.0. El código CIE-10-MC para la abstinencia de cannabis es F12.288. Obsérvese que el código CIE-10-MC indica la presencia concomitante de un trastorno moderado o grave por consumo de cannabis, lo que refleja el hecho de que la abstinencia de cannabis solamente aparece en presencia de un trastorno moderado o grave por consumo de éste. No es admisible codificar un trastorno concomitante leve por consumo de cannabis con una abstinencia de éste.

# Otros trastornos inducidos por el cannabis y trastorno relacionado con el cannabis no especificado

Se diagnostican otros trastornos relacionados con el cannabis, como el trastorno psicótico inducido por cannabis, el trastorno de ansiedad inducido por cannabis, el trastorno de sueño inducido por cannabis o el delirium de la intoxicación por cannabis, en lugar de la intoxicación o la abstinencia de cannabis, cuando los síntomas son lo bastante graves como para merecer una atención clínica independiente. Se diagnostica el trastorno relacionado con el cannabis no especificado cuando existen síntomas típicos del trastorno por consumo de cannabis que no pueden clasificarse como trastorno por consumo de cannabis, intoxicación por cannabis, abstinencia de cannabis o trastorno inducido por cannabis.

# TRASTORNOS RELACIONADOS CON LOS ALUCINÓGENOS

## Trastorno por consumo de fenciclidina y trastorno por consumo de otros alucinógenos

Los alucinógenos se han usado durante miles de años en distintas culturas. Entre ellos están el LSD (dietilamida del ácido lisérgico), la mescalina, la MDMA (3,4-metilenedioxi-metanfetamina) y la psilocibina. El DSM-IV tenía secciones separadas para la fenciclidina y las drogas alucinógenas. Sin embargo, tanto desde el punto de vista clínico como desde el farmacológico, la fenciclidina es una droga de abuso con propiedades alucinógenas. Por este motivo, el DSM-5 la ha incluido en la categoría de los alucinógenos, clínicamente parecidos aunque heterogéneos desde la perspectiva farmacológica. Todas las drogas de esta categoría producen alucinaciones, aunque por mecanismos distintos.

## Criterios diagnósticos del trastorno por consumo de fenciclidina

A. Un modelo de consumo de fenciclidina (o una sustancia farmacológicamente similar) que provoca un deterioro o malestar clínicamente significativo y que se manifiesta al menos por dos de los hechos siguientes en un plazo de 12 meses:

1. Se consume fenciclidina con frecuencia en cantidades superiores o durante un tiempo más prolongado del previsto.
2. Existe un deseo persistente o esfuerzos fracasados de abandonar o controlar el consumo de fenciclidina.
3. Se invierte mucho tiempo en las actividades necesarias para conseguir fenciclidina, consumirla o recuperarse de sus efectos.
4. Ansias o un poderoso deseo o necesidad de consumir fenciclidina.
5. Consumo recurrente de fenciclidina que lleva al incumplimiento de los deberes fundamentales en el trabajo, la escuela o el hogar (p. ej., ausencias repetidas del trabajo o bajo rendimiento escolar relacionados con el consumo de fenciclidina; ausencias, suspensiones o expulsiones de la escuela relacionadas con la fenciclidina; desatención de los niños o del hogar).
6. Consumo continuado de fenciclidina a pesar de sufrir problemas persistentes o recurrentes de tipo social o interpersonal, provocados o exacerbados por sus efectos (p. ej., discusiones con un cónyuge sobre las consecuencias de la intoxicación, enfrentamientos físicos).
7. El consumo de fenciclidina provoca el abandono o la reducción de importantes actividades sociales, profesionales o de ocio.
8. Consumo recurrente de fenciclidina en situaciones en las que es físicamente peligroso (p. ej., cuando se conduce un automóvil o se maneja maquinaria estando incapacitado por el consumo de fenciclidina).
9. Se continúa con el consumo de fenciclidina a pesar de saber que se sufre un problema físico o psicológico persistente o recurrente, probablemente causado o exacerbado por ella.

10. Tolerancia, definida por alguno de los siguientes hechos:

    a. Una necesidad de consumir cantidades cada vez mayores de fenciclidina para conseguir la intoxicación o el efecto deseado.

    b. Un efecto notablemente reducido tras el consumo continuado de la misma cantidad de fenciclidina.

**Nota:** No se han establecido los síntomas y signos de abstinencia de la fenciclidina, por lo que este criterio no se aplica (se ha descrito la abstinencia de fenciclidina en los animales, pero no se ha documentado en seres humanos).

*Especificar* si:

**En remisión inicial:** Después de haberse cumplido previamente todos los criterios de un trastorno por consumo de fenciclidina, no se ha cumplido ninguno de ellos durante un mínimo de 3 meses pero sin llegar a 12 meses (excepto el Criterio A4, «Ansias o un poderoso deseo o necesidad de consumir fenciclidina», que puede haberse cumplido).

**En remisión continuada:** Después de haberse cumplido previamente todos los criterios de un trastorno por consumo de fenciclidina, no se ha cumplido ninguno de ellos durante un período de 12 meses o más (excepto el Criterio A4, «Ansias o un poderoso deseo o necesidad de consumir fenciclidina», que puede haberse cumplido).

*Especificar* si:

**En un entorno controlado:** Este especificador adicional se utiliza cuando el individuo está en un entorno con acceso restringido a la fenciclidina.

**Código basado en la gravedad actual:** Nota para los códigos CIE-10-MC: Si también existe una intoxicación concomitante por fenciclidina o algún otro trastorno mental inducido por ella, no deben utilizarse los códigos siguientes para el trastorno por consumo de fenciclidina. En lugar de ello, el trastorno concomitante por consumo de fenciclidina viene indicado por el carácter en 4ª posición del código del trastorno inducido por la fenciclidina (véase la nota de codificación de la intoxicación por fenciclidina o de un trastorno mental específico inducido por la fenciclidina). Por ejemplo, si existe un trastorno psicótico concomitante inducido por la fenciclidina, solamente se indica el código del trastorno psicótico inducido por la fenciclidina, cuyo carácter en 4ª posición indica si el trastorno concomitante por consumo de fenciclidina es leve, moderado o grave: F16.159 para un trastorno leve por consumo de fenciclidina con un trastorno psicótico inducido por la fenciclidina, o F16.259 para un trastorno moderado o grave por consumo de fenciclidina con un trastorno psicótico inducido por la fenciclidina.

*Especificar* la gravedad actual:

    **305.90 (F16.10) Leve:** Presencia de 2-3 síntomas.

    **304.60 (F16.20) Moderado:** Presencia de 4-5 síntomas.

    **304.60 (F16.20) Grave:** Presencia de 6 o más síntomas.

## Criterios diagnósticos del trastorno por consumo de otros alucinógenos

A. Un modelo problemático de consumo de alucinógenos (distintos de la fenciclidina) que provoca un deterioro o malestar clínicamente significativo y que se manifiesta al menos por dos de los hechos siguientes en un plazo de 12 meses:

1. Se consume algún alucinógeno con frecuencia en cantidades superiores o durante un tiempo más prolongado del previsto.

2. Existe un deseo persistente o esfuerzos fracasados de abandonar o controlar el consumo de alucinógenos.

3. Se invierte mucho tiempo en las actividades necesarias para conseguir el alucinógeno, consumirlo o recuperarse de sus efectos.
4. Ansias o un poderoso deseo o necesidad de consumir un alucinógeno.
5. Consumo recurrente de un alucinógeno que lleva al incumplimiento de los deberes fundamentales en el trabajo, la escuela o el hogar (p. ej., ausencias repetidas del trabajo o bajo rendimiento escolar relacionados con el consumo del alucinógeno; ausencias, suspensiones o expulsiones de la escuela relacionadas con el alucinógeno; desatención de los niños o del hogar).
6. Consumo continuado de algún alucinógeno a pesar de sufrir problemas persistentes o recurrentes de tipo social o interpersonal, provocados o agravados por sus efectos (p. ej., discusiones con un cónyuge sobre las consecuencias de la intoxicación, enfrentamientos físicos).
7. El consumo del alucinógeno provoca el abandono o la reducción de importantes actividades sociales, profesionales o de ocio.
8. Consumo recurrente de alucinógenos en situaciones en las que es físicamente peligroso (p. ej., cuando se conduce un automóvil o se maneja maquinaria estando incapacitado por el consumo de un alucinógeno).
9. Se continúa con el consumo de alucinógenos a pesar de saber que se sufre un problema físico o psicológico persistente o recurrente probablemente causado o exacerbado por el mismo.
10. Tolerancia, definida por alguno de los hechos siguientes:
    a. Una necesidad de cantidades cada vez mayores de alucinógeno para conseguir la intoxicación o el efecto deseado.
    b. Un efecto notablemente reducido tras el consumo continuado de la misma cantidad de alucinógeno.

**Nota:** No se han establecido los síntomas ni los signos de la abstinencia de los alucinógenos, por lo que este criterio no se aplica.

*Especificar* **el alucinógeno en particular**.

*Especificar* si:
   **En remisión inicial:** Después de haberse cumplido previamente todos los criterios de un trastorno por consumo de otro alucinógeno, no se ha cumplido ninguno de ellos durante un mínimo de 3 meses pero sin llegar a 12 meses (excepto el Criterio A4, «Ansias o un poderoso deseo o necesidad de consumir alucinógenos», que puede haberse cumplido).
   **En remisión continuada:** Después de haberse cumplido previamente todos los criterios de un trastorno por consumo de otro alucinógeno, no se ha cumplido ninguno de ellos durante un período de 12 meses o más (excepto el Criterio A4, «Ansias o un poderoso deseo o necesidad de consumir alucinógenos», que puede haberse cumplido).

*Especificar* si:
   **En un entorno controlado:** Este especificador adicional se utiliza cuyo el individuo está en un entorno con acceso restringido a los alucinógenos.

**Código basado en la gravedad actual:** Nota para los códigos CIE-10-MC: Si también existe una intoxicación por alucinógenos o algún otro trastorno mental inducido por alucinógenos, no deben utilizarse los códigos siguientes para el trastorno por consumo de alucinógenos. En lugar de ello, el trastorno concomitante por consumo de alucinógenos viene indicado por el carácter en 4ª posición del código del trastorno inducido por los alucinógenos (véase la nota de codificación de la intoxicación por alucinógenos o de un trastorno mental específico inducido por ellos). Por ejemplo, si existe un trastorno psicótico concomitante inducido por alucinógenos, solamente se indica el código del trastorno psicótico inducido por alucinógenos, cuyo carácter en 4ª posición indica si el trastorno concomitante por consumo de aluci-

nógenos es leve, moderado o grave: F16.159 para un trastorno leve por consumo de alucinógenos con un trastorno psicótico inducido por alucinógenos, o F16.259 para un trastorno
moderado o grave por consumo de alucinógenos con un trastorno psicótico inducido por
alucinógenos.

*Especificar* la gravedad actual:
**305.30 (F16.10) Leve:** Presencia de 2-3 síntomas.
**304.50 (F16.20) Moderado:** Presencia de 4-5 síntomas.
**304.50 (F16.20) Grave:** Presencia de 6 o más síntomas.

# Intoxicación por fenciclidina e intoxicación por otros alucinógenos

Estos diagnósticos reflejan las alteraciones conductuales o psicológicas clínicamente importantes que se producen poco después de ingerir la sustancia. Dependiendo del agente de
que se trate, la intoxicación dura de minutos a horas. La intoxicación por fenciclidina difiere
de la producida por otros alucinógenos. En el caso de la fenciclidina, la persona puede presentar nistagmo, crisis comiciales, ataxia, disartria, hipertensión e hiperacusia. Por el contrario, las personas intoxicadas por otros alucinógenos presentan taquicardia, visión borrosa, temblores y sudoración, entre otros síntomas. Con la fenciclidina se producen
alteraciones conductuales tales como beligerancia, agresividad, impredecibilidad y agitación
psicomotora, mientras que con los demás alucinógenos, la intoxicación puede dar lugar a
marcada ansiedad o depresión, ideas de referencia, miedo a «perder la cabeza» e ideación
paranoide. Además, los otros alucinógenos pueden provocar alteraciones perceptivas tales
como despersonalización, desrealización, alucinaciones y sinestesias que se producen
durante el consumo o poco después.

La intoxicación por fenciclidina u otros alucinógenos debe diferenciarse de la intoxicación
por estimulantes, anticolinérgicos, inhalantes u otras drogas. Las pruebas toxicológicas
pueden resultar útiles para hacer esta distinción. Otras afecciones a tener en cuenta son los
trastornos del ánimo, los trastornos psicóticos y la abstinencia de otras sustancias. Las perturbaciones perceptivas y el deterioro del juicio que acompañan a la intoxicación por alucinógenos
pueden producir lesiones o la muerte a causa de accidentes de tráfico, peleas físicas o autolesiones involuntarias.

## Criterios diagnósticos de la intoxicación por fenciclidina

A. Consumo reciente de fenciclidina (o una sustancia farmacológicamente similar).
B. Cambios de comportamiento problemáticos clínicamente significativos (p. ej., belicosidad, agresividad, impulsividad, imprevisibilidad, agitación psicomotora, juicio alterado)
   que aparecen durante o poco después del consumo de fenciclidina.
C. Dos (o más) de los signos o síntomas siguientes que aparecen en el plazo de una
   hora:

   **Nota:** Si la droga se fuma, se esnifa o se administra por vía intravenosa, el inicio puede
   ser especialmente rápido.

1. Nistagmo vertical u horizontal.
2. Hipertensión o taquicardia.
3. Entumecimiento o reducción de la respuesta al dolor.
4. Ataxia.
5. Disartria.
6. Rigidez muscular.
7. Convulsiones o coma.
8. Hiperacusia.

D. Los signos o síntomas no se pueden atribuir a ninguna otra afección médica y no se explican mejor por otro trastorno mental, incluido una intoxicación con otra sustancia.

**Nota de codificación:** El código CIE-9-MC es **292.89**. El código CIE-10-MC dependerá de si existe un trastorno concomitante por consumo de fenciclidina. Si existe un trastorno concomitante leve por consumo de fenciclidina, el código CIE-10-MC es **F16.129**, y si existe un trastorno concomitante moderado o grave por consumo de fenciclidina, el código CIE-10-MC es **F16.229**. Si no existe ningún trastorno concomitante por consumo de fenciclidina, el código CIE-10-MC es **F16.929**.

## Criterios diagnósticos de la intoxicación por otros alucinógenos

A. Consumo reciente de un alucinógeno (distinto de la fenciclidina).
B. Comportamiento problemático o cambios psicológicos clínicamente significativos (p. ej., ansiedad o depresión notables, ideas de referencia, miedo a «perder la cabeza», ideas paranoides, juicio alterado) que aparecen durante o poco después del consumo del alucinógeno.
C. Cambios en la percepción que suceden estando plenamente despierto y alerta (p. ej., intensificación subjetiva de las percepciones, despersonalización, pérdida de contacto con la realidad, ilusiones, alucinaciones, sinestesias) que aparecen durante o poco después del consumo de alucinógenos.
D. Dos (o más) de los signos siguientes que aparecen durante o poco después de consumir el alucinógeno:

1. Dilatación pupilar.
2. Taquicardia.
3. Sudoración.
4. Palpitaciones.
5. Visión borrosa.
6. Temblores.
7. Incoordinación.

E. Los signos o síntomas no se pueden atribuir a ninguna otra afección médica y no se explican mejor por otro trastorno mental, incluida una intoxicación con otra sustancia.

**Nota de codificación:** El código CIE-9-MC es **292.89**. El código CIE-10-MC dependerá de si existe un trastorno concomitante por consumo de alucinógenos. Si existe un trastorno concomitante leve por consumo de alucinógenos, el código CIE-10-MC es **F16.129**, y si existe un trastorno concomitante moderado o grave por consumo de alucinógenos, el código CIE-10-MC es **F16.229**. Si no existe ningún trastorno concomitante por consumo de alucinógenos, el código CIE-10-MC es **F16.929**.

**Nota:** Para más información acerca de las características asociadas que apoyan el diagnóstico y los aspectos diagnósticos relacionados con la cultura, véanse los apartados correspondientes en trastorno por consumo de otros alucinógenos.

## Trastorno perceptivo persistente por alucinógenos

En este trastorno se vuelven a experimentar uno o más de los síntomas perceptivos que se experimentaron durante la intoxicación por el alucinógeno.

---

### Criterios diagnósticos del trastorno perceptivo persistente por alucinógenos 292.89 (F16.983)

A. Volver a experimentar uno o más síntomas de tipo perceptual como los que se experimentaron durante la intoxicación con el alucinógeno después de haber cesado su consumo (es decir, alucinaciones geométricas, percepciones erróneas de movimiento en los campos visuales periféricos, destellos de color, intensificación de los colores, rastros tras las imágenes de objetos en movimiento, imágenes remanentes positivas, halos alrededor de los objetos, macropsia y micropsia).
B. Los síntomas del Criterio A provocan un malestar clínicamente significativo o deterioro en lo social, laboral u otras áreas importantes del funcionamiento.
C. Los síntomas no se pueden atribuir a ninguna otra afección médica (p. ej., lesiones anatómicas e infecciones del cerebro, afectación visual de la epilepsia) y no se explican mejor por otro trastorno mental (p. ej., delirium, trastorno neurocognitivo mayor, esquizofrenia) o alucinaciones hipnopómpicas.

---

## Otros trastornos inducidos por fenciclidina y por otros alucinógenos

Se diagnostican los otros trastornos inducidos por fenciclidina o por otros alucinógenos, como el trastorno psicótico inducido por fenciclidina, cuando los síntomas son lo bastante graves como para merecer una atención clínica independiente.

## Trastorno relacionado con la fenciclidina no especificado y trastorno relacionado con los alucinógenos no especificado

Se diagnostica el trastorno relacionado con la fenciclidina —o con los alucinógenos— no especificado cuando existen síntomas típicos del trastorno relacionado con la fenciclidina o con otros alucinógenos que no son clasificables como trastorno por consumo de fenciclidina o de otros alucinógenos, ni como intoxicación o abstinencia de estos, ni como trastorno inducido por ellos.

# TRASTORNOS RELACIONADOS CON LOS INHALANTES

## Trastorno por consumo de inhalantes

El disolvente de pintura, el pegamento para maquetas y la gasolina están entre los inhalantes más habituales. Entran rápidamente en la sangre, hacen efecto enseguida y pueden dañar el sistema nervioso central, los riñones y el hígado.

Las personas que utilizan habitualmente inhalantes derivados de los hidrocarburos pueden llegar a presentar la mayoría de los rasgos diagnósticos de los trastornos por consumo de sustancias. La abstinencia es la excepción. Los actuales datos científicos no avalan la abstinencia de inhalantes como trastorno.

---

### Criterios diagnósticos del trastorno por consumo de inhalantes

A. Un modelo problemático de consumo de una sustancia inhalante a base de hidrocarburos que provoca un deterioro o malestar clínicamente significativo y que se manifiesta al, menos, por dos de los hechos siguientes en un plazo de 12 meses:

1. Se consume un inhalante con frecuencia en cantidades superiores o durante un tiempo más prolongado del previsto.
2. Existe un deseo persistente o esfuerzos fracasados de abandonar o controlar el consumo del inhalante.
3. Se invierte mucho tiempo en las actividades necesarias para conseguir el inhalante, consumirlo o recuperarse de sus efectos.
4. Ansias o un poderoso deseo o necesidad de consumir un inhalante.
5. Consumo recurrente de un inhalante que lleva al incumplimiento de los deberes fundamentales en el trabajo, la escuela o el hogar.
6. Consumo continuado de un inhalante a pesar de sufrir problemas sociales o interpersonales persistentes o recurrentes, provocados o exacerbados por los efectos de su consumo.
7. El consumo del inhalante provoca el abandono o la reducción de importantes actividades sociales, profesionales o de ocio.
8. Consumo recurrente de un inhalante en situaciones en las que provoca un riesgo físico.
9. Se continúa con el consumo del inhalante a pesar de saber que se sufre un problema físico o psicológico persistente o recurrente probablemente causado o exacerbado por esa sustancia.
10. Tolerancia, definida por alguno de los siguientes hechos:

    a. Una necesidad de cantidades cada vez mayores de inhalante para conseguir la intoxicación o el efecto deseado.
    b. Un efecto notablemente reducido tras el consumo continuado de la misma cantidad de inhalante.

*Especificar* **el inhalante en particular:** Cuando sea posible se debe indicar el nombre de la sustancia específica (p. ej., trastorno por consumo de disolventes).

*Especificar* si:

**En remisión inicial:** Después de haberse cumplido previamente todos los criterios de un trastorno por consumo de inhalantes, no se ha cumplido ninguno de ellos durante un mínimo de 3 meses pero sin llegar a 12 meses (excepto el Criterio A4, «Ansias o un poderoso deseo o necesidad de consumir inhalantes», que puede haberse cumplido).

**En remisión continuada:** Después de haberse cumplido previamente todos los criterios de un trastorno por consumo de inhalantes, no se ha cumplido ninguno de ellos durante un período de 12 meses o más (excepto el Criterio A4, «Ansias o un poderoso deseo o necesidad de consumir inhalantes», que puede haberse cumplido).

*Especificar* si:

**En un entorno controlado:** Este especificador adicional se utiliza cuando el individuo está en un entorno con acceso restringido a los inhalantes.

**Código basado en la gravedad actual:** Nota para los códigos CIE-10-MC: Si también existe una intoxicación por inhalantes o cualquier otro trastorno mental inducido por ellos, no deben utilizarse los códigos siguientes para el trastorno por consumo de inhalantes. En lugar de ello, el trastorno concomitante por consumo de inhalantes viene indicado por el carácter en 4ª posición del código del trastorno inducido por ellos (véase la nota de codificación de la intoxicación por inhalantes, o de un trastorno mental específico inducido por ellos). Por ejemplo, si existe un trastorno depresivo inducido por inhalantes y un trastorno por consumo de inhalantes concomitante, solamente se indica el código del trastorno depresivo inducido por inhalantes, cuyo carácter en 4ª posición indica si el trastorno concomitante por consumo de inhalantes es leve, moderado o grave: F18.14 para un trastorno leve por consumo de inhalantes con un trastorno depresivo inducido por inhalantes, o F18.24 para un trastorno moderado o grave por consumo de inhalantes con un trastorno depresivo inducido por inhalantes.

*Especificar* la gravedad actual:

**305.90 (F18.10) Leve:** Presencia de 2-3 síntomas.
**304.60 (F18.20) Moderado:** Presencia de 4-5 síntomas.
**304.60 (F18.20) Grave:** Presencia de 6 o más síntomas.

# Intoxicación por inhalantes

La intoxicación por inhalantes es un trastorno clínicamente significativo que surge durante la inhalación, intencionada o no, de una sustancia inhalable o inmediatamente después. La intoxicación desaparece en cuestión de minutos a horas una vez que cesa la exposición. El deterioro debido a la intoxicación puede tener graves consecuencias sobre el rendimiento laboral y social. También puede dar lugar a accidentes de tráfico o a lesiones autoinfligidas inintencionadamente. El consumo de inhalantes en un recipiente cerrado, como una bolsa de plástico, puede producir pérdida de la conciencia, anoxia y muerte.

## Criterios diagnósticos de la intoxicación por inhalantes

A. Exposición reciente y breve, intencionada o no, a sustancias inhalantes, incluidos hidrocarburos volátiles como el tolueno o la gasolina.
B. Comportamiento problemático o cambios psicológicos clínicamente significativos (p. ej., belicosidad, agresividad, apatía, juicio alterado) que aparecen durante o poco después del consumo de inhalantes.

C. Dos (o más) de los signos o síntomas siguientes que aparecen durante o poco después del consumo del inhalante:

1. Mareos.
2. Nistagmo.
3. Incoordinación.
4. Habla disártrica.
5. Marcha insegura.
6. Aletargamiento.
7. Reducción de reflejos.
8. Retraso psicomotor.
9. Temblores.
10. Debilidad muscular generalizada.
11. Visión borrosa o diplopía.
12. Estupor o coma.
13. Euforia.

D. Los signos o síntomas no se pueden atribuir a ninguna otra afección médica y no se explican mejor por otro trastorno mental, incluida una intoxicación con otra sustancia.

**Nota de codificación:** El código CIE-9-MC es **292.89**. El código CIE-10-MC dependerá de si existe un trastorno concomitante por consumo de inhalantes. Si existe un trastorno concomitante leve por consumo de inhalantes, el código CIE-10-MC es **F18.129**, y si existe un trastorno concomitante moderado o grave por consumo de inhalantes, el código CIE-10-MC es **F18.229**. Si no existe ningún trastorno concomitante por consumo de inhalantes, el código CIE-10-MC es **F18.929**.

## Otros trastornos inducidos por inhalantes y trastorno relacionado con inhalantes no especificado

El diagnóstico de otros trastornos inducidos por inhalantes, como el trastorno psicótico inducido por inhalantes, se efectúa cuando los síntomas son lo bastante graves como para merecer una atención clínica independiente.

El diagnóstico de trastorno relacionado con inhalantes no especificado se hace cuando hay síntomas típicos de un trastorno relacionado con inhalantes que no pueden clasificarse como trastorno por consumo, intoxicación ni trastorno inducido por inhalantes.

# TRASTORNOS RELACIONADOS CON LOS OPIÁCEOS

Los opiáceos comprenden sustancias naturales y sintéticas que tienen efectos parecidos a los de la morfina y son agonistas totales del receptor μ de opioides. Los medicamentos como la buprenorfina, que tienen efectos tanto agonistas como antagonistas de los opiáceos, se incluyen también en esta categoría. Los opiáceos se prescriben como analgésicos, anestésicos, antidiarreicos y antitusígenos. Después de la heroína, el opio es el opiáceo ilegal más consumido en el mundo. En Estados Unidos, el uso no médico de los medicamentos opioides representa un problema importante. Los usuarios de opioides tienen muchas probabilidades de llegar a presentar trastornos por consumo de estas sustancias y mayor riesgo de contraer el VIH, además de los virus de las hepatitis B y C; las tasas de mortalidad son excesivas.

# Trastorno por consumo de opiáceos

Este trastorno cursa con signos y síntomas que son reflejo de una prolongada y compulsiva autoadministración de opiáceos sin fines médicos legítimos o en dosis muy por encima de las necesarias para tratar el problema médico por el que se indicaron. Las personas con trastorno por consumo de opiáceos tienden a presentar patrones de consumo compulsivo, de forma que las actividades diarias se planifican de forma supeditada a la obtención y administración de la droga. Aunque los opiáceos suelen adquirirse en el mercado negro, también pueden obtenerse de los médicos fingiendo o exagerando dolencias, o consiguiendo recetas de varios profesionales de la salud («ir de médicos»). La mayoría de las personas con este trastorno tienen niveles importantes de tolerancia y presentan abstinencia si interrumpen bruscamente el consumo de opiáceos.

El trastorno por consumo de opiáceos puede asociarse a antecedentes delictivos en relación con la droga, normalmente con su obtención. Entre los profesionales sanitarios y personas que pueden acceder fácilmente a sustancias controladas, el patrón de actividades ilegales suele ser distinto, siendo habituales los problemas con los organismos estatales que otorgan las correspondientes licencias. Los problemas maritales y el desempleo u otros problemas laborales también se asocian a este trastorno.

Muchas personas con trastorno por consumo de opiáceos se tratan con medicamentos agonistas, agonistas parciales o agonistas/antagonistas como la metadona, la bupernorfina o la naltrexona. Estas personas pueden tener cuadros que no cumplan ninguno de los criterios del trastorno por consumo de opiáceos (excepto, quizá, la tolerancia o la abstinencia). Estos casos merecerían el especificador adicional de «en terapia de mantenimiento».

## Criterios diagnósticos del trastorno por consumo de opiáceos

A. Patrón problemático de consumo de opiáceos que provoca un deterioro o malestar clínicamente significativo y que se manifiesta al menos por dos de los hechos siguientes en un plazo de 12 meses:

1. Se consumen opiáceos con frecuencia en cantidades superiores o durante un tiempo más prolongado del previsto.

2. Existe un deseo persistente o esfuerzos fracasados de abandonar o controlar el consumo de opiáceos.

3. Se invierte mucho tiempo en las actividades necesarias para conseguir opiáceos, consumirlos o recuperarse de sus efectos.

4. Ansias o un poderoso deseo o necesidad de consumir opiáceos.

5. Consumo recurrente de opiáceos que lleva al incumplimiento de los deberes fundamentales en el trabajo, la escuela o el hogar.

6. Consumo continuado de opiáceos a pesar de sufrir problemas sociales o interpersonales persistentes o recurrentes, provocados o exacerbados por sus efectos.

7. El consumo de opiáceos provoca el abandono o la reducción de importantes actividades sociales, profesionales o de ocio.

8. Consumo recurrente de opiáceos en situaciones en las que provoca un riesgo físico.

9. Se continúa con el consumo de opiáceos a pesar de saber que se sufre un problema físico o psicológico persistente o recurrente probablemente causado o exacerbado por ellos.

10. Tolerancia, definida por alguno de los siguientes hechos:

   a. Una necesidad de consumir cantidades cada vez mayores de opiáceos para conseguir la intoxicación o el efecto deseado.

   b. Un efecto notablemente reducido tras el consumo continuado de la misma cantidad de un opiáceo.

   **Nota:** No se considera que se cumple este criterio en aquellos individuos que sólo toman opiáceos bajo supervisión médica adecuada.

11. Abstinencia, manifestada por alguno de los hechos siguientes:

   a. Presencia del síndrome de abstinencia característico de los opiáceos (véanse los Criterios A y B de la abstinencia de opiáceos, DSM-5, págs. 547-548).

   b. Se consumen opiáceos (o alguna sustancia similar) para aliviar o evitar los síntomas de abstinencia.

   **Nota:** No se considera que se cumple este criterio en aquellos individuos que sólo toman opiáceos bajo supervisión médica adecuada.

*Especificar* si:

**En remisión inicial:** Después de haberse cumplido previamente todos los criterios de un trastorno por consumo de opiáceos, no se ha cumplido ninguno de ellos durante un mínimo de 3 meses pero sin llegar a 12 meses (excepto el Criterio A4, «Ansias o un poderoso deseo o necesidad de consumir opiáceos», que puede haberse cumplido).

**En remisión continuada:** Después de haberse cumplido previamente todos los criterios de un trastorno por consumo de opiáceos, no se ha cumplido ninguno de ellos durante un período de 12 meses o más (excepto el Criterio A4, «Ansias o un poderoso deseo o necesidad de consumir opiáceos», que puede haberse cumplido).

*Especificar* si:

**En terapia de mantenimiento:** Este especificador adicional se utiliza si el individuo está tomando algún medicamento agonista con receta, como metadona o buprenorfina, y no cumple ninguno de los criterios de un trastorno por consumo de opiáceos de esa clase de medicamentos (excepto tolerancia o abstinencia del agonista). Esta categoría también se aplica a los individuos en tratamiento con un agonista parcial, un agonista/antagonista o un antagonista completo, como naltrexona oral o depot.

**En un entorno controlado:** Este especificador adicional se utiliza cuando el individuo está en un entorno con acceso restringido a los opiáceos.

**Código basado en la gravedad actual:** Nota para los códigos CIE-10-MC: Si también existe una intoxicación o abstinencia de opiáceos, o cualquier otro trastorno mental inducido por ellos, no deben utilizarse los códigos siguientes para el trastorno por consumo de opiáceos. En lugar de ello, el trastorno concomitante por consumo de opiáceos viene indicado por el carácter en 4ª posición del código del trastorno inducido por ellos (véase la nota de codificación de la intoxicación o abstinencia de opiáceos, o de un trastorno mental específico inducido por ellos). Por ejemplo, si existe un trastorno depresivo inducido por opiáceos y un trastorno por consumo de opiáceos concomitante, solamente se indica el código del trastorno depresivo inducido por opiáceos, cuyo carácter en 4ª posición indica si el trastorno concomitante por consumo de opiáceos es leve, moderado o grave: F11.14 para un trastorno leve por consumo de opiáceos con un trastorno depresivo inducido por opiáceos, o F11.24 para un trastorno moderado o grave por consumo de opiáceos con un trastorno depresivo inducido por opiáceos.

*Especificar* la gravedad actual:
**305.50 (F11.10) Leve:** Presencia de 2-3 síntomas.
**304.00 (F11.20) Moderado:** Presencia de 4-5 síntomas.
**304.00 (F11.20) Grave:** Presencia de 6 o más síntomas.

# Intoxicación por opiáceos

El rasgo esencial de la intoxicación por opiáceos es la presencia de anomalías conductuales o psicológicas que se desarrollan durante el consumo o poco después. La intoxicación se acompaña de constricción pupilar y de al menos uno de los signos siguientes: somnolencia, habla pastosa o deterioro de la atención o la memoria. La somnolencia suele progresar al coma. Las personas con intoxicación por opiáceos presentan falta de atención hacia el entorno, hasta el punto de ignorar sucesos potencialmente nocivos. Los síntomas no se explican mediante otra entidad médica ni otro trastorno mental.

## Criterios diagnósticos de la intoxicación por opiáceos

A. Consumo reciente de un opiáceo.
B. Comportamiento problemático o cambios psicológicos clínicamente significativos (p. ej., euforia inicial seguida de apatía, disforia, agitación o retrasos psicomotores, juicio alterado) que aparecen durante o poco después del consumo de opiáceos.
C. Contracción pupilar (o dilatación debida a una anoxia en caso de sobredosis grave) y uno (o más) de los signos o síntomas siguientes, que aparecen durante o poco después del consumo de opiáceos:

1. Somnolencia o coma.
2. Habla disártrica.
3. Deterioro de la atención o de la memoria.

D. Los signos o síntomas no se pueden atribuir a ninguna otra afección médica y no se explican mejor por otro trastorno mental, incluida una intoxicación con otra sustancia.

*Especificar* si:
**Con alteraciones de la percepción:** Este especificador se puede utilizar en las raras ocasiones en las que aparecen alucinaciones con un juicio de la realidad inalterado, o aparecen ilusiones auditivas, visuales o táctiles, en ausencia de delirium.

**Nota de codificación:** El código CIE-9-MC es **292.89**. El código CIE-10-MC depende de si existe o no un trastorno concomitante por consumo de opiáceos y de si aparecen o no alteraciones de la percepción.

**Para la intoxicación por opiáceos sin alteraciones de la percepción:** Si existe un trastorno concomitante leve por consumo de opiáceos, el código CIE-10-MC es **F11.129**, y si existe un trastorno concomitante moderado o grave por consumo de opiáceos, el código CIE-10-MC es **F11.229**. Si no existe ningún trastorno concomitante por consumo de opiáceos, el código CIE-10-MC es **F11.929**.
**Para la intoxicación por opiáceos con alteraciones de la percepción:** Si existe un trastorno concomitante leve por consumo de opiáceos, el código CIE-10-MC es **F11.122**, y si existe un trastorno concomitante moderado o grave por consumo de opiáceos, el

código CIE-10-MC es **F11.222**. Si no existe ningún trastorno concomitante por consumo de opiáceos, el código CIE-10-MC es **F11.922**.

## Abstinencia de opiáceos

El rasgo esencial de la abstinencia de opiáceos es la presencia de un síndrome característico que surge después de suspender o reducir un consumo masivo y prolongado. El síndrome también puede desencadenarlo la administración de un antagonista opioide como la naltrexona después de haber consumido opiáceos durante un tiempo. Los síntomas consisten en ansiedad, inquietud y dolores musculares, junto con irritabilidad y mayor sensibilidad al dolor. Pronto aparecen otros síntomas de índole cognitiva (ánimo disfórico) o física (p. ej., náuseas y vómitos, lagrimeo o rinorrea, piloerección, sudoración). La abstinencia puede iniciarse en las 6-12 horas siguientes a la última dosis de una droga de acción corta como la heroína, o en los 2-4 días siguientes si se trata de una droga de acción más prolongada como la metadona.

| Criterios diagnósticos de la abstinencia de opiáceos | 292.0 (F11.23) |
| --- | --- |

A. Presencia de alguno de los hechos siguientes:

1. Cese (o reducción) de un consumo de opiáceos que ha sido muy intenso y prolongado (es decir, varias semanas o más).
2. Administración de un antagonista de los opiáceos tras un consumo prolongado de opiáceos.

B. Tres (o más) de los hechos siguientes, que aparecen en el plazo de unos minutos o varios días tras el Criterio A:

1. Humor disfórico.
2. Náuseas o vómitos.
3. Dolores musculares.
4. Lagrimeo o rinorrea.
5. Dilatación pupilar, piloerección o sudoración.
6. Diarrea.
7. Bostezos.
8. Fiebre.
9. Insomnio.

C. Los signos o síntomas del Criterio B provocan un malestar clínicamente significativo o deterioro en lo social, laboral u otras áreas importantes del funcionamiento.

D. Los signos o síntomas no se pueden atribuir a ninguna otra afección médica y no se explican mejor por otro trastorno mental, incluidas una intoxicación o abstinencia de otra sustancia.

**Nota de codificación:** El código CIE-9-MC es 292.0. El código CIE-10-MC de abstinencia de opiáceos es F11.23. Obsérvese que el código CIE-10-MC indica la presencia concomitante de un trastorno moderado o grave por consumo de opiáceos, lo que refleja el hecho de que la abstinencia de opiáceos solamente aparece en presencia de un trastorno moderado o grave por consumo de opiáceos. No es admisible codificar un trastorno concomitante leve por consumo de opiáceos cuando existe una abstinencia de éstos.

# Otros trastornos inducidos por opiáceos y trastorno relacionado con opiáceos no especificado

Los otros trastornos inducidos por opiáceos, como el trastorno psicótico inducido por opiáceos, se diagnostican cuando los síntomas son lo bastante graves como para merecer una atención clínica independiente.

El trastorno relacionado con opiáceos no especificado se diagnostica cuando hay síntomas característicos de un trastorno relacionado con los opiáceos que no pueden clasificarse como trastorno por consumo de opiáceos, intoxicación por opiáceos, abstinencia de opiáceos o trastorno inducido por opiáceos.

# TRASTORNOS RELACIONADOS CON LOS SEDANTES, HIPNÓTICOS O ANSIOLÍTICOS

## Trastorno por consumo de sedantes, hipnóticos o ansiolíticos

Entre los sesantes, hipnóticos y ansiolóticos podemos encontrar las benzodiacepinas, los compuestos de tipo benzodiacepínico, los carbamatos, los barbitúricos y los hipnóticos de tipo barbitúrico. En esta clase se incluyen todos los medicamentos para dormir y casi todos los fármacos ansiolóticos. Los ansiolíticos no benzodiacepínicos (p. ej., buspirona) no se incluyen en esta categoría porque no parecen ser objeto de uso indebido. En dosis altas, estos fármacos pueden ser letales, especialmente cuando se mezclan con alcohol, aunque la dosis letal varía considerablemente de un compuesto a otro. Estas sustancias se adquieren con prescripción médica y en el mercado negro. Pueden generar niveles importantes de tolerancia y abstinencia. Las consecuencias sociales e interpersonales del trastorno por consumo de sedantes, hipnóticos o ansiolíticos se parecen a las del alcohol por su capacidad de inducir conductas desinhibidas. Son frecuentes los accidentes, los problemas interpersonales y las interferencias con el rendimiento laboral o académico.

## Criterios diagnósticos del trastorno por consumo de sedantes, hipnóticos o ansiolíticos

A. Patrón problemático de consumo de sedantes, hipnóticos o ansiolíticos que provoca un deterioro o malestar clínicamente significativo y que se manifiesta al menos por dos de los hechos siguientes en un plazo de 12 meses:

1. Se consumen sedantes, hipnóticos o ansiolíticos con frecuencia en cantidades superiores o durante un tiempo más prolongado del previsto.

2. Existe un deseo persistente o esfuerzos fracasados de abandonar o controlar el consumo de sedantes, hipnóticos o ansiolíticos.

3. Se invierte mucho tiempo en las actividades necesarias para conseguir sedantes, hipnóticos o ansiolíticos, consumirlos o recuperarse de sus efectos.

4. Ansias o un poderoso deseo o necesidad de consumir sedantes, hipnóticos o ansiolíticos.

5. Consumo recurrente de sedantes, hipnóticos o ansiolíticos que lleva al incumplimiento de los deberes fundamentales en el trabajo, la escuela o el hogar (p. ej., ausencias repetidas del trabajo o bajo rendimiento escolar relacionados con los sedantes, hipnóticos o ansiolíticos; ausencias, suspensiones o expulsiones de la escuela relacionadas con los sedantes, hipnóticos o ansiolíticos; desatención de los niños o del hogar).

6. Consumo continuado de sedantes, hipnóticos o ansiolíticos a pesar de sufrir problemas persistentes o recurrentes de tipo social o interpersonal, provocados o agravados por sus efectos (p. ej., discusiones con un cónyuge sobre las consecuencias de la intoxicación, enfrentamientos físicos).

7. El consumo de sedantes, hipnóticos o ansiolíticos provoca el abandono o la reducción de importantes actividades sociales, profesionales o de ocio.

8. Consumo recurrente de sedantes, hipnóticos o ansiolíticos en situaciones en las que es físicamente peligroso (p. ej., cuando se conduce un automóvil o se maneja maquinaria estando incapacitado por los sedantes, los hipnóticos o los ansiolíticos).

9. Se continúa con el consumo de sedantes, hipnóticos o ansiolíticos a pesar de saber que se sufre un problema físico o psicológico persistente o recurrente, probablemente causado o exacerbado por ellos.

10. Tolerancia, definida por alguno de los hechos siguientes:

    a. Una necesidad de cantidades cada vez mayores de sedantes, hipnóticos o ansiolíticos para conseguir la intoxicación o el efecto deseado.

    b. Un efecto notablemente reducido tras el consumo continuado de la misma cantidad de un sedante, un hipnótico o un ansiolítico.

    **Nota:** No se considera que se cumple este criterio en aquellos individuos que sólo toman sedantes, hipnóticos o ansiolíticos bajo supervisión médica adecuada.

11. Abstinencia, manifestada por alguno de los hechos siguientes:

    a. Presencia del síndrome de abstinencia característico de los sedantes, hipnóticos o ansiolíticos (véanse los Criterios A y B del conjunto de criterios de la abstinencia de sedantes, hipnóticos o ansiolíticos, DSM-5, págs. 557-558).

    b. Se consumen sedantes, hipnóticos o ansiolíticos (o alguna sustancia muy similar, como el alcohol) para aliviar o evitar los síntomas de la abstinencia.

    **Nota:** No se considera que se cumple este criterio en aquellos individuos que sólo toman sedantes, hipnóticos o ansiolíticos bajo supervisión médica adecuada.

*Especificar* si:

**En remisión inicial:** Después de haberse cumplido previamente todos los criterios de un trastorno por consumo de sedantes, hipnóticos o ansiolíticos, no se ha cumplido ninguno de ellos durante un mínimo de 3 meses pero sin llegar a 12 meses (excepto el Criterio A4, «Ansias o un poderoso deseo o necesidad de consumir sedantes, hipnóticos o ansiolíticos», que puede haberse cumplido).

**En remisión continuada:** Después de haberse cumplido previamente todos los criterios de un trastorno por consumo de sedantes, hipnóticos o ansiolíticos, no se ha cumplido ninguno de ellos durante un período de 12 meses (excepto el Criterio A4, «Ansias o un poderoso deseo o necesidad de consumir sedantes, hipnóticos o ansiolíticos», que puede haberse cumplido).

*Especificar* si:

**En un entorno controlado:** Este especificador adicional se utiliza cuando el individuo está en un entorno con acceso restringido a los sedantes, hipnóticos o ansiolíticos.

**Código basado en la gravedad actual:** Nota para los códigos CIE-10-MC: Si también existe una intoxicación o abstinencia de sedantes, hipnóticos o ansiolíticos, o cualquier otro trastorno mental inducido por ellos, no deben utilizarse los códigos siguientes para el trastorno por consumo de sedantes, hipnóticos o ansiolíticos. En lugar de ello, el trastorno concomitante por consumo de sedantes, hipnóticos o ansiolíticos viene indicado por el carácter en 4ª posición del código del trastorno inducido por ellos (véase la nota de codificación de la intoxicación o abstinencia de sedantes, hipnóticos o ansiolíticos, o de un trastorno mental específico inducido por ellos). Por ejemplo, si existen un trastorno depresivo inducido por sedantes, hipnóticos o ansiolíticos y un trastorno por consumo de sedantes, hipnóticos o ansiolíticos concomitante, solamente se indica el código del trastorno depresivo inducido por los sedantes, hipnóticos o ansiolíticos, cuyo carácter en 4ª posición indica si el trastorno concomitante por consumo de sedantes, hipnóticos o ansiolíticos es leve, moderado o grave: F13.14 para un trastorno leve por consumo de sedantes, hipnóticos o ansiolíticos con un trastorno depresivo inducido por los sedantes, hipnóticos o ansiolíticos, o F13.24 para un trastorno moderado o grave por consumo de sedantes, hipnóticos o ansiolíticos con un trastorno depresivo inducido por los sedantes, hipnóticos o ansiolíticos.

Especificar la gravedad actual:

    **305.40 (F13.10) Leve:** Presencia de 2-3 síntomas.

    **304.10 (F13.20) Moderado:** Presencia de 4-5 síntomas.

    **304.10 (F13.20) Grave:** Presencia de 6 o más síntomas.

# Intoxicación por sedantes, hipnóticos o ansiolíticos

El rasgo esencial de la intoxicación por sedantes, hipnóticos o ansiolíticos es la presencia de alteraciones clínicamente importantes y desadaptadoras de la conducta y el psiquismo que aparecen durante el consumo de una de estas sustancias o poco después. Al igual que con los otros depresores cerebrales, estas conductas pueden acompañarse de habla pastosa, marcha inestable, nistagmo, problemas de memoria o atención, niveles de descoordinación capaces de interferir con la conducción de vehículos y estupor o coma. El deterioro de la memoria es un rasgo prominente y la mayoría de las veces se caracteriza por una amnesia anterógrada que recuerda a los «apagones alcohólicos».

## Criterios diagnósticos de la intoxicación por sedantes, hipnóticos o ansiolíticos

A. Consumo reciente de sedantes, hipnóticos o ansiolíticos.

B. Comportamiento problemático o cambios psicológicos clínicamente significativos (p. ej., comportamiento inapropiado sexual o agresivo, cambios de humor, juicio alterado) que aparecen durante o poco después del consumo de sedantes, hipnóticos o ansiolíticos.

C. Uno (o más) de los signos o síntomas siguientes que aparecen durante o poco después del consumo de sedantes, hipnóticos o ansiolíticos:

    1. Habla disártrica.

    2. Descoordinación.

    3. Marcha insegura.

    4. Nistagmo.

    5. Trastorno cognitivo (p. ej., atención, memoria).

    6. Estupor o coma.

D. Los signos o síntomas no se pueden atribuir a ninguna otra afección médica y no se explican mejor por otro trastorno mental, incluida una intoxicación con otra sustancia.

**Nota de codificación:** El código CIE-9-MC es **292.89**. El código CIE-10-MC depende de si existe o no un trastorno concomitante por consumo de sedantes, hipnóticos o ansiolíticos. Si existe un trastorno concomitante leve por consumo de sedantes, hipnóticos o ansiolíticos, el código CIE-10-MC es **F13.129**, y si existe un trastorno concomitante moderado o grave por consumo de sedantes, hipnóticos o ansiolíticos, el código CIE-10-MC es **F13.229**. Si no existe ningún trastorno concomitante por consumo de sedantes, hipnóticos o ansiolíticos, el código CIE-10-MC es **F13.929**.

## Abstinencia de sedantes, hipnóticos o ansiolíticos

El rasgo esencial de la abstinencia de sedantes, hipnóticos o ansiolíticos es la presencia de un síndrome característico que aparece después de interrumpir o reducir drásticamente el uso de estas sustancias después de haberlas tomado habitualmente durante varias semanas o más tiempo. Este síndrome se caracteriza por dos o más síntomas como, por ejemplo, hiperactividad vegetativa, temblores, insomnio, ansiedad, náuseas (a veces con vómitos) y agitación psicomotriz. Se producen crisis de gran mal quizá en el 20-30 % de las personas con abstinencia no tratada de estas sustancias. En la abstinencia grave pueden aparecer alucinaciones o ilusiones visuales, táctiles o auditivas, normalmente en el seno de un delirium. La cronología y la gravedad del síndrome difieren dependiendo de cada sustancia y de su farmacocinética y farmacodinámica.

    El curso temporal del síndrome lo predice normalmente la semivida de la sustancia. Los medicamentos cuyo efecto dura unas 10 horas o menos producen síntomas de abstinencia en el plazo de 6-8 horas una vez que los niveles hemáticos comienzan a descender. La intensidad es máxima al segundo día y los síntomas mejoran claramente hacia el día 4 o 5. Con las sustancias de semivida más larga, los síntomas pueden no aparecer durante más de 1 semana, alcanzan su intensidad máxima durante la segunda semana y van cediendo durante la tercera o cuarta semana. Otros síntomas adicionales a largo plazo pueden persistir con grados de intensidad muy inferiores durante varios meses. Los síntomas de abstinencia residuales (p. ej., ansiedad, mal humor, dificultad para dormir) pueden confundirse con trastornos de ansiedad o depresivos no inducidos por sustancias.

## Criterios diagnósticos de la abstinencia de sedantes, hipnóticos o ansiolíticos

A. Cese (o reducción) de un consumo de sedantes, hipnóticos o ansiolíticos que ha sido prolongado.

B. Aparecen dos (o más) de los hechos siguientes al cabo de unas horas o a los pocos días de cesar (o reducir) el consumo de sedantes, hipnóticos o ansiolíticos descrito en el Criterio A:

1. Hiperactividad del sistema nervioso autónomo (p. ej,. sudoración o ritmo del pulso superior a 100 lpm).
2. Temblores de las manos.
3. Insomnio.
4. Náuseas o vómitos.
5. Alucinaciones o ilusiones transitorias visuales, táctiles o auditivas.
6. Agitación psicomotora.
7. Ansiedad.
8. Convulsiones tónico-clónicas generalizadas.

C. Los signos o síntomas del Criterio B provocan un malestar clínicamente significativo o deterioro en lo social, laboral u otras áreas importantes del funcionamiento.
D. Los signos o síntomas no se pueden atribuir a ninguna otra afección médica y no se explican mejor por otro trastorno mental, incluidas una intoxicación o abstinencia de otra sustancia.

*Especificar* si:

**Con alteraciones de la percepción:** Este especificador se puede usar cuando hay alucinaciones con juicio de realidad inalterado, o aparecen ilusiones auditivas, visuales o táctiles, en ausencia de un delirium.

**Nota de codificación:** El código CIE-9-MC es **292.0**. El código CIE-10-MC para la abstinencia de sedantes, hipnóticos o ansiolíticos depende de si existe o no un trastorno concomitante moderado o grave por consumo de sedantes, hipnóticos o ansiolíticos y de si aparecen o no alteraciones de la percepción. El código CIE-10-MC para la abstinencia de sedantes, hipnóticos o ansiolíticos sin trastornos en la percepción es **F13.239**. El código CIE-10-MC para la abstinencia de sedantes, hipnóticos o ansiolíticos con trastornos en la percepción es **F13.232**. Obsérvese que el código CIE-10-MC indica la presencia concomitante de un trastorno moderado o grave por consumo de sedantes, hipnóticos o ansiolíticos, lo que refleja el hecho de que la abstinencia de los sedantes, hipnóticos o ansiolíticos solamente aparece en presencia de un trastorno moderado o grave de su consumo. No es admisible codificar un trastorno concomitante leve por consumo de sedantes, hipnóticos o ansiolíticos cuando existe una abstinencia de éstos.

# Otros trastornos inducidos por sedantes, hipnóticos o ansiolíticos y trastorno relacionado con sedantes, hipnóticos o ansiolíticos no especificado

Se diagnostican los otros trastornos inducidos por sedantes, hipnóticos o ansiolíticos, como el trastorno psicótico inducido por sedantes, hipnóticos o ansiolíticos, cuando los síntomas son lo bastante graves como para merecer una atención clínica independiente.

El trastorno relacionado con sedantes, hipnóticos o ansiolíticos no especificado se diagnostica cuando hay síntomas característicos de un trastorno relacionado con estas sustancias que no coinciden con el trastorno por consumo, la intoxicación, la abstinencia o un trastorno inducido por sedantes, hipnóticos o ansiolíticos.

# TRASTORNOS RELACIONADOS CON LOS ESTIMULANTES

Los trastornos relacionados con estimulantes se deben al consumo de estimulantes de origen vegetal como la cocaína, de anfetamina y drogas anfetamínicas, y de otros compuestos, como el metilfenidato, estructuralmente distintos de la anfetamina pero con efectos parecidos a los de esta. Aunque la cocaína y los estimulantes de tipo anfetamínico difieren en varias características, como el mecanismo de acción, el cuadro clínico que producen estos compuestos es muy similar. La mayoría de los efectos de los estimulantes anfetamínicos son semejantes a los de la cocaína, aunque existen algunas diferencias. Por ejemplo, a diferencia de la cocaína, los estimulantes anfetamínicos no tienen efecto anestésico local y su riesgo de inducir ciertas afecciones físicas, como arritmias cardiacas y crisis comiciales, podría ser menor. Los efectos psicoactivos de la mayoría de los compuestos anfetamínicos duran más que los efectos de una dosis de cocaína y los efectos simpaticomiméticos periféricos pueden ser más potentes. Aunque la cocaína y la metanfetamina se adquieren casi siempre de forma ilegal, los estimulantes anfetamínicos también pueden obtenerse legalmente con receta médica para tratar el trastorno de déficit de atención/hiperactividad, la narcolepsia y otras enfermedades.

Las sustancias del tipo de la anfetamina y la cocaína tienen en común la producción de una intensa estimulación del usuario. Esta estimulación se debe a un incremento de aminas biógenas en el sistema nervioso central. Los mecanismos moleculares exactos varían pero los resultados son parecidos, igual que los síndromes de adicción. Es por este motivo que en el DSM-5 se describen todos los estimulantes en una única categoría, en lugar de por separado.

## Trastorno por consumo de estimulantes

Los estimulantes poseen potentes efectos euforizantes y las personas expuestas a la cocaína o a los estimulantes anfetamínicos pueden llegar a padecer un trastorno después de períodos de consumo breves. Con independencia de la vía de administración, el consumo repetido induce tolerancia. Pueden observarse síntomas de abstinencia que probablemente potencien el ansia de consumo y la recaída, sobre todo la hipersomnia, el aumento del apetito y el ánimo disfórico. Los consumidores pueden gastar grandes sumas de dinero en cocaína y estimulantes anfetamínicos en poco tiempo, e incluso llegar a delinquir para conseguir dicho dinero.

---

### Criterios diagnósticos del trastorno por consumo de estimulantes

A. Patrón de consumo de sustancias anfetamínicas, cocaína u otros estimulantes que provoca un deterioro o malestar clínicamente significativo y que se manifiesta al menos por dos de los hechos siguientes en un plazo de 12 meses:

1. Se consume el estimulante con frecuencia en cantidades superiores o durante un tiempo más prolongado del previsto.
2. Existe un deseo persistente o esfuerzos fracasados de abandonar o controlar el consumo de estimulantes.

3. Se invierte mucho tiempo en las actividades necesarias para conseguir el estimulante, consumirlo o recuperarse de sus efectos.

4. Ansias o un poderoso deseo o necesidad de consumir estimulantes.

5. Consumo recurrente de estimulantes que lleva al incumplimiento de los deberes fundamentales en el trabajo, la escuela o el hogar.

6. Consumo continuado de estimulantes a pesar de sufrir problemas sociales o interpersonales persistentes o recurrentes, provocados o exacerbados por sus efectos.

7. El consumo de estimulantes provoca el abandono o la reducción de importantes actividades sociales, profesionales o de ocio.

8. Consumo recurrente de estimulantes en situaciones en las que provocan un riesgo físico.

9. Se continúa con el consumo de estimulantes a pesar de saber que se sufre un problema físico o psicológico persistente o recurrente probablemente causado o exacerbado por ellos.

10. Tolerancia, definida por alguno de los siguientes hechos:

   a. Una necesidad de consumir cantidades cada vez mayores de estimulantes para conseguir la intoxicación o el efecto deseado.

   b. Un efecto notablemente reducido tras el consumo continuado de la misma cantidad de un estimulante.

   **Nota:** No se considera que se cumple este criterio en aquellos individuos que sólo toman estimulantes bajo supervisión médica adecuada, como por ejemplo un tratamiento para un trastorno por déficit de atención/hiperactividad o narcolepsia.

11. Abstinencia, manifestada por alguno de los hechos siguientes:

   a. Presencia del síndrome de abstinencia característico de los estimulantes (véanse los Criterios A y B del conjunto de criterios de abstinencia de estimulantes, pág. 569).

   b. Se consume el estimulante (o alguna sustancia similar) para aliviar o evitar los síntomas de abstinencia.

   **Nota:** No se considera que se cumple este criterio en aquellos individuos que sólo toman estimulantes bajo supervisión médica adecuada, como por ejemplo un tratamiento para un trastorno por déficit de atención/hiperactividad o narcolepsia.

*Especificar* si:

   **En remisión inicial:** Después de haberse cumplido previamente todos los criterios de un trastorno por consumo de estimulantes, no se ha cumplido ninguno de ellos durante un mínimo de 3 meses pero sin llegar a 12 meses (excepto el Criterio A4, «Ansias o un poderoso deseo o necesidad de consumir estimulantes», que puede haberse cumplido).

   **En remisión continuada:** Después de haberse cumplido previamente todos los criterios de un trastorno por consumo de estimulantes, no se ha cumplido ninguno de ellos durante un período de 12 meses o más (excepto el Criterio A4, «Ansias o un poderoso deseo o necesidad de consumir estimulantes», que puede haberse cumplido).

*Especificar* si:

   **En un entorno controlado:** Este especificador adicional se utiliza cuando el individuo está en un entorno con acceso restringido a los estimulantes.

**Código basado en la gravedad actual:** Nota para los códigos CIE-10-MC: Si también existe una intoxicación o abstinencia de anfetamina, o cualquier otro trastorno mental inducido por ellas, no deben utilizarse los códigos siguientes para el trastorno por consumo de anfetamina. En lugar de ello, el trastorno concomitante por consumo de anfetamina viene indicado por el carácter en 4ª posición del código del trastorno inducido por ellas (véase la nota de codificación de la intoxicación o abstinencia de anfetamina, o de un trastorno mental específico inducido por ellas). Por ejemplo, si existe un trastorno depresivo inducido por sustancias anfetamínicas u otros estimulantes y un trastorno concomitante por consumo de dichas sustancias, solamente se indica el código del trastorno depresivo inducido por sustancias anfetamínicas u otros estimulantes, cuyo carácter en 4ª posición indica si el trastorno concomitante por consumo de sustancias anfetamínicas u otros estimulantes es leve, moderado o grave: F15.14 para un trastorno leve por consumo de sustancias anfetamínicas u otros estimulantes con un trastorno depresivo inducido por sustancias anfetamínicas u otros estimulantes, o F15.24 para un trastorno moderado o grave por consumo de sustancias anfetamínicas u otros estimulantes con un trastorno depresivo inducido por sustancias anfetamínicas u otros estimulantes. Igualmente, si existe un trastorno depresivo inducido por la cocaína y un trastorno por consumo de cocaína concomitantes, solamente se indica el código del trastorno depresivo inducido por la cocaína cuyo carácter en 4ª posición indica si el trastorno concomitante por consumo de cocaína es leve, moderado o grave: F14.14 para un trastorno leve por consumo de cocaína con un trastorno depresivo inducido por la cocaína o F14.24 para un trastorno moderado o grave por consumo de cocaína con un trastorno depresivo inducido por la cocaína.

*Especificar* la gravedad actual:
   **Leve:** Presencia de 2-3 síntomas.

   **305.70 (F15.10)** Sustancia anfetamínica
   **305.60 (F14.10)** Cocaína
   **305.70 (F15.10)** Otro estimulante o un estimulante no especificado

   **Moderado:** Presencia de 4-5 síntomas.

   **304.40 (F15.20)** Sustancia anfetamínica
   **304.20 (F14.20)** Cocaína
   **304.40 (F15.20)** Otro estimulante o un estimulante no especificado

   **Grave:** Presencia de 6 o más síntomas.

   **304.40 (F15.20)** Sustancia anfetamínica
   **304.20 (F14.20)** Cocaína
   **304.40 (F15.20)** Otro estimulante o un estimulante no especificado

# Intoxicación por estimulantes

La intoxicación aguda por dosis altas de estimulantes se asocia a mayor actividad autonómica, alteraciones perceptivas, cambios conductuales (p. ej., conductas estereotipadas como hurgarse la piel) y alteraciones psicológicas (p. ej., agitación, agresividad).

## Criterios diagnósticos de la intoxicación por estimulantes

A. Consumo reciente de una sustancia anfetamínica, cocaína u otro estimulante.
B. Comportamiento problemático o cambios psicológicos clínicamente significativos (p. ej., euforia o embotamiento afectivo, cambios en la sociabilidad, hipervigilancia, sensibilidad interpersonal, ansiedad, tensión o rabia, comportamientos estereotipados, juicio alterado) que aparecen durante o poco después del consumo de un estimulante.

C. Dos (o más) de los signos o síntomas siguientes que aparecen durante o poco después del consumo de un estimulante:

1. Taquicardia o bradicardia.
2. Dilatación pupilar.
3. Tensión arterial elevada o reducida.
4. Sudoración o escalofríos.
5. Náuseas o vómitos.
6. Pérdida de peso.
7. Agitación o retraso psicomotores.
8. Debilidad muscular, depresión respiratoria, dolor torácico o arritmias cardíacas.
9. Confusión, convulsiones, discinesias, distonías o coma.

D. Los signos o síntomas no se pueden atribuir a ninguna otra afección médica y no se explican mejor por otro trastorno mental, incluida una intoxicación con otra sustancia.

*Especificar* **la sustancia específica** (es decir, sustancia anfetamínica, cocaína u otro estimulante).

*Especificar* si:

**Con alteraciones de la percepción:** Este especificador se puede usar cuando hay alucinaciones con un juicio de realidad inalterado, o aparecen ilusiones auditivas, visuales o táctiles, en ausencia de delirium.

**Nota de codificación:** El código CIE-9-MC es **292.89**. El código CIE-10-MC depende de si el estimulante es una anfetamina, cocaína u otro estimulante, de si existe o no un trastorno concomitante por consumo de anfetamina, cocaína u otro estimulante y de si aparecen o no alteraciones de la percepción.

**Para la intoxicación por anfetamina, cocaína u otro estimulante, sin alteraciones de la percepción:** Si existe un trastorno concomitante leve por consumo de anfetamina u otros estimulantes, el código CIE-10-MC es **F15.129**, y si existe un trastorno concomitante moderado o grave por consumo de anfetamina u otros estimulantes, el código CIE-10-MC es **F15.229**. Si no existe ningún trastorno concomitante por consumo de anfetamina u otros estimulantes, el código CIE-10-MC es **F15.929**. Igualmente, si existe un trastorno concomitante leve por consumo de cocaína, el código CIE-10-MC es **F14.129**, y si existe un trastorno concomitante de consumo moderado o grave de cocaína, el código CIE-10-MC es **F14.229**. Si no existe ningún trastorno concomitante por consumo de cocaína, el código CIE-10-MC es **F14.929**.

**Para la intoxicación por anfetamina, cocaína u otro estimulante, con alteraciones de la percepción:** Si existe un trastorno concomitante leve por consumo de anfetamina u otros estimulantes, el código CIE-10-MC es **F15.122**, y si existe un trastorno concomitante moderado o grave por consumo de anfetamina u otros estimulantes, el código CIE-10-MC es **F15.222**. Si no existe ningún trastorno concomitante por consumo de anfetamina u otros estimulantes, el código CIE-10-MC es **F15.922**. Igualmente, si existe un trastorno concomitante leve por consumo de cocaína, el código CIE-10-MC es **F14.122**, y si existe un trastorno concomitante de consumo moderado o grave de cocaína, el código CIE-10-MC es **F14.222**. Si no existe ningún trastorno concomitante por consumo de cocaína, el código CIE-10-MC es **F14.922**.

# Abstinencia de estimulantes

El rasgo esencial de la abstinencia de estimulantes es la presencia de un síndrome de abstinencia característico que aparece a las pocas horas de haber suspendido o reducido su consumo en dosis altas. El consumo debe haber sido prolongado. El síndrome de abstinencia se caracteriza por la aparición de ánimo disfórico acompañado de dos o más de las alteraciones psicológicas siguientes: fatiga, sueños vívidos y desagradables, insomnio o hipersomnia, aumento del apetito y retardo psicomotor o agitación. Los síntomas de la abstinencia aguda (el batacazo o «crash») pueden observarse después de períodos de consumo repetido de dosis altas. Pueden surgir síntomas depresivos con ideación suicida.

## Criterios diagnósticos de la abstinencia de estimulantes

A. Cese (o reducción) de un consumo prolongado de una sustancia anfetamínica, cocaína u otro estimulante.

B. Humor disfórico y dos (o más) de los siguientes cambios fisiológicos, que aparecen en el plazo de unas horas o varios días tras el Criterio A:

1. Fatiga.
2. Sueños vívidos y desagradables.
3. Insomnio o hipersomnia.
4. Aumento del apetito.
5. Retraso psicomotor o agitación.

C. Los signos o síntomas del Criterio B provocan un malestar clínicamente significativo o deterioro en lo social, laboral u otras áreas importantes del funcionamiento.

D. Los signos o síntomas no se pueden atribuir a ninguna otra afección médica y no se explican mejor por otro trastorno mental, incluidas una intoxicación o abstinencia de otra sustancia.

*Especificar* **la sustancia específica que provoca el síndrome de abstinencia** (es decir, sustancia anfetamínica, cocaína u otro estimulante).

**Nota de codificación:** El código CIE-9-MC es **292.0**. El código CIE-10-MC depende de si el estimulante es una anfetamina, la cocaína u otro. El código CIE-10-MC para la abstinencia de anfetamina u otros estimulantes es **F15.23**, y el código CIE-10-MC para la abstinencia de cocaína es **F14.23**. Obsérvese que el código CIE-10-MC indica la presencia concomitante de un trastorno moderado o grave por consumo de anfetamina, cocaína u otros estimulantes, lo que refleja el hecho de que la abstinencia solamente aparece en presencia de un trastorno moderado o grave por consumo de anfetamina, cocaína u otros estimulantes. No es admisible codificar un trastorno concomitante leve por consumo de anfetamina, cocaína u otros estimulantes cuando existe una abstinencia de éstos.

# Otros trastornos inducidos por estimulantes y trastorno relacionado con estimulantes no especificado

Los otros trastornos inducidos por estimulantes, como el trastorno psicótico inducido por estimulantes, se diagnostican cuando los síntomas son lo bastante graves como para merecer una atención clínica independiente.

El trastorno relacionado con estimulantes no especificado se diagnostica si existen síntomas característicos de un trastorno relacionado con estimulantes que no es clasificable como trastorno por consumo, intoxicación, abstinencia o trastorno inducido por estimulantes.

# TRASTORNOS RELACIONADOS CON EL TABACO

## Trastorno por consumo de tabaco

La relativa capacidad que tienen los productos derivados del tabaco de producir un trastorno por consumo guarda relación con la nicotina que contienen, la rapidez de absorción y una serie de rasgos condicionados (p. ej., la gratificación oral). El trastorno por consumo de tabaco es frecuente entre los fumadores y consumidores de otro tipo a diario e infrecuente entre los consumidores esporádicos de tabaco o de medicamentos nicotínicos. La tolerancia al tabaco se observa claramente por la desaparición de las náuseas y los mareos cuando se reanuda el consumo. Dejar el tabaco puede producir un síndrome de abstinencia bien definido. Muchas personas con trastorno por consumo de tabaco emplean este producto para aliviar o evitar los síntomas de abstinencia. La gran mayoría de los consumidores de tabaco refieren ansias de consumo cuando llevan sin fumar varias horas. El tiempo excesivo dedicado a consumir tabaco puede ejemplificarse con quienes fuman de forma encadenada. Fumar en los 30 minutos después de despertar, fumar a diario y despertarse por la noche para fumar forman parte del trastorno por consumo de tabaco. Los datos científicos no respaldaron la inclusión del trastorno de intoxicación por tabaco en el DSM-5.

## Criterios diagnósticos del trastorno por consumo de tabaco

A. Patrón problemático de consumo de tabaco que provoca un deterioro o malestar clínicamente significativo y que se manifiesta al menos por dos de los hechos siguientes en un plazo de 12 meses:

1. Se consume tabaco con frecuencia en cantidades superiores o durante un tiempo más prolongado del previsto.
2. Existe un deseo persistente o esfuerzos fracasados de abandonar o controlar el consumo de tabaco.
3. Se invierte mucho tiempo en las actividades necesarias para conseguir tabaco o consumirlo.
4. Ansias o un poderoso deseo o necesidad de consumir tabaco.

5. Consumo recurrente de tabaco que lleva al incumplimiento de los deberes fundamentales en el trabajo, la escuela o el hogar (p. ej., interferencia con el trabajo).
6. Consumo continuado de tabaco a pesar de sufrir problemas sociales o interpersonales persistentes o recurrentes, provocados o exacerbados por los efectos del tabaco (p. ej., discusiones con otros sobre el consumo de tabaco).
7. El consumo de tabaco provoca el abandono o la reducción de importantes actividades sociales, profesionales o de ocio.
8. Consumo recurrente de tabaco en situaciones en las que provoca un riesgo físico (p. ej., fumar en la cama).
9. Se continúa con el consumo de tabaco a pesar de saber que se sufre un problema físico o psicológico persistente o recurrente probablemente causado o exacerbado por el tabaco.
10. Tolerancia, definida por alguno de los siguientes hechos:
    a. Una necesidad de consumir cantidades cada vez mayores de tabaco para conseguir el efecto deseado.
    b. Un efecto notablemente reducido tras el consumo continuado de la misma cantidad de tabaco.
11. Abstinencia, manifestada por alguno de los hechos siguientes:
    a. Presencia del síndrome de abstinencia característico del tabaco (véanse los Criterios A y B de la abstinencia de tabaco).
    b. Se consume tabaco (o alguna sustancia similar, como la nicotina) para aliviar o evitar los síntomas de abstinencia.

*Especificar* si:

**En remisión inicial:** Después de haberse cumplido previamente todos los criterios de un trastorno por consumo de tabaco, no se ha cumplido ninguno de ellos durante un mínimo de 3 meses pero sin llegar a 12 meses (excepto el Criterio A4, «Ansias o un poderoso deseo o necesidad de consumir tabaco», que puede haberse cumplido).

**En remisión continuada:** Después de haberse cumplido previamente todos los criterios de un trastorno por consumo de tabaco, no se ha cumplido ninguno de ellos durante un período de 12 meses o más (excepto el Criterio A4, «Ansias o un poderoso deseo o necesidad de consumir tabaco», que puede haberse cumplido).

*Especificar* si:

**En terapia de mantenimiento:** El individuo está tomando una medicación de mantenimiento desde hace tiempo, como un sustituto de la nicotina, y no cumple ningún criterio del trastorno por consumo de tabaco para esa clase de medicación (salvo tolerancia o abstinencia de la medicación sustitutiva de la nicotina).

**En un entorno controlado:** Este especificador adicional se utiliza cuando el individuo está en un entorno con acceso restringido al tabaco.

**Código basado en la gravedad actual:** Nota para los códigos CIE-10-MC: Si también existe un síndrome de abstinencia de tabaco o un trastorno del sueño inducido por él, no deben utilizarse los códigos siguientes para un trastorno por consumo de tabaco. En lugar de ello, el trastorno concomitante por consumo de tabaco viene indicado por el carácter en 4ª posición del código del trastorno inducido por el tabaco (véase la nota de codificación de la abstinencia de tabaco o del trastorno del sueño inducido por el tabaco). Por ejemplo, si existe un trastorno concomitante del sueño inducido por el tabaco y un trastorno por consumo de tabaco, solamente se indicará el código del trastorno del sueño inducido por el tabaco cuyo carácter en 4ª posición indica si el trastorno concomitante por consumo de tabaco es moderado o grave: F17.208 para un trastorno moderado o grave por consumo de tabaco con un trastorno del sueño inducido por el tabaco. No es admisible codificar un trastorno concomitante leve por consumo de tabaco cuando existe un trastorno del sueño inducido por el tabaco.

*Especificar* la gravedad actual:

**305.1 (Z72.0) Leve:** Presencia de 2-3 síntomas.
**305.1 (F17.200) Moderado:** Presencia de 4-5 síntomas.
**305.1 (F17.200) Grave:** Presencia de 6 o más síntomas.

## Abstinencia de tabaco

La abstinencia del tabaco impide abandonar su consumo. Los síntomas, que suelen producirse 24 horas después de la interrupción, son mucho más intensos entre las personas que fuman cigarrillos. Esta mayor intensidad se debe probablemente a la aparición más rápida de los síntomas y los niveles más altos de nicotina que conlleva fumar cigarrillos.

---

### Criterios diagnósticos de la abstinencia de tabaco                                    292.0 (F17.203)

A. Consumo diario de tabaco por lo menos durante varias semanas.
B. Cese brusco o reducción de la cantidad de tabaco consumido, seguido en las 24 horas siguientes por cuatro (o más) de los signos o síntomas siguientes:

1. Irritabilidad, frustración o rabia.
2. Ansiedad.
3. Dificultad para concentrarse.
4. Aumento del apetito.
5. Intranquilidad.
6. Estado de ánimo deprimido.
7. Insomnio.

C. Los signos o síntomas del Criterio B provocan un malestar clínicamente significativo o deterioro en lo social, laboral u otras áreas importantes del funcionamiento.
D. Los signos o síntomas no se pueden atribuir a ninguna otra afección médica y no se explican mejor por otro trastorno mental, incluidas una intoxicación o abstinencia de otra sustancia.

**Nota de codificación:** El código CIE-9-MC es 292.0. El código CIE-10-MC para la abstinencia de tabaco es F17.203. Obsérvese que el código CIE-10-MC indica la presencia concomitante de un trastorno moderado o grave por consumo de tabaco, lo que refleja el hecho de que la abstinencia de tabaco solamente aparece en presencia de un trastorno moderado o grave por consumo de éste. No es admisible codificar un trastorno concomitante leve por consumo de tabaco con una abstinencia de éste.

---

## Otros trastornos inducidos por el tabaco y trastorno relacionado con el tabaco no especificado

Los otros trastornos inducidos por el tabaco, como el trastorno del sueño inducido por el tabaco, se diagnostican si los síntomas son lo bastante graves como para merecer una atención clínica independiente.

El trastorno relacionado con el tabaco no especificado se diagnostica si hay síntomas característicos de los trastornos relacionados con el tabaco que no son clasificables como trastorno por consumo, abstinencia o trastorno inducido por tabaco.

# TRASTORNOS RELACIONADOS CON OTRAS SUSTANCIAS (O SUSTANCIAS DESCONOCIDAS)

Cuando se desconoce la sustancia consumida, se realiza el diagnóstico de uno de los trastornos relacionados con otras sustancias (o sustancias desconocidas). Además de los diagnósticos de trastorno por consumo, intoxicación y abstinencia, existen dos categorías residuales para las demás situaciones: trastornos inducidos por otras sustancias (o sustancias desconocidas) y trastorno relacionado con el uso de otras sustancias (o sustancias desconocidas) no especificado.

# TRASTORNOS NO RELACIONADOS CON SUSTANCIAS

## Trastorno por juego

El juego se encuentra en casi todas las culturas a lo largo de toda la historia. Aunque la mayoría de las personas juegan de forma responsable, algunas se obsesionan con el juego y experimentan sus muchas consecuencias negativas. En estas personas, la conducta de juego provoca devastadoras consecuencias que afectan al jugador, su familia y la sociedad.

La conducta de juego desordenada se reconoció por vez primera en el DSM-III con el nombre de *juego patológico*. El trastorno se clasificaba como uno de los trastornos del control de los impulsos no clasificados en otros apartados, junto con la cleptomanía, la piromanía y la tricotilomanía. En el DSM-5, el trastorno se ha trasladado al capítulo de los trastornos por consumo de sustancias por sus elevadas tasas de comorbilidad, la similitud de algunos síntomas y la superposición genética y fisiológica existente. Además, la ubicación del trastorno de juego en el presente capítulo mejorará probablemente su reconocimiento, especialmente entre quienes abusan de sustancias, que tienen un gran riesgo de presentar problemas de juego.

Los criterios solo han sufrido cambios menores con respecto al DSM-IV. Como elemento importante, el nombre ha dejado de ser *juego patológico* y ahora se denomina *trastorno por juego*, principalmente para evitar el estigma asociado a la palabra *patológico*. También se ha reducido el número de síntomas cardinales que se precisan para el diagnóstico.

---

### Criterios diagnósticos del trastorno por juego        312.31 (F63.0)

A. Trastorno por juego problemático persistente y recurrente, que provoca un deterioro o malestar clínicamente significativo y se manifiesta porque el individuo presenta cuatro (o más) de los siguientes criterios durante un período de 12 meses:

   1. Necesidad de apostar cantidades de dinero cada vez mayores para conseguir la excitación deseada.

2. Está nervioso o irritado cuando intenta reducir o abandonar el juego.
3. Ha hecho esfuerzos repetidos para controlar, reducir o abandonar el juego, siempre sin éxito.
4. A menudo tiene la mente ocupada en las apuestas (p. ej., reviviendo continuamente con la imaginación experiencias de apuestas pasadas, condicionando o planificando su próxima apuesta, pensando en formas de conseguir dinero para apostar).
5. A menudo apuesta cuando siente desasosiego (p. ej., desamparo, culpabilidad, ansiedad, depresión).
6. Después de perder dinero en las apuestas, suele volver otro día para intentar ganar («recuperar» las pérdidas).
7. Miente para ocultar su grado de implicación en el juego.
8. Ha puesto en peligro o ha perdido una relación importante, un empleo o una carrera académica o profesional a causa del juego.
9. Cuenta con los demás para que le den dinero para aliviar su situación financiera desesperada provocada por el juego.

B. Su comportamiento ante el juego no se explica mejor por un episodio maníaco.

*Especificar* si:
**Episódico:** Cumple los criterios diagnósticos en más de una ocasión, si bien los síntomas se apaciguan durante varios meses, por lo menos entre períodos de trastorno por juego.
**Persistente:** Experimenta síntomas continuamente, cumple los criterios diagnósticos durante varios años.

*Especificar* si:
**En remisión inicial:** Tras haber cumplido previamente todos los criterios de trastorno por juego, no ha cumplido ninguno de ellos durante un mínimo de 3 meses pero sin llegar a 12 meses.
**En remisión continuada:** Tras haber cumplido previamente todos los criterios del trastorno por juego, no ha cumplido ninguno de ellos durante un período de 12 meses o más.

*Especificar* la gravedad actual:
**Leve:** Cumple 4-5 criterios.
**Moderado:** Cumple 6-7 criterios.
**Grave:** Cumple 8-9 criterios.

# Criterio A

Los síntomas son como los de las adicciones a sustancias. La tolerancia (necesidad de jugar cantidades crecientes de dinero), la abstinencia (inquietud o irritabilidad al jugar menos) y el uso compulsivo (obsesión por el juego, «recuperar» lo perdido, repetidos intentos, sin éxito, de controlar el juego y jugar como forma de huir de los problemas) son los rasgos cardinales del trastorno de juego. Las consecuencias adversas de la adicción se reflejan también en los síntomas siguientes: mentir a los demás, poner en peligro relaciones importantes y depender de otros económicamente.

El diagnóstico del DSM-5 requiere que haya cuatro de nueve síntomas para el diagnóstico. Esto supone un cambio con respecto al DSM-IV, donde se requerían cinco de 10 síntomas. El criterio A8 del DSM-IV se ha eliminado porque el síntoma «se cometen actos ilegales... para financiar el juego» se ha visto que posee una prevalencia baja; su eliminación afecta muy poco o nada a la prevalencia. Además, se ha comprobado que el umbral de cuatro síntomas diferencia las formas de juego patológicas de las no patológicas.

## Criterio B

Las personas con trastorno bipolar pueden dedicarse a multitud de conductas impulsivas, incluido el juego, cuando están maniacas o hipomaniacas. El diagnóstico de trastorno de juego requiere que esta conducta no tenga lugar únicamente durante un episodio maniaco. Sin embargo, es posible que se puedan tener ambos diagnósticos, empeorando el juego durante los períodos de inestabilidad del ánimo; no obstante, sería también necesario que el juego también se produjera con independencia de los episodios maniacos.

## Especificadores

El trastorno de juego puede ser episódico o persistente, y el curso puede variar según el tipo de juego y las circunstancias biográficas. Por ejemplo, una persona que apuesta de forma indebida solamente al fútbol podría tener un trastorno de juego durante la temporada de fútbol y no realizar ninguna apuesta, o ninguna indebida, durante el resto del año. El trastorno de juego también puede producirse en uno o más momentos de la vida y estar ausente en los otros períodos. Algunos individuos, no obstante, presentan el trastorno de juego de forma crónica durante toda o casi toda la vida.

Otros especificadores, que también se usan con los trastornos por consumo de sustancias, son: «en remisión inicial» y «en remisión continuada». Finalmente, también se ha añadido un especificador de gravedad para diferenciar las formas leves, moderadas y graves de este trastorno partiendo del número de criterios cumplidos.

# PUNTOS CLAVE

- El nombre de la clase diagnóstica se ha cambiado de «trastornos relacionados con sustancias» a «trastornos relacionados con sustancias y trastornos adictivos» para reflejar los conceptos más recientes respecto a las adicciones. Se incluyen 10 tipos de trastornos por consumo de sustancias y el trastorno de juego, clasificado como trastorno no relacionado con sustancias.

- El cambio principal es que se han fundido entre sí las categorías del abuso y la dependencia, y se ha creado una sola categoría: la del trastorno por «consumo».

- Los trastornos relacionados con alucinógenos del DSM-IV y los trastornos relacionados con la fenciclidina (o compuestos similares) se han reunido en una sola categoría.

- La categoría de los trastornos relacionados con estimulantes ha sustituido a los trastornos por consumo de anfetamina y de cocaína. El trastorno por consumo de cannabis, la abstinencia del cannabis y la abstinencia de la cafeína son nuevos. Los trastornos relacionados con la nicotina se llaman ahora *trastornos relacionados con el tabaco*.

- El trastorno de juego (antes llamado juego patológico en el DSM-IV) se ha trasladado a este capítulo para reflejar los conceptos más recientes respecto a las adicciones.

# CAPÍTULO 17

# Trastornos neurocognitivos

**Delirium**

Delirium

Delirium por intoxicación por sustancias

Delirium por abstinencia de sustancias

Delirium inducido por medicamentos

Delirium debido a otra afección médica

Delirium debido a etiologías múltiples

Otro delirium especificado

Delirium no especificado

**Trastornos neurocognitivos mayores y leves**

Trastorno neurocognitivo mayor

Trastorno neurocognitivo leve

Trastorno neurocognitivo mayor o leve debido a la enfermedad de Alzheimer

Trastorno neurocognitivo frontotemporal mayor o leve

Trastorno neurocognitivo mayor o leve con cuerpos de Lewy

Trastorno neurocognitivo vascular mayor o leve

Trastorno neurocognitivo mayor o leve debido a traumatismo cerebral

Trastorno neurocognitivo mayor o leve inducido por sustancias/medicamentos

Trastorno neurocognitivo mayor o leve debido a infección por VIH

Trastorno neurocognitivo mayor o leve debido a enfermedad por priones

Trastorno neurocognitivo mayor o leve debido a la enfermedad de Parkinson

Trastorno neurocognitivo mayor o leve debido a la enfermedad de Huntington

Trastorno neurocognitivo mayor o leve debido a otra afección médica

Trastorno neurocognitivo mayor o leve debido a etiologías múltiples

Trastorno neurocognitivo no especificado

El capítulo del DSM-5 sobre trastornos neurocognitivos comprende aquellos trastornos que cursan con deterioro cognitivo como problema inicial. En el DSM-IV, el capítulo se llamaba «Delirium, demencia, trastornos amnésicos y otros trastornos cognoscitivos». El nuevo título hace referencia a trastornos que son adquiridos (es decir, atribuibles a enfermedades físicas o a los efectos de fármacos o drogas) o degenerativos (es decir, reflejan un declive con respecto al rendimiento cognitivo previo), y no a los congénitos o que se manifiestan durante la infancia. El título, se eligió, en parte para evitar el estigma que se asocia a la palabra *demencia* cuando se clasifican déficits en personas relativamente jóvenes con declive cognitivo progresivo, como el que acompaña a la infección por el VIH o a las lesiones traumáticas cerebrales. Los trastornos neurocognitivos se dividen en tres grandes síndromes: delirium, trastornos neurocognitivos mayores y trastornos neurocognitivos leves. Los trastornos de este capítulo son atribuibles a alteraciones de la estructura, la función o la química cerebral.

Los trastornos cognitivos se conocen desde hace siglos y vienen siendo una categoría importante en los DSM. En el DSM-I, los trastornos cerebrales «agudos» y «crónicos» constituían las dos grandes divisiones, cada una de ellas subdividida conforme a la causa supuesta (p. ej., arteriosclerosis cerebral, trastorno convulsivo). En el DSM-II, estos trastornos se citaban como «psicosis asociadas a síndromes cerebrales orgánicos» o «síndromes cerebrales orgánicos no psicóticos». El término *psicosis* se usaba para señalar la gravedad (es decir, que la entidad deterioraba la función mental lo bastante como para interferir francamente con la capacidad de atender las demandas habituales de la vida) y no la presencia de alucinaciones o delirios. Lo que los médicos actuales llamarían demencia vascular se habría clasificado en el DSM-II entre las psicosis asociadas a síndromes cerebrales orgánicos con arteriosclerosis cerebral u otra perturbación cerebrovascular. Aunque el término *trastornos mentales orgánicos* continuó utilizándose en el DSM-III, la palabra *psicosis* ya no se empleó para caracterizar la gravedad. La palabra *orgánicos* acabo omitiéndose en el DSM-IV; se consideró anticuada por implicar que los demás trastornos del manual carecían de componente orgánico.

El cambio principal experimentado por esta clase diagnóstica en el DSM-5 es la introducción de los conceptos *mayor* y *leve* en referencia a los trastornos neurocognitivos. Los leves son las formas menos graves de deterioro cognitivo y pueden ser objeto de atención. Los trastornos neurocognitivos del DSM-5 se enumeran en la Tabla 17-1.

# Delirium

## Delirium

El delirium es una perturbación del nivel de consciencia o atención, marcada por el inicio agudo o subagudo de alteraciones cognitivas atribuibles a una afección médica general; tiende a tener un comienzo agudo, una duración relativamente breve y un curso fluctuante. El delirium se distingue de los trastornos neurocognitivos mayores o leves por sus características esenciales: la perturbación del nivel de consciencia y la menor capacidad de dirigir, centrar, mantener y cambiar la atención.

Aunque en todos los trastornos neurocognitivos puede observarse un cierto grado de perturbación de la conciencia y la atención, tales perturbaciones no son prominentes en los trastornos neurocognitivos mayores o leves (la ausencia relativa de esta alteración se denominaba anteriormente «conciencia clara»). El delirium puede coexistir (y con frecuencia lo hace) con los trastornos neurocognitivos mayores o leves.

Diagnosticar el delirium es importante porque su causa suele ser corregible, mientras que el delirium no tratado se asocia a una elevada tasa de mortalidad, a complicaciones médicas graves y a deterioro cognitivo irreversible.

**TABLA 17-1. Trastornos neurocognitivos**

Delirium

    Delirium

        Delirium por intoxicación por sustancias

        Delirium por abstinencia de sustancias

        Delirium inducido por medicamentos

        Delirium debido a otra afección médica

        Delirium debido a etiologías múltiples

    Otro delirium especificado

    Delirium no especificado

Trastornos neurocognitivos mayores y leves

    Trastorno neurocognitivo mayor

    Trastorno neurocognitivo leve

    Trastorno neurocognitivo mayor o leve debido a la enfermedad de Alzheimer

    Trastorno neurocognitivo frontotemporal mayor o leve

    Trastorno neurocognitivo mayor o leve con cuerpos de Lewy

    Trastorno neurocognitivo vascular mayor o leve

    Trastorno neurocognitivo mayor o leve debido a traumatismo cerebral

    Trastorno neurocognitivo mayor o leve inducido por sustancias/medicamentos

    Trastorno neurocognitivo mayor o leve debido a infección por VIH

    Trastorno neurocognitivo mayor o leve debido a enfermedad por priones

    Trastorno neurocognitivo mayor o leve debido a la enfermedad de Parkinson

    Trastorno neurocognitivo mayor o leve debido a la enfermedad de Huntington

    Trastorno neurocognitivo mayor o leve debido a otra afección médica

    Trastorno neurocognitivo mayor o leve debido a etiologías múltiples

    Trastorno neurocognitivo no especificado

## Criterios diagnósticos del delirium

A. Una alteración de la atención (p. ej., capacidad reducida para dirigir, centrar, mantener o desviar la atención) y la conciencia (orientación reducida al entorno).

B. La alteración aparece en poco tiempo (habitualmente unas horas o pocos días), constituye un cambio respecto a la atención y conciencia iniciales y su gravedad tiende a fluctuar a lo largo del día.

C. Una alteración cognitiva adicional (p. ej., déficit de memoria, de orientación, de lenguaje, de la capacidad visoespacial o de la percepción).

D. Las alteraciones de los Criterios A y C no se explican mejor por otra alteración neurocognitiva preexistente, establecida o en curso, ni suceden en el contexto de un nivel de estimulación extremadamente reducido, como sería el coma.

E. En la anamnesis, la exploración física o los análisis clínicos se obtienen datos indicando que la alteración es una consecuencia fisiológica directa de otra afección médica, una intoxicación o una abstinencia por una sustancia (p. ej., debida a un consumo de drogas o a un medicamento), una exposición a una toxina o se debe a múltiples etiologías.

*Especificar* si:

**Delirium por intoxicación por sustancias:** Este diagnóstico debe establecerse en lugar de un diagnóstico de intoxicación por una sustancia cuando los síntomas de los Criterios A y C predominen en el cuadro clínico y sean suficientemente graves para exigir atención clínica.

**Nota de codificación:** En la tabla siguiente se indican los códigos CIE-9-MC y CIE-10-MC para el delirium por intoxicación [sustancia específica]. Obsérvese que el código CIE-10-MC depende de si existe o no algún trastorno por consumo concurrente de una sustancia de la misma clase. Si existe algún trastorno concurrente leve por consumo de una sustancia junto con el delirium por intoxicación con la sustancia, el carácter en 4ª posición será «1», y el clínico hará constar «trastorno leve por consumo [de sustancia]» delante del delirium por intoxicación con la sustancia (p ej., trastorno leve por consumo de cocaína con delirium por intoxicación inducido por la cocaína). Si existe un trastorno concurrente moderado o grave por consumo de una sustancia junto con el delirium por intoxicación con la sustancia, el carácter en 4ª posición será «2», y el clínico hará constar «trastorno moderado por consumo [de sustancia]» o «trastorno grave por consumo [de sustancia]», dependiendo de la gravedad del trastorno concurrente por consumo de una sustancia. Si no existe un trastorno concurrente por consumo de una sustancia (p ej., después de un consumo importante puntual de la sustancia), entonces el carácter en 4ª posición será «9», y el clínico solamente hará constar el delirium por intoxicación con la sustancia.

| | | ICD-10-MC | | |
| --- | --- | --- | --- | --- |
| | CIE-9-MC | Con trastorno por consumo, leve | Con trastorno por consumo, moderado o grave | Sin trastorno por consumo |
| Alcohol | 291.0 | F10.121 | F10.221 | F10.921 |
| Cannabis | 292.81 | F12.121 | F12.221 | F12.921 |
| Fenciclidina | 292.81 | F16.121 | F16.221 | F16.921 |
| Otro alucinógeno | 292.81 | F16.121 | F16.221 | F16.921 |
| Inhalante | 292.81 | F18.121 | F18.221 | F18.921 |
| Opiáceo | 292.81 | F11.121 | F11.221 | F11.921 |
| Sedante, hipnótico o ansiolítico | 292.81 | F13.121 | F13.221 | F13.921 |
| Anfetamina (u otro estimulante) | 292.81 | F15.121 | F15.221 | F15.921 |
| Cocaína | 292.81 | F14.121 | F14.221 | F14.921 |
| Otra sustancia (o sustancia desconocida) | 292.81 | F19.121 | F19.221 | F19.921 |

**Delirium por abstinencia de sustancia:** Este diagnóstico solamente debe establecerse en lugar de un diagnóstico de síndrome de abstinencia de una sustancia cuando los síntomas de los Criterios A y C predominen en el cuadro clínico y sean suficientemente graves para exigir atención clínica.

**Codificar** delirium por abstinencia de [sustancia específica]: **291.0 (F10.231)** alcohol; **292.0 (F11.23)** opiáceo; **292.0 (F13.231)** sedante, hipnótico o ansiolítico; **292.0 (F19.231)** otra sustancia o medicamento (o sustancia o medicamento desconocido).

**Delirium inducido por medicamento:** Este diagnóstico se aplica cuando los síntomas de los Criterios A y C surgen como efecto secundario de un medicamento tomado con receta.

**Nota de codificación:** El código CIE-9-MC para un delirium inducido por [medicamento específico] es **292.81**. El código CIE-10-MC dependerá del tipo de medicamento. Si el medicamento es un opiáceo tomado como se ha recetado, el código es **F11.921**. Si el medicamento es un sedante, hipnótico o ansiolítico tomado como se ha recetado, el código es **F13.921**. Si el medicamento es una sustancia anfetamínica u otro estimulante tomado como se ha recetado, el código es **F15.921**. Para los medicamentos que no pueden incluirse en ninguna de estas clases (p. ej., dexametasona) y en los casos en que se considere que una sustancia es un factor etiológico pero se desconoce la clase específica, el código es **F19.921**.

**293.0 (F05) Delirium debido a otra afección médica:** En la anamnesis, la exploración física o los análisis clínicos se obtienen evidencias de que la alteración puede atribuirse a una consecuencia fisiológica de otra afección médica.

**Nota de codificación:** Incluya el nombre de la otra afección médica en el nombre del delirium (p. ej., 293.0 [F05] delirium debido a una encefalopatía hepática). La otra afección médica también se debe codificar y citar por separado inmediatamente antes del delirium debido a ella (p. ej., 572.2 [K72.90] encefalopatía hepática; 293.0 [F05] delirium debido a una encefalopatía hepática).

**293.0 (F05) Delirium debido a etiologías múltiples:** En la anamnesis, en la exploración física o en los análisis clínicos se obtienen evidencias de que el delirium tiene más de una etiología (p. ej., más de una afección médica etiológica, otra afección médica más una intoxicación por una sustancia o un efecto secundario de un medicamento).

**Nota de codificación:** Utilice varios códigos separados para indicar las etiologías específicas del delirium (p. ej., 572.2 [K72.90] encefalopatía hepática; 293.0 [F05] delirium debido a una insuficiencia hepática; 291.0 [F10.231] delirium por abstinencia alcohólica). Obsérvese que la afección médica etiológica aparece tanto con un código separado que precede al código del delirium, como citada en el delirium a causa de otra afección médica.

*Especificar* si:
**Agudo:** Dura unas horas o días.
**Persistente:** Dura semanas o meses.

*Especificar* si:
**Hiperactivo:** El individuo tiene un nivel hiperactivo de actividad psicomotora que puede ir acompañado de humor lábil, agitación o rechazo a cooperar con su asistencia médica.
**Hipoactivo:** El individuo tiene un nivel hipoactivo de actividad psicomotora que puede ir acompañado de lentitud y aletargamiento próximos al estupor.
**Nivel de actividad mixto:** El individuo tiene un nivel normal de actividad psicomotora aunque la atención y la percepción estén alteradas. También incluye individuos cuyo nivel de actividad fluctúa rápidamente.

# Criterio A

El delirium es una perturbación del nivel de conciencia o atención, marcada por el comienzo agudo o subagudo de las alteraciones cognitivas. La incapacidad de apreciar o responder adecuadamente al medio ambiente puede verse en los problemas para centrar o mantener la atención, la clara desorientación en entornos familiares y la perseveración en las respuestas. El DSM-IV llamaba a estos síntomas «alteración de la conciencia». Sin embargo, se consideró que *conciencia* es un término impreciso para describir los síntomas del delirium.

# Criterio B

El curso del delirium suele ser breve y dura de unas pocas horas a algunos días. El delirium remite normalmente cuando se identifica y se trata la causa que lo provoca.

# Criterio C

Suele haber problemas de memoria, desorientación y dificultades con el lenguaje. El deterioro visoespacial y el de la función ejecutiva son también síntomas del delirium.

# Criterio D

En el DSM-5 se ha añadido también, como clarificación, que las alteraciones cognitivas no deben explicarse por un trastorno neurocognitivo preexistente. Un nivel de activación muy reducido, como el del coma, no supondría un contexto adecuado para evaluar la orientación, la atención y la función cognitiva.

# Criterio E

Este criterio requiere que la perturbación de la atención y la conciencia sea consecuencia fisiológica directa de otra afección médica, de una intoxicación por sustancias o de una exposición a toxinas, o que se deba a etiologías múltiples.

# Subtipos y especificadores

El diagnóstico de delirium consta de varios subtipos que abordan cuestiones etiológicas. Dos subtipos señalan si el delirium se debe a una intoxicación por sustancias o a una abstinencia de sustancias. Estos diagnósticos son los que deben efectuarse, en lugar de los de intoxicación por sustancias o abstinencia de sustancias, cuando los síntomas de los criterios A y C predominan en el cuadro clínico y son lo bastante graves como para merecer atención clínica. El delirium por intoxicación o abstinencia de sustancias requiere, además de los criterios normales del delirium, que este haya comenzado durante o después de la intoxicación o la abstinencia y que la sustancia sea capaz de producir delirium.

Los siguientes grupos de sustancias pueden producir delirium en caso de intoxicación: cannabis; fenciclidina y otros alucinógenos; estimulantes; inhalantes; opioides, y sedantes, hipnóticos y ansiolíticos. Durante la abstinencia, pueden causar delirium el alcohol, los opioides y los sedantes, hipnóticos y ansiolíticos. También pueden especificarse otras sustancias (o sustancias desconocidas).

Otro posible subtipo es el del delirium inducido por medicamentos. Incluso sin intoxicación ni abstinencia, hay varios medicamentos y toxinas (p. ej., benztropina, dexametasona) que pueden inducir delirium.

Otros subtipos indican si el delirium se debe a otra afección médica (p. ej., encefalopatía hepática) o a etiologías múltiples (p. ej., encefalopatía hepática más abstinencia alcohólica).

Por último, hay especificadores para indicar si el delirium es agudo (dura de pocas horas a días) o persistente (dura semanas o meses) y si da lugar a hiperactividad psicomotora (a menudo acompañada de labilidad anímica, agitación y/o negativa a cooperar con la atención médica), hipoactividad psicomotora (a menudo acompañada de indolencia y letargo próximo al estupor) o una forma mixta de actividad (actividad psicomotora normal a pesar de la perturbación de la conciencia y la atención; se incluyen aquí las personas con nivel de actividad rápidamente fluctuante). Las personas con delirium pueden pasar velozmente de un estado hipoactivo a otro hiperactivo y viceversa. El estado hiperactivo puede ser más frecuente, o se detecta con mayor frecuencia, y a menudo se asocia a efectos secundarios de medicamentos y a la abstinencia de drogas. El estado hipoactivo puede ser más frecuente en las personas mayores.

# Otro delirium especificado y delirium no especificado

Estos diagnósticos se codifican cuando no es posible establecer un subtipo etiológico o el trastorno es subsindrómico (es decir, no cumple totalmente los criterios del delirium, como en el caso del síndrome de delirium atenuado). Un ejemplo sería cuando se sospecha que el cuadro es debido a una afección médica general o al consumo de una sustancia, pero sin datos suficientes para determinar una etiología específica. Este diagnóstico también podría servir cuando el delirium se debe a causas no citadas en esta sección (p. ej., privación sensorial).

## Otro delirium especificado 780.09 (R41.0)

Esta categoría se aplica a las presentaciones en las que predominan los síntomas característicos de un delirium que provocan un malestar clínicamente significativo o deterioro en lo social, laboral u otras áreas importantes del funcionamiento, pero que no cumplen todos los criterios del delirium ni de ninguno de los trastornos de la categoría diagnóstica de los trastornos neurocognitivos. La categoría de otro delirium especificado se utiliza en situaciones en las que el clínico desea comunicar el motivo específico por el que el cuadro clínico no cumple los criterios de ningún delirium ni ningún trastorno neurocognitivo específico. Se anota «Otro delirium especificado» seguido del motivo específico (p. ej., Delirium atenuado).

Un ejemplo de un cuadro clínico que puede especificarse utilizando la designación de «otro especificado» es el siguiente:

**Delirium atenuado:** Este síndrome se aplica en los casos de delirium en que la gravedad del trastorno cognitivo se queda corto con respecto a lo que exige el diagnóstico, o bien cumple algunos de los criterios diagnósticos del delirium pero no todos.

## Delirium no especificado                                                          780.09 (R41.0)

Esta categoría se aplica a los cuadros clínicos en los que predominan los síntomas característicos de un delirium que provocan un malestar clínicamente significativo o deterioro en lo social, laboral u otras áreas importantes del funcionamiento, pero que no cumplen todos los criterios del delirium ni de ninguno de los trastornos de la categoría diagnóstica de los trastornos neurocognitivos. La categoría de delirium no especificado se utiliza en situaciones en las que el clínico opta por no especificar el motivo de incumplimiento de los criterios de delirium, e incluye presentaciones en las que no existe suficiente información para hacer un diagnóstico más específico (p. ej., en las salas de urgencias).

# TRASTORNOS NEUROCOGNITIVOS MAYORES Y LEVES

## Trastorno neurocognitivo mayor

El trastorno neurocognitivo mayor (incluida la anteriormente llamada demencia en el DSM-IV) es un trastorno adquirido que cursa con un importante declive cognitivo en uno o más (normalmente al menos dos) de los dominios siguientes:

- *Atención compleja* (atención mantenida, atención dividida, atención selectiva, velocidad de procesamiento).
- *Función ejecutiva* (planificación, toma de decisiones, memoria de trabajo, respuesta a retroalimentación/corrección de errores, anulación de hábitos, flexibilidad mental).
- *Aprendizaje y memoria* (memoria inmediata, memoria reciente [incluidos el recuerdo libre, el recuerdo asistido y la memoria de reconocimiento]).
- *Lenguaje* (lenguaje expresivo [incluidas la denominación, la fluidez, la gramática y la sintaxis] y lenguaje receptivo).
- *Capacidad perceptivomotora* (construcción y percepción visual).
- *Cognición social* (reconocimiento de emociones, teoría de la mente, regulación conductual).

Los déficits cognitivos deben ser suficientes como para interferir con la independencia funcional. A diferencia de los criterios del DSM-IV para la demencia, los del DSM-5 para el trastorno neurocognitivo mayor no requieren que la memoria sea uno de los dominios afectados y permiten que el déficit cognitivo se limite a un solo dominio.

Aunque la palabra *demencia* no se ha desterrado en los subtipos etiológicos, queda ahora dentro de la nueva entidad denominada *trastorno neurocognitivo mayor*. Algunos consideran que el término *demencia* es peyorativo y estigmatizante, especialmente entre las personas de menos edad con déficits cognitivos relacionados con la infección por el VIH, con traumatismos craneales o con otras causas.

## Criterios diagnósticos del trastorno neurocognitivo mayor

A. Evidencias de un declive cognitivo significativo comparado con el nivel previo de rendimiento en uno o más dominios cognitivos (atención compleja, función ejecutiva, aprendizaje y memoria, lenguaje, habilidad perceptual motora o cognición social) basadas en:

1. Preocupación en el propio individuo, en un informante que le conoce o en el clínico, porque ha habido un declive significativo en una función cognitiva, y
2. Un deterioro sustancial del rendimiento cognitivo, preferentemente documentado por un test neuropsicológico estandarizado o, en su defecto, por otra evaluación clínica cuantitativa.

B. Los déficits cognitivos interfieren con la autonomía del individuo en las actividades cotidianas (es decir, por lo menos necesita asistencia con las actividades instrumentales complejas de la vida diaria, como pagar facturas o cumplir los tratamientos).
C. Los déficits cognitivos no ocurren exclusivamente en el contexto de un delirium.
D. Los déficits cognitivos no se explican mejor por otro trastorno mental (p. ej., trastorno depresivo mayor, esquizofrenia).

*Especificar* si debido a:
**Enfermedad de Alzheimer** (DSM-5, págs. 611-614)
**Degeneración del lóbulo frontotemporal** (DSM-5, págs. 614-618)
**Enfermedad por cuerpos de Lewy** (DSM-5, págs. 618-621)
**Enfermedad vascular** (DSM-5, págs. 621-624)
**Traumatismo cerebral** (DSM-5, págs. 624-627)
**Consumo de sustancia o medicamento** (DSM-5, págs. 627-632)
**Infección por VIH** (DSM-5, págs. 632-634)
**Enfermedad por priones** (DSM-5, págs. 634-636)
**Enfermedad de Parkinson** (DSM-5, págs. 636-638)
**Enfermedad de Huntington** (DSM-5, págs. 638-641)
**Otra afección médica** (DSM-5, págs. 641-642)
**Etiologías múltiples** (DSM-5, págs. 642-643)
**No especificado** (DSM-5, pág. 643)

**Nota de codificación:** Código basado en una etiología médica o de una sustancia. En algunos casos existe la necesidad de usar un código adicional para un problema médico etiológico, que debe preceder inmediatamente al código del diagnóstico del trastorno neurocognitivo mayor, como se muestra a continuación:

| Subtipo etiológico | Código médico etiológico asociado al trastorno neurocognitivo mayor [a] | Código del trastorno neurocognitivo mayor [b] | Código del trastorno neurocognitivo leve [c] |
|---|---|---|---|
| Enfermedad de Alzheimer | 331.0 (G30.9) | 294.1x (F02.8x) | 331.83 (G31.84) (No usar un código adicional para la enfermedad de Alzheimer.) |

| Subtipo etiológico | Código médico etiológico asociado al trastorno neurocognitivo mayor[a] | Código del trastorno neurocognitivo mayor[b] | Código del trastorno neurocognitivo leve[c] |
|---|---|---|---|
| Degeneración del lóbulo fronto-temporal | 331.19 (G31.09) | 294.1x (F02.8x) | 331.83 (G31.84) (No usar un código adicional para la degeneración frontotemporal.) |
| Enfermedad por cuerpos de Lewy | 331.82 (G31.83) | 294.1x (F02.8x) | 331.83 (G31.84) (No usar un código adicional para la enfermedad por cuerpos de Lewy.) |
| Enfermedad vascular | Sin código médico adicional | 290.40 (F01.5x) | 331.83 (G31.84) (No usar un código adicional para la enfermedad vascular.) |
| Traumatismo cerebral | 907.0 (S06.2X9S) | 294.1x (F02.8x) | 331.83 (G31.84) (No usar un código adicional para el traumatismo cerebral.) |
| Intoxicación por sustancias o medicamentos | Sin código médico adicional | Código basado en el tipo de sustancia causante del trastorno neurocognitivo mayor[c, d] | Código basado en el tipo de sustancia causante del trastorno neurocognitivo leve[d] |
| Infección por VIH | 042 (B20) | 294.1x (F02.8x) | 331.83 (G31.84) (No usar un código adicional para la infección por VIH.) |
| Enfermedad por priones | 046.79 (A81.9) | 294.1x (F02.8x) | 331.83 (G31.84) (No usar un código adicional para una enfermedad por priones.) |

| Subtipo etiológico | Código médico etiológico asociado al trastorno neurocognitivo mayor[a] | Código del trastorno neurocognitivo mayor[b] | Código del trastorno neurocognitivo leve[c] |
|---|---|---|---|
| Enfermedad de Parkinson | 332.0 (G20) | 294.1x (F02.8x) | 331.83 (G31.84) (No usar un código adicional para la enfermedad de Parkinson.) |
| Enfermedad de Huntington | 333.4 (G10) | 294.1x (F02.8x) | 331.83 (G31.84) (No usar un código adicional para la enfermedad de Huntington.) |
| Debido a otra afección médica | Codificar primero la otra afección médica (p. ej., 340 [G35] esclerosis múltiple) | 294.1x (F02.8x) | 331.83 (G31.84) (No usar códigos adicionales para las presuntas afecciones médicas etiológicas.) |
| Debido a etiologías múltiples | Codificar primero todas las afecciones médicas etiológicas (con excepción de la enfermedad vascular) | 294.1x (F02.8x) (Más el código correspondiente de los trastornos neurocognitivos mayores inducidos por una sustancia o medicación, si la sustancia o la medicación tienen algún papel en la etiología.) | 331.83 (G31.84) (Más el código correspondiente de los trastornos neurocognitivos leves inducidos por una sustancia o medicación, si la sustancia o la medicación tienen algún papel en la etiología. No usar códigos adicionales para las presuntas afecciones médicas etiológicas.) |
| Trastorno neurocognitivo no especificado | Sin código médico adicional | 799.59 (R41.9) | 799.59 (R41.9) |

[a]Codificar en primer lugar, antes del código del trastorno neurocognitivo mayor.
[b]Codificar el quinto carácter en función del especificador sintomático: .x0 sin alteración del comportamiento; x1 con alteración del comportamiento (p. ej., síntomas psicóticos, alteración del estado de ánimo, agitación, apatía u otros síntomas comportamentales).
[c]**Nota:** La alteración del comportamiento no puede codificarse pero aún así debería indicarse por escrito.
[d]Véase Trastorno neurocognitivo mayor o leve inducido por sustancias/medicamentos.

*Especificar:*

**Sin alteración del comportamiento:** Si el trastorno cognitivo no va acompañado de ninguna alteración del comportamiento clínicamente significativa.

**Con alteración del comportamiento** *(especificar la alteración):* Si el trastorno cognitivo va acompañado de una alteración del comportamiento clínicamente significativa (p. ej., síntomas psicóticos, alteración del estado de ánimo, agitación, apatía u otros síntomas comportamentales).

*Especificar* la gravedad actual:

**Leve:** Dificultades con las actividades instrumentales cotidianas (p. ej., tareas del hogar, gestión del dinero).

**Moderado:** Dificultades con las actividades básicas cotidianas (p. ej., comer, vestirse).

**Grave:** Totalmente dependiente.

## Criterio A

La redacción del DSM-5 se centra en el término *declive* con respecto al grado de rendimiento previo, en lugar de en el término *déficit*, como en el DSM-IV. Los criterios del DSM-IV para la demencia utilizaron como prototipo la enfermedad de Alzheimer, por lo que exigían que hubiera deterioro de memoria en todas las demencias. Resulta cada vez más obvio que en muchos de los trastornos neurocognitivos (p. ej., los relacionados con el VIH, la patología cerebrovascular, la degeneración frontotemporal y el traumatismo craneoencefálico) se pueden deteriorar primero, o incluso exclusivamente, otros dominios como el lenguaje o la función ejecutiva, dependiendo de la parte del cerebro afectada y de la historia natural de la enfermedad. La nueva definición también se centra primero en el rendimiento en lugar de en la discapacidad. El criterio estimula el uso de medidas objetivas, incluso de pruebas neuropsicológicas formales en su caso, y se basa menos en el juicio individual. Se incluyen la observación del declive y la evaluación objetiva para garantizar la especificidad. Aunque estos datos son más críticos para diagnosticar el trastorno neurocognitivo leve, se incluyen afirmaciones similares en el trastorno neurocognitivo mayor como estructura paralela del criterio A.

## Criterio B

El lenguaje del DSM-5 preserva el umbral tradicional de base funcional de la demencia, pero trata de operativizarlo más claramente como pérdida de independencia.

## Criterios C y D

El declive cognitivo observado en el trastorno neurocognitivo mayor afecta a algunos dominios ya especificados en el delirium. Aunque tiene importancia clínica distinguir el trastorno neurocognitivo mayor del delirium, ambos pueden coexistir.

Los déficits cognitivos del trastorno neurocognitivo mayor no se explican mejor mediante otro trastorno mental (p. ej., trastorno depresivo mayor, esquizofrenia).

## Subtipos y especificadores

Los subtipos y especificadores del trastorno neurocognitivo mayor se exponen más abajo en el apartado del trastorno neurocognitivo leve.

# Trastorno neurocognitivo leve

El trastorno neurocognitivo leve es nuevo y reconoce las considerables necesidades clínicas de las personas con déficits cognitivos leves en uno o más de los dominios descritos para el trastorno neurocognitivo mayor capaces de funcionar independientemente (es decir, que mantienen intactas las actividades de la vida diaria) (Petersen y O'Brien, 2006). Conocido en muchos entornos como *trastorno cognitivo leve*, esta entidad puede ser objeto de intervención precoz. Ello podría permitir el uso de tratamientos que son ineficaces en los niveles más graves de deterioro y/o daño neuronal. En el DSM-IV, el trastorno cognitivo leve se hallaba incluido en la categoría del trastorno cognitivo no especificado.

Ejemplos de trastorno neurocognitivo leve son las alteraciones prevalentes que se asocian a entidades tales como el traumastismo craneoencefálico, la infección por el VIH, los trastornos cerebrales relacionados con el consumo de sustancias y las fases iniciales o leves de la patología cerebrovascular o los trastornos neurodegenerativos como la enfermedad de Alzheimer. Como estas entidades se ven cada vez más en la clínica, los médicos necesitan criterios diagnósticos fiables para evaluar a sus pacientes y facilitarles servicios, tareas que comprenden el tratamiento de los síntomas anímicos asociados, otras investigaciones de la función cerebral, la identificación de las causas tratables y, en el caso de los trastornos progresivos, la selección de las intervenciones precoces más adecuadas.

## Criterios diagnósticos del trastorno neurocognitivo leve

A. Evidencias de un declive cognitivo moderado comparado con el nivel previo de rendimiento en uno o más dominios cognitivos (atención compleja, función ejecutiva, aprendizaje y memoria, lenguaje, habilidad perceptual motora o cognición social) basadas en:

1. Preocupación en el propio individuo, en un informante que le conoce o en el clínico, porque ha habido un declive significativo en una función cognitiva, y
2. Un deterioro moderado del rendimiento cognitivo, preferentemente documentado por un test neuropsicológico estandarizado o, en su defecto, por otra evaluación clínica cuantitativa.

B. Los déficits cognitivos no interfieren en la capacidad de independencia en las actividades cotidianas (p. ej., conserva las actividades instrumentales complejas de la vida diaria, como pagar facturas o seguir los tratamientos, pero necesita hacer un mayor esfuerzo, o recurrir a estrategias de compensación o de adaptación).
C. Los déficits cognitivos no ocurren exclusivamente en el contexto de un delirium.
D. Los déficits cognitivos no se explican mejor por otro trastorno mental (p. ej., trastorno depresivo mayor, esquizofrenia).

*Especificar* si debido a:
**Enfermedad de Alzheimer** (DSM-5, págs. 611-614)
**Degeneración del lóbulo frontotemporal** (DSM-5, págs. 614-618)
**Enfermedad por cuerpos de Lewy** (DSM-5, págs. 618-621)
**Enfermedad vascular** (DSM-5, págs. 621-624)
**Traumatismo cerebral** (DSM-5, págs. 624-627)
**Consumo de sustancia o medicamento** (DSM-5, págs. 627-632)
**Infección por VIH** (DSM-5, págs. 632-634)
**Enfermedad por priones** (DSM-5, págs. 634-636)

**Enfermedad de Parkinson** (DSM-5, págs. 636-638)
**Enfermedad de Huntington** (DSM-5, págs. 638-641)
**Otra afección médica** (DSM-5, págs. 641-642)
**Etiologías múltiples** (DSM-5, págs. 642-643)
**No especificado** (DSM-5, pág. 643)

**Nota de codificación:** Para un trastorno neurocognitivo leve debido a cualquiera de las etiologías médicas citadas, aplicar el código **331.83 (G31.84)**. *No* usar códigos adicionales para las supuestas afecciones médicas etiológicas. Para un trastorno neurocognitivo leve inducido por una sustancia o un medicamento, aplicar el código en base al tipo de sustancia. Véase Trastorno neurocognitivo mayor o leve inducido por sustancia/medicamento. Para un trastorno neurocognitivo leve no especificado aplicar el código **799.59 (R41.9)**.
*Especificar:*

**Sin alteración del comportamiento:** Si el trastorno cognitivo no va acompañado de ninguna alteración del comportamiento clínicamente significativa.

**Con alteración del comportamiento (especificar la alteración):** Si el trastorno cognitivo va acompañado de una alteración del comportamiento clínicamente significativa (p. ej., síntomas psicóticos, alteración del estado de ánimo, agitación, apatía u otros síntomas comportamentales).

## Criterio A

La combinación sintomática y la evaluación objetiva son esenciales para mantener la especificidad en el trastorno cognitivo leve. Comunicar los cambios que experimentan las capacidades del paciente protege del exceso diagnóstico del trastorno en quienes siempre han rendido poco, mientras que la evaluación objetiva protege del exceso diagnóstico entre los hipocondriacos.

## Criterio B

El trastorno neurocognitivo leve es el diagnóstico de las personas que, aunque siguen siendo independientes, tienen que realizar esfuerzos mayores para realizar las tareas o se ven obligadas a emplear estrategias compensatorias.

## Criterios C y D

El declive cognitivo que se observa en este trastorno afecta, en parte, a los mismos dominios que se observan en el delirium. Aunque tiene importancia clínica distinguir el trastorno neurocognitivo leve del delirium, tambos pueden coexistir.

Los déficits cognitivos del trastorno neurocognitivo leve no se explican mejor por otro trastorno mental (p. ej., trastorno depresivo mayor, esquizofrenia).

## Subtipos y especificadores de los trastornos neurocognitivos mayor y leve

En los dos trastornos neurocognitivos, mayor y leve, se incluyen subtipos para que el clínico pueda codificar la etiología propuesta del trastorno. Todos los subtipos siguientes requieren que se cumplan los criterios diagnósticos de estos trastornos neurocognitivos. Cada uno de los tipos se diferencia entonces de acuerdo con su etiología. Además de los subtipos etiológicos (se detallan más abajo), los trastornos neurocognitivos mayor y leve pueden delimitarse mediante el especificador «con alteración del comportamiento» o «sin alteración del comportamiento» (p. ej., síntomas psicóticos, perturbación del estado de ánimo, agitación, apatía u otros síntomas conductuales). En el trastorno neurocognitivo mayor se incluyen otros especificadores de gravedad para documentar los efectos funcionales del trastorno neurocognitivo: «leve», reflejo de dificultades con las actividades instrumentales de la vida diaria (p. ej., atender la casa, gestionar el dinero); «moderado», reflejo de dificultades con las actividades básicas del día a día (p. ej., comer, vestirse), y «grave», donde el paciente es totalmente dependiente.

## Trastorno neurocognitivo mayor o leve debido a la enfermedad de Alzheimer

La enfermedad de Alzheimer es un trastorno neurodegenerativo que aparece normalmente hacia el final de la vida, aunque puede hacerlo también antes. Lo característico es su inicio insidioso, el declive gradual y, lo más típico, una marcada pérdida incipiente de la memoria. La enfermedad de Alzheimer también es la causa más frecuente del trastorno neurocognitivo. Debido al modesto valor pronóstico que tiene el cuadro clínico por sí solo y a las considerables consecuencias sociales que conlleva el diagnóstico de esta enfermedad, la variante leve de la enfermedad de Alzheimer no suele diagnosticarse. Las personas atendidas en consultas de problemas de memoria cuyos cuadros cumplen los criterios del trastorno neurocognitivo leve avanzan hacia la demencia de tipo Alzheimer a razón de un 12-15 % anual, mientras que los estudios poblacionales muestran una tasa de progresión mucho más lenta. Se están investigando los rasgos específicos del trastorno neurocognitivo leve capaces de indicar de modo fiable la presencia de la fase prodrómica de la enfermedad de Alzheimer. El diagnóstico del especificador de Alzheimer debe basarse en la clínica a falta de biopsia cerebral. En la enfermedad de Alzheimer, los deterioros cognitivos poseen un patrón de inicio y evolución característicos.

### Criterios diagnósticos del trastorno neurocognitivo mayor o leve debido a la enfermedad de Alzheimer

A. Se cumplen los criterios de un trastorno neurocognitivo mayor o leve.

B. Presenta un inicio insidioso y una progresión gradual del trastorno en uno o más dominios cognitivos (en el trastorno neurocognitivo mayor tienen que estar afectados por lo menos dos dominios).

C. Se cumplen los criterios de la enfermedad de Alzheimer probable o posible, como sigue:

*Para el trastorno neurocognitivo mayor:*

Se diagnostica la **enfermedad de Alzheimer probable** si aparece algo de lo siguiente; en caso contrario, debe diagnosticarse la **enfermedad de Alzheimer posible.**

1. Evidencias de una mutación genética causante de la enfermedad de Alzheimer en los antecedentes familiares o en pruebas genéticas.

2. Aparecen los tres siguientes:

   a. Evidencias claras de un declive de la memoria y del aprendizaje, y por lo menos de otro dominio cognitivo (basada en una anamnesis detallada o en pruebas neuropsicológicas seriadas).

   b. Declive progresivo, gradual y constante de la capacidad cognitiva sin mesetas pro-
      longadas.

   c. Sin evidencias de una etiología mixta (es decir, ausencia de cualquier otra enfermedad
      neurodegenerativa o cerebrovascular, otra enfermedad neurológica, mental o sisté-
      mica, o cualquier otra afección con probabilidades de contribuir al declive cognitivo).

***Para un trastorno neurocognitivo leve:***

Se diagnostica la **enfermedad de Alzheimer probable** si se detecta una evidencia de
mutación genética causante de la enfermedad de Alzheimer mediante una prueba genética o en los antecedentes familiares.

Se diagnostica la **enfermedad de Alzheimer posible** si no se detecta ninguna evidencia
de mutación genética causante de la enfermedad de Alzheimer mediante una prueba
genética o en los antecedentes familiares, y aparecen los tres siguientes:

1. Evidencias claras de declive de la memoria y el aprendizaje.
2. Declive progresivo, gradual y constante de la capacidad cognitiva sin mesetas prolongadas.
3. Sin evidencias de una etiología mixta (es decir, ausencia de cualquier otra enfermedad
   neurodegenerativa o cerebrovascular, otra enfermedad neurológica o sistémica, o
   cualquier otra afección con probabilidades de contribuir al declive cognitivo).

D. La alteración no se explica mejor por una enfermedad cerebrovascular, otra enfermedad
   neurodegenerativa, los efectos de una sustancia o algún otro trastorno mental, neurológico o sistémico.

**Nota de codificación:** Para un trastorno neurocognitivo mayor debido a la enfermedad de
Alzheimer probable, con alteración del comportamiento, codificar primero **331.0 (G30.9)**
enfermedad de Alzheimer, seguido de **294.11 (F02.81)**. Para un trastorno neurocognitivo
mayor debido a la enfermedad de Alzheimer probable, sin alteración del comportamiento,
codificar primero **331.0 (G30.9)** enfermedad de Alzheimer, seguido de **294.10 (F02.80)**.
Para un trastorno neurocognitivo mayor debido a la enfermedad de Alzheimer posible, con
alteración del comportamiento, codificar primero **331.0 (G30.9)** enfermedad de Alzheimer,
seguido de **294.11 (F02.81)**. Para un trastorno neurocognitivo mayor debido a la enfermedad
de Alzheimer posible, sin alteración del comportamiento, codificar primero **331.0 (G30.9)**
enfermedad de Alzheimer, seguido de **294.10 (F02.80)**.
Para un trastorno neurocognitivo leve debido a la enfermedad de Alzheimer, codificar **331.83
(G31.84)**. (**Nota:** *No* usar un código adicional para la enfermedad de Alzheimer. La alteración
del comportamiento no puede codificarse, pero aun así debería indicarse por escrito.)

# Trastorno neurocognitivo frontotemporal mayor o leve

La degeneración del lóbulo frontotemporal es una causa importante de trastornos neurocognitivos. El trastorno neurocognitivo frontotemporal se caracteriza por alteraciones de la conducta y la personalidad y deterioro del lenguaje. De hecho, en el DSM-5 se reconocen dos
variantes: una conductual (p. ej., apatía, conductas estereotipadas) y una lingüística (p. ej.,
problemas para encontrar palabras). Este trastorno puede ser difícil de distinguir de otros
trastornos psiquiátricos primarios (p. ej., esquizofrenia, trastorno bipolar), cuya inclusión en
el diagnóstico diferencial puede resultar útil. Las neuroimágenes (p. ej., atrofia de las regiones

frontotemporales) y la genética (p. ej., mutaciones del gen que codifica la proteína tau de los microtúbulos) resultarán especialmente útiles para documentar las anomalías de las regiones frontales y temporales.

## Criterios diagnósticos del trastorno neurocognitivo frontotemporal mayor o leve

A. Se cumplen los criterios de un trastorno neurocognitivo mayor o leve.

B. El trastorno presenta un inicio insidioso y una progresión gradual.

C. Aparece (1) o (2):

1. Variante de comportamiento:

a. Tres o más de los siguientes síntomas comportamentales:

i. Desinhibición del comportamiento.

ii. Apatía o inercia.

iii. Pérdida de simpatía o empatía.

iv. Comportamiento conservador, estereotipado o compulsivo y ritualista.

v. Hiperoralidad y cambios dietéticos.

b. Declive destacado de la cognición social o de las capacidades ejecutivas.

2. Variante de lenguaje:

a. Declive destacado de la habilidad para usar el lenguaje, ya sea en forma de producción del habla, elección de las palabras, denominación de objetos, gramática o comprensión de las palabras.

D. Ausencia relativa de afectación de las funciones perceptual motora, de aprendizaje y memoria.

E. La alteración no se explica mejor por una enfermedad cerebrovascular, otra enfermedad neurodegenerativa, los efectos de una sustancia o algún otro trastorno mental, neurológico o sistémico.

Se diagnostica un **trastorno neurocognitivo frontotemporal probable** si aparece algo de lo siguiente; en caso contrario se diagnosticará un **trastorno neurocognitivo frontotemporal posible**:

1. Evidencias de una mutación genética causante de un trastorno neurocognitivo frontotemporal, ya sea en los antecedentes familiares o con una prueba genética.

2. Evidencias de una afección desproporcionada del lóbulo frontal o temporal en el diagnóstico por la neuroimagen.

Se diagnostica un **trastorno neurocognitivo frontotemporal posible** si no hay evidencias de una mutación genética y no se ha hecho un diagnóstico por la imagen neurológica.

**Nota de codificación:** Para un trastorno neurocognitivo mayor debido a una degeneración del lóbulo frontotemporal probable, con alteración del comportamiento, codificar primero **331.19 (G31.09)** enfermedad frontotemporal, seguido de **294.11 (F02.81)**. Para un trastorno neurocognitivo mayor debido a una degeneración del lóbulo frontotemporal probable, sin alteración del comportamiento, codificar primero **331.19 (G31.09)** enfermedad frontotemporal, seguido de **294.10 (F02.80)**.

Para un trastorno neurocognitivo mayor debido a una degeneración del lóbulo frontotemporal posible, con alteración del comportamiento, codificar primero **331.19 (G31.09)** enfermedad frontotemporal, seguido de **294.11 (F02.81)**. Para un trastorno neurocognitivo mayor debido a una degeneración del lóbulo frontotemporal posible, sin alteración del comportamiento, codificar primero **331.19 (G31.09)** enfermedad frontotemporal, seguido de **294.10 (F02.80)**.

Para un trastorno neurocognitivo leve debido a una degeneración del lóbulo frontotemporal, codificar **331.83 (G31.84)**. (**Nota:** *No* usar un código adicional para la enfermedad frontotemporal. La alteración del comportamiento no puede codificarse, pero aun así debería indicarse por escrito.)

## Trastorno neurocognitivo mayor o leve con cuerpos de Lewy

La enfermedad con cuerpos de Lewy se reconoce hoy como la segunda causa más frecuente de demencia degenerativa en las personas mayores. El Primer Consorcio Internacional sobre Demencia con Cuerpos de Lewy publicó una serie de criterios de consenso clínicos y anatomopatológicos (McKeith et al., 1996). Los criterios diagnósticos del DSM-5 se basan en el tercer y más reciente conjunto de criterios (McKeith, 2006). Al inicio de la enfermedad tienden a aparecer prominentes alucinaciones visuales y rasgos parkinsonianos. El curso suele ser ligeramente más rápido que el de la enfermedad de Alzheimer. Las personas con esta forma de trastorno neurocognitivo son muy sensibles a los efectos secundarios extrapiramidales de los antipsicóticos convencionales.

### Criterios diagnósticos del trastorno neurocognitivo mayor o leve con cuerpos de Lewy

A. Se cumplen los criterios de un trastorno neurocognitivo mayor o leve.

B. El trastorno presenta un inicio insidioso y una progresión gradual.

C. El trastorno cumple una combinación de características diagnósticas esenciales y características diagnósticas sugestivas de un trastorno neurocognitivo probable o posible con cuerpos de Lewy.

   **Se diagnostica un trastorno neurocognitivo mayor o leve probable, con cuerpos de Lewy** cuando el individuo presenta dos características esenciales o una característica sugestiva y una o más características esenciales. Se diagnostica un **trastorno neurocognitivo mayor o leve posible, con cuerpos de Lewy** cuando el individuo presenta solamente una característica esencial o una o más características sugestivas.

   1. Características diagnósticas esenciales:

      a. Cognición fluctuante con variaciones pronunciadas de la atención y el estado de alerta.

      b. Alucinaciones visuales recurrentes bien informadas y detalladas.

      c. Características espontáneas de parkinsonismo, con inicio posterior a la evolución del declive cognitivo.

   2. Características diagnósticas sugestivas:

      a. Cumple el criterio de trastorno del comportamiento del sueño REM.

      b. Sensibilidad neuroléptica grave.

D. La alteración no se explica mejor por una enfermedad cerebrovascular, otra enfermedad neurodegenerativa, los efectos de una sustancia o algún otro trastorno mental, neurológico o sistémico.

**Nota de codificación:** Para un trastorno neurocognitivo mayor con cuerpos de Lewy probable, con alteración del comportamiento, codificar primero **331.82 (G31.83)** enfermedad con cuerpos de Lewy, seguido de **294.11 (F02.81)**. Para un trastorno neurocognitivo mayor con cuerpos de Lewy probable, sin alteración del comportamiento, codificar primero **331.82 (G31.83)** enfermedad con cuerpos de Lewy, seguido de **294.10 (F02.80)**.

Para un trastorno neurocognitivo mayor con cuerpos de Lewy posible, con alteración del comportamiento, codificar primero **331.82 (G31.83)** enfermedad con cuerpos de Lewy, seguido de **294.11 (F02.81)**. Para un trastorno neurocognitivo mayor con cuerpos de Lewy posible, sin alteración del comportamiento, codificar primero **331.82 (G31.83)** enfermedad con cuerpos de Lewy, seguido de **294.10 (F02.80)**.

Para un trastorno neurocognitivo leve con cuerpos de Lewy, codificar **331.83 (G31.84)**. (**Nota:** *No* usar un código adicional para la enfermedad por cuerpos de Lewy. La alteración del comportamiento no puede codificarse, pero aun así debería indicarse por escrito.)

## Trastorno neurocognitivo vascular mayor o leve

El concepto de demencia vascular ha variado desde la publicación del DSM-IV. El anterior concepto de *demencia multi-infarto* (es decir, la demencia vascular del DSM-IV) ha sido sustituido por un concepto mucho más amplio de *demencia,* atribuida ahora a patología de pequeños y grandes vasos. La evaluación de la afectación cerebrovascular se basa en la historia clínica, la exploración física y las pruebas de neuroimagen. Los nuevos criterios coinciden con los de los otros trastornos neurocognitivos y con la idea que prevalece entre los expertos en este campo: que los trastornos cognitivos causados por patología vascular forman un continuo.

## Criterios diagnósticos del trastorno neurocognitivo vascular mayor o leve

A. Se cumplen los criterios de un trastorno neurocognitivo mayor o leve.

B. La sintomatología clínica es compatible con una etiología vascular como lo sugiere cualquiera de los siguientes criterios:

1. El inicio de los déficits cognitivos presenta una relación temporal con uno o más episodios de tipo cerebrovascular.

2. Las evidencias del declive son notables en la atención compleja (incluida la velocidad de procesamiento) y en la función frontal ejecutiva.

C. Existen evidencias de la presencia de una enfermedad cerebrovascular en la anamnesis, en la exploración física o en el diagnóstico por neuroimagen, consideradas suficientes para explicar los déficits neurocognitivos.

D. Los síntomas no se explican mejor con otra enfermedad cerebral o trastorno sistémico.

Se diagnostica un **trastorno neurocognitivo vascular probable** si aparece alguno de los siguientes criterios, pero en caso contrario se diagnosticará un **trastorno neurocognitivo vascular posible**:

1. Los criterios clínicos se respaldan con evidencias de diagnóstico por neuroimagen en que aparece una lesión parenquimatosa significativa atribuida a una enfermedad cerebrovascular (respaldo de neuroimagen).
2. El síndrome neurocognitivo presenta una relación temporal con uno o más episodios cerebrovasculares documentados.
3. Existen evidencias de enfermedad cerebrovascular, tanto clínicas como genéticas (p. ej., arteriopatía cerebral autosómica dominante con infartos subcorticales y leucoencefalopatía).

Se diagnostica un **trastorno neurocognitivo vascular posible** si se cumplen los criterios clínicos pero no existe diagnóstico por neuroimagen y no se ha establecido una relación temporal entre el síndrome neurocognitivo y uno o más episodios cerebrovasculares.

**Nota de codificación:** Para un trastorno neurocognitivo mayor probablemente debido a una enfermedad vascular, con alteración del comportamiento, codificar **290.40 (F01.51)**. Para un trastorno neurocognitivo mayor probablemente debido a una enfermedad vascular, sin alteración del comportamiento, codificar **290.40 (F01.50)**. No se necesita código médico adicional para la enfermedad vascular.

Para un trastorno neurocognitivo mayor posiblemente debido a una enfermedad vascular, con alteración del comportamiento, codificar **290.40 (F01.51)**. Para un trastorno neurocognitivo mayor posiblemente debido a una enfermedad vascular, sin alteración del comportamiento, codificar **290.40 (F01.50)**. No se necesita código médico adicional para la enfermedad vascular.

Para un trastorno neurocognitivo leve debido a una enfermedad vascular, codificar **331.83 (G31.84)**. (**Nota:** *No* usar un código adicional para la enfermedad vascular. La alteración del comportamiento no puede codificarse, pero aun así debería indicarse por escrito).

## Trastorno neurocognitivo mayor o leve debido a un traumatismo cerebral

El trastorno neurocognitivo debido a traumatismo cerebral está causado por un golpe en la cabeza o por un desplazamiento rápido del encéfalo en el interior del cráneo. Las características clínicas del trastorno dependen de la localización, la gravedad y la duración del traumatismo. Este diagnóstico puede resultar difícil de hacer en las personas con trastorno por consumo de alcohol, expuestas a un mayor riesgo de sufrir repetidas lesiones craneales y trastorno neurocognitivo inducido por sustancias. El estrés postraumático puede coexistir con este trastorno.

### Criterios diagnósticos del trastorno neurocognitivo mayor o leve debido a un traumatismo cerebral

A. Se cumplen los criterios de un trastorno neurocognitivo mayor o leve.
B. Existen evidencias de un traumatismo cerebral, es decir, impacto en la cabeza o algún otro mecanismo de movimiento rápido o desplazamiento del cerebro dentro del cráneo, con uno o más de los siguientes:

1. Pérdida de consciencia.
2. Amnesia postraumática.
3. Desorientación y confusión.
4. Signos neurológicos (p. ej., diagnóstico por neuroimagen que demuestra la lesión, convulsiones de nueva aparición, marcado empeoramiento de un trastorno convulsivo preexistente, reducción de los campos visuales, anosmia, hemiparesia).

C. El trastorno neurocognitivo se presenta inmediatamente después de producirse un traumatismo cerebral o inmediatamente después de recuperar la consciencia, y persiste
pasado el período agudo postraumático.

**Nota de codificación:** Trastorno neurocognitivo mayor debido a un traumatismo cerebral,
con alteración del comportamiento: En el caso de la CIE-9-MC, se codifica primero **907.0**
efecto tardío de una lesión intracraneal sin fractura de cráneo, seguido de **294.11** trastorno
neurocognitivo mayor debido a un traumatismo cerebral, con alteración del comportamiento. En el caso de la CIE-10-MC, codificar primero **S06.2X9S** traumatismo cerebral
difuso con pérdida de la consciencia, de duración sin especificar, secuela, seguido de
**F02.81** trastorno neurocognitivo mayor debido a un traumatismo cerebral, con alteración
del comportamiento.

Trastorno neurocognitivo mayor debido a un traumatismo cerebral, sin alteración del comportamiento: En el caso de la CIE-9-MC, se codifica primero **907.0** efecto tardío de una lesión
intracraneal sin fractura de cráneo, seguido de **294.10** trastorno neurocognitivo mayor debido
a un traumatismo cerebral, sin alteración del comportamiento. En el caso de la CIE-10-MC,
codificar primero **S06.2X9S** traumatismo cerebral difuso con pérdida de la consciencia, de
duración sin especificar, secuela, seguido de **F02.80** trastorno neurocognitivo mayor debido
a un traumatismo cerebral, sin alteración del comportamiento.

Para un trastorno neurocognitivo leve debido a un traumatismo cerebral, codificar **331.83**
**(G31.84)**. (**Nota:** *No* usar un código adicional para el traumatismo cerebral. La alteración del
comportamiento no puede codificarse, pero aun así debería indicarse por escrito.)

# Trastorno neurocognitivo mayor o leve inducido por sustancias/medicamentos

El trastorno neurocognitivo mayor o leve inducido por sustancias/medicamentos debe distinguirse de los deterioros cognitivos que normalmente se observan en los casos de intoxicación o abstinencia de sustancias. Los deterioros de la intoxicación o la abstinencia suelen ser
reversibles, mientras que el presente trastorno representa una entidad persistente. Este trastorno se debe a los efectos neurotóxicos de una sustancia o medicamento, y los déficits suelen
ser permanentes. El trastorno es más frecuente en las personas de más edad que llevan más
tiempo consumiendo alcohol o drogas y presentan otros factores de riesgo, como déficits
nutricionales.

## Criterios diagnósticos del trastorno neurocognitivo mayor o leve inducido por sustancias/medicamentos

A. Se cumplen los criterios de un trastorno neurocognitivo mayor o leve.
B. El deterioro neurocognitivo no sucede exclusivamente en el transcurso de un delirium y
persiste más allá de la duración habitual de la intoxicación y la abstinencia agudas.
C. La sustancia o medicamento involucrados, así como la duración y la magnitud de su
consumo, son capaces de producir el deterioro neurocognitivo.

D. El curso temporal de los déficits neurocognitivos es compatible con el calendario de consumo y abstinencia de la sustancia o medicación (es decir, los déficits se mantienen estables o mejoran tras un período de abstinencia).

E. El trastorno neurocognitivo no puede atribuirse a ninguna otra afección médica y no puede explicarse mejor por otro trastorno mental.

**Nota de codificación:** En la tabla siguiente se indican los códigos CIE-9-MC y CIE-10-MC para los trastornos neurocognitivos inducidos por [sustancia o medicamento específico]. Obsérvese que el código CIE-10-MC depende de si existe o no algún trastorno concurrente por consumo de una sustancia de la misma clase. Si existe algún trastorno concurrente leve por consumo de una sustancia junto con el trastorno neurocognitivo inducido por la sustancia, el carácter en 4ª posición será «1», y el clínico hará constar «trastorno leve por consumo [de sustancia]» delante del trastorno neurocognitivo inducido por una sustancia (p. ej., trastorno leve por consumo de inhalantes con trastorno neurocognitivo mayor inducido por inhalantes). Si existe un trastorno moderado o grave por consumo concurrente por una sustancia junto con el trastorno neurocognitivo inducido por la sustancia, el carácter en 4ª posición será «2», y el clínico hará constar «trastorno moderado por consumo [de sustancia]» o «trastorno grave por consumo [de sustancia]» dependiendo de la gravedad del trastorno por consumo concurrente de la sustancia. Si no existe un trastorno por consumo concurrente por sustancias (p. ej., después de un consumo importante puntual de la sustancia), entonces el carácter en la 4ª posición será «9», y el clínico solamente hará constar el trastorno neurocognitivo inducido por la sustancia. Para algunas clases de sustancias (p. ej., alcohol, sedantes, hipnóticos y ansiolíticos) no es admisible codificar un trastorno concurrente leve por consumo de la sustancia con un trastorno neurocognitivo inducido por la sustancia, solamente puede diagnosticarse un trastorno concurrente por consumo moderado o grave, o bien ningún trastorno por consumo de sustancia. La alteración del comportamiento no puede codificarse, pero aun así debería indicarse por escrito.

| | | CIE-10-MC | | |
| --- | --- | --- | --- | --- |
| | CIE-9-MC | Con trastorno por consumo, leve | Con trastorno por consumo, moderado o grave | Sin trastorno por consumo |
| Alcohol (trastorno neurocognitivo mayor), tipo no amnésico confabulatorio | 291.2 | NA | F10.27 | F10.97 |
| Alcohol (trastorno neurocognitivo mayor), tipo amnésico confabulatorio | 291.1 | NA | F10.26 | F10.96 |
| Alcohol (trastorno neurocognitivo leve) | 291.89 | NA | F10.288 | F10.988 |
| Inhalante (trastorno neurocognitivo mayor) | 292.82 | F18.17 | F18.27 | F18.97 |
| Inhalante (trastorno neurocognitivo leve) | 292.89 | F18.188 | F18.288 | F18.988 |

| | | CIE-10-MC | | |
| --- | --- | --- | --- | --- |
| | CIE-9-MC | Con trastorno por consumo, leve | Con trastorno por consumo, moderado o grave | Sin trastorno por consumo |
| Sedante, hipnótico o ansiolítico (trastorno neurocognitivo mayor) | 292.82 | NA | F13.27 | F13.97 |
| Sedante, hipnótico o ansiolítico (trastorno neurocognitivo leve) | 292.89 | NA | F13.288 | F13.988 |
| (Trastorno neurocognitivo mayor) relacionado con otras sustancias (o sustancias desconocidas) | 292.82 | F19.17 | F19.27 | F19.97 |
| (Trastorno neurocognitivo leve) relacionado con otras sustancias (o sustancias desconocidas) | 292.89 | F19.188 | F19.288 | F.19.988 |

*Especificar* si:
   **Persistente:** El deterioro neurocognitivo continúa siendo significativo tras un período prolongado de abstinencia.

# Trastorno neurocognitivo mayor o leve debido a infección por el VIH

Las personas infectadas por el VIH tienen más riesgo de presentar trastornos neurocognitivos. El trastorno puede deberse a cualquiera de las patologías asociadas, como la toxoplasmosis, el citomegalovirus, la criptococosis, el linfoma de sistema nervioso central o la tuberculosis. Este diagnóstico solo debe hacerse cuando el deterioro cognitivo se considera debido a los efectos del propio VIH sobre el sistema nervioso central. El trastorno es más frecuente en las personas con episodios previos de inmunosupresión grave, en las que presentan viremias elevadas en el líquido cefalorraquídeo y en las que tienen anemia o hipoalbuminemia en relación con el VIH.

## Criterios diagnósticos del trastorno neurocognitivo mayor o leve debido a infección por el VIH

A. Se cumplen los criterios de un trastorno neurocognitivo mayor o leve.
B. Existe una infección documentada con el virus de inmunodeficiencia humana (VIH).

C. El trastorno neurocognitivo no se explica mejor por otra afección distinta de un VIH, incluidas enfermedades cerebrales secundarias como una leucoencefalopatía multifocal progresiva o una meningitis criptocócica.
D. El trastorno neurocognitivo no puede atribuirse a ninguna otra afección médica ni puede explicarse mejor por otro trastorno mental.

**Nota de codificación:** En el caso de un trastorno neurocognitivo mayor debido a una infección por VIH con alteración del comportamiento, codificar primero **042 (B20)** infección por VIH, seguido de **294.11 (F02.81)** trastorno neurocognitivo mayor debido a una infección por VIH con alteración del comportamiento. En el caso de un trastorno neurocognitivo mayor debido a una infección por VIH sin alteración del comportamiento, codificar primero **042 (B20)** infección por VIH, seguido de **294.10 (F02.80)** trastorno neurocognitivo mayor debido a una infección por VIH sin alteración del comportamiento.

Para un trastorno neurocognitivo leve debido a una infección por VIH, codificar **331.83 (G31.84)**. (**Nota:** *No* usar un código adicional para la infección por VIH. La alteración del comportamiento no puede codificarse, pero aun así debería indicarse por escrito.)

## Trastorno neurocognitivo mayor o leve debido a enfermedad por priones

El trastorno neurocognitivo debido a patología por priones es raro, siendo la enfermedad de Creutzfeldt-Jakob la causa más frecuente. La enfermedad se acompaña de ataxia, mioclono, corea y distonía. El curso es generalmente rápido y progresivo, con duraciones de tan solo 6 meses. El diagnóstico se confirma mediante biopsia cerebral o en la autopsia.

### Criterios diagnósticos del trastorno neurocognitivo mayor o leve debido a enfermedad por priones

A. Se cumplen los criterios de un trastorno neurocognitivo mayor o leve.
B. Es habitual que el trastorno presente un inicio insidioso y una progresión rápida.
C. Existen características motoras de una enfermedad por priones, como mioclonos o ataxia, o evidencias del biomarcador.
D. El trastorno neurocognitivo no puede atribuirse a ninguna otra afección médica ni puede explicarse mejor por otro trastorno mental.

**Nota de codificación:** En el caso de un trastorno neurocognitivo mayor debido a una enfermedad por priones con alteración del comportamiento, codificar primero **046.79 (A81.9)** enfermedad por priones, seguido de **294.11 (F02.81)** trastorno neurocognitivo mayor debido a una enfermedad por priones, con alteración del comportamiento. En el caso de un trastorno neurocognitivo mayor debido a una enfermedad por priones sin alteración del comportamiento, codificar primero **046.79 (A81.9)** enfermedad por priones, seguido de **294.10 (F02.80)** trastorno neurocognitivo mayor debido a una enfermedad por priones, sin alteración del comportamiento.

Para un trastorno neurocognitivo leve debido a una enfermedad por priones, codificar **331.83 (G31.84)**. (**Nota:** *No* usar un código adicional para la enfermedad por priones. La alteración del comportamiento no puede codificarse, pero aun así debería indicarse por escrito.)

# Trastorno neurocognitivo mayor o leve debido a la enfermedad de Parkinson

El rasgo esencial de este trastorno es el declive cognitivo posterior al inicio de la enfermedad de Parkinson. Hasta el 75 % de las personas con enfermedad de Parkinson acaban presentando un trastorno neurocognitivo mayor, y el 27 % tendrán un trastorno neurocognitivo leve. Las personas de más edad al inicio de la enfermedad y las que presentan duraciones de la enfermedad más prolongadas parecen tener más probabilidades de acabar sufriendo un trastorno neurocognitivo.

## Criterios diagnósticos del trastorno neurocognitivo mayor o leve debido a la enfermedad de Parkinson

A. Se cumplen los criterios de un trastorno neurocognitivo mayor o leve.

B. El trastorno aparece en el transcurso de la enfermedad de Parkinson establecida.

C. El trastorno presenta un inicio insidioso y una progresión rápida.

D. El trastorno neurocognitivo no puede atribuirse a ninguna otra afección médica ni puede explicarse mejor por otro trastorno mental.

Se debe diagnosticar un **trastorno neurocognitivo mayor o leve probablemente debido, la enfermedad de Parkinson** si se cumplen los criterios 1 y 2. Se debe diagnosticar un **trastorno neurocognitivo mayor o leve posiblemente debido a la enfermedad de Parkinson** si sólo se cumple el criterio 1 o el 2:

1. Sin evidencias de una etiología mixta (es decir, ausencia de cualquier otra enfermedad neurodegenerativa o cerebrovascular, otra enfermedad neurológica, mental o sistémica, o cualquier otra afección con probabilidades de contribuir al declive cognitivo).

2. La enfermedad de Parkinson precede claramente al inicio del trastorno neurocognitivo.

**Nota de codificación:** Para un trastorno neurocognitivo mayor probablemente debido a la enfermedad de Parkinson, con alteración del comportamiento, codificar primero **332.0 (G20)** enfermedad de Parkinson, seguido de **294.11 (F02.81)**. Para un trastorno neurocognitivo mayor probablemente debido a la enfermedad de Parkinson, sin alteración del comportamiento, codificar primero **332.0 (G20)** enfermedad de Parkinson, seguido de **294.10 (F02.80)**.

Para un trastorno neurocognitivo mayor posiblemente debido a la enfermedad de Parkinson, con alteración del comportamiento, codificar primero **332.0 (G20)** enfermedad de Parkinson, seguido de **294.11 (F02.81)**. Para un trastorno neurocognitivo mayor posiblemente debido a la enfermedad de Parkinson, sin alteración del comportamiento, codificar primero **332.0 (G20)** enfermedad de Parkinson, seguido de **294.10 (F02.80)**.

Para un trastorno neurocognitivo leve debido a la enfermedad de Parkinson, codificar **331.83 (G31.84)**. (**Nota:** *No* usar un código adicional para la enfermedad de Parkinson. La alteración del comportamiento no puede codificarse, pero aun así debería indicarse por escrito.)

# Trastorno neurocognitivo mayor o leve debido a la enfermedad de Huntington

Las alteraciones cognitivas y conductuales suelen preceder a las anomalías motoras de bradicinesia y corea. El diagnóstico de la enfermedad de Huntington se basa en las anomalías motoras extrapiramidales que aparecen en una persona con antecedentes familiares de esta enfermedad o pruebas genéticas positivas (expansión repetida de trinucleótidos CAG en el gen *HTT* del cromosoma 4).

## Criterios diagnósticos del trastorno neurocognitivo mayor o leve debido a la enfermedad de Huntington

A. Se cumplen los criterios de un trastorno neurocognitivo mayor o leve.
B. Se observa un inicio insidioso y una progresión gradual.
C. Existe enfermedad de Huntington clínicamente establecida o existe riesgo de la misma en función de los antecedentes familiares o las pruebas genéticas.
D. El trastorno neurocognitivo no puede atribuirse a ninguna otra afección médica ni puede explicarse mejor por otro trastorno mental.

**Nota de codificación:** En el caso de un trastorno neurocognitivo mayor debido a la enfermedad Huntington, con alteración del comportamiento, codificar primero **333.4 (G10)** enfermedad de Huntington, seguido de **294.11 (F02.81)** trastorno neurocognitivo mayor debido a la enfermedad de Huntington, con alteración del comportamiento. En el caso de un trastorno neurocognitivo mayor debido a la enfermedad Huntington, sin alteración del comportamiento, codificar primero **333.4 (G10)** enfermedad de Huntington, seguido de **294.10 (F02.80)** trastorno neurocognitivo mayor debido a la enfermedad de Huntington, sin alteración del comportamiento.
Para un trastorno neurocognitivo leve debido a la enfermedad de Huntington, codificar **331.83 (G31.84)**. (**Nota:** *No* usar un código adicional para la enfermedad de Huntington. La alteración del comportamiento no puede codificarse, pero aun así debería indicarse por escrito.)

# Trastorno neurocognitivo mayor o leve debido a otra afección médica

Este diagnóstico se usa cuando la persona presenta una causa distinta de las enumeradas de modo específico en el DSM-5. Entre las posibles causas se encuentran: tumores cerebrales, hematomas subdurales, esclerosis múltiple, neurosífilis, hipoglucemia, fracaso renal o hepático, enfermedades de depósito del niño y del adulto, y déficits vitamínicos.

## Criterios diagnósticos del trastorno neurocognitivo mayor o leve debido a otra afección médica

A. Se cumplen los criterios de un trastorno neurocognitivo mayor o leve.

B. En la anamnesis, la exploración física o los análisis clínicos existen pruebas de que el trastorno neurocognitivo es la consecuencia fisiopatológica de otra afección médica.

C. Los déficits cognitivos no se explican mejor con otra afección mental ni otro trastorno neurocognitivo específico (p. ej., enfermedad de Alzheimer, infección por VIH).

**Nota de codificación:** En el caso de un trastorno neurocognitivo mayor debido a otra afección médica, con alteración del comportamiento, codificar primero la otra afección médica, seguida del trastorno neurocognitivo mayor debido a otra afección médica, con alteración del comportamiento (p. ej., 340 [G35] esclerosis múltiple, **294.11 [F02.81]** trastorno neurocognitivo mayor debido a esclerosis múltiple, con alteración del comportamiento). En el caso de un trastorno neurocognitivo mayor debido a otra afección médica, sin alteración del comportamiento, codificar primero la otra afección médica, seguida del trastorno neurocognitivo mayor debido a otra afección médica, sin alteración del comportamiento (p. ej., 340 [G35] esclerosis múltiple, **294.10 [F02.80]** trastorno neurocognitivo mayor debido a esclerosis múltiple, sin alteración del comportamiento).

Para un trastorno neurocognitivo leve debido a otra afección médica, codificar **331.83 (G31.84)**. (**Nota:** *No* usar un código adicional para la otra afección médica. La alteración del comportamiento no puede codificarse, pero aun así debería indicarse por escrito.)

## Trastorno neurocognitivo mayor o leve debido a etiologías múltiples

Si un trastorno neurocognitivo mayor o leve es de etiología mixta (p. ej., enfermedad de Alzheimer y enfermedad cerebrovascular) y se conocen las distintas patologías de base, deben diagnosticarse todos los subtipos etiológicos.

### Criterios diagnósticos del trastorno neurocognitivo mayor o leve debido a etiologías múltiples

A. Se cumplen los criterios de un trastorno neurocognitivo mayor o leve.

B. En la anamnesis, la exploración física o los análisis clínicos existen pruebas de que el trastorno neurocognitivo es la consecuencia fisiopatológica de más de un factor etiológico, excluidas sustancias (p. ej., trastorno neurocognitivo debido a la enfermedad de Alzheimer con posterior aparición de un trastorno neurocognitivo vascular).
   **Nota:** Consultar los criterios diagnósticos de los distintos trastornos neurocognitivos debidos a las afecciones médicas concretas, donde hallará las directrices para establecer las etiologías correspondientes.

C. Los déficits cognitivos no se explican mejor con otro trastorno mental, ni aparecen exclusivamente durante el curso de un delirium.

**Nota de codificación:** En el caso de un trastorno neurocognitivo mayor debido a etiologías múltiples, con alteración del comportamiento, codificar **294.11 (F02.81)**. En el caso del trastorno neurocognitivo mayor debido a etiologías múltiples, sin alteración del comportamiento, codificar **294.10 (F02.80)**. Se deben codificar todas las afecciones médicas etiológicas (con excepción de la afección vascular) y codificarlas individual e inmediatamente antes del trastorno neurocognitivo mayor debido a etiologías múltiples (p. ej., **331.0 [G30.9]** enfermedad de Alzheimer, **331.82 [G31.83]** enfermedad por cuerpos de Lewy, **294.11 [F02.81]** trastorno neurocognitivo mayor debido a etiologías múltiples, con alteración del comportamiento).

Cuando exista una etiología cerebrovascular que contribuya al trastorno neurocognitivo, el diagnóstico de trastorno neurocognitivo vascular también debe anotarse, además del trastorno neurocognitivo mayor debido a etiologías múltiples. Por ejemplo, una presentación de trastorno neurocognitivo mayor debido a la enfermedad de Alzheimer y a una enfermedad vascular, con alteración del comportamiento, se codifica como sigue: **331.0 (G30.9)** enfermedad de Alzheimer, **294.11 (F02.81)** trastorno neurocognitivo mayor debido a etiologías múltiples, con alteración del comportamiento, **290.40 (F01.51)** trastorno neurocognitivo vascular mayor, con alteración del comportamiento.

En caso de un trastorno neurocognitivo leve debido a etiologías múltiples, codificar **331.83 (G31.84)**. (**Nota:** *No* usar códigos adicionales para las etiologías. La alteración del comportamiento no puede codificarse, pero aun así debería indicarse por escrito.)

Esta categoría se incluye para contemplar la presentación clínica de un trastorno neurocognitivo (TNC) para el cual hay evidencia de que varias afecciones médicas probablemente han jugado un papel en su desarrollo. Además de la evidencia que indica la presencia de múltiples afecciones médicas que se sabe que producen TNC (es decir, hallazgos de la historia y la exploración física), puede ser útil referirse a los criterios diagnósticos y al texto para las diversas etiologías médicas (p. ej., TNC debido a enfermedad de Parkinson) para más información acerca de cómo establecer la conexión etiológica para esa afección médica en particular.

# Trastorno neurocognitivo no especificado

Los trastornos neurocognitivos pueden diagnosticarse como no especificados cuando existen síntomas de un trastorno neurocognitivo que producen malestar psíquico o deterioro pero sin cumplir plenamente los criterios de ninguno de los trastornos especificados en esta clase diagnóstica. Este diagnóstico se usa cuando no puede determinarse la etiología exacta.

| Trastorno neurocognitivo no especificado | 799.59 (R41.9) |
| --- | --- |

Esta categoría se aplica a presentaciones en las que predominan los síntomas característicos de un trastorno neurocognitivo que causan malestar clínicamente significativo o deterioro en lo social, laboral u otras áreas importantes del funcionamiento, pero que no cumplen todos los criterios de ninguno de los trastornos de la categoría diagnóstica de los trastornos neurocognitivos. La categoría del trastorno neurocognitivo no especificado se utiliza en situaciones en las que no puede determinarse la etiología concreta con la certeza suficiente para confirmar una atribución etiológica.

**Nota de codificación:** Para un trastorno neurocognitivo mayor o leve no especificado, codificar 799.59 (R41.9). (**Nota:** *No* usar códigos adicionales para las presuntas afecciones médicas etiológicas. La alteración del comportamiento no puede codificarse, pero aun así debería indicarse por escrito.)

# PUNTOS CLAVE

- Llamada «delirium, demencia, trastornos amnésicos y otros trastornos cognoscitivos» en el DSM-IV, esta clase diagnóstica se denomina ahora «trastornos neurocognitivos».

- En el DSM-5 se reconocen tanto los trastornos neurocognitivos mayores como un grado menos grave de deterioro cognitivo que se denomina *trastorno neurocognitivo leve.* Este último término se usa con los síndromes menos discapacitantes que pueden ser objeto de preocupación.

- Se facilitan ejemplos de síntomas y evaluaciones de los distintos dominios neurocognitivos (p. ej., atención compleja, función ejecutiva) en caso de deterioro tanto grave como leve.

- Los clínicos que diagnostican un trastorno neurocognitivo, ya sea mayor o menor, pueden especificar el subtipo etiológico (p. ej., enfermedad de Alzheimer).

# CAPÍTULO 18

# Trastornos de la personalidad

**Trastornos de la personalidad: Grupo A**

**301.0 (F60.0)**    Trastorno de la personalidad paranoide

**301.20 (F60.1)**   Trastorno de la personalidad esquizoide

**301.22 (F21)**    Trastorno de la personalidad esquizotípica

**Trastornos de la personalidad: Grupo B**

**301.7 (F60.2)**    Trastorno de la personalidad antisocial

**301.83 (F60.3)**    Trastorno de la personalidad límite

**301.50 (F60.4)**    Trastorno de la personalidad histriónica

**301.81 (F60.81)**  Trastorno de la personalidad  narcisista

**Trastornos de la personalidad: Grupo C**

**301.82 (F60.6)**    Trastorno de la personalidad evitativa

**301.6 (F60.7)**    Trastorno de la personalidad dependiente

**301.4 (F60.5)**    Trastorno de la personalidad obsesivo-compulsiva

**Otros trastornos de la personalidad**

**310.1 (F07.0)**    Cambio de la personalidad debido a otra afección médica

**301.89 (F60.89)**  Otro trastorno de la personalidad especificado

**301.9 (F60.9)**    Trastorno de la personalidad no especificado

Los rasgos desadaptativos del carácter se conocen desde hace milenios. Los intentos formales de enumerar los distintos tipos de personalidad tienen su raíz en el DSM-I, donde se citaban ocho trastornos diferentes de la personalidad. La lista subió a 10 en el DSM-II. En estos primeros manuales, los trastornos se describían brevemente pero sin que hubiera criterios. Por ejemplo, en el caso de la personalidad inadecuada del DSM-II, se decía: «El patrón de conducta se caracteriza por respuestas infructuosas a las demandas emocionales, sociales, intelectuales y físicas. Aunque el paciente no parece deficiente ni física ni mentalmente, sí manifiesta inadaptabilidad, inepcia, mal juicio, inestabilidad social y falta de vigor físico y emocional» (*American Psychiatric Association*, 1968, pág. 44).

En el DSM-III, los trastornos de la personalidad adquirieron mayor prominencia al codificarse en un eje aparte (el eje II) del nuevo sistema multiaxial. Se incluyeron criterios para 11 trastornos distintos de la personalidad, algunos heredados del DSM-II y otros de creación nueva en respuesta a las observaciones clínicas y experimentales (p. ej., trastorno esquizotípico de la personalidad, trastorno límite de la personalidad). El DSM-III introdujo también el concepto de «grupos» de trastornos de la personalidad, por el que los tipos de trastornos se agrupaban conforme al patrón sintomático predominante: el grupo A era para las personas consideradas raras o excéntricas; el grupo B era para las consideradas dramáticas, emocionales o erráticas, y el grupo C era para las consideradas ansiosas o dependientes.

En el DSM-III-R y el DSM-IV, los criterios diagnósticos de los trastornos de la personalidad se editaron para ganar en claridad y también, en algunos casos, se simplificaron. El número de trastornos se redujo a 10 en el DSM-IV con la eliminación del trastorno pasivo-agresivo de la personalidad, que no se consideró lo bastante característico.

Durante la elaboración del DSM-5, el subgrupo de trabajo dedicado a la personalidad y sus trastornos crearon un modelo que combinaba el diagnóstico categórico con valoraciones opcionales de tipo dimensional. Los miembros de este subgrupo respondían así a la llamada del grupo de trabajo del DSM-5 para introducir medidas dimensionales que pudieran usarse para valorar síntomas y síndromes, y facilitar una evaluación más completa del trastorno y el grado funcional de la persona afectada (Widiger et al., 2006) (véase el capítulo, «La marcha hacia el DSM-5»).

El subgrupo de trabajo recomendó reducir el número de trastornos de la personalidad a seis eliminando los tipos dependiente, histriónico, paranoide y esquizoide; reformulando los criterios diagnósticos de los trastornos restantes para resaltar el funcionamiento y los rasgos desadaptativos de la personalidad, y describiendo cinco grandes dominios y 25 facetas específicas que pudieran valorarse de modo dimensional. La propuesta fue muy criticada, en parte por su complejidad y por percibirse que en la clínica llevaría demasiado tiempo (Gunderson, 2010). En diciembre de 2012, el Consejo de Administración de la *American Psychiatric Association* votó el traslado del nuevo esquema a la sección III del DSM-5 y la inclusión de los 10 trastornos de la personalidad del DSM-IV en la sección II. De esta forma, ambas versiones están a disposición de los facultativos y las iniciativas científicas (véase el capítulo 21, «Modelo alternativo del DSM-5 para los trastornos de la personalidad»).

La clase diagnóstica presenta varios cambios que merecen resaltarse. Quizá el más importante sea la eliminación del sistema de evaluación multiaxial, motivo por el que los trastornos de la personalidad ya no se codifican en el eje II. La decisión de eliminar el sistema multiaxial se debió, en gran medida, a su incompatibilidad con los sistemas diagnósticos del resto de la medicina, aunque también hubo otros motivos. El esquema se había elaborado para el DSM-III con el fin de que los trastornos de la personalidad y la discapacidad intelectual fueran objeto de mayor reconocimiento. Una de las consecuencias no buscadas de la ubicación de los trastornos de la personalidad en un eje aparte de los principales trastornos fue su mayor marginación. Los trastornos de la personalidad se codifican ahora al mismo nivel que los demás trastornos mentales.

Después, el diagnóstico de trastorno de la personalidad no especificado se ha sustituido por los de otro trastorno de la personalidad especificado y trastorno de la personalidad no especificado. Estas dos categorías diagnósticas se usan en aquellas situaciones en que el patrón de la personalidad cumple los criterios generales del trastorno de la personalidad pero no los específicos de ningún tipo concreto (p. ej., se considera que el paciente tiene un trastorno de la personalidad no incluido en el DSM-5, como el trastorno de personalidad inadecuada). La categoría de trastorno de la personalidad no especificado se usa cuando el clínico opta por no especificar el motivo por el que no se cumplen los criterios de ningún trastorno específico y cuando la información es insuficiente para poder realizar un diagnóstico más concreto.

El cambio de personalidad debido a otra afección médica se ha trasladado a este capítulo desde su anterior ubicación en el DSM-IV, en el capítulo «Trastornos mentales debidos a enfermedad médica, no clasificados en otros apartados». El propósito de este cambio era situar el diagnóstico dentro de la clase relevante para el patrón sintomático predominante.

Otros cambios se debieron al debate sobre las relaciones etiológicas de los trastornos. El trastorno de la personalidad esquizotípica se ha citado en el espectro de la esquizofrenia y otros trastornos psicóticos, y el trastorno de la personalidad antisocial aparece entre los trastornos disruptivos, del control de los impulsos y de la conducta. El texto y los criterios de estos dos trastornos se hallan, no obstante, en el presente capítulo.

# TRASTORNO GENERAL DE LA PERSONALIDAD

En el DSM-IV se introdujo un conjunto general de criterios para los trastornos de la personalidad que no se ha cambiado en el DSM-5, excepción hecha de retoques menores. Responden a la pregunta de si la persona tiene o no un trastorno de la personalidad. Si lo tiene, el clínico debe determinar de cuál de los 10 trastornos específicos se trata (el cuadro clínico puede cumplir los criterios de más de un trastorno). Si la presentación de la persona cumple los criterios diagnósticos generales pero no los de ningún tipo concreto, se debe utilizar el diagnóstico de otro trastorno de la personalidad especificado o de trastorno de la personalidad no especificado.

Los trastornos de la personalidad siguen agrupándose en tres grupos en virtud de sus semejanzas descriptivas: el grupo A comprende los trastornos paranoide, esquizoide y esquizotípico. Las personas que padecen estos trastornos pueden parecer raras o excéntricas. El grupo B abarca los trastornos antisocial, límite, histriónico y narcisista. Las personas afectadas por estos trastornos pueden parecer dramáticas, emocionales o erráticas. El grupo C contiene los trastornos evitativo, dependiente y obsesivo-compulsivo. Las personas con estos trastornos pueden parecer ansiosas o temerosas. Los 10 trastornos de la personalidad se describen más abajo en este mismo capítulo.

## Criterios diagnósticos del trastorno general de la personalidad

A. Un patrón permanente de experiencia interna y de comportamiento que se aparta acusadamente de las expectativas de la cultura del sujeto. Este patrón se manifiesta en dos (o más) de las siguientes áreas:

1. Cognición (formas de percibir e interpretarse a uno mismo, a otras personas y a los acontecimientos).
2. Afectividad (el rango, la intensidad, la labilidad y la adecuación de la respuesta emocional).

   3. Funcionamiento interpersonal.
   4. Control de los impulsos.

B. El patrón persistente es inflexible y se extiende a una amplia gama de situaciones personales y sociales.

C. El patrón persistente provoca malestar clínicamente significativo o deterioro de la actividad social, laboral o en otras áreas importantes.

D. El patrón es estable y de larga duración, y su inicio se remonta al menos a la adolescencia o edad adulta temprana.

E. El patrón persistente no se explica mejor como una manifestación o consecuencia de otro trastorno mental.

F. El patrón persistente no es atribuible a los efectos fisiológicos de una sustancia (p. ej., una droga o un medicamento) o de otra afección médica (p. ej., traumatismo craneoencefálico).

## Criterio A

Este criterio se asegura de que el «patrón de experiencia interna» cumpla varias condiciones. En primer lugar, el patrón debe ser duradero y no transitorio. Si es de inicio reciente o transitorio, podría resultar atribuible a otro trastorno físico o mental. Después, el patrón se debe desviar «marcadamente» de las expectativas que tenga la cultura del individuo. Esta es una distinción necesaria e importante porque algunas culturas alientan o toleran expresiones individuales no toleradas en otras. Por ejemplo, en algunas sociedades no occidentales se admiten con agrado los conceptos de posesión y experiencia mágica; en las occidentales, estos síntomas pueden usarse como indicativos de un trastorno de la personalidad del grupo A (p. ej., el trastorno de la personalidad esquizotípica).

El patrón debe manifestarse en dos o más de cuatro ámbitos: cognición, afectividad, funcionamiento interpersonal y control de impulsos. Este requisito exige que los síntomas o las conductas no se limiten solamente a un dominio único. En general, la mayoría de las personas que cumplen los criterios de un trastorno de la personalidad tienen afectados varios dominios sintomáticos. Por ejemplo, a una persona con trastorno de la personalidad límite podría resultarle difícil mantener relaciones interpersonales estables y extremadamente difícil regular sus emociones; controlaría mal sus impulsos y cometería actos autolesivos.

## Criterios B, C y D

Estos criterios garantizan que el patrón «se extienda a una amplia gama de situaciones personales y sociales», cause deterioro y sea estable y persistente. En suma, los problemas de la personalidad no se limitan a un solo dominio funcional, sino que afectan a la mayoría de ellos (hogar, estudios, trabajo). Por ejemplo, la persona podría tener problemas al interactuar no solo con la familia inmediata, sino también con los compañeros de trabajo, los amigos, los conocidos e incluso los extraños. Como cabría esperar, estos problemas son molestos y generan malestar en los afectados, aunque no se den cuenta del papel que ellos mismos desempeñan en la creación de tales dificultades. El trastorno de la personalidad puede impedirles formar o mantener relaciones interpersonales estables, contribuir a que pierdan su empleo y sumarse a su infelicidad global. El deterioro se produce a lo largo de un continuo, como ocurre con la mayoría de los trastornos mentales. Situándonos en el extremo, la persona puede ser incapaz de funcionar sin ayuda debido a sus actos autolesivos casi constantes (trastorno de la personalidad límite) o a causa de conductas delictivas incontroladas que la llevan a prisión (trastorno de la personalidad antisocial). En los casos más leves, la persona puede rendir bien en el trabajo pero es incapaz de mantener vínculos románticos debido a su rigidez y terquedad (trastorno de la personalidad obsesivo-compulsiva).

El criterio D requiere que el patrón sea estable y de larga duración. Los trastornos de la personalidad no se consideran temporales o transitorios. Este requisito parece cumplirse en la mayoría de los casos, donde el trastorno ya es evidente al final de la adolescencia o durante la juventud. Las personas con trastorno de la personalidad antisocial debutan antes, iniciándose los problemas conductuales antes de los 15 años de edad (en la adolescencia se diagnostica como trastorno de conducta). En general, los trastornos de la personalidad tienden a hacerse menos graves («se queman») con la edad. Los estudios longitudinales han mostrado que, por ejemplo, las personas con trastorno de la personalidad antisocial o límite tienen cada vez menos síntomas. Durante el seguimiento, muchas dejan de cumplir los criterios diagnósticos en su totalidad, aunque siguen presentando síntomas que pueden resultar igualmente nocivos. Esto quizá no sea tan cierto con otros trastornos de la personalidad como el obsesivo-compulsivo y el esquizotípico. Por otro lado, dado que los problemas asociados a los trastornos de la personalidad tienden a alcanzar su máxima gravedad durante los períodos de formación de la vida —cuando la mayoría de la gente termina sus estudios, se casa, funda una familia y cimenta su carrera profesional—, incluso aunque mejoren, muchos pacientes con trastornos de la personalidad no llegan nunca a recuperar el tiempo perdido, ni en el plano educativo ni en los planos social y económico, y a ponerse a la altura de sus homólogos sin estos trastornos.

## Criterios E y F

Estos son los criterios de «exclusión» que pretenden garantizar que el clínico haya descartado otras posibles causas del problema de personalidad. Hay otros trastornos mentales que pueden inducir alteraciones de la personalidad. Por ejemplo, en las primeras fases de la esquizofrenia, los pacientes pueden presentar síntomas que recuerden a los normalmente atribuidos a los trastornos de la personalidad, como el retraimiento social, el pensamiento mágico, los actos impulsivos o una leve suspicacia, todo ello en ausencia de alucinaciones y delirios francos. La persona con trastorno depresivo mayor puede retraerse socialmente, presentar baja autoestima, carecer de confianza en sí mismo y volverse dependiente de los demás incluso ante decisiones sencillas. Estos rasgos deben atribuirse a la depresión mayor a no ser que existieran claramente antes del inicio de la depresión y formaran parte de un patrón persistente de experiencia y comportamiento. En cambio, también hay otros trastornos orgánicos que deben descartarse como causa del patrón de personalidad. Las personas que consumen alcohol u otras drogas de forma excesiva pueden llegar a presentar síntomas indicativos de un trastorno de la personalidad como, por ejemplo, conductas que consistan en buscar la droga de forma irresponsable, en mentir o en cometer delitos, o comportamientos apáticos, erráticos o impulsivos. Las lesiones cerebrales como las que pueden ocasionar los tumores o los ictus pueden contribuir a la aparición de labilidad emocional, conductas impulsivas, suspicacia o apatía.

# TRASTORNOS DE LA PERSONALIDAD: GRUPO A

## Trastorno de la personalidad paranoide

El trastorno de la personalidad paranoide describe a personas que padecen suspicacia crónica y desconfían de los demás. En respuesta a las creencias paranoides, pueden ser irritables, hostiles y evitativas. Pueden llegar a presentar hipervigilancia hacia el entorno, encontrando conspiraciones en su contra allá donde miran.

El trastorno de la personalidad paranoide se introdujo en el DSM-I y ha seguido estando presente en todas las ediciones posteriores. Se suele atribuir a Adolf Meyer la introducción del concepto de personalidad paranoide, pero otros psiquiatras ya aportaron las primeras descripciones con la llegada del siglo xx, entre ellos Kraepelin, Bleuler y Freud. Los estudios indican que este trastorno se sitúa dentro del espectro de la esquizofrenia y se debe a una predisposición genética común.

---

### Criterios diagnósticos del trastorno de la personalidad paranoide                                    301.0 (F60.0)

A. Desconfianza y suspicacia intensa frente a los demás, de tal manera que sus motivos se interpretan como malévolos, que comienza en las primeras etapas de la edad adulta y está presente en diversos contextos, y que se manifiesta por cuatro (o más) de los siguientes hechos:

1. Sospecha, sin base suficiente, de que los demás explotan, causan daño o decepcionan al individuo.
2. Preocupación con dudas injustificadas acerca de la lealtad o confianza de los amigos o colegas.
3. Poca disposición a confiar en los demás debido al miedo injustificado a que la información se utilice maliciosamente en su contra.
4. Lectura encubierta de significados denigrantes o amenazadores en comentarios o actos sin malicia.
5. Rencor persistente (es decir, no olvida los insultos, injurias o desaires).
6. Percepción de ataque a su carácter o reputación que no es apreciable por los demás y disposición a reaccionar rápidamente con enfado o a contraatacar.
7. Sospecha recurrente, sin justificación, respecto a la fidelidad del cónyuge o la pareja.

B. No se produce exclusivamente en el curso de la esquizofrenia, un trastorno bipolar o un trastorno depresivo con características psicóticas, u otro trastorno psicótico, y no se puede atribuir a los efectos fisiológicos de otra afección médica.

**Nota:** Si los criterios se cumplen antes del inicio de la esquizofrenia, se añadirá «previo», es decir, trastorno de la personalidad paranoide (previo).

---

## Trastorno de la personalidad esquizoide

El trastorno de la personalidad esquizoide describe a personas a las que les cuesta mucho trabajo lograr la intimidad o crear relaciones emocionales significativas. Las personas con este trastorno eligen actividades solitarias y tienden a no tener relaciones íntimas, incluso con sus familiares. Estas personas rara vez experimentan emociones fuertes, expresan pocos deseos de lograr la intimidad sexual con otras personas, tienden a ser indiferentes al halago o la crítica y presentan un afecto constreñido. Las personas con trastorno de la personalidad esquizoide pueden parecer aburridas, poco emotivas y distantes a los demás.

El trastorno de la personalidad esquizoide se introdujo en el DSM-I y se ha mantenido presente en todas las ediciones posteriores. En el DSM-I y el DSM-II se destacaba la presencia de pensamiento mágico autista, que hoy se considera síntoma del trastorno esquizotípico de la personalidad. El trastorno no se diagnostica si el paciente tiene esquizofrenia u otro trastorno psicótico, ya que estas entidades se acompañan normalmente de un modo de vida apartado.

El trastorno es infrecuente en los entornos psiquiátricos porque las personas que lo sufren rara vez acuden en busca de asistencia. La distinción entre los trastornos de la personalidad esquizoide y evitativo puede resultar a veces difícil, pero se basa en la motivación por la que la persona tiende a evitar las relaciones interpersonales.

---

## Criterios diagnósticos del trastorno de la personalidad esquizoide 301.20 (F60.1)

A. Patrón dominante de desapego en las relaciones sociales y poca variedad de expresión de las emociones en contextos interpersonales, que comienza en las primeras etapas de la edad adulta y está presente en diversos contextos, y que se manifiesta por cuatro (o más) de los siguientes hechos:

1. No desea ni disfruta las relaciones íntimas, incluido el formar parte de una familia.
2. Casi siempre elige actividades solitarias.
3. Muestra poco o ningún interés en tener experiencias sexuales con otra persona.
4. Disfruta con pocas o con ninguna actividad.
5. No tiene amigos íntimos ni confidentes aparte de sus familiares de primer grado.
6. Se muestra indiferente a las alabanzas o a las críticas de los demás.
7. Se muestra emocionalmente frío, con desapego o con afectividad plana.

B. No se produce exclusivamente en el curso de la esquizofrenia, un trastorno bipolar o un trastorno depresivo con características psicóticas, otro trastorno psicótico o un trastorno del espectro autista, y no se puede atribuir a los efectos fisiológicos de otra afección médica.

**Nota:** Si los criterios se cumplen antes del inicio de la esquizofrenia, se añadirá «previo», es decir, trastorno de la personalidad esquizoide (previo).

---

## Trastorno de la personalidad esquizotípica

Este trastorno se caracteriza por un patrón de conducta peculiar, discurso y pensamiento raros, y experiencias perceptivas poco usuales. Las personas que tienen estos síntomas pueden parecer raras y poco convencionales, pero no están psicóticas. El trastorno se incluyó como novedad en el DSM-III, lo que se debió a que se habían obtenido datos objetivos de que los parientes de las personas con esquizofrenia presentan a menudo un conjunto de rasgos esquizofreniformes, lo que ya habían observado anteriormente Kraepelin y Bleuler. Datos genéticos y neurofisiológicos confirmarían más tarde la pertenencia del trastorno al espectro de la esquizofrenia.

Dado que un cierto porcentaje de personas con este diagnóstico acaban teniendo esquizofrenia, podría ser más correcto contemplar sus rasgos esquizotípicos como manifestaciones precoces (o prodrómicas) de dicha esquizofrenia. Esto puede codificarse añadiendo la expresión «premórbido» después del diagnóstico en la persona que finalmente se vuelve esquizofrénica. El síndrome de psicosis atenuada, descrito en el capítulo 22, «Afecciones que necesitan más estudio», y el trastorno del espectro autista, descrito en el capítulo 3, «Trastornos del neurodesarrollo», podrían constituir otras consideraciones diagnósticas.

La ubicación del trastorno de la personalidad esquizotípica junto a los trastornos psicóticos fue objeto de debate durante el desarrollo del DSM-IV. La decisión tomada entonces fue la de seguir la convención y mantener este trastorno en el capítulo de los trastornos de la personalidad, reconociendo que otros trastornos de la personalidad también tienen relaciones espectrales (p. ej., el trastorno de la personalidad evitativa y los trastornos de ansiedad, el trastorno de la personalidad límite y los trastornos del ánimo). Estos argumentos se retomaron durante las deliberaciones del DSM-5 y el subgrupo de trabajo de los trastornos psicóticos recomendó trasladar el trastorno al capítulo «Espectro de la esquizofrenia y otros trastornos psicóticos» dentro de una reorganización general. Como se dijo anteriormente, el texto y los criterios permanecen en este capítulo y son los mismos que en el DSM-IV.

El trastorno de la personalidad esquizotípica es frecuente, tiene un curso relativamente estable y se inicia en la infancia. Se observa a menudo en la descendencia de las personas con esquizofrenia. Algunos de los individuos que cumplen con esta descripción en la adolescencia acaban presentando esquizofrenia más adelante. Después de la edad de riesgo de la esquizofrenia, las personas con este trastorno rara vez se vuelven esquizofrénicas y los síntomas pueden disminuir con la edad.

## Criterios diagnósticos del trastorno de la personalidad esquizotípica                   301.22 (F21)

A. Patrón dominante de deficiencias sociales e interpersonales que se manifiesta por un malestar agudo y poca capacidad para las relaciones estrechas, así como por distorsiones cognitivas o perceptivas y comportamiento excéntrico, que comienza en las primeras etapas de la edad adulta y está presente en diversos contextos, y que se manifiesta por cinco (o más) de los siguientes hechos:

1. Ideas de referencia (con exclusión de delirios de referencia).
2. Creencias extrañas o pensamiento mágico que influye en el comportamiento y que no concuerda con las normas subculturales (p. ej., supersticiones, creencia en la clarividencia, la telepatía o un «sexto sentido»; en niños y adolescentes, fantasías o preocupaciones extravagantes).
3. Experiencias perceptivas inhabituales, incluidas ilusiones corporales.
4. Pensamientos y discurso extraños (p. ej., vago, circunstancial, metafórico, superelaborado o estereotipado).
5. Suspicacia o ideas paranoides.
6. Afecto inapropiado o limitado.

7. Comportamiento o aspecto extraño, excéntrico o peculiar.
8. No tiene amigos íntimos ni confidentes aparte de sus familiares de primer grado.
9. Ansiedad social excesiva que no disminuye con la familiaridad y tiende a asociarse a miedos paranoides más que a juicios negativos sobre sí mismo.

B. No se produce exclusivamente en el curso de la esquizofrenia, un trastorno bipolar o un trastorno depresivo con características psicóticas, otro trastorno psicótico o un trastorno del espectro autista.

**Nota:** Si los criterios se cumplen antes del inicio de la esquizofrenia, se añadirá «previo», es decir, trastorno de la personalidad esquizotípica (previo).

# TRASTORNOS DE LA PERSONALIDAD: GRUPO B

## Trastorno de la personalidad antisocial

El trastorno de la personalidad antisocial se caracteriza por un patrón generalizado de escaso conformismo social, falsedad, impulsividad, criminalidad y falta de remordimiento. El trastorno es frecuente, calculándose la prevalencia a 12 meses entre la población general en un 3,3 %. Es más habitual en los varones que en las mujeres, y es frecuente en los ámbitos psiquiátricos y penitenciarios.

Aunque las descripciones del trastorno de la personalidad antisocial datan de principios del siglo XIX, su descripción formal se inicia en el DSM-I, donde se incluía la categoría «alteración sociopática de la personalidad» para describir toda una serie de «reacciones» (incluida la reacción antisocial) que ponían a los pacientes en conflicto con la sociedad. El trastorno de la personalidad antisocial se consolidó en el DSM-II como tipo específico de trastorno de la personalidad, aunque sería ya en el DSM-III donde se elaborarían los criterios diagnósticos. Los criterios estaban muy influidos por el trabajo de Lee Robins y sus colaboradores en la Universidad de Washington (Black, 2013). El trastorno se describió que consistía en un conjunto explícito de conductas irresponsables y actos antisociales, como incapacidad de mantener el puesto de trabajo, comportamientos ilegales o agresivos y promiscuidad sexual. La atención preferente hacia estos rasgos conductuales ha sido muy discutida desde entonces por clínicos e investigadores que piensan que estos criterios ignoran los rasgos psicológicos en que radica el trastorno. En parte atendiendo a estas quejas se añadió la «falta de remordimiento» como síntoma en el DSM-III-R. Los criterios se simplificaron en el DSM-IV, debido parcialmente a los resultados del reanálisis de los datos y los ensayos de campo, y se mantienen sin cambios en el DSM-5.

Las personas con este trastorno pueden tener poco sentido de la responsabilidad, carecer de juicio, culpar a los demás y racionalizar sus comportamientos. Muchas personas con trastorno antisocial realizan actos delictivos y son captadas por el sistema de justicia penal. La violencia doméstica y los divorcios son frecuentes. En los casos más graves, la persona puede mostrar niveles preocupantes de crueldad y amoralidad.

## Criterios diagnósticos del trastorno de la personalidad antisocial 301.7 (F60.2)

A. Patrón dominante de inatención y vulneración de los derechos de los demás, que se produce desde antes de los 15 años de edad, y que se manifiesta por tres (o más) de los siguientes hechos:

1. Incumplimiento de las normas sociales respecto a los comportamientos legales, que se manifiesta por actuaciones repetidas que son motivo de detención.
2. Engaño, que se manifiesta por mentiras repetidas, utilización de alias o estafa para provecho o placer personal.
3. Impulsividad o fracaso para planear con antelación.
4. Irritabilidad y agresividad, que se manifiesta por peleas o agresiones físicas repetidas.
5. Desatención imprudente de la seguridad propia o de los demás.
6. Irresponsabilidad constante, que se manifiesta por la incapacidad repetida de mantener un comportamiento laboral coherente o cumplir con las obligaciones económicas.
7. Ausencia de remordimiento, que se manifiesta con indiferencia o racionalización del hecho de haber herido, maltratado o robado a alguien.

B. El individuo tiene como mínimo 18 años.
C. Existen evidencias de la presencia de un trastorno de la conducta con inicio antes de los 15 años.
D. El comportamiento antisocial no se produce exclusivamente en el curso de la esquizofrenia o de un trastorno bipolar.

## Trastorno de la personalidad límite

Aunque el término tiene una historia mucho más larga, este trastorno se incluyó por vez primera en el DSM-III como un síndrome de alteración profunda de la identidad, ánimo inestable y dificultad para las relaciones interpersonales. Los precursores fueron la personalidad emocionalmente inestable en el DSM-I y la personalidad explosiva en el DSM-II. Los criterios se modificaron ligeramente en el DSM-III-R y el DSM-IV, y no se han cambiado en el DSM-5. Entre los síntomas cardinales se encuentra un patrón generalizado de ira descontrolada, inestabilidad afectiva, conductas impulsivas y relaciones interpersonales inestables y muy intensas.

El trastorno de la personalidad límite es uno de los trastornos más frecuentes de la personalidad, con una prevalencia del 1,6-5,9 % entre la población general; es más frecuente en las mujeres. Las personas con este trastorno a menudo se dañan a sí mismas —por ejemplo, mediante cortes o quemaduras— y con frecuencia intentan suicidarse. Se calcula que el 8-10 % de las personas con trastorno de la personalidad límite acaban suicidándose.

## Criterios diagnósticos del trastorno de la personalidad límite 301.83 (F60.3)

Patrón dominante de inestabilidad de las relaciones interpersonales, de la autoimagen y de los afectos, e impulsividad intensa, que comienza en las primeras etapas de la edad adulta y está presente en diversos contextos, y que se manifiesta por cinco (o más) de los siguientes hechos:

1. Esfuerzos desesperados para evitar el desamparo real o imaginado. (**Nota:** No incluir el comportamiento suicida ni las conductas autolesivas que figuran en el Criterio 5.)
2. Patrón de relaciones interpersonales inestables e intensas que se caracteriza por una alternancia entre los extremos de idealización y de devaluación.
3. Alteración de la identidad: inestabilidad intensa y persistente de la autoimagen y del sentido del yo.
4. Impulsividad en dos o más áreas que son potencialmente autolesivas (p. ej., gastos, sexo, drogas, conducción temeraria, atracones alimentarios). (**Nota:** No incluir el comportamiento suicida ni las conductas autolesivas que figuran en el Criterio 5.)
5. Comportamiento, actitud o amenazas recurrentes de suicidio, o conductas autolesivas.
6. Inestabilidad afectiva debida a una reactividad notable del estado de ánimo (p. ej., episodios intensos de disforia, irritabilidad o ansiedad que generalmente duran unas horas y, rara vez, más de unos días).
7. Sensación crónica de vacío.
8. Enfado inapropiado e intenso, o dificultad para controlar la ira (p. ej., exhibición frecuente de genio, enfado constante, peleas físicas recurrentes).
9. Ideas paranoides transitorias relacionadas con el estrés o síntomas disociativos graves.

## Trastorno de la personalidad histriónica

Este trastorno se caracteriza por un patrón de emotividad excesiva y búsqueda de atención, y cursa con síntomas tales como preocupación excesiva por el aspecto físico y deseo de ser el centro de atención. Las personas histriónicas pueden ser gregarias y encantadoras, pero también manipuladoras, vanidosas y exigentes.

El trastorno toma su nombre de la histeria, una entidad descrita a principios del siglo xix y asociada a síntomas de conversión, somatización y disociación. El dramatismo y la búsqueda de atención se consideraban relacionados con la histeria. La personalidad histérica aparecía en el DSM-II y el nombre se cambió por el de trastorno histriónico de la personalidad en el DSM-III para no confundirla con la histeria (cuyo nombre se cambió por el de trastorno de somatización). El trastorno posee una prevalencia cercana al 2 % entre la población general y se diagnostica más a menudo en mujeres.

### Criterios diagnósticos del trastorno de la personalidad histriónica                    301.50 (F60.4)

Patrón dominante de emotividad excesiva y de búsqueda de atención, que comienza en las primeras etapas de la edad adulta y está presente en diversos contextos, y que se manifiesta por cinco (o más) de los siguientes hechos:

1. Se siente incómodo en situaciones en las que no es el centro de atención.
2. La interacción con los demás se caracteriza con frecuencia por un comportamiento sexualmente seductor o provocativo inapropiado.
3. Presenta cambios rápidos y expresión plana de las emociones.
4. Utiliza constantemente el aspecto físico para atraer la atención.
5. Tiene un estilo de hablar que se basa excesivamente en las impresiones y que carece de detalles.

6. Muestra autodramatización, teatralidad y expresión exagerada de la emoción.
7. Es sugestionable (es decir, fácilmente influenciable por los demás o por las circunstancias).
8. Considera que las relaciones son más estrechas de lo que son en realidad.

## Trastorno de la personalidad narcisista

Este trastorno debe su nombre a Narciso, personaje de la mitología griega que se enamoró de su propio reflejo. Sigmund Freud usó el término para describir a las personas ensimismadas, y los psicoanalistas han destacado la necesidad narcisista de potenciar la autoestima mediante fantasías grandiosas, ambiciones exageradas, exhibicionismo y sentimientos de privilegiado. El trastorno se incluyó por vez primera en el DSM-III y los criterios se modificaron en el DSM-III-R y el DSM-IV. Los criterios del trastorno de la personalidad narcisista no se han modificado en el DSM-5. La prevalencia de este trastorno puede llegar a ser del 6,2 % en la población general y la mayoría de los afectados son varones.

---

### Criterios diagnósticos del trastorno de la personalidad narcisista                301.81 (F60.81)

Patrón dominante de grandeza (en la fantasía o en el comportamiento), necesidad de admiración y falta de empatía, que comienza en las primeras etapas de la vida adulta y se presenta en diversos contextos, y que se manifiesta por cinco (o más) de los siguientes hechos:

1. Tiene sentimientos de grandeza y prepotencia (p. ej., exagera sus logros y talentos, espera ser reconocido como superior sin contar con los correspondientes éxitos).
2. Está absorto en fantasías de éxito, poder, brillantez, belleza o amor ideal ilimitado.
3. Cree que es «especial» y único, y que sólo pueden comprenderle o sólo puede relacionarse con otras personas (o instituciones) especiales o de alto estatus.
4. Tiene una necesidad excesiva de admiración.
5. Muestra un sentimiento de privilegio (es decir, expectativas no razonables de tratamiento especialmente favorable o de cumplimiento automático de sus expectativas).
6. Explota las relaciones interpersonales (es decir, se aprovecha de los demás para sus propios fines).
7. Carece de empatía: no está dispuesto a reconocer o a identificarse con los sentimientos y necesidades de los demás.
8. Con frecuencia envidia a los demás o cree que éstos sienten envidia de él.
9. Muestra comportamientos o actitudes arrogantes, de superioridad.

---

# TRASTORNOS DE LA PERSONALIDAD: GRUPO C

## Trastorno de la personalidad evitativa

Este trastorno se introdujo en el DSM-III y se creó para distinguir a las personas que evitan la interacción social por miedo al rechazo de aquellas otras, como las afectadas por el trastorno esquizoide o esquizotípico, que tienen deteriorada la capacidad de relacionarse. Entre los predecesores están la personalidad esquizoide del DSM-I y el DSM-II y la personalidad inadecuada del DSM-II. Este último término se usó para decribir a quienes habían fracasado en varios dominios importantes de la vida, como las relaciones interpersonales y los trabajos. Los criterios del trastorno de la personalidad evitativa no se han cambiado en el DSM-5.

El trastorno se caracteriza por baja autoestima, reticencia a emprender actividades nuevas, evitación de las actividades sociales y las interacciones personales, preocupación ansiosa con la evaluación social y falta general de compromisos positivos. Muchos de estos rasgos están presentes desde la primera infancia y normalmente persisten en la edad adulta, aunque se hacen menos obvios con la edad. Existe un solapamiento considerable con varios de los trastornos de ansiedad, como el trastorno de ansiedad social y la agorafobia. El trastorno es igual de prevalente en los hombres y las mujeres, siendo su prevalencia global en la población general del 2,4 %.

---

## Criterios diagnósticos del trastorno de la personalidad evitativa                                301.82 (F60.6)

Patrón dominante de inhibición social, sentimientos de incompetencia e hipersensibilidad a la evaluación negativa, que comienza en las primeras etapas de la edad adulta y está presente en diversos contextos, y que se manifiesta por cuatro (o más) de los siguientes hechos:

1. Evita las actividades laborales que implican un contacto interpersonal significativo por miedo a la crítica, la desaprobación o el rechazo.
2. Se muestra poco dispuesto a establecer relación con los demás, a no ser que esté seguro de ser apreciado.
3. Se muestra retraído en las relaciones estrechas porque teme que lo avergüencen o ridiculicen.
4. Le preocupa ser criticado o rechazado en situaciones sociales.
5. Se muestra inhibido en nuevas situaciones interpersonales debido al sentimiento de falta de adaptación.
6. Se ve a sí mismo como socialmente inepto, con poco atractivo personal o inferior a los demás.
7. Se muestra extremadamente reacio a asumir riesgos personales o a implicarse en nuevas actividades porque le pueden resultar embarazosas.

---

# Trastorno de la personalidad dependiente

El trastorno de la personalidad dependiente se caracteiza por un patrón de dependencia excesiva de los demás para obtener apoyo emocional y tomar las decisiones del día a día. El trastorno se incluyó en el DSM-I como subtipo de la personalidad pasivo-agresiva, se omitió en el DSM-II y se reintrodujo después en el DSM-III. Los clínicos de orientación psicoanalítica han relacionado la dependencia con la fijación en la fase oral del desarrollo, que se centra en la gratificación biológica que surge de la alimentación. Otros expertos han vinculado la personalidad dependiente con la ruptura de apegos al comienzo de la vida o con la presencia de sobreprotección o autoritarismo parentales durante la infancia. El trastorno de la personalidad dependiente posee una prevalencia de alrededor del 0,5 % en la población general y se diagnostica más a menudo en mujeres.

Se han realizado pocos estudios empíricos del trastorno dependiente de la personalidad. Algunos expertos creen que el trastorno no es lo bastante distinto como para merecer un diagnóstico aparte y señalan que la dependencia de terceros es frecuente en personas que sufren otros trastornos de la personalidad y en personas con trastornos físicos o mentales crónicos.

---

## Criterios diagnósticos del trastorno de la personalidad dependiente 301.6 (F60.7)

Necesidad dominante y excesiva de que le cuiden, lo que conlleva un comportamiento sumiso y de apego exagerado, y miedo a la separación, que comienza en las primeras etapas de la edad adulta y está presente en diversos contextos, y que se manifiesta por cinco (o más) de los siguientes hechos:

1. Le cuesta tomar decisiones cotidianas sin el consejo y la reafirmación excesiva de otras personas.
2. Necesita a los demás para asumir responsabilidades en la mayoría de los ámbitos importantes de su vida.
3. Tiene dificultad para expresar el desacuerdo con los demás por miedo a perder su apoyo o aprobación. (**Nota:** No incluir los miedos realistas de castigo.)
4. Tiene dificultad para iniciar proyectos o hacer cosas por sí mismo (debido a la falta de confianza en el propio juicio o capacidad y no por falta de motivación o energía).
5. Va demasiado lejos para obtener la aceptación y apoyo de los demás, hasta el punto de hacer voluntariamente cosas que le desagradan.
6. Se siente incómodo o indefenso cuando está solo por miedo exagerado a ser incapaz de cuidarse a sí mismo.
7. Cuando termina una relación estrecha, busca con urgencia otra relación para que le cuiden y apoyen.
8. Siente una preocupación no realista por miedo a que lo abandonen y tenga que cuidar de sí mismo.

---

# Trastorno de la personalidad obsesivo-compulsiva

Este trastorno es uno de los problemas de personalidad más antiguos y tiene su origen en la formulación que efectuó Freud del carácter anal, cuyos síntomas son el orden, la parsimonia y la obstinación. La personalidad compulsiva se incluyó en el DSM-I y el nombre se cambió por el de personalidad obsesivo-compulsiva en el DSM-II. En la descripción destacaban el conformismo y la adhesión a las normas, la rigidez, la meticulosidad excesiva y la incapacidad de relajarse, que se pensaba que predisponían a la «neurosis obsesivo-compulsiva» (es decir, el trastorno obsesivo-compulsivo). En el DSM-II, el trastorno se llamaba, entre paréntesis, personalidad anancástica. Los criterios sufrieron modificaciones menores en el DSM-III-R y el DSM-IV; no se han cambiado en el DSM-5. El trastorno de la personalidad obsesivo-compulsiva se conceptualiza como un patrón desadaptativo crónico de perfeccionismo excesivo, obsesión por el orden y el detalle, y necesidad de controlar las propias emociones y el entorno que produce malestar o deterioro significativo, especialmente en los aspectos interpersonales.

El trastorno es relativamente frecuente y posee una prevalencia que puede llegar a ser incluso del 7,9 % entre la población general. Se produce más frecuentemente en los varones que en las mujeres.

---

## Criterios diagnósticos del trastorno de la personalidad obsesivo-compulsiva 301.4 (F60.5)

Patrón dominante de preocupación por el orden, el perfeccionismo y el control mental e interpersonal, a expensas de la flexibilidad, la franqueza y la eficiencia, que comienza en las primeras etapas de la vida adulta y está presente en diversos contextos, y que se manifiesta por cuatro (o más) de los hechos siguientes:

1. Se preocupa por los detalles, las normas, las listas, el orden, la organización o los programas hasta el punto de que descuida el objetivo principal de la actividad.
2. Muestra un perfeccionismo que interfiere con la terminación de las tareas (p. ej., es incapaz de completar un proyecto porque no se cumplen sus propios estándares demasiado estrictos).
3. Muestra una dedicación excesiva al trabajo y la productividad que excluye las actividades de ocio y los amigos (que no se explica por una necesidad económica manifiesta).
4. Es demasiado consciente, escrupuloso e inflexible en materia de moralidad, ética o valores (que no se explica por una identificación cultural o religiosa).
5. Es incapaz de deshacerse de objetos deteriorados o inútiles aunque no tengan un valor sentimental.
6. Está poco dispuesto a delegar tareas o trabajo a menos que los demás se sometan exactamente a su manera de hacer las cosas.
7. Es avaro hacia sí mismo y hacia los demás; considera el dinero como algo que se ha de acumular para catástrofes futuras.
8. Muestra rigidez y obstinación.

---

# OTROS TRASTORNOS DE LA PERSONALIDAD

## Cambio de la personalidad debido a otra afección médica

Esta categoría se hallaba en el DSM-IV en el capítulo de los «Trastornos mentales debidos a enfermedad médica, no clasificados en otros apartados». El problema predominante es una perturbación persistente, o un cambio, de la personalidad que se atribuye a otra afección médica, como sería una lesión de lóbulos frontales. En este diagnóstico, la alteración supone un cambio del patrón habitual de personalidad. (En los niños, el período de cambio dura al menos 1 año.) La evaluación médica ha determinado que el cambio de personalidad lo ha producido una enfermedad y no se observa exclusivamente en el transcurso de un delirium. Por último, el cambio ocasiona malestar o deterioro en los ámbitos sociales, ocupacionales y funcionales de otro tipo.

Las manifestaciones frecuentemente observadas que son compatibles con el cambio de personalidad son: inestabilidad del estado de ánimo, escaso control de los impulsos, estallidos de agresividad, apatía, suspicacia e ideación paranoide. Los demás observan que la persona ya no es ella misma. La naturaleza de los síntomas puede diferir marcadamente de una persona a otra dependiendo de la localización de la lesión cerebral o del proceso fisiopatológico de base. El clínico puede especificar el patrón o los síntomas que predominan (p. ej., tipo lábil).

## Criterios diagnósticos del cambio de la personalidad debido a otra afección médica    310.1 (F07.0)

A. Alteración persistente de la personalidad que constituye un cambio respecto al anterior patrón característico de la personalidad del individuo.

   **Nota:** En los niños, la alteración implica una desviación notable del desarrollo normal o un cambio significativo de los patrones de comportamiento habitual del niño, que dura al menos un año.

B. Existen evidencias a partir de la historia clínica, la exploración física o los análisis de laboratorio de que la alteración es la consecuencia fisiopatológica directa de otra afección médica.

C. La alteración no se explica mejor por otro trastorno mental (incluido otro trastorno mental debido a otra afección médica).

D. La alteración no se produce exclusivamente en el curso de un delirium.

E. La alteración causa malestar clínicamente significativo o deterioro en lo social, laboral u otras áreas importantes del funcionamiento.

*Especificar* si:

   **Tipo lábil:** Si la característica predominante es la labilidad afectiva.

   **Tipo desinhibido:** Si la característica predominante es un control insuficiente de los impulsos, como se pone de manifiesto por las indiscreciones sexuales, etc.

   **Tipo agresivo:** Si la característica predominante es el comportamiento agresivo.

   **Tipo apático:** Si la característica predominante es la apatía e indiferencia intensa.

   **Tipo paranoide:** Si la característica predominante es la suspicacia o las ideas paranoides.

   **Otro tipo:** Si la presentación no se caracteriza por ninguno de los subtipos anteriores

   **Tipo combinado:** Si en el cuadro clínico predomina más de una característica.

   **Tipo no especificado**

**Nota de codificación:** Incluir el nombre de la otra afección médica (p. ej., 310.1 [F07.0] cambio de la personalidad debido a epilepsia del lóbulo temporal). La otra afección médica se codificará y se hará constar por separado inmediatamente antes del trastorno de la personalidad debido a otra afección médica (p. ej., 345.40 [G40.209] epilepsia del lóbulo temporal; 310.1 [F07.0] cambio de la personalidad debido a epilepsia del lóbulo temporal).

# Otro trastorno de la personalidad especificado y trastorno de la personalidad no especificado

Estas categorías se usan cuando el individuo tiene síntomas de un trastorno de la personalidad que causan malestar psíquico y deterioro pero no cumplen los criterios de ninguno de los trastornos específicos de la clase. En estas situaciones, el clínico ha juzgado que el trastorno sí cumple los criterios del trastorno general de la personalidad.

El diagnóstico de otro trastorno de la personalidad especificado se usa cuando el clínico decide comunicar el motivo específico por el que el cuadro no cumple los criterios. Se alienta al clínico a registrar el motivo concreto (p. ej., rasgos de personalidad mixtos).

## Otro trastorno de la personalidad especificado   301.89 (F60.89)

Esta categoría se aplica a presentaciones en las que predominan los síntomas característicos de un trastorno de la personalidad que causan malestar clínicamente significativo o deterioro en lo social, laboral u otras áreas importantes del funcionamiento, pero que no cumplen todos los criterios de ninguno de los trastornos de la categoría diagnóstica de los trastornos de la personalidad. La categoría de otro trastorno de la personalidad especificado se utiliza en situaciones en las que el clínico opta por comunicar el motivo específico por el que la presentación no cumple los criterios de ningún trastorno de la personalidad específico. Esto se hace registrando «otro trastorno de la personalidad especificado» seguido del motivo específico (p. ej., «características mixtas de la personalidad»).

El diagnóstico de trastorno de la personalidad no especificado se usa cuando el clínico decide no especificar el motivo del incumplimiento de los criterios de los tipos especificados y cuando hay información insuficiente para poder realizar un diagnóstico más concreto.

## Trastorno de la personalidad no especificado    301.9 (F60.9)

Esta categoría se aplica a presentaciones en las que predominan los síntomas característicos de un trastorno de la personalidad que causan malestar clínicamente significativo o deterioro en lo social, laboral u otras áreas importantes del funcionamiento, pero que no cumplen todos los criterios de ninguno de los trastornos de la categoría diagnóstica de los trastornos de la personalidad. La categoría del trastorno de la personalidad no especificado se utiliza en situaciones en las que el clínico opta por no especificar el motivo del incumplimiento de los criterios para un trastorno de la personalidad específico, e incluye presentaciones en las que no existe información suficiente para hacer un diagnóstico más específico.

# PUNTOS CLAVE

- Los criterios del DSM-IV para el trastorno general de la personalidad y los 10 tipos específicos permanecen sin cambios en el DSM-5. Un esquema de diagnóstico alternativo desarrollado por el subgrupo de trabajo del DSM-5 dedicado a los trastornos de la personalidad, donde se combina el diagnóstico categórico con valoraciones dimensionales de dominios y rasgos, se ha incluido en la sección III, «Modelo alternativo del DSM-5 para los trastornos de la personalidad».

- El sistema diagnóstico multiaxial introducido en el DSM-III se ha eliminado. Los trastornos de la personalidad se codifican ahora al mismo nivel que los demás trastornos mentales. Los tres grupos de trastornos de la personalidad (A, B y C) no se han modificado.

- El cambio de personalidad debido a otra afección médica se ha trasladado a esta categoría desde la de «Trastornos mentales debidos a enfermedad médica, no clasificados en otros apartados» del DSM-IV. En el DSM-5, los trastornos que se consideran debidos a otra afección médica se sitúan en la categoría con que comparten el patrón sintomático predominante.

- El diagnóstico de trastorno de la personalidad sin especificar se ha sustituido por los de otro trastorno de la personalidad especificado y trastorno de la personalidad no especificado. Estos diagnósticos residuales pueden usarse cuando la persona cumple los criterios del trastorno general de la personalidad pero no los criterios de ninguno de los 10 tipos específicos y, en el caso del no especificado, cuando la información no es suficiente para efectuar otro diagnóstico más concreto.

# CAPÍTULO 19

## Trastornos motores inducidos por medicamentos y otros efectos adversos de los medicamentos

**Trastornos motores inducidos por medicamentos y otros efectos adversos de los medicamentos**

| | |
|---|---|
| **332.1 (G21.11)** | Parkinsonismo inducido por neurolépticos |
| **332.1 (G21.19)** | Parkinsonismo inducido por otros medicamentos |
| **333.92 (G21.0)** | Síndrome neuroléptico maligno |
| **333.72 (G24.02)** | Distonía aguda inducida por medicamentos |
| **333.99 (G25.71)** | Acatisia aguda inducida por medicamentos |
| **333.85 (G24.01)** | Discinesia tardía |
| **333.72 (G24.09)** | Distonía tardía |
| **333.99 (G25.71)** | Acatisia tardía |
| **333.1 (G25.1)** | Temblor postural inducido por medicamentos |
| **333.99 (G25.79)** | Otro trastorno motor inducido por medicamentos |
| **995.29 (T43.205_)** | Síndrome de suspensión de antidepresivos |
| **995.20 (T50.905_)** | Otro efecto adverso de medicamentos |

**Otros problemas que pueden ser objeto de atención clínica**

Problemas de relación

Maltrato y neglicencia

Problemas educativos y laborales

Problemas de vivienda y económicos

Otros problemas relacionados con el entorno social

Problemas relacionados con delincuencia o interacción con el sistema legal

Otros encuentros con los servicios sanitarios para asesoramiento y consejo médico

Problemas relacionados con otras circunstacias psicosociales, personales o ambientales

Otras circunstancias de la historia personal

# En este capítulo se incluyen entidades de importancia clínica que podrían ser objeto de diagnóstico y tratamiento pero que no se consideran trastornos mentales. Estas son 1) trastornos motores inducidos por medicamentos y otros efectos adversos de los medicamentos, y 2) otros problemas que pueden ser objeto de atención clínica (códigos V/Z). Todas estas entidades pueden causar mucha angustia en los pacientes y sus familiares. Aunque se trata de entidades frecuentes, sus códigos están infrautilizados por los clínicos.

El uso de estos códigos es importante porque se trata de entidades que son importantes en sí o que pueden influir negativamente en la evolución de un trastorno mental. Por ejemplo, cuando un paciente con esquizofrenia rechaza la medicación o la toma de forma esporádica por presentar falta de introspección o negación, la entidad (V15.81/Z91.19 incumplimiento de tratamiento médico) complica el tratamiento y debe codificarse además del diagnóstico de esquizofrenia. Registrar los códigos de estos problemas no considerados trastornos mentales puede resultar útil simplemente para conocer el motivo por el que el paciente contacta con el sistema de salud mental.

## TRASTORNOS MOTORES INDUCIDOS POR MEDICAMENTOS Y OTROS EFECTOS ADVERSOS DE LOS MEDICAMENTOS

En el DSM-IV se introdujo la subcategoría de los trastornos motores inducidos por medicamentos por la importancia que estos tienen de cara al tratamiento y al diagnóstico diferencial. En el DSM-5 disfrutan de su propio capítulo, cuyo título se ha ampliado. Estos diagnósticos pueden emplearse para describir problemas que a veces presentan los pacientes con la medicación. Los antipsicóticos son los medicamentos más implicados, pues se sabe que inducen trastornos motores en algunos pacientes. Los trastornos motores pueden ser problemáticos pero reversibles (acatisia), discapacitantes e irreversibles (discinesia tardía) e incluso mortales en algunos casos (síndrome neuroléptico maligno [SNM]). Su inclusión en el DSM-5 podría mejorar su reconocimiento y tratamiento, y facilitar el diagnóstico diferencial. Por ejemplo, la acatisia aguda inducida por medicamentos debe distinguirse de los trastornos de ansiedad, mientras que el SNM debe distinguirse de la catatonía. Muchos de los síntomas que refieren los pacientes con acatisia (p. ej., ansiedad, nerviosismo) son indistinguibles de los síntomas de un trastorno de ansiedad. Por tanto, el clínico debe hacer una historia exhaustiva para determinar la relación temporal entre la medicación y la aparición del síntoma, y considerar otras posibles causas.

El término *neuroléptico* se introdujo en la década de 1950 para destacar los efectos secundarios antipsicóticos y extrapiramidales de la clorpromazina, y pronto acabó usándose para describir cualquier medicamento antipsicótico. Con la llegada de los antipsicóticos «atípicos» o de segunda generación (p. ej., clozapina, risperidona, quetiapina), menos propensos a producir efectos extrapiramidales, el término quedó anticuado, aunque siendo correcto para describir los movimientos anormales inducidos por estos medicamentos. Los neurolépticos comprenden los antipsicóticos convencionales (p. ej., clorpromazina, haloperidol, flufenazina) y los atípicos; ciertos bloqueantes del receptor de dopamina que se usan para tratar las náuseas y la gastroparesia (p. ej., proclorperazina, prometazina, trimetobenzamida, tietilperazina, metoclopramida), y la amoxapina, que se comercializa como antidepresivo.

En la Tabla 19-1 se enumeran los trastornos motores inducidos por medicamentos y otros efectos adversos de los medicamentos del DSM-5, junto con los códigos de la CIE-9-CM y la CIE-10-CM.

**TABLA 19-1.** Trastornos motores inducidos por medicamentos y otros efectos adversos de los medicamentos

| Código CIE-9-CM | Código CIE-10-CM | Descripción |
|---|---|---|
| 332.1 | G21.11 | Parkinsonismo inducido por neurolépticos |
| 332.1 | G21.19 | Parkinsonismo inducido por otros medicamentos |
| 333.92 | G21.0 | Síndrome neuroléptico maligno |
| 333.72 | G24.02 | Distonía inducida por medicamentos |
| 333.99 | G25.71 | Acatisia aguda inducida por medicamentos |
| 333.85 | G24.01 | Discinesia tardía |
| 333.72 | G24.09 | Distonía tardía |
| 333.99 | G25.71 | Acatisia tardía |
| 333.1 | G25.1 | Temblor postural inducido por medicamentos |
| 333.99 | G25.79 | Otro trastorno motor inducido por medicamentos |
| | | Síndrome de suspensión de antidepresivos |
| 995.29 | T43.205A | Hallazgo inicial |
| 995.29 | T43.205D | Hallazgo ulterior |
| 995.29 | T43.205S | Secuelas |
| | | Otro efecto adverso de medicamentos |
| 995.20 | T50.905A | Hallazgo inicial |
| 995.20 | T50.905D | Hallazgo ulterior |
| 995.20 | T50.905S | Secuelas |

*Fuente.* Reimpreso de Nussbaum AM: *The Pocket Guide to the DSM-5™ Diagnostic Exam.* Washington, DC, American Psychiatric Publishing, 2013. Copyright 2013, American Psychiatric Association. Usado con autorización.

# Parkinsonismo inducido por neurolépticos y parkinsonismo inducido por otros medicamentos

Temblor parkinsoniano, rigidez muscular y acinesia (es decir, pérdida del movimiento o dificultad para iniciarlo) o bradicinesia (es decir, movimiento lentificado) que aparecen a las pocas semanas de instaurar o subir la dosis de un medicamento (p. ej., un neuroléptico) o después de reducir la dosis de un medicamento empleado para tratar los síntomas extrapiramidales.

# Síndrome neuroléptico maligno

Aunque el síndrome neuroléptico maligno se reconoce fácilmente en su forma clásica plena, su inicio, presentación, evolución y desenlace son con frecuencia heterogéneos. Las características clínicas que se describen a continuación son las que se consideran más importantes para el diagnóstico de este síndrome partiendo de las recomendaciones de consenso.

Los pacientes normalmente se han expuesto a algún antagonista de la dopamina en las 72 horas previas a la aparición de los síntomas. La hipertermia (> 100,4 °F o > 38,0 °C al menos en dos ocasiones, medida por vía oral), acompañada de diaforesis profusa, es un rasgo distintivo del síndrome neuroléptico maligno que lo separa de los demás efectos secundarios neurológicos de los antipsicóticos. Las elevaciones extremas de la temperatura, reflejo de la alteración de la termorregulación central, respaldarán más probablemente el diagnóstico de este síndrome. La rigidez generalizada, descrita como «en cañería de plomo» en su forma más grave y que normalmente no cede ante los fármacos antiparkinsonianos, es uno de los rasgos cardinales del trastorno y podría asociarse a otros síntomas neurológicos (p. ej., temblor, sialorrea, acinesia, distonía, trismo, mioclono, disartria, disfagia, rabdomiólisis). Habitualmente se observa una elevación de la creatina-cinasa de al menos cuatro veces por encima de lo normal. Un signo a menudo precoz es la alteración del estado mental, caracterizada por delirium o un problema de conciencia que va del estupor al coma. Los individuos afectados puede parecer que están alerta pero aturdidos e indiferentes, en un cuadro compatible con el estupor catatónico. La activación autonómica inestable —manifestada por taquicardia (> 25 % sobre la frecuencia basal), diaforesis, elevación de la presión arterial (sistólica o diastólica ≥ 25 % por encima de la basal) o fluctuación de esta (alteración diastólica ≥ 20 mmHg o alteración sistólica ≥ 25 mmHg en el plazo de 24 horas), incontinencia urinaria y palidez— puede verse en cualquier momento pero es uno de los primeros indicios del diagnóstico. La taquipnea es frecuente (tasa > 50 % por encima de la frecuencia basal) y puede haber dificultad respiratoria —por acidosis metabólica, hipermetabolismo, restricción de la pared torácica, neumonía por aspiración o embolia pulmonar— que lleve a una parada respiratoria súbita.

Es esencial realizar pruebas, incluidos análisis clínicos, para descartar otras etiologías o complicaciones infecciosas, tóxicas, metabólicas y neuropsiquiátricas. Aunque hay varias anomalías analíticas que se asocian al síndrome neuroléptico maligno, ninguna es específica. Las personas con síndrome neuroléptico maligno pueden tener leucocitosis, acidosis metabólica, hipoxia, concentración sérica baja de hierro y elevación de los niveles séricos de enzimas musculares y catecolaminas. Los resultados del análisis del líquido cefalorraquídeo y de las pruebas de neuroimagen son generalmente normales, mientras que la electroencefalografía muestra una ralentización generalizada. Los resultados de la autopsia en los casos mortales son inespecíficos y variables, dependiendo de las complicaciones.

# Distonía inducida por medicamentos

Contracción anómala y prolongada de los músculos de los ojos (crisis oculógira), la cabeza, el cuello (tortícolis o retrocolis), las extremidades o el tronco que se desarrolla a los pocos días de iniciar o aumentar la dosis de un medicamento (como un neuroléptico) o después de reducir la dosis de un medicamento utilizado para tratar síntomas extrapiramidales.

## Acatisia aguda inducida por medicamentos

Síntomas de inquietud, con frecuencia acompañada de movimientos excesivos constatables (p. ej., movimientos nerviosos de la piernas, balanceo de un pie a otro, deambulación, incapacidad de estar sentado o de estarse quieto), que se desarrolla a las pocas semanas del inicio o aumento de la dosis de un medicamento (como un neuroléptico) o después de reducir la dosis de un medicamento utilizado para tratar síntomas extrapiramidales.

## Discinesia tardía

Movimientos atetoides o coreiformes involuntarios (que duran al menos unas semanas) generalmente de la lengua, la parte inferior de la cara y la mandíbula, y las extremidades (aunque en ocasiones afecta a los músculos de la faringe, el diafragma o el tronco) debidos al uso de un neuroléptico durante al menos unos meses.

En personas de edad avanzada, los síntomas pueden aparecer después de un período más corto de medicación. En algunos pacientes, pueden aparecer movimientos de este tipo tras la suspensión, o después del cambio o la reducción de la dosis de neurolépticos, en cuyo caso la afección se denomina *discinesia que aparece con la retirada de los neurolépticos*. Como esta discinesia suele ser limitada en el tiempo y dura menos de 4-8 semanas, la discinesia que persiste durante más tiempo se considera discinesia tardía.

## Distonía tardía y acatisia tardía

Síndrome tardío que implica otro tipo de problemas motores, como la distonía o la acatisia, que se pueden diferenciar por su aparición tardía durante el tratamiento y su posible persistencia durante meses o años, incluso con la suspensión o disminución de la dosis de neurolépticos.

## Temblor postural inducido por medicamentos

Temblor fino (generalmente en el intervalo de 8-12 Hz) que se produce cuando se intenta mantener una postura y que se desarrolla debido al uso de un medicamento (p. ej., litio, antidepresivos, valproato). Este temblor es muy parecido al que se observa con la ansiedad, la cafeína y otros estimulantes.

## Otro trastorno motor inducido por medicamentos

Esta categoría se aplica a los trastornos motores inducidos por medicamentos que no corresponden a ninguno de los trastornos específicos enumerados antes. Algunos ejemplos son: 1) presentaciones que se parecen al síndrome neuroléptico maligno asociadas a medicamentos que no son neurolépticos, y 2) otras afecciones tardías inducidas por medicamentos.

# Síndrome de suspensión de antidepresivos

## Hallazgo inicial
## Hallazgo ulterior
## Secuelas

El síndrome de suspensión de antidepresivos es un conjunto de síntomas que puede aparecer después del cese brusco (o reducción importante de la dosis) de un antidepresivo que se ha estado tomando de forma continuada durante un mínimo de un mes. En general, los síntomas comienzan en 2-4 días e incluyen típicamente manifestaciones sensitivas, somáticas y cognitivo-emocionales específicas. Con frecuencia los síntomas sensitivos y somáticos referidos incluyen destellos de luz, sensaciones de «shock eléctrico», náuseas e hipersensiblidad a los ruidos o luces. También se puede referir ansiedad inespecífica y sentimientos de temor. Los síntomas mejoran al restaurar el mismo medicamento o al iniciar la administración de un medicamento distinto que tenga un mecanismo de acción similar (p. ej., los síntomas de suspensión después de la retirada de un inhibidor de la recaptación de serotonina-norepinefrina pueden mejorar si se administra un antidepresivo tricíclico). Para que pueda denominarse síndrome de suspensión de antidepresivos no tiene que haber habido síntomas antes de la reducción de la dosis del antidepresivo y estos síntomas no se pueden explicar mejor por otro trastorno mental (p. ej., episodio maníaco o hipomaníaco, intoxicación por sustancias, abstinencia de sustancias, trastorno de síntomas somáticos).

Los síntomas de suspensión pueden aparecer después del tratamiento con antidepresivos tricíclicos (p. ej., imipramina, amitriptilina, desipramina), inhibidores de la recaptación de serotonina (p. ej., fluoxetina, paroxetina, sertralina) e inhibidores de la monoaminooxidasa (p. ej., fenelzina, selegilina, pargilina). La incidencia de este síndrome depende de la dosis y de la vida media del medicamento que se está tomando, así como de la velocidad de disminución progresiva del medicamento. Los medicamentos de acción inmediata que se interrumpen bruscamente en lugar de reducirse gradualmente pueden plantear el máximo riesgo. El inhibidor selectivo de la recaptación de serotonina (ISRS) de acción inmediata paroxetina es el compuesto que más suele asociarse a los síntomas de suspensión, si bien estos síntomas se producen con todos los tipos de antidepresivos.

A diferencia de los síndromes de abstinencia por opiáceos, alcohol y otras drogas, el síndrome de suspensión de antidepresivos no presenta síntomas patognomónicos. Por el contrario, los síntomas tienden a ser vagos y variables, y comienzan típicamente 2-4 días después de la última dosis de antidepresivo. Con los ISRS (p. ej., paroxetina) se describen síntomas como mareo, zumbidos de oídos, «descargas eléctricas en la cabeza», incapacidad de dormir y ansiedad aguda. El antidepresivo utilizado antes de la suspensión debe haber producido hipomanía o euforia (es decir, se debe tener la certeza de que el síndrome de suspensión no se debe a las fluctuaciones del estado de ánimo asociadas al tratamiento anterior). El síndrome de suspensión de antidepresivos se basa únicamente en factores farmacológicos y no está relacionado con los efectos de consolidación de los antidepresivos. Además, en el caso del aumento de la capacidad estimulante de un antidepresivo, el cese brusco puede dar lugar a síntomas propios de la retirada de estimulantes (véase Abstinencia de estimulantes en el capítulo Trastornos relacionados con sustancias y trastornos adictivos) más que al síndrome de suspensión de antidepresivos aquí descrito.

## Otro efecto adverso de medicamentos

### Hallazgo inicial
### Hallazgo ulterior
### Secuelas

Esta categoría sirve como opción para codificar los efectos secundarios de medicamentos (que no sean síntomas motores) cuando estos se conviertan en foco principal de la atención clínica. Ejemplos son la hipotensión grave, las arritmias cardiacas y el priapismo.

## OTROS PROBLEMAS QUE PUEDEN SER OBJETO DE ATENCIÓN CLÍNICA

Los autores del DSM reconocen desde hace mucho tiempo que existen ciertos problemas que pueden llevar a buscar atención psiquiátrica pero que no constituyen enfermedades mentales. En el DSM-II, los problemas de las personas consideradas mentalmente sanas que eran lo bastante graves como para merecer una visita al psiquiatra se incluyeron en la categoría «Afecciones sin trastorno psiquiátrico manifiesto y afecciones inespecíficas». En esta categoría se incluían, por ejemplo, los desajustes maritales, la inadaptación ocupacional y la conducta disocial (p. ej., los delincuentes profesionales sin trastorno antisocial de la personalidad). En el DSM-III, los autores ampliaron la lista y otorgaron una mayor especificidad a los distintos problemas no considerados atribuibles a un trastorno mental. Estos fueron los diagnósticos de «código V», empleando la redacción de la CIE-9-CM, donde los códigos se incluyen en una sección llamada «Clasificación suplementaria de los factores que influyen en el estado de salud y en el contacto con los servicios de salud». (La letra *V* carece de significado especial cuando se usa en este contexto.)

En el DSM-IV, los diagnósticos de código V se agruparon como: 1) problemas de relación; 2) problemas relacionados con el maltrato o la desatención (incluidos el maltrato físico y los abusos sexuales de niños y adultos, y la desatención infantil), y 3) otras afecciones, como el incumplimiento terapéutico, la simulación, el comportamiento antisocial del adulto, el comportamiento antisocial de niños y adolescentes, el funcionamiento intelectual límite, el declive cognitivo relacionado con la edad, el duelo, los problemas académicos, los problemas ocupacionales, los problemas de identidad, los problemas religiosos o espirituales, la aculturación problemática y los problemas propios de las fases de la vida. Se crearon fronteras para distinguir el duelo del trastorno depresivo mayor.

Además de las subcategorías de «problemas de relación» y de «maltrato y negligencia», son categorías nuevas del DSM-5 los problemas educativos y laborales, los problemas de vivienda y económicos, los otros problemas relacionados con el entorno social, los problemas relacionados con la delincuencia o la interacción con el sistema legal, los otros encuentros con los servicios sanitarios para asesoramiento y consejo médico, los problemas relacionados con otras circunstancias psicosociales, personales o ambientales, y las otras circunstancias de la historia personal. En el DSM-5 se ha vuelto a incluir el término *duelo no complicado* (V62.82/Z63.4), pero quienes acaban teniendo un episodio depresivo mayor en respuesta a la muerte de un ser querido deben diagnosticarse de trastorno depresivo mayor (véase la explicación en el capítulo 5, «Trastornos del estado de ánimo»).

En el DSM-5 se han introducido varios cambios. Primero, cada trastorno posee también un diagnóstico doble de «código Z», siendo esta la letra utilizada para codificar estas entidades en la CIE-10-CM, que se espera que esté operativa en octubre de 2014. Como sucedía con la letra V, la letra Z no tiene ningún significado especial en este contexto. Es por ello que en este capítulo y a lo largo de todo el libro hacemos referencia a estas entidades denominándolas diagnósticos de «código V/Z». En los casos confirmados o sospechados de negligencia infantil, conyugal o del adulto, o de violencia psicológica, física o sexual, se usa un código 995 (código T en el sistema de la CIE-10-CM).

Al haberse eliminado el esquema diagnóstico multiaxal, los factores de estrés que antes se habrían registrado en el eje IV pueden ahora diagnosticarse con los códigos V/Z. La lista ampliada del DSM-5 permite una descripción más completa de las situaciones que pueden llevar a buscar atención médica pero que no constituyen cuadros mentales, como la indigencia, la pobreza extrema o el haber sido víctima de algún delito.

En la Tabla 19-2 se enumeran las otras situaciones que pueden ser objeto de atención clínica junto a sus códigos de la CIE-9-CM y CIE-10-CM.

## Problemas de relación

Con el fin de favorecer el uso de estos diagnósticos por los clínicos, la sección se reorganizó y expandió en el DSM-5. Los problemas de relación presentan ahora una especificidad mucho mayor y, en lugar de los cinco diagnósticos del DSM-IV, ahora son ocho entidades. Esta categoría se refiere a los patrones de interacción entre los miembros de una unidad relacional. Los patrones se asocian a síntomas o deterioro funcional significativo en uno o más individuos, o a deterioro significativo de la propia unidad relacional. La categoría debería interesar especialmente a los clínicos que realizan terapias de familia o de pareja.

Las relaciones fundamentales, en especial las relaciones íntimas entre parejas adultas y las relaciones padre/cuidador y niño o similares tienen un impacto significativo sobre la salud de los individuos que las protagonizan. Estas relaciones pueden tener efectos en la promoción y protección de la salud, ser neutras o tener resultados perjudiciales en la salud. En casos extremos estas relaciones íntimas pueden ir acompañadas de maltrato o abandono, lo que tendrá consecuencias médicas y psicológicas significativas para el individuo afectado. Un problema de tipo relacional puede llamar la atención clínica por ser el motivo de la visita del individuo o por ser un problema que afecte al curso, pronóstico o tratamiento del trastorno mental o médico del individuo.

## Problemas relacionados con la educación familiar

V61.20 (Z62.820) Problemas de relación entre padres e hijos
V61.8 (Z62.891) Problema de relación con los hermanos
V61.8 (Z62.29) Educación lejos de los padres
V61.29 (Z62.898) Niño afectado por relación parental conflictiva

## Otros problemas relacionados con el grupo de apoyo primario

V61.10 (Z63.0) Relación conflictiva con el cónyuge o la pareja
V61.03 (Z63.5) Ruptura familiar por separación o divorcio

**TABLA 19-2.** Otros problemas que pueden ser objeto de atención clínica

| Código CIE-9-CM | Código CIE-10-CM | Descripción |
|---|---|---|
| V61.20 | Z62.820 | Problema de relación entre padres e hijos |
| V61.8 | Z62.891 | Problema de relación con los hermanos |
| V61.8 | Z62.29 | Educación lejos de los padres |
| V61.29 | Z62.898 | Niño afectado por relación parental conflictiva |
| V61.10 | Z63.0 | Relación conflictiva con el cónyuge o la pareja |
| V61.03 | Z63.5 | Ruptura familiar por separación o divorcio |
| V61.8 | Z63.8 | Nivel elevado de emoción expresada en la familia |
| V62.82 | Z63.4 | Duelo no complicado |
| | | Maltrato físico infantil, confirmado |
| 995.54 | T74.12XA | Hallazgo inicial |
| 995.54 | T74.12XD | Hallazgo ulterior |
| | | Maltrato físico infantil, sospechado |
| 995.54 | T76.12XA | Hallazgo inicial |
| 995.54 | T76.12XD | Hallazgo ulterior |
| | | Otras circunstancias relacionadas con el maltrato físico infantil |
| V61.21 | Z69.010 | Visita de salud mental para la víctima de maltrato infantil por parte de los padres |
| V61.21 | Z69.020 | Visita de salud mental para la víctima de maltrato infantil no parental |
| V15.41 | Z62.810 | Historia personal (antecedentes) de maltrato físico infantil |
| V61.22 | Z69.011 | Visita de salud mental para el autor de maltrato infantil parental |
| V62.83 | Z69.021 | Visita de salud mental para el autor de maltrato infantil no parental |
| | | Abuso sexual infantil, confirmado |
| 995.53 | T74.22XA | Hallazgo inicial |
| 995.53 | T74.22XD | Hallazgo ulterior |
| | | Abuso sexual infantil, sospechado |
| 995.53 | T76.22XA | Hallazgo inicial |
| 995.53 | T76.22XD | Hallazgo ulterior |

*(Continúa)*

**TABLA 19-2.** Otros problemas que pueden ser objeto de atención clínica *(continuación)*

| Código CIE-9-CM | Código CIE-10-CM | Descripción |
|---|---|---|
| | | Otras circunstancias relacionadas con el abuso sexual infantil |
| V61.21 | Z69.010 | Visita de salud mental para la víctima de abuso sexual infantil por parte de los padres |
| V61.21 | Z69.020 | Visita de salud mental para la víctima de abuso sexual infantil no parental |
| V15.41 | Z62.810 | Historia personal (antecedentes) de abuso sexual infantil |
| V61.22 | Z69.011 | Visita de salud mental para el autor de abuso sexual infantil parental |
| V62.83 | Z69.021 | Visita de salud mental para el autor de abuso sexual infantil no parental |
| | | Negligencia infantil, confirmada |
| 995.52 | T74.02XA | Hallazgo inicial |
| 995.52 | T74.02XD | Hallazgo ulterior |
| | | Negligencia infantil, sospechada |
| 995.52 | T76.02XA | Hallazgo inicial |
| 995.52 | T76.02XD | Hallazgo ulterior |
| | | Otras circunstancias relacionadas con la negligencia infantil |
| V61.21 | Z69.010 | Visita de salud mental para la víctima de negligencia infantil parental |
| V61.21 | Z69.020 | Visita de salud mental para la víctima de negligencia infantil no parental |
| V15.42 | Z62.812 | Historia personal (antecedentes) de negligencia infantil |
| V61.22 | Z69.011 | Visita de salud mental para el autor de negligencia infantil parental |
| V62.83 | Z69.021 | Visita de salud mental para el autor de negligencia infantil no parental |
| | | Maltrato psicológico infantil, confirmado |
| 995.51 | T74.32XA | Hallazgo inicial |
| 995.51 | T74.32XD | Hallazgo ulterior |
| | | Maltrato psicológico infantil, sospechado |
| 995.51 | T76.32XA | Hallazgo inicial |
| 995.51 | T76.32XD | Hallazgo ulterior |

*(Continúa)*

**TABLA 19-2.** Otros problemas que pueden ser objeto de atención clínica *(continuación)*

| Código CIE-9-CM | Código CIE-10-CM | Descripción |
|---|---|---|
| | | Otras circunstancias relacionadas con el maltrato psicológico infantil |
| V61.21 | Z69.010 | Visita de salud mental para la víctima de maltrato psicológico infantil por parte de los padres |
| V61.21 | Z69.020 | Visita de salud mental para la víctima de maltrato psicológico infantil no parental |
| V15.42 | Z62.811 | Historia personal (antecedentes) de maltrato psicológico infantil |
| V61.22 | Z69.011 | Visita de salud mental para el autor de maltrato psicológico infantil parental |
| V62.83 | Z69.021 | Visita de salud mental para el autor de maltrato psicológico infantil no parental |
| | | Violencia física por parte del cónyuge o la pareja, confirmada |
| 995.81 | T74.11XA | Hallazgo inicial |
| 995.81 | T74.11XD | Hallazgo ulterior |
| | | Violencia física por parte del cónyuge o la pareja, sospechada |
| 995.81 | T76.11XA | Hallazgo inicial |
| 995.81 | T76.11XD | Hallazgo ulterior |
| | | Otras circunstancias relacionadas con la violencia física por parte del cónyuge o la pareja |
| V61.11 | Z69.11 | Visita de salud mental para la víctima de violencia física por parte del cónyuge o la pareja |
| V15.41 | Z91.410) | Historia personal (antecedentes) de violencia física por parte del cónyuge o la pareja |
| V61.12 | Z69.12 | Visita de salud mental para el autor de violencia física hacia el cónyuge o la pareja |
| | | Violencia sexual por parte del cónyuge o la pareja, confirmada |
| 995.83 | T74.21XA | Hallazgo inicial |
| 995.83 | T74.21XD | Hallazgo ulterior |
| | | Violencia sexual por parte del cónyuge o la pareja, sospechada |
| 995.83 | T76.21XA | Hallazgo inicial |
| 995.83 | T76.21XD | Hallazgo ulterior |

*(Continúa)*

**TABLA 19-2.** Otros problemas que pueden ser objeto de atención clínica *(continuación)*

| Código CIE-9-CM | Código CIE-10-CM | Descripción |
|---|---|---|
| | | Otras circunstancias relacionadas con la violencia sexual por parte del cónyuge o la pareja |
| V61.11 | Z69.81 | Visita de salud mental para la víctima de violencia sexual por parte del cónyuge o la pareja |
| V15.41 | Z91.410 | Historia personal (antecedentes) de violencia sexual por parte del cónyuge o la pareja |
| V61.12 | Z69.12 | Visita de salud mental para el autor de violencia sexual por parte del cónyuge o la pareja |
| | | Negligencia por parte del cónyuge o la pareja, confirmada |
| 995.85 | T74.01XA | Hallazgo inicial |
| 995.85 | T74.01XD | Hallazgo ulterior |
| | | Negligencia por parte del cónyuge o la pareja, sospechada |
| 995.85 | T76.01XA | Hallazgo inicial |
| 995.85 | T76.01XD | Hallazgo ulterior |
| | | Otras circunstancias relacionadas con la negligencia por parte del cónyuge o la pareja |
| V61.11 | Z69.11 | Visita de salud mental para la víctima de negligencia por parte del cónyuge o la pareja |
| V15.42 | Z91.412) | Historia personal (antecedentes) de negligencia por parte del cónyuge o la pareja |
| V61.12 | Z69.12) | Visita de salud mental para el autor de negligencia por parte del cónyuge o pareja |
| | | Maltrato psicológico por parte del cónyuge o la pareja, confirmado |
| 995.82 | T74.31XA | Hallazgo inicial |
| 995.82 | T74.31XD | Hallazgo ulterior |
| | | Maltrato psicológico por parte del cónyuge o la pareja, sospechado |
| 995.82 | T76.31XA | Hallazgo inicial |
| 995.82 | T76.31XD | Hallazgo ulterior |
| | | Otras circunstancias relacionadas con el maltrato psicológico por parte del cónyuge o la pareja |
| V61.11 | Z69.11 | Visita de salud mental para la víctima de maltrato psicológico por parte del cónyuge o la pareja |
| V15.42 | Z91.411 | Historia personal (antecedentes) de maltrato psicológico por parte del cónyuge o la pareja |
| V61.12 | Z69.12 | Visita de salud mental para el autor del matrato psicológico por parte del cónyuge o pareja |

*(Continúa)*

**TABLA 19-2. Otros problemas que pueden ser objeto de atención clínica** *(continuación)*

| Código CIE-9-CM | Código CIE-10-CM | Descripción |
|---|---|---|
| | | Maltrato físico del adulto por parte de una persona distinta del cónyuge o la pareja, confirmado |
| 995.81 | T74.11XA | Hallazgo inicial |
| 995.81 | T74.11XD | Hallazgo ulterior |
| | | Maltrato físico del adulto por parte de una persona distinta del cónyuge o la pareja, sospechado |
| 995.81 | T76.11XA | Hallazgo inicial |
| 995.81 | T76.11XD | Hallazgo ulterior |
| | | Abuso sexual del adulto por parte de una persona distinta del cónyuge o la pareja, confirmado |
| 995.83 | T74.21XA | Hallazgo inicial |
| 995.83 | T74.21XD | Hallazgo ulterior |
| | | Abuso sexual del adulto por parte de una persona distinta del cónyuge o la pareja, sospechado |
| 995.83 | T76.21XA | Hallazgo inicial |
| 995.83 | T76.21XD | Hallazgo ulterior |
| | | Maltrato psicológico del adulto por parte de una persona distinta del cónyuge o la pareja, confirmado |
| 995.82 | T74.31XA | Hallazgo inicial |
| 995.82 | T74.31XD | Hallazgo ulterior |
| | | Maltrato psicológico del adulto por parte de una persona distinta del cónyuge o la pareja, sospechado |
| 995.82 | T76.31XA | Hallazgo inicial |
| 995.82 | T76.31XD | Hallazgo ulterior |
| | | Otras circunstancias relacionadas con el maltrato o abuso del adulto por parte de una persona distinta del cónyuge o la pareja |
| V65.49 | Z69.81 | Visita de salud mental para la víctima de maltrato o abuso del adulto por parte de una persona distinta del cónyuge |
| V62.83 | Z69.82 | Visita de salud mental para el autor de maltrato o abuso del adulto por parte de una persona distinta del cónyuge |
| V62.3 | Z55.9 | Problema académico o educativo |
| V62.21 | Z56.82 | Problema relacionado con el estado actual de despliegue militar |
| V62.29 | Z56.9 | Otro problema relacionado con el empleo |
| V60.0 | Z59.0 | Personas sin hogar |

*(Continúa)*

**TABLA 19-2.** Otros problemas que pueden ser objeto de atención clínica *(continuación)*

| Código CIE-9-CM | Código CIE-10-CM | Descripción |
|---|---|---|
| V60.1 | Z59.1 | Alojamiento inadecuado |
| V60.89 | Z59.2 | Discordia con un vecino, inquilino o arrendador |
| V60.6 | Z59.3 | Problema relacionado con la vida en una residencia institucional |
| V60.2 | Z59.4 | Falta de alimentos adecuados o de agua potable |
| V60.2 | Z59.5 | Pobreza extrema |
| V60.2 | Z59.6 | Ingresos bajos |
| V60.2 | Z59.7 | Seguro social o asistencia pública insuficiente |
| V60.9 | Z59.9 | Problema de vivienda o económico no especificado |
| V62.89 | Z60.0 | Problema de fase de la vida |
| V60.3 | Z60.2 | Problema relacionado con vivir solo |
| V62.4 | Z60.3 | Dificultad de aculturación |
| V62.4 | Z60.4 | Exclusión o rechazo social |
| V62.4 | Z60.5 | Blanco (percibido) de discriminación adversa o persecución |
| V62.9 | Z60.9 | Problema relacionado con el entorno social no especificado |
| V62.89 | Z65.4 | Víctima de delincuencia |
| V62.5 | Z65.0 | Sentencia civil o penal sin encarcelamiento |
| V62.5 | Z65.1 | Encarcelamiento u otra reclusión |
| V62.5 | Z65.2 | Problemas relacionados con la excarcelación |
| V62.5 | Z65.3 | Problemas relacionados con otras circunstancias legales |
| V65.49 | Z70.9 | Asesoramiento sexual |
| V65.40 | Z71.9 | Otro asesoramiento o consulta |
| V62.89 | Z65.8 | Problema religioso o espiritual |
| V61.7 | Z64.0 | Problemas relacionados con embarazo no deseado |
| V61.5 | Z64.1 | Problemas relacionados con multiparidad |
| V62.89 | Z64.4 | Discordia con el proveedor de servicios sociales, incluido perito, gestor de casos o asistente social |
| V62.89 | Z65.4 | Víctima de terrorismo o tortura |
| V62.22 | Z65.5 | Exposición a catástrofe, guerra u otras hostilidades |
| V62.89 | Z65.8 | Otro problema relacionado con circunstancias psicosociales |

*(Continúa)*

**TABLA 19-2.** Otros problemas que pueden ser objeto de atención clínica *(continuación)*

| Código CIE-9-CM | Código CIE-10-CM | Descripción |
|---|---|---|
| V62.9 | Z65.9 | Problema no especificado relacionado con circunstancias psicosociales no especificadas |
| V15.49 | Z91.49 | Otra historia personal de trauma psicológico |
| V15.59 | Z91.5 | Historia personal de autolesión |
| V62.22 | Z91.82 | Historia personal de despliegue militar |
| V15.89 | Z91.89 | Otros factores de riesgo personal |
| V69.9 | Z72.9 | Problema relacionado con el estilo de vida |
| V71.01 | Z72.811 | Comportamiento antisocial del adulto |
| V71.02 | Z72.810 | Comportamiento antisocial infantil o adolescente |
| V63.9 | Z75.3 | No disponibilidad o acceso a centros de asistencia sanitaria |
| V63.8 | Z75.4 | No disponibilidad o acceso a otros centros de ayuda |
| V15.81 | Z91.19 | Incumplimiento de tratamiento médico |
| 278.00 | E66.9 | Sobrepeso u obesidad |
| V65.2 | Z76.5 | Simulación |
| V40.31 | Z91.83 | Vagabundeo asociado a un trastorno mental |
| V62.89 | R41.83 | Funcionamiento intelectual límite |

*Fuente.* Reimpreso de Nussbaum AM: *The Pocket Guide to the DSM-5™ Diagnostic Exam.* Washington, DC, American Psychiatric Publishing, 2013. Copyright 2013, American Psychiatric Association. Utilizado con autorización.

V61.8 (Z63.8)    Nivel elevado de emoción expresada en la familia
V62.82 (Z63.4)   Duelo no complicado

# Maltrato y negligencia

La sección sobre los problemas de maltrato o negligencia se añadió al DSM-IV en parte debido a la importancia clínica y de salud pública de estas entidades. Esta sección se ha ampliado en el DSM-5. Los lectores deben observar que se adjuntan distintos códigos diagnósticos dependiendo del foco de atención clínica. Si el problema se aborda en el contexto de la familia o la unidad relacional, se usa el código V/Z. Si la atención recae en la víctima, se usa el código 995 (o un código T en la CIE -10-CM).

El maltrato por un familiar (p. ej., cuidador, pareja íntima adulta) o una persona no emparentada puede ser el objeto de la actual atención clínica o un factor importante en la evaluación y el tratamiento de pacientes con trastornos mentales o de otro tipo. Dadas las implicaciones legales del maltrato y la desatención, estas entidades se deben evaluar —y los códigos se deben asignar— con cuidado. Tener antecedentes de maltrato o desatención puede influir en el diagnóstico y la respuesta al tratamiento de varios trastornos mentales, y puede anotarse también junto al diagnóstico.

# Maltrato infantil y problemas de negligencia

## Maltrato físico infantil

El maltrato físico infantil es una lesión no accidental infligida a un niño, que puede ir desde pequeños hematomas hasta fracturas graves o la muerte, resultante de darle un puñetazo, un golpe, una patada, un mordisco, zarandearlo, empujarlo, apuñalarlo, ahogarlo, pegarle (con la mano, con un palo, con una correa o con otro objeto), quemarlo o lesionarlo con cualquier otro método, por parte de un progenitor, un cuidador o cualquier otro individuo que tenga responsabilidad sobre el niño. Estas lesiones se consideran maltrato, independientemente de si había intención de herir al niño. La disciplina física, como una zurra o con una bofetada, no se considera maltrato mientras sea razonable y no provoque ninguna lesión física al niño.

### Maltrato físico infantil, confirmado

995.54 (T74.12XA)  Hallazgo inicial
995.54 (T74.12XD)  Hallazgo ulterior

### Maltrato físico infantil, sospechado

995.54 (T76.12XA)  Hallazgo inicial
995.54 (T76.12XD)  Hallazgo ulterior

### Otras circunstancias relacionadas con el maltrato físico infantil

| | |
|---|---|
| V61.21 (Z69.010) | Visita de salud mental para la víctima de maltrato infantil por parte de los padres |
| V61.21 (Z69.020) | Visita de salud mental para la víctima de maltrato infantil no parental |
| V15.41 (Z62.810) | Historia personal (antecedentes) de maltrato físico infantil |
| V61.22 (Z69.011) | Visita de salud mental para el autor de maltrato infantil parental |
| V62.83 (Z69.021) | Visita de salud mental para el autor de maltrato infantil no parental |

## Abuso sexual infantil

Los abusos sexuales a niños incluyen cualquier tipo de actividad sexual con un niño que esté destinada a proporcionar una satisfacción sexual a uno de los padres, un cuidador o cualquier otro individuo que tenga alguna responsabilidad sobre el niño. Los abusos sexuales incluyen actividades tales como caricias en los genitales del niño, penetración, incesto, violación, sodomización y exhibicionismo indecente. También se incluye como abuso sexual cualquier explotación del niño, sin necesidad de contacto, por parte de un progenitor o cuidador; por ejemplo, obligando, engañando, atrayendo, amenazando o presionando al niño para que participe en actos de satisfacción sexual a terceros, sin contacto físico directo entre el niño y su agresor.

### Abuso sexual infantil, confirmado

995.53 (T74.22XA)  Hallazgo inicial
995.53 (T74.22XD)  Hallazgo ulterior

### Abuso sexual infantil, sospechado

995.53 (T76.22XA)  Hallazgo inicial
995.53 (T76.22XD)  Hallazgo ulterior

### Otras circunstancias relacionadas con el abuso sexual infantil

V61.21 (Z69.010)   Visita de salud mental para la víctima de abuso sexual infantil por parte de los padres
V61.21 (Z69.020)   Visita de salud mental para la víctima de abuso sexual infantil no parental
V15.41 (Z62.810)   Historia personal (antecedentes) de abuso sexual infantil
V61.22 (Z69.011)   Visita de salud mental para el autor de abuso sexual infantil parental
V62.83 (Z69.021)   Visita de salud mental para el autor de abuso sexual infantil no parental

## Negligencia infantil

La negligencia infantil se define como cualquier acto atroz u omisión por parte de un progenitor o cuidador, confirmado o sospechado, que prive al niño de alguna necesidad básica correspondiente a su edad y que en consecuencia provoque o genere una probabilidad razonable de provocar un daño físico o psicológico en el niño. La negligencia infantil incluye el abandono, la falta de supervisión adecuada, la falta de atención a las necesidades emocionales o psicológicas y el hecho de no proporcionar la necesaria educación, asistencia médica, nutrición, residencia o vestido.

### Negligencia infantil, confirmada

995.52 (T74.02XA)      Hallazgo inicial
995.52 (T74.02XD)      Hallazgo ulterior

### Negligencia infantil, sospechada

995.52 (T76.02XA)      Hallazgo inicial
995.52 (T76.02XD)      Hallazgo ulterior

### Otras circunstancias relacionadas con la negligencia infantil

V61.21 (Z69.010)       Visita de salud mental para la víctima de negligencia infantil parental
V61.21 (Z69.020)       Visita de salud mental para la víctima de negligencia infantil no parental
V15.42 (Z62.812)       Historia personal (antecedentes) de negligencia infantil
V61.22 (Z69.011)       Visita de salud mental para el autor de negligencia infantil parental
V62.83 (Z69.021)       Visita de salud mental para el autor de negligencia infantil no parental

## Maltrato psicológico infantil

El maltrato psicológico infantil consiste en actos no accidentales, verbales o simbólicos, realizados por un progenitor o un cuidador de un niño que provoquen o generen una probabilidad razonable de causar un daño psicológico en el niño. (En esta categoría no se incluye el maltrato físico ni los abusos sexuales.) Entre los ejemplos de maltrato psicológico infantil cabe citar amonestar, menospreciar o humillar al niño, amenazarlo, quitarle o hacerle abandonar—o decirle que le van a quitar o hacer abandonar—a personas o cosas que el niño quiere, recluirlo (p. ej., atándolo de pies o de manos, o atándolo a un mueble o a cualquier otro objeto, o encerrarlo en un espacio demasiado pequeño [p. ej., en un excusado]), convertirlo en chivo expiatorio, obligarlo a autolesionase y aplicarle una disciplina excesiva (p. ej. con una frecuencia o duración extremadamente elevadas, incluso sin llegar al nivel de maltrato físico) con medios físicos o no físicos.

### Maltrato psicológico infantil, confirmado

995.51 (T74.32XA)   Hallazgo inicial
995.51 (T74.32XD)   Hallazgo ulterior

### Maltrato psicológico infantil, sospechado

995.51 (T76.32XA)   Hallazgo inicial
995.51 (T76.32XD)   Hallazgo ulterior

### Otras circunstancias relacionadas con el maltrato psicológico infantil

V61.21 (Z69.010)   Visita de salud mental para la víctima de maltrato psicológico infantil por parte de los padres
V61.21 (Z69.020)   Visita de salud mental para la víctima de maltrato psicológico infantil no parental
V15.42 (Z62.811)   Historia personal (antecedentes) de maltrato psicológico infantil
V61.22 (Z69.011)   Visita de salud mental para el autor de maltrato psicológico infantil parental
V62.83 (Z69.021)   Visita de salud mental para el autor de maltrato psicológico infantil no parental

# Maltrato del adulto y problemas de negligencia

## Violencia física por parte del cónyuge o la pareja

Esta categoría se aplica a acciones no accidentales de fuerza física, sucedidas en el transcurso del último año, que provoquen o generen una probabilidad razonable de provocar daños físicos a la pareja o que le provoquen un miedo significativo. Las acciones no accidentales de fuerza física incluyen empujones, bofetadas, tirones de cabello, pellizcos, agarrones, zarandeos, derribos, mordeduras, patadas, puñetazos o golpes con un objeto, quemaduras, envenenamientos, presionar la garganta, bloquear el acceso al aire, sumergir la cabeza bajo el agua y agredir con un arma. Están excluidos los actos en defensa propia o de la pareja.

### Violencia física por parte del cónyuge o la pareja, confirmada

995.81 (T74.11XA)   Hallazgo inicial
995.81 (T74.11XD)   Hallazgo ulterior

### Violencia física por parte del cónyuge o la pareja, sospechada

995.81 (T76.11XA)   Hallazgo inicial
995.81 (T76.11XD)   Hallazgo ulterior

**Otras circunstancias relacionadas con la violencia física por parte del cónyuge o la pareja**

V61.11 (Z69.11)    Visita de salud mental para la víctima de violencia física por parte del cónyuge o la pareja

V15.41 (Z91.410)    Historia personal (antecedentes) de violencia física por parte del cónyuge o la pareja

V61.12 (Z69.12)    Visita de salud mental para el autor de violencia física hacia el cónyuge o la pareja

## Violencia sexual por parte del cónyuge o la pareja

Esta categoría se debe utilizar cuando durante el último año se ha producido algún acto sexual forzado u obligado con la pareja. La violencia sexual puede implicar el uso de la fuerza física o la presión psicológica para obligar a la pareja a participar en un acto sexual en contra de su voluntad, tanto si el acto llega a realizarse como si no. También se incluyen en esta categoría los actos sexuales con una pareja que no esté capacitada para consentir.

**Violencia sexual por parte del cónyuge o la pareja, confirmada**

995.83 (T74.21XA)  Hallazgo inicial
995.83 (T74.21XD)  Hallazgo ulterior

**Violencia sexual por parte del cónyuge o la pareja, sospechada**

995.83 (T76.21XA)  Hallazgo inicial
995.83 (T76.21XD)  Hallazgo ulterior

**Otras circunstancias relacionadas con la violencia sexual por parte del cónyuge o la pareja**

V61.11 (Z69.81)    Visita de salud mental para la víctima de violencia sexual por parte del cónyuge o la pareja

V15.41 (Z91.410)    Historia personal (antecedentes) de violencia sexual por parte del cónyuge o la pareja

V61.12 (Z69.12)    Visita de salud mental para el autor de violencia sexual por parte del cónyuge o la pareja

## Negligencia por parte del cónyuge o la pareja

La negligencia contra la pareja es un acto atroz u omisión sucedido en el último año, realizado por la pareja de una persona dependiente, privándole de algunas necesidades básicas, que provoquen o generen una probabilidad razonable de provocar daños físicos o psicológicos a la pareja dependiente. Esta categoría se utiliza en el contexto de las relaciones en las que uno de los miembros de la pareja es extremadamente dependiente del otro para sus cuidados o necesita ayuda para realizar las actividades diarias normales, por ejemplo, una pareja que no sea capaz de cuidar de sí misma a causa de sustanciales limitaciones físicas, psicológicas, intelectuales o culturales (p. ej., incapacidad para comunicarse con los demás y realizar las actividades cotidianas por vivir en una cultura extranjera).

**Negligencia por parte del cónyuge o la pareja, confirmada**

995.85 (T74.01XA)   Hallazgo inicial
995.85 (T74.01XD)   Hallazgo ulterior

**Negligencia por parte del cónyuge o la pareja, sospechada**

995.85 (T76.01XA)   Hallazgo inicial
995.85 (T76.01XD)   Hallazgo ulterior

Otras circunstancias relacionadas con la negligencia por parte del cónyuge o la pareja

V61.11 (Z69.11)     Visita de salud mental para la víctima de negligencia por parte del cónyuge o la pareja

V15.42 (Z91.412)    Historia personal (antecedentes) de negligencia por parte del cónyuge o la pareja

V61.12 (Z69.12)     Visita de salud mental para el autor de negligencia por parte del cónyuge o pareja

## Maltrato psicológico por parte del cónyuge o la pareja

El maltrato psicológico a la pareja consiste en actos no accidentales verbales o simbólicos por parte de un miembro de la pareja que provoquen o generen una probabilidad razonable de provocar daños significativos al otro miembro. Esta categoría se debe utilizar cuando se ha producido este tipo de maltrato psicológico durante el último año. Los actos de maltrato psicológico consisten en amonestar o humillar a la víctima, interrogarla, restringir su libertad de movimientos, obstruir su acceso a la asistencia (p. ej., al cumplimiento de la ley, a recursos legales, de protección o médicos), amenazar a la víctima con una agresión física o sexual, dañar o amenazar la integridad de personas o cosas que importen a la víctima, restringir injustificadamente su acceso a los recursos económicos, aislarla de su familia, amigos o recursos sociales, acecharla e intentar hacerle creer que está loca.

**Maltrato psicológico por parte del cónyuge o la pareja, confirmado**

995.82 (T74.31XA)  Hallazgo inicial
995.82 (T74.31XD)  Hallazgo ulterior

**Maltrato psicológico por parte del cónyuge o la pareja, sospechado**

995.82 (T76.31XA)  Hallazgo inicial
995.82 (T76.31XD)  Hallazgo ulterior

**Otras circunstancias relacionadas con el maltrato psicológico
por parte del cónyuge o la pareja**

V61.11 (Z69.11)     Visita de salud mental para la víctima de maltrato psicológico por parte del cónyuge o la pareja

V15.42 (Z91.411)    Historia personal (antecedentes) de maltrato psicológico por parte del cónyuge o la pareja

V61.12 (Z69.12)     Visita de salud mental para el autor del matrato psicológico por parte del cónyuge o pareja

## Maltrato del adulto por parte de una persona distinta del cónyuge o la pareja

Estas categorías se deben aplicar cuando un adulto ha sufrido maltratos por otro adulto que no es su pareja. Puede ser un maltrato de tipo físico, sexual o emocional. Son ejemplos de maltrato de adultos los actos no accidentales de fuerza física (p. ej., empujones, arañazos, bofetadas, arrojar algo que pueda herir, puñetazos o mordeduras), que provoquen o generen una probabilidad razonable de provocar daños o miedos significativos, actos sexuales forzados o bajo coacción y actos verbales o simbólicos que pudieran provocar daños psicológicos (p. ej., amonestar o humillar a la víctima, interrogarla, restringir su libertad de movimientos, obstruir su acceso a la asistencia, amenazar a la víctima, dañar o amenazar la integridad de personas o cosas que importen a la víctima, restringir injustificadamente su acceso a los recursos económicos, aislarla de su familia, amigos o recursos sociales, acecharla e intentar hacerle creer que está loca. Están excluidos los actos en defensa propia o de la otra persona.

**Maltrato físico del adulto por parte de una persona distinta del cónyuge o la pareja, confirmado**

995.81 (T74.11XA)   Hallazgo inicial
995.81 (T74.11XD)   Hallazgo ulterior

**Maltrato físico del adulto por parte de una persona distinta del cónyuge o la pareja, sospechado**

995.81 (T76.11XA)   Hallazgo inicial
995.81 (T76.11XD)   Hallazgo ulterior

**Abuso sexual del adulto por parte de una persona distinta del cónyuge o la pareja, confirmado**

995.83 (T74.21XA)   Hallazgo inicial
995.83 (T74.21XD)   Hallazgo ulterior

**Abuso sexual del adulto por parte de una persona distinta del cónyuge o la pareja, sospechado**

995.83 (T76.21XA)   Hallazgo inicial
995.83 (T76.21XD)   Hallazgo ulterior

**Maltrato psicológico del adulto por parte de una persona distinta del cónyuge o la pareja, confirmado**

995.82 (T74.31XA)   Hallazgo inicial
995.82 (T74.31XD)   Hallazgo ulterior

**Maltrato psicológico del adulto por parte de una persona distinta del cónyuge o la pareja, sospechado**

995.82 (T76.31XA)   Hallazgo inicial
995.82 (T76.31XD)   Hallazgo ulterior

**Otras circunstancias relacionadas con el maltrato o abuso del adulto por parte de una persona distinta del cónyuge o la pareja**

V65.49 (Z69.81)   Visita de salud mental para la víctima de maltrato o abuso del adulto por parte de una persona distinta del cónyuge
V62.83 (Z69.82)   Visita de salud mental para el autor de maltrato o abuso del adulto por parte de una persona distinta del cónyuge

## Problemas educativos y laborales

Esta es una categoría nueva que permite registrar si la persona tiene algún problema educativo o académico, relacionado con un despliegue militar o relacionado con el empleo.

## Problemas educativos

V62.3 (Z55.9)   Problema académico o educativo

## Problemas ocupacionales

V62.21 (Z56.82)   Problema relacionado con el estado actual de despliegue militar
V62.29 (Z56.9)   Otro problema relacionado con el empleo

## Problemas de vivienda y económicos

Esta es una categoría nueva creada para reconocer los problemas de vivienda y económicos que presentan muchas personas. Existen nueve códigos para poder describir los problemas del paciente: falta de hogar; alojamiento inadecuado; discordia con el vecino, el inquilino o el arrendador; problema relacionado con la vida en una residencia institucional; falta de alimentos adecuados o de agua potable; pobreza extrema; ingresos bajos; seguro social o asistencia pública insuficiente, y problema de vivienda o económico no especificado.

## Problemas de vivienda

| | |
|---|---|
| V60.0 (Z59.0) | Personas sin hogar |
| V60.1 (Z59.1) | Alojamiento inadecuado |
| V60.89 (Z59.2) | Discordia con un vecino, inquilino o arrendador |
| V60.6 (Z59.3) | Problema relacionado con la vida en una residencia institucional |

## Problemas económicos

| | |
|---|---|
| V60.2 (Z59.4) | Falta de alimentos adecuados o de agua potable |
| V60.2 (Z59.5) | Pobreza extrema |
| V60.2 (Z59.6) | Ingresos bajos |
| V60.2 (Z59.7) | Seguro social o asistencia pública insuficiente |
| V60.9 (Z59.9) | Problema de viviendo o económico no especificado |

## Otros problemas relacionados con el entorno social

Existen seis códigos para poder describir mejor los problemas de fase de la vida, sociales y de la propia vida: problema de fase de la vida; problema relacionado con vivir solo; dificultad de aculturación; exclusión o rechazo social; blanco (percibido) de discriminación adversa o persecución, y problema relacionado con el entorno social no especificado.

| | |
|---|---|
| V62.89 (Z60.0) | Problema de fase de la vida |
| V60.3 (Z60.2) | Problema relacionado con vivir solo |
| V62.4 (Z60.3) | Dificultad de aculturación |
| V62.4 (Z60.4) | Exclusión o rechazo social |
| V62.4 (Z60.5) | Blanco (percibido) de discriminación adversa o persecución |
| V62.9 (Z60.9) | Problema relacionado con el entorno social no especificado |

## Problemas relacionados con delincuencia o interacción con el sistema legal

Esta categoría es nueva y puede usarse para describir los problemas con el sistema legal: víctima de delincuencia; sentencia civil o penal sin encarcelamiento; encarcelamiento u otra reclusión; problemas relacionados con la excarcelación, y problemas relacionados con otras circunstancias legales.

V62.89 (Z65.4)   Víctima de delincuencia
V62.5 (Z65.0)    Sentencia civil o penal sin encarcelamiento
V62.5 (Z65.1)    Encarcelamiento u otra reclusión
V62.5 (Z65.2)    Problemas relacionados con la excarcelación
V62.5 (Z65.3)    Problemas relacionados con otras circunstancias legales

## Otros encuentros con los servicios sanitarios para asesoramiento y consejo médico

Existen dos códigos para las personas que buscan consejo o asesoramiento sexual o de otro tipo. Aunque no tengan ninguna enfermedad mental, algunas personas consultan en busca de educación sexual, para hablar de problemas relacionados con su orientación sexual (o la de su pareja) y por otros asuntos. Muchas personas también consultan por varios motivos sin relación con la salud mental, por ejemplo, en busca de consejo espiritual o dietético.

V65.49 (Z70.9)   Asesoramiento sexual
V65.40 (Z71.9)   Otro asesoramiento o consulta

## Problemas relacionados con otras circunstancias psicosociales, personales o ambientales

Esta categoría contiene ocho códigos que abarcan problemas relativos a asuntos psicosociales, personales y del entorno: problema religioso o espiritual; problemas relacionados con el embarazo no deseado; problemas relacionados con la multiparidad; discordia con el proveedor de servicios sociales, incluidos peritos, gestores de casos y asistentes sociales; víctima de terrorismo o tortura; exposición a catástrofes, guerras u otras hostilidades; otro problema relacionado con circunstancias psicosociales, y problema no especificado relacionado con circunstancias psicosociales no especificadas.

V62.89 (Z65.8)   Problema religioso o espiritual
V61.7 (Z64.0)    Problemas relacionados con embarazo no deseado
V61.5 (Z64.1)    Problemas relacionados con multiparidad
V62.89 (Z64.4)   Discordia con el proveedor de servicios sociales, incluido perito, gestor de casos o asistente social
V62.89 (Z65.4)   Víctima de terrorismo o tortura
V62.22 (Z65.5)   Exposición a catástrofe, guerra u otras hostilidades
V62.89 (Z65.8)   Otro problema relacionado con circunstancias psicosociales
V62.9 (Z65.9)    Problema no especificado relacionado con circunstancias psicosociales no especificadas

## Otras circunstancias de la historia personal

Esta categoría comprende 14 códigos para describir más a fondo los problemas relacionados con la historia personal: otra historia personal de trauma psicológico; historia personal de autolesión; historia personal de despliegue militar; otros factores de riesgo personal; problema relacionado con el estilo de vida; comportamiento antisocial del adulto; comportamiento antisocial infantil o adolescente; no disponibilidad o acceso a centros de asistencia sanitaria; no disponibilidad o acceso a otros centros de ayuda; incumplimiento de tratamiento médico; sobrepeso u obesidad; simulación; vagabundeo asociado a un trastorno mental, y funcionamiento intelectual límite.

De las siete entidades que se enumeran, el comportamiento antisocial del adulto es el que tiene una historia más larga. Aunque estas conductas resultan problemáticas para la persona y la sociedad, no se consideran un trastorno mental. Algunas personas realizan actos antisociales pero presentan comportamientos que no cumplen los criterios del trastorno de la personalidad antisocial o del trastorno de conducta. Como ejemplo están las personas que emprenden carreras delictivas, las prostitutas y los ladrones profesionales. En el diagnóstico diferencial, el clínico necesita distinguir el comportamiento antisocial del adulto del trastorno de la personalidad antisocial. La persona con trastorno de la personalidad antisocial tendrá antecedentes de trastorno de conducta.

| | |
|---|---|
| V15.49 (Z91.49) | Otra historia personal de trauma psicológico |
| V15.59 (Z91.5) | Historia personal de autolesión |
| V62.22 (Z91.82) | Historia personal de despliegue militar |
| V15.89 (Z91.89) | Otros factores de riesgo personal |
| V69.9 (Z72.9) | Problema relacionado con el estilo de vida |
| V71.01 (Z72.811) | Comportamiento antisocial del alumno |
| V71.02 (Z72.810) | Comportamiento antisocial infantil o adolescente |

## Problemas relacionados con el acceso a la asistencia médica y otra asistencia sanitaria

Se emplean dos códigos para describir la falta de centros sanitarios o de otros lugares de ayuda o la falta de acceso a estos. Estos problemas pueden ser especialmente arduos en las zonas rurales o remotas con ausencia o insuficiencia de centros de salud.

| | |
|---|---|
| V63.9 (Z75.3) | No disponibilidad o acceso a centros de asistencia sanitaria |
| V63.8 (Z75.4) | No disponibilidad o acceso a otros centros de ayuda |

## Incumplimiento de tratamiento médico

El incumplimiento de los tratamientos médicos es frecuente e interfiere con la ayuda que el clínico puede prestar al paciente. Aunque el incumplimiento en sí no se considera un trastorno mental, los clínicos necesitan conocerlo en términos generales y, de forma más específica, en cada caso concreto: conocer las motivaciones, preocupaciones y demás aspectos del paciente que pueden influir en el cumplimiento, como, por ejemplo, la negación de la enfermedad, la falta de introspección y, posiblemente, la preocupación referente a los efectos secundarios del tratamiento.

El epígrafe del *sobrepeso u obesidad* es nuevo en el DSM-5 y supone un problema importante en muchas de las personas que buscan tratamientos de salud mental. Los estudios han mostrado desde hace mucho tiempo que existe relación entre el sobrepeso o la obesidad y los trastornos mentales, problema que está cobrando cada vez más importancia al volverse más frecuente entre la población general. Muchos medicamentos psicotropos se sabe que ayudan a tener obesidad y los problemas metabólicos asociados a esta, como la diabetes y la hiperlipidemia. La inclusión de esta categoría podría servir para reconocer y comunicar mejor el sobrepeso y la obesidad. Este problema lleva el código 278.00 (E66.9), en lugar de un código V/Z.

La simulación es otro problema con que se encuentran los clínicos y conlleva la producción intencionada de síntomas físicos o psíquicos falsos o muy exagerados, motivada por incentivos externos (p. ej., evitar el servicio o el deber militar, huir del trabajo, impedir procesos penales). La simulación es un elemento importante del diagnóstico diferencial y debe sospecharse siempre que aparezca cualquiera de estos indicios: contexto medicolegal del cuadro (p. ej., la persona es derivada por un fiscal); discrepancia marcada entre la discapacidad que refiere el paciente y los hallazgos objetivos; falta de cooperación durante la evaluación diagnóstica, incumplimiento del tratamiento y presencia de un trastorno de la personalidad antisocial.

El vagabundeo asociado a un trastorno mental es nuevo en el DSM-5 y se usa para describir a las personas cuya tendencia a caminar por ahí plantea importantes problemas de control clínico o seguridad. Por ejemplo, las personas con un trastorno neurocognitivo mayor o un trastorno del neurodesarrollo pueden sentir una necesidad urgente de vagabundear que las pone en situación de riesgo de sufrir caídas y las lleva a abandonar los lugares supervisados sin el acompañamiento debido. Esta categoría no debe usarse con las personas que intentan escapar de una situación de alojamiento no deseada (p. ej., los niños que se escapan de casa, los pacientes que no quieren seguir en el hospital), ni con quienes caminan o pasean a causa de una acatisia inducida por medicamentos. Tampoco debe emplearse esta categoría para describir a la persona con trastorno de la personalidad antisocial cuyo *espíritu viajero* la lleva de un lugar a otro sin objetivo ni destino concreto, a no ser el de eludir delitos y ocultar identidades del pasado.

La categoría de funcionamiento intelectual límite puede usarse cuando el rendimiento cognitivo inferior al normal sea el foco de la atención clínica o repercuta en el pronóstico o el tratamiento. Diferenciar el funcionamiento intelectual límite de la discapacidad intelectual requiere evaluar atentamente al paciente, teniendo en cuenta la función intelectual y la adaptativa. A diferencia del DSM-IV, ya no se especifica ningún rango de CI que ayude a identificar el funcionamiento intelectual límite. Es importante reconocer esta entidad porque podría intentarse optimizar el logro académico de forma beneficiosa para el paciente; para abordar los problemas escolares y con las relaciones sociales y laborales, y para desarrollar habilidades funcionales y orientar la formación vocacional.

V15.81 (Z91.19)　Incumplimiento del tratamiento médico
278.00 (E66.9)　　Sobrepeso u obesidad
V65.2 (Z76.5)　　Simulación
V40.31 (Z91.83)　Vagabundeo asociado a un trastorno mental
V62.89 (R41.83)　Funcionamiento intelectual límite

# PUNTOS CLAVE

- El capítulo del DSM-IV «Otros problemas que pueden ser objeto de atención clínica», donde se incluían los diagnósticos de código V/Z/T, se ha ampliado en el DSM-5, y los trastornos motores inducidos por medicamentos y otros efectos adversos de la medicación se han trasladado a su propio capítulo.

- Los códigos incluidos en este capítulo permiten describir o denotar entidades que son de interés clínico pero que no se consideran trastornos mentales.

- Muchas de estas afecciones se habrían incluido en el eje IV del sistema multiaxial del DSM-IV como «factores de estrés» relevantes para la atención clínica del paciente.

- El duelo no complicado puede usarse con aquellas personas cuyos síntomas no cumplan los criterios del trastorno depresivo mayor.

- El sobrepeso o la obesidad es una categoría nueva que podría servir para diagnosticar y comunicar mejor este problema

# CAPÍTULO 20

## Medidas de evaluación

Medidas de los síntomas transversales de nivel 1 y de nivel 2
Gravedad de los síntomas de las dimensiones de psicosis, evaluada por el clínico
Cuestionario para la evaluación de la discapacidad de la Organización Mundial de la
  Salud 2.0
Entrevista de formulación cultural

En la sección III del DSM-5, «Medidas y modelos emergentes», se incluyen valoraciones y modelos nuevos que clínicos e investigadores pueden usar para evaluar al paciente de un modo más completo. Las medidas y modelos, todos ellos opcionales, comprenden las herramientas «Medidas de los síntomas transversales de nivel 1», «Medidas de los síntomas transversales de nivel 2», «Escala de gravedad de los síntomas de las dimensiones de psicosis, evaluada por el clínico» y «Cuestionario para la evaluación de la discapacidad de la Organización Mundial de la Salud 2.0» (WHODAS 2.0). Las medidas de la gravedad de nivel 2 se pueden consultar en la Red y pueden usarse para explorar las respuestas significativas a la criba de nivel 1. También se adjunta la «Entrevista de formulación cultural», un repaso exhaustivo del contexto cultural de los trastornos mentales. Los autores del DSM-5 pretendían integrar las medidas dimensionales en el manual. El objetivo era mejorar la evaluación de la variación y la gravedad de los síntomas, con el fin de consignar una evaluación más completa del paciente capaz de facilitar las decisiones terapéuticas y útil para seguir la evolución. El objetivo se alcanzó en gran medida con respecto a varias de las principales categorías. Por ejemplo, la discapacidad intelectual (trastorno del desarrollo intelectual) ya no se relaciona con rangos de CI concretos, sino que el diagnóstico depende de una valoración dimensional del funcionamiento adaptativo que parte de los dominios conceptual, social y práctico (véase el capítulo 3, «Trastornos del neurodesarrollo» en esta misma guía). Otro ejemplo es la decisión de unir el abuso y la dependencia de sustancias en un único trastorno de «consumo», donde la gravedad puede valorarse de leve (de dos a tres síntomas) a grave (seis síntomas o más). El plan más ambicioso de incorporación de dimensiones fue el elaborado por el subgrupo de trabajo dedicado a los trastornos de la personalidad. Aunque no se aceptó la inclusión de su sistema diagnóstico híbrido, categórico-dimensional, en la sección II, el esquema propuesto sí se incluye en la sección III (y se describe en el capítulo 21, «Modelo alternativo del DSM-5 para los trastornos de la personalidad», de esta misma guía). Así, el DSM-5 hace más énfasis que sus predecesores en las medidas dimensionales, si bien el diagnóstico categórico sigue siendo el fundamental.

# Medidas de los síntomas transversales de nivel 1 y de nivel 2

Las medidas de los síntomas transversales pueden servir para repasar importantes dominios psicopatológicos y equivalen a la revisión por sistemas y aparatos de la medicina general. (*Transversal* indica que la medida «atraviesa» diversos dominios psicopatológicos.) Una revisión similar de las distintas funciones mentales podría facilitar una evaluación más completa del estado mental y dirigir la atención hacia síntomas que el cuadro del paciente quizá no indique pero que podrían ser importantes para su tratamiento. En el DSM-5, las medidas transversales tienen dos niveles: las preguntas del nivel 1 suponen un breve repaso de 13 dominios sintomáticos para los pacientes adultos y 12 para los niños y adolescentes. Las preguntas del nivel 2 evalúan en mayor profundidad ciertos dominios. Las medidas se desarrollaron para administrarse al principio y luego a lo largo del tiempo para controlar los síntomas y la respuesta al tratamiento.

La medida de los síntomas transversales de nivel 1 es nueva en el DSM-5. Esta medida, cumplimentada por el paciente o el informante, puede usarse para evaluar los dominios de salud mental que son importantes en todos los diagnósticos psiquiátricos. La versión del adulto tiene 23 preguntas para evaluar 13 dominios: depresión, ira, manía, ansiedad, síntomas somáticos, ideación suicida, psicosis, problemas de sueño, memoria, pensamientos y comportamientos repetitivos, disociación, funcionamiento de la personalidad y consumo de sustancias. Cada dominio consta de una a tres preguntas. Cada apartado investiga cuánto (o con qué frecuencia) se ha visto afectado el paciente por los síntomas correspondientes durante las últimas 2 semanas. Se observó que la medida era clínicamente útil y resultaba fiable en los ensayos del DSM-5 sobre el terreno. Se probó un instrumento parecido para niños y adolescentes de 6-17 años de edad, con 25 preguntas para evaluar 12 dominios psiquiátricos, y su fiabilidad se consideró buena. La versión para adultos de la medida se incluye en las páginas siguientes, y tanto esta como la versión pediátrica pueden conseguirse en la página de Internet www.medicapanamericana.com/dsm5/.

Las puntuaciones umbrales obtenidas en las medidas de nivel 1 pueden indicar la necesidad de realizar una investigación más detallada. Las medidas de nivel 2 son una forma de obtener información más profunda sobre síntomas que pueden ser importantes a los efectos del diagnóstico y el tratamiento. Estas medidas pueden obtenerse en la Red, en la página www.psychiatry.org/dsm5. Comprenden medidas bien validadas como la «Escala de gravedad de síntomas somáticos de 15 apartados del cuestionario de salud del paciente» y la «Escala de gravedad del inventario obsesivo-compulsivo de Florida».

# Medidas de síntomas transversales de nivel 1 del DSM-5 autoevaluadas: adulto

Nombre: _____ Edad: _____ Sexo: [ ] Hombre [ ] Mujer Fecha: _____

*Si la medida se completa por un informante, ¿cuál es su relación con el individuo?* _____

**En una semana típica, ¿cuánto tiempo aproximadamente pasa con el individuo?** _____ horas/semana

**Instrucciones:** Las preguntas siguientes hacen referencia a cosas que podrían haberle hecho sentir mal. Por cada pregunta, señale el número que mejor describa hasta qué punto (o con qué frecuencia) se ha sentido mal durante las **últimas DOS (2) SEMANAS.**

| | | Durante las últimas **DOS (2) SEMANAS,** ¿hasta qué punto (o con qué frecuencia) se ha sentido mal por los siguientes problemas? | **Nada** En ningún momento | **Algo** Raro, menos de un día o dos | **Leve** Varios días | **Moderado** Más de la mitad de los días | **Grave** Casi cada día | **Puntuación más alta del dominio** (clínico) |
|---|---|---|---|---|---|---|---|---|
| I. | 1. | ¿Poco interés o satisfacción en hacer cosas? | 0 | 1 | 2 | 3 | 4 | |
| | 2. | ¿Sentirse bajo de ánimo, deprimido o desesperanzado? | 0 | 1 | 2 | 3 | 4 | |
| II. | 3. | ¿Sentirse más irritado, malhumorado o enfadado que normalmente? | 0 | 1 | 2 | 3 | 4 | |
| III. | 4. | ¿Dormir menos de lo normal pero todavía con mucha energía? | 0 | 1 | 2 | 3 | 4 | |
| | 5. | ¿Empezar más proyectos de lo normal o hacer cosas más arriesgadas de lo normal? | 0 | 1 | 2 | 3 | 4 | |
| IV. | 6. | ¿Sentirse nervioso, ansioso, preocupado o al límite? | 0 | 1 | 2 | 3 | 4 | |
| | 7. | ¿Sentir pánico o estar atemorizado? | 0 | 1 | 2 | 3 | 4 | |
| | 8. | ¿Evitar situaciones que le ponen nervioso? | 0 | 1 | 2 | 3 | 4 | |
| V. | 9. | ¿Dolores o molestias inexplicables (p. ej., cabeza, espalda, articulaciones, abdomen, piernas)? | 0 | 1 | 2 | 3 | 4 | |
| | 10. | ¿Sentir que sus enfermedades no se toman lo suficientemente en serio? | 0 | 1 | 2 | 3 | 4 | |
| VI. | 11. | ¿Tener pensamiento de dañarse a sí mismo? | 0 | 1 | 2 | 3 | 4 | |

*(Continúa)*

| | | | | | | | |
|---|---|---|---|---|---|---|---|
| VII. | 12. | ¿Oír cosas que otras personas no podrían oír, como voces, incluso cuando no hay nadie alrededor? | 0 | 1 | 2 | 3 | 4 |
| | 13. | ¿Sentir que alguien podría oír sus pensamientos o que usted podría escuchar lo que otra persona estaba pensando? | 0 | 1 | 2 | 3 | 4 |
| VIII. | 14. | ¿Problemas de sueño que afectan a su calidad de sueño en general? | 0 | 1 | 2 | 3 | 4 |
| IX. | 15. | ¿Problemas con la memoria (p. ej., aprender nueva información) o con la ubicación (p. ej., encontrar el camino a casa)? | 0 | 1 | 2 | 3 | 4 |
| X. | 16. | ¿Pensamientos desagradables, necesidades urgentes o imágenes repetidas en su cabeza? | 0 | 1 | 2 | 3 | 4 |
| | 17. | ¿Sentirse impulsado a realizar ciertos comportamientos o actos mentales una y otra vez? | 0 | 1 | 2 | 3 | 4 |
| XI. | 18. | ¿Sentirse indiferente o distanciado de sí mismo, de su cuerpo, de lo que le rodea o de sus recuerdos? | 0 | 1 | 2 | 3 | 4 |
| XII. | 19. | ¿No saber quién es realmente o qué es lo que quiere de la vida? | 0 | 1 | 2 | 3 | 4 |
| | 20. | ¿No sentirse cercano a otras personas o no disfrutar de sus relaciones con ellas? | 0 | 1 | 2 | 3 | 4 |
| XIII. | 21. | ¿Tomar al menos cuatro bebidas de cualquier tipo de alcohol en un solo día? | 0 | 1 | 2 | 3 | 4 |
| | 22. | ¿Fumar cigarrillos, puros o en pipa, o usar tabaco en polvo, o masticar tabaco? | 0 | 1 | 2 | 3 | 4 |
| | 23. | ¿Usar una de las medicinas siguientes A SU MANERA, esto es, sin la prescripción de un médico, en mayores cantidades o más tiempo de lo prescrito [p. ej., analgésicos (como Termalgín codeína), estimulantes (como Rubifén), sedantes o tranquilizantes (como pastillas para dormir o Valium), o drogas como marihuana, cocaína o crack, drogas de diseño (como el éxtasis), alucinógenos (como el LSD), heroína, inhalantes o disolventes (como el pegamento), o metanfetamina (como el *speed*)]? | 0 | 1 | 2 | 3 | |

# Gravedad de los síntomas de las dimensiones de psicosis, evaluada por el clínico

Dado que los trastornos psiquiátricos son muy heterogéneos y la gravedad de los síntomas puede predecir aspectos importantes de la enfermedad, las evaluaciones dimensionales pueden ayudar a captar variaciones significativas de los cuadros clínicos. Esto, a su vez, podría servir para planificar el tratamiento, tomar decisiones pronósticas e investigar los mecanismos fisiopatológicos. La herramienta «Gravedad de los síntomas de las dimensiones de psicosis, evaluada por el clínico» puede emplearse para evaluar dimensionalmente los síntomas principales de las psicosis, como son las alucinaciones, los delirios y el discurso desorganizado. La escala también evalúa la depresión y la manía. Esta medida de ocho apartados puede cumplimentarla el clínico o el investigador en el momento de la evaluación. En cada síntoma se evalúa la gravedad actual (7 últimos días) mediante una escala de 5 puntos (de 0: «No presente» a 4: «Presente y grave»). La escala puede usarse para evaluar cualquiera de los trastornos psicóticos. El marco temporal son los 7 últimos días. La escala se muestra a continuación.

# Escala de gravedad de los síntomas de las dimensiones de psicosis, evaluada por el clínico

**Nombre:**_____     **Edad:**_____     **Sexo:** [ ] Hombre [ ] Mujer     **Fecha:**_____

**Instrucciones:** Basándose en toda la información que usted tiene sobre el individuo y utilizando su valoración clínica, evalúe (con una marca) la presencia y la gravedad de los siguientes síntomas tal y como los ha experimentado el individuo en los últimos siete (7) días.

| Dominio | 0 | 1 | 2 | 3 | 4 | Puntuación |
|---|---|---|---|---|---|---|
| I. Alucinaciones | ☐ No presentes | ☐ Dudosas (gravedad o duración no suficiente para considerarse psicosis) | ☐ Presentes pero leves (pequeña presión para actuar según las voces, no muy molesto por las voces) | ☐ Presentes y moderadas (alguna presión para responder a las voces o se siente un poco molesto por ellas) | ☐ Presentes y graves (grave presión para responder a las voces o se siente muy molesto por ellas) | |
| II. Delirios | ☐ No presentes | ☐ Dudosos (gravedad o duración no suficiente para considerarse psicosis) | ☐ Presentes pero leves (pequeña presión para actuar según las creencias delirantes, no muy molesto por las creencias) | ☐ Presentes y moderados (alguna presión para actuar según las creencias o se siente un poco molesto por ellas) | ☐ Presentes y graves (grave presión para actuar según las creencias o se siente muy molesto por ellas) | |
| III. Discurso desorganizado | ☐ No presente | ☐ Dudoso (gravedad o duración no suficiente para considerarse desorganización) | ☐ Presente pero leve (alguna dificultad para seguir el discurso) | ☐ Presente y moderado (discurso a menudo difícil de seguir) | ☐ Presente y grave (discurso casi imposible de seguir) | |
| IV. Comportamiento psicomotor anormal | ☐ No presente | ☐ Dudoso (gravedad o duración no suficiente para considerarse un comportamiento motor anormal | ☐ Presente pero leve (comportamiento motor anormal o desorganizado, o catatonía ocasional) | ☐ Presente y moderado (comportamiento motor anormal o desorganizado, o catatonía frecuente) | ☐ Presente y grave (comportamiento motor anormal o desorganizado casi constante) | |
| V. Síntomas negativos (expresión emotiva disminuida, abulia) | ☐ No presentes | ☐ Dudosos (disminución de la expresividad facial, prosodia, gestos o la propia iniciativa) | ☐ Presentes pero leves (disminución de la expresividad facial, prosodia, gestos o la propia iniciativa) | ☐ Presentes y moderados (disminución de la expresividad facial, prosodia, gestos o la propia iniciativa) | ☐ Presentes y graves (disminución de la expresividad facial, prosodia, gestos o la propia iniciativa) | |

(Continúa)

| Dominio | 0 | 1 | 2 | 3 | 4 | Puntuación |
|---|---|---|---|---|---|---|
| VI. Alteración cognitiva | ☐ No presente | ☐ Dudosa (función cognitiva que no está claramente fuera del rango esperado por la edad y el ESE; p. ej. dentro de 0,5 DS de la media) | ☐ Presente pero leve (alguna reducción en la función cognitiva; 0,5-1 DS por debajo de la media de lo esperado por la edad y el ESE) | ☐ Presente y moderada (clara reducción en la función cognitiva; 1-2 DS por debajo de la media de lo esperado por la edad y el ESE) | ☐ Presente y grave (grave reducción en la función cognitiva; >2 DS por debajo de de la media de lo esperado por la edad y el ESE) | |
| VII. Depresión | ☐ No presente | ☐ Dudosa (sentirse triste, deprimido, con ánimo bajo o desesperanzado; preocupado sobre haber fallado a alguien o a algo pero sin estar absorto en ello) | ☐ Presente pero leve (períodos frecuentes de sentirse muy triste, con ánimo bajo, moderadamente deprimido o desesperanzado; preocupado sobre haber fallado a alguien o a algo, estando algo absorto en ello) | ☐ Presente y moderada (períodos frecuentes de una profunda depresión o desesperanza; preocupación con culpa de haber hecho algo equivocado) | ☐ Presente y grave (sentirse profundamente deprimido o desesperanzado a diario; culpa delirante o autorreproches no razonables o desproporcionados por las circunstancias) | |
| VIII. Manía | ☐ No presente | ☐ Dudosa (estado de de ánimo elevado, expansivo o irritable ocasionalmente, o algo de inquietud) | ☐ Presente pero leve (períodos frecuentes de estado de ánimo un poco elevado, expansivo o irritable, o un poco de inquietud) | ☐ Presente y moderada (períodos frecuentes de estado de ánimo bastante elevado, expansivo o irritable, o bastante inquietud) | ☐ Presente y grave (estado de ánimo muy elevado, expansivo, irritable o mucha inquietud a diario) | |

**Nota:** ESE: Estatus socioeconómico. DS: Desviación estándar.

# Cuestionario para la evaluación de la discapacidad de la Organización Mundial de la Salud 2.0

La versión autoadministrada de adulto del Cuestionario para la evaluación de la discapacidad de la Organización Mundial de la Salud 2.0 (WHODAS 2.0) es una medida de 36 ítems que evalúa la discapacidad en los adultos de 18 o más años de edad. Evalúa la discapacidad en seis dominios, entre los que están la comprensión y la comunicación, la capacidad para moverse en su alrededor (entorno), el cuidado personal, la capacidad de relacionarse con otras personas, las actividades de la vida diaria (p. ej., los quehaceres de casa, el trabajo/escuela), y la participación en la sociedad. Si la persona adulta tiene una capacidad limitada y no puede completar el formulario (p. ej., un paciente con demencia), un informante que lo conozca podría completar la versión de la medida para representantes, la cual está disponible en www.medicapanamericana.com/dsm5/. Cada ítem de la versión autoadministrada de la WHODAS 2.0 le pide al individuo que evalúe cuánta dificultad ha tenido en las áreas específicas del funcionamiento durante los últimos 30 días.

Existen dos opciones de puntuación. En la versión sencilla se suman las puntuaciones asignadas a cada apartado (ninguna = 1, leve = 2, moderada = 3, severa = 4 y extrema = 5). No se ponderan los apartados individuales. El método más complejo, llamado de puntuación basada en la «teoría de respuesta al ítem», tiene en cuenta varios grados de dificultad por cada apartado. En la página web de la Organización Mundial de la Salud puede obtenerse el programa informático. Los autores del DSM-5, partiendo parcialmente de los resultados de los ensayos de campo sobre muestras adultas, recomiendan calcular y usar las puntuaciones promedio de cada dominio (p. ej., comprensión y comunicación) y de la discapacidad general. Los clínicos participantes en los ensayos de campo encontraron estas puntuaciones fiables y clínicamente útiles. La puntuación promedio de cada dominio se calcula dividiendo la puntuación total por el número de apartados de la medida (es decir, 36). La medida puede repetirse periódicamente para controlar el cambio del nivel de discapacidad a lo largo del tiempo. Las puntuaciones sistemáticamente altas en determinado dominio pueden indicar áreas importantes y problemáticas que podrían ser objeto de ulterior evaluación y de intervención.

# WHODAS 2.0

## CUESTIONARIO PARA LA EVALUACIÓN DE DISCAPACIDAD 2.0

Versión de 36-preguntas, Auto-administrable

Nombre del paciente: _____ Edad: _____ Sexo: ❑ Hombre ❑ Mujer Fecha: _____

Este cuestionario incluye preguntas sobre las difícultades debido a condiciones de salud. Condición de salud se refiere a una enfermedad o enfermedades u otros problemas de salud de corta o larga duración, lesiones, problemas mentales o emocionales (o de los nervios) y problemas relacionados con el uso de alcohol o drogas. A lo largo de toda esta entrevista, cuando esté respondiendo a cada pregunta me gustaría que pensara en los últimos 30 días. Al responder a cada pregunta piense y recuerde cuánta dificultad ha tenido para realizar las siguientes actividades. Para cada pregunta, por favor circule sólo una respuesta

| | Escala numérica para cada ítem | 1 | 3 | 3 | 4 | 5 | Puntuación bruta del ítem | Puntuación bruta del dominio | Puntuación promedio del dominio |
|---|---|---|---|---|---|---|---|---|---|
| | | | | | | | *Para uso del clínico exclusivamente* | | |
| | En los últimos 30 días, ¿cuánta dificultad ha tenido para: | | | | | | | | |
| **Comprensión y Comunicación** | | | | | | | | | |
| D1.1 | ¿Concentrarse en hacer algo durante diez minutos? | Ninguna | Leve | Moderada | Severa | Extrema o no puede hacerlo | | | |
| D1.2 | ¿Recordar las cosas importantes que tiene que hacer? | Ninguna | Leve | Moderada | Severa | Extrema puede hacerlo | | | |
| D1.3 | ¿Analizar y encontrar soluciones a los problemas de la vida diaria? | Ninguna | Leve | Moderada | Severa | Extrema o no puede hacerlo | | | |
| D1.4 | Aprender una nueva tarea, como por ejemplo llegar a un lugar nuevo? | Ninguna | Leve | Moderada | Severa | Extrema o no puede hacerlo | | 30 | 5 |
| D1.5 | ¿Entender en general lo que dice la gente? | Ninguna | Leve | Moderada | Severa | Extrema o no puede hacerlo | | | |
| D1.6 | ¿Iniciar o mantener una conversación? | Ninguna | Leve | Moderada | Severa | Extrema o no puede hacerlo | | | |
| **Capacidad para moverse en su alrededor (entorno)** | | | | | | | | | |
| D2.1 | ¿Estar de pie durante largos períodos de tiempo, como por ejemplo 30 minutos? | Ninguna | Leve | Moderada | Severa | Extrema o no puede hacerlo | | | |
| D2.2 | ¿Ponerse de pie cuando estaba sentado(a)? | Ninguna | Leve | Moderada | Severa | Extrema o no puede hacerlo | | | |
| D2.3 | ¿Moverse dentro de su casa? | Ninguna | Leve | Moderada | Severa | Extrema o no puede hacerlo | | 25 | 5 |
| D2.4 | ¿Salir de su casa? | Ninguna | Leve | Moderada | Severa | Extrema o no puede hacerlo | | | |
| D2.5 | Andar largas distancias, como un kilómetro [o algo equivalente]? | Ninguna | Leve | Moderada | Severa | Extrema o no puede hacerlo | | | |
| **Cuidado personal** | | | | | | | | | |
| D3.1 | ¿Lavarse todo el cuerpo (Bañarse)? | Ninguna | Leve | Moderada | Severa | Extrema o no puede hacerlo | | | |
| D3.2 | ¿Vestirse? | Ninguna | Leve | Moderada | Severa | Extrema o no puede hacerlo | | | |
| D3.3 | ¿Comer? | Ninguna | Leve | Moderada | Severa | Extrema o no puede hacerlo | | 20 | 5 |
| D3.4 | ¿Estar solo(a) durante unos días? | Ninguna | Leve | Moderada | Severa | Extrema o no puede hacerlo | | | |
| **Relacionarse con otras personas** | | | | | | | | | |
| D4.1 | ¿Relacionarse con personas que no conoce? | Ninguna | Leve | Moderada | Severa | Extrema o no puede hacerlo | | | |
| D4.2 | ¿Mantener una amistad? | Ninguna | Leve | Moderada | Severa | Extrema o no puede hacerlo | | | |
| D4.3 | ¿Llevarse bien con personas cercanas a usted? | Ninguna | Leve | Moderada | Severa | Extrema o no puede hacerlo | | 25 | 5 |
| D4.4 | ¿Hacer nuevos amigos? | Ninguna | Leve | Moderada | Severa | Extrema o no puede hacerlo | | | |
| D4.5 | ¿Tener relaciones sexuales? | Ninguna | Leve | Moderada | Severa | Extrema o no puede hacerlo | | | |

(Continúa)

| Escala numérica para cada ítem | | 1 | 3 | 3 | 4 | 5 | *Para uso del clínico exclusivamente* | | |
|---|---|---|---|---|---|---|---|---|---|
| | | | | | | | Puntuación bruta del ítem | Puntuación bruta del dominio | Puntuación promedio del dominio |
| En los últimos 30 días, ¿cuánta dificultad ha tenido para: | | | | | | | | | |
| **Actividades de la vida diaria** | | | | | | | | | |
| D5.1 | Cumplir con sus quehaceres de la casa | Ninguna | Leve | Moderada | Severa | Extrema o no puede hacerlo | | | |
| D5.2 | ¿Realizar bien sus quehaceres de la casa más importantes? | Ninguna | Leve | Moderada | Severa | Extrema o no puede hacerlo | | 20 | 5 |
| D5.3 | ¿Acabar todo el trabajo de la casa que tenía que hacer? | Ninguna | Leve | Moderada | Severa | Extrema o no puede hacerlo | | | |
| D5.4 | Acabar sus quehaceres de la casa tan rápido como era necesario? | Ninguna | Leve | Moderada | Severa | Extrema o no puede hacerlo | | | |
| **Trabajo y actividades escolares** | | | | | | | | | |
| Si la «persona« trabaja (remunerado, sin paga, autoempleado) o va a la escuela complete las preguntas D5.5-D5.8. De lo contrario vaya al dominio 6.1 | | | | | | | | | |
| Debido a su condición de salud en los últimos 30 días, ¿cuánta dificultad ha tenido para | | | | | | | | | |
| D5.5 | ¿Llevar a cabo su trabajo diario o las actividades escolares? | Ninguna | Leve | Moderada | Severa | Extrema o no puede hacerlo | | | |
| D5.6 | ¿Realizar bien las tareas más importantes de su trabajo o de la escuela? | Ninguna | Leve | Moderada | Severa | Extrema o no puede hacerlo | | 20 | 5 |
| D5.7 | ¿Acabar todo el trabajo que necesitaba hacer? | Ninguna | Leve | Moderada | Severa | Extrema o no puede hacerlo | | | |
| D5.8 | ¿Acabar su trabajo tan rápido como era necesario? | Ninguna | Leve | Moderada | Severa | Extrema o no puede hacerlo | | | |
| Participación en Sociedad | | | | | | | | | |
| En los últimos 30 días: | | | | | | | | | |
| D6.1 | Cuánta dificultad ha tenido la para participar, al mismo nivel que el resto de las personas, en actividades de la comunidad (por ejemplo, fiestas, actividades religiosas u otras | Ninguna | Leve | Moderada | Severa | Extrema o no puede hacerlo | | | |
| D6.2 | ¿Cuánta dificultad ha tenido debido a barreras u obstáculos existentes en su alrededor (entorno)? | Ninguna | Leve | Moderada | Severa | Extrema o no puede hacerlo | | | |
| D6.3 | Cuánta dificultad ha tenido para vivir con dignidad (o respeto) debido a las actitudes y acciones de otras personas? | Ninguna | Leve | Moderada | Severa | Extrema o no puede hacerlo | | | |
| D6.4 | ¿Cuánto tiempo ha dedicado a su «condición de salud« o a las consecuencias de la misma? | Ninguna | Leve | Moderada | Severa | Extrema o no puede hacerlo | | 40 | 5 |
| D6.5 | Cuánto le ha afectado emocionalmente su «condición de salud«? | Ninguna | Leve | Moderada | Severa | Extrema o no puede hacerlo | | | |
| D6.6 | ¿Qué impacto económico ha tenido usted o su familia su «condición de salud«? | Ninguna | Leve | Moderada | Severa | Extrema o no puede hacerlo | | | |
| D6.7 | ¿Cuánta dificultad ha tenido usted o su familia debido a su condición de salud? | Ninguna | Leve | Moderada | Severa | Extrema o no puede hacerlo | | | |
| D6.8 | ¿Cuánta dificultad ha tenido para realizar cosas que le ayuden a relajarse o disfrutar? | Ninguna | Leve | Moderada | Severa | Extrema o no puede hacerlo | | | |
| | | | | | Puntuación general de discapacidad (Total) | | | 180 | 5 |
| H1 | En los últimos 30 días, durante cuántos días ha tenido esas dificultades? | | | | | Anote el número de días | | | |
| H2 | En los últimos 30 días, cuántos días fue no pudo realizar nada de sus actividades habituales o en el trabajo debido a su condición de salud? | | | | | Anote el número de días | | | |
| H3 | En los últimos 30 días, sin contar los días que no pudo realizar nada de sus actividades habituales cuántos días tuvo que recortar o reducir sus actividades habituales o en el trabajo, debido a su condición de salud? | | | | | Anote el número de días | | | |

Con esto concluye nuestra entrevista, muchas gracias por su participación.

# Entrevista de formulación cultural

La «Entrevista de formulación cultural» (EFC) consta de 16 preguntas que los clínicos pueden usar para obtener información sobre el efecto que la cultura del paciente puede ejercer en aspectos clave de su atención. En la EFC, *cultura* hace referencia a los valores, orientaciones y asunciones que las personas derivan de su pertenencia a los distintos grupos sociales (p. ej., los grupos étnicos, los militares, las fés religiosas) y que pueden estar o no de acuerdo con las explicaciones médicas. El término *cultura* también hace referencia a los aspectos del origen personal que pueden afectar a los puntos de vista, como la etnia, la raza, el lenguaje o la religión.

La EFC atiende a los puntos de vista que el paciente tiene sobre el problema, a cómo influyen los demás en el curso del problema, a las repercusiones que tiene el origen cultural del paciente, a sus experiencias de búsqueda de asistencia y a sus expectativas actuales sobre el tratamiento y otras formas de atención sanitaria. La EFC es un instrumento centrado en la persona que evalúa la cultura pidiendo al paciente que aborde los distintos temas partiendo de sus propios puntos de vista, en lugar de preguntando sobre lo que opina el grupo cultural de origen. Esto pretende evitar los estereotipos, pues las personas varían considerablemente en su forma de combinar e interpretar la información y las perspectivas culturales. Como la EFC se basa en los puntos de vista del paciente, no existen las respuestas verdaderas o falsas. La entrevista puede conseguirse en la página web www.medicapanamericana.com/dsm5/.

La EFC puede usarse al inicio de la primera entrevista de evaluación con todos los pacientes adultos y en todos los contextos clínicos, sea cual sea el origen del paciente o del clínico. Pacientes y clínicos que posean aparentemente el mismo origen cultural podrían, de hecho, diferir en distintos puntos de vista importantes para el tratamiento. Por otra parte, en cualquier momento de la entrevista pueden usarse otras preguntas, según proceda. Durante las etapas posteriores de la atención del paciente, la EFC puede resultar especialmente útil cuando el juicio diagnóstico plantea problemas a causa de alguna diferencia importante entre los orígenes culturales, religiosos o socioeconómicos del clínico y el paciente; cuando no existe certeza sobre si los síntomas culturalmente expresados cumplen o no los criterios diagnósticos; cuando resulta difícil juzgar la gravedad en el plano dimensional; cuando pacientes y clínicos no están de acuerdo con el curso del tratamiento, y en caso de compromiso y cumplimiento escasos. Este proceso y la información que obtiene cabe esperar que mejorarán la validez cultural de la evaluación diagnóstica, que facilitarán la planificación del tratamiento y que fomentarán el compromiso y la satisfacción del paciente.

En la EFC se destacan cuatro dominios principales:

1. **Definición cultural del problema:** Los problemas que condujeron al episodio actual del paciente, vistos desde dentro de su visión del mundo. En esta sección, el paciente describe el problema y se centra en los aspectos más preocupantes. Esta información empieza a abordar lo que es más importante para el paciente en relación con el cuadro actual, incluidos los aspectos no médicos.
2. **Percepciones culturales de la causa, el contexto y el apoyo:** Las explicaciones que da el paciente sobre las circunstancias de la enfermedad, incluida la causa del problema. El paciente explica también qué factores mejoran o empeoran el problema, prestando especial atención al papel desempeñado por la familia, los amigos y el entorno cultural. El clínico trata de obtener una imagen holística del paciente en su entorno social, atendiendo especialmente a cómo afectan los elementos culturales a la presentación.

3. **Factores culturales que afectan al afrontamiento personal y la búsqueda de ayuda en el pasado:** Las estrategias usadas por el paciente para mejorar su situación, incluidas las que han sido más y menos útiles. El paciente también identifica los obstáculos hallados en el pasado en la búsqueda de tratamiento. Esta información ayuda a clarificar cómo ve el paciente la naturaleza del problema, qué espera del tratamiento de salud mental en contraposición a otras formas de ayuda y cuáles son sus recursos actuales para enfrentarse a la situación.

4. **Factores culturales que afectan a la búsqueda de ayuda en la actualidad:** Cómo percibe el paciente su relación con el clínico, cuáles son actualmente los posibles obstáculos del tratamiento y cuáles son las preferencias en términos de atención sanitaria. En esta sección, el paciente especifica cómo puede el clínico facilitar el tratamiento actual y qué puede interferir con la relación entre ambos. Se obtienen las preferencias terapéuticas que podrán incorporarse al plan de tratamiento.

Se han elaborado módulos suplementarios que amplían cada uno de los dominios de la EFC y pueden orientar al clínico que desee profundizar más en ellos. También se han elaborado módulos suplementarios para poblaciones con necesidades especiales, como los niños y adolescentes, los ancianos y los inmigrantes y refugiados.

## Entrevista de formulación cultural (EFC)

Los módulos suplementarios utilizados para ampliar cada subdominio de la EFC aparecen anotados entre paréntesis.

### GUÍA PARA EL ENTREVISTADOR

### LAS INSTRUCCIONES PARA EL ENTREVISTADOR APARECEN *EN CURSIVA*

*Las siguientes preguntas pretenden clarificar aspectos clave del problema clínico presentado desde el punto de vista del individuo y de otros miembros de la red social del individuo (es decir, la familia, los amigos u otras personas implicadas en el problema actual). Esto incluye el significado del problema, los potenciales proveedores de ayuda y las expectativas de asistencia.*

*INTRODUCCIÓN PARA EL INDIVIDUO:*
Me gustaría comprender los problemas que le traen aquí para poder ayudarle de manera más eficaz. Me gustaría saber de *su* experiencia e ideas. Le haré algunas preguntas acerca de lo que está sucediendo y cómo lo está manejando. Por favor, recuerde que no hay respuestas correctas o incorrectas.

### DEFINICIÓN CULTURAL DEL PROBLEMA

#### DEFINICIÓN CULTURAL DEL PROBLEMA

(Modelo explicativo, nivel de funcionamiento)

*Obtener el punto de vista del individuo acerca de sus problemas fundamentales y preocupaciones clave.*

*Centrarse en la manera que tiene el propio individuo de entender el problema.*

*Utilizar el término, expresión o la breve descripción obtenida en la pregunta 1 para identificar el problema en las preguntas subsiguientes (p. ej., «su conflicto con su hijo»).*

1.  ¿Qué le hace venir aquí hoy?
    *SI EL INDIVIDUO DA POCOS DETALLES O SÓLO MENCIONA SÍNTOMAS O UN DIAGNÓSTICO MÉDICO, INDAGAR:*
    La gente a menudo entiende sus problemas a su manera, que puede ser parecida o diferente de cómo los médicos describen el problema. ¿Cómo describiría *usted* su problema?

*Preguntar cómo encuadra el individuo el problema para los miembros de su red social.*

2.  A veces la gente describe su problema de diferentes maneras a su familia, amigos u otras personas de su comunidad. ¿Cómo les describiría usted su problema?

*Centrarse en los aspectos del problema que más le importan al individuo.*

3.  ¿Qué le preocupa más de su problema?

### PERCEPCIONES CULTURALES DE LA CAUSA, EL CONTEXTO Y EL APOYO

#### CAUSAS

(Modelo explicativo, red social, ancianos)

*Esta pregunta aborda el significado que tiene la afección para el individuo, lo que puede ser relevante para la asistencia clínica.*

*Nótese que los individuos pueden identificar múltiples causas, dependiendo de la faceta del problema que estén considerando.*

4.  ¿Por qué cree que le está sucediendo esto? ¿Cuáles cree que son las causas de su [PROBLEMA]?
    *SI ES NECESARIO, DAR PIE PARA CONTINUAR:*
    Algunas personas pueden explicar su problema como resultado de las cosas negativas que le suceden en su vida, de los problemas con otras personas, de una enfermedad física, de un motivo espiritual o de muchas otras causas.

*Centrarse en el punto de vista de los miembros de la red social del individuo. Éstos pueden ser diversos y diferentes de los del individuo.*

5.  ¿Qué piensan su familia, sus amigos u otras personas de su comunidad que está causando su [PROBLEMA]?

*(Continúa)*

---

### Entrevista de formulación cultural (EFC) *(continuación)*

---

Los módulos suplementarios utilizados para ampliar cada subdominio de la EFC aparecen anotados entre paréntesis.

| *GUÍA PARA EL ENTREVISTADOR* | LAS INSTRUCCIONES PARA EL ENTREVISTADOR APARECEN *EN CURSIVA* |
|---|---|

---

#### Factores de Estrés y de Apoyo

(Red social, cuidadores, factores de estrés psicosocial, religión y espiritualidad, inmigrantes y refugiados, identidad cultural, ancianos, afrontamiento y búsqueda de ayuda

| | |
|---|---|
| *Obtener información acerca del contexto vital del individuo, centrándose en los recursos, los apoyos sociales y la resiliencia. También se puede indagar acerca de otros apoyos (p. ej., de compañeros de trabajo, de la participación religiosa o espiritual).* | 6. ¿Hay algún tipo de apoyo que mejore su [PROBLEMA], como el apoyo de la familia, los amigos u otros? |
| *Centrarse en los aspectos estresantes del entorno del individuo. También se puede indagar acerca de, p. ej., los problemas de relación, las dificultades en el trabajo o el colegio, o la discriminación.* | 7. ¿Hay algún tipo de estrés que empeore su [PROBLEMA], como las dificultades económicas o los problemas familiares? |

#### Papel de la Identidad Cultural

(Identidad cultural, factores de estrés psicosocial, religión y espiritualidad, inmigrantes y refugiados, ancianos, niños y adolescentes)

| | |
|---|---|
| | A veces hay aspectos del contexto o la identidad de las personas que pueden mejorar o empeorar su [PROBLEMA]. Por *contexto* o *identidad* me refiero, por ejemplo, a las comunidades a las que pertenece, los idiomas que habla, los lugares de los que proceden usted o su familia, su raza u origen étnico, su género u orientación sexual, o su fe o religión. |
| *Pedir al individuo que haga una reflexión sobre los elementos más destacados de su identidad cultural. Utilizar esta información para adaptar las preguntas 9-10 según sea necesario.* | 8. Para usted, ¿cuáles son los aspectos más importantes de su contexto o identidad? |
| *Obtener información acerca de aspectos de la identidad cultural que mejoran o empeoran el problema.* | 9. ¿Hay algún aspecto de su contexto o identidad que suponga una diferencia para su [PROBLEMA]? |
| *Indagar según sea necesario (p. ej., un empeoramiento clínico como resultado de la discriminación debida a la condición de inmigrante, la raza/etnia o la orientación sexual).* | |
| *Indagar según sea necesario (p. ej., los problemas relacionados con la emigración, conflictos intergeneracionales o debidos a los roles de género).* | 10. ¿Hay algún aspecto de su contexto o identidad que le esté causando otras preocupaciones o dificultades? |

#### FACTORES CULTURALES QUE AFECTAN AL AFRONTAMIENTO PERSONAL Y LA BÚSQUEDA DE AYUDA EN EL PASADO

#### Afrontamiento Personal

(Afrontamiento y búsqueda de ayuda, religión y espiritualidad, ancianos, cuidadores, factores de estrés psicosocial)

| | |
|---|---|
| *Clarificar el afrontamiento personal del problema.* | 11. A veces las personas tienen maneras diferentes de afrontar los problemas como [PROBLEMA]. ¿Qué ha hecho usted por sí mismo para afrontar su [PROBLEMA]? |

*(Continúa)*

---

## Entrevista de formulación cultural (EFC) *(continuación)*

---

Los módulos suplementarios utilizados para ampliar cada subdominio de la EFC aparecen anotados entre paréntesis.

*GUÍA PARA EL ENTREVISTADOR*

**LAS INSTRUCCIONES PARA EL ENTREVISTADOR APARECEN *EN CURSIVA***

### BÚSQUEDA DE AYUDA EN EL PASADO

(Afrontamiento y búsqueda de ayuda, religión y espiritualidad, ancianos, cuidadores, factores de estrés psicosocial, inmigrantes y refugiados, red social, relación clínico-paciente)

*Obtener información acerca de diferentes fuentes de ayuda (p. ej., asistencia médica, tratamiento de salud mental, grupos de apoyo, asesoramiento laboral, curandería, asesoramiento religioso o espiritual, otras formas de sanación tradicional o alternativa).*

*Indagar según sea necesario (p. ej., «¿Qué otras fuentes de ayuda ha utilizado?»).*

*Clarificar la experiencia y opinión del individuo acerca de la ayuda previa.*

12. A menudo las personas buscan ayuda de muchas fuentes diferentes, incluyendo distintos tipos de médicos, asistentes o sanadores. En el pasado, ¿qué tipos de tratamiento, ayuda, consejos o sanaciones ha buscado para su [PROBLEMA]?

*SI NO DESCRIBE LA UTILIDAD DE LA AYUDA RECIBIDA, INDAGAR:*

¿Qué tipos de ayuda o tratamiento le resultaron más útiles? ¿Cuáles no resultaron útiles?

### OBSTÁCULOS

(Afrontamiento y búsqueda de ayuda, religión y espiritualidad, ancianos, factores de estrés psicosocial, inmigrantes y refugiados, red social, relación clínico-paciente)

*Clarificar el papel de las barreras sociales para buscar ayuda, acceder a la asistencia, y en los problemas para implicarse en tratamientos previos.*

*Indagar acerca de los detalles según sea necesario (p. ej., «¿Qué obstáculos encontró?»).*

13. ¿Hay algo que haya evitado que obtenga la ayuda que necesita?

*INDAGAR SEGÚN SEA NECESARIO:*

Por ejemplo, ¿el dinero, los compromisos laborales o familiares, el estigma o la discriminación, o la ausencia de servicios que comprendan su idioma o contexto?

## FACTORES CULTURALES QUE AFECTAN A LA BÚSQUEDA DE AYUDA EN LA ACTUALIDAD

### PREFERENCIAS

(Red social, cuidadores, religión y espiritualidad, ancianos, afrontamiento y búsqueda de ayuda)

*Clarificar las necesidades actuales percibidas por el individuo y sus expectativas de ayuda, en términos generales.*

*Si el individuo únicamente menciona una fuente de ayuda, seguir indagando (p. ej., «¿Qué otros tipos de ayuda le resultarían útiles en este momento?»).*

*Centrarse en el punto de vista que tiene la red social en relación a la búsqueda de ayuda.*

Ahora hablemos un poco más sobre la ayuda que necesita.

14. ¿Qué tipos de ayuda cree que le resultarían más útiles en este momento para su [PROBLEMA]?

15. ¿Hay otros tipos de ayuda que su familia, amigos, u otras personas le han sugerido que le ayudarían en este momento?

### RELACIÓN CLÍNICO-PACIENTE

(Relación clínico-paciente, ancianos)

*Recoger las posibles preocupaciones acerca de la clínica o la relación clínico-paciente, incluyendo el racismo percibido, las barreras lingüísticas, o las diferencias culturales que pueden minar la buena voluntad, la comunicación o la provisión de asistencia.*

*Indagar acerca de los detalles según sea necesario (p. ej., «¿De qué manera?»).*

*Abordar las posibles barreras a la asistencia o las preocupaciones acerca de la clínica y la relación clínico-paciente que surgieron anteriormente).*

A veces los médicos y los pacientes no se entienden bien porque provienen de contextos diferentes o tienen expectativas distintas.

16. ¿Ha estado usted preocupado por esto, y hay algo que podamos hacer para proporcionarle la asistencia que necesita?

# CAPÍTULO 21

# Modelo alternativo del DSM-5 para los trastornos de la personalidad

**Criterios generales del trastorno de la personalidad**

**Trastornos de la personalidad específicos**

Trastorno de la personalidad antisocial

Trastorno de la personalidad evitativa

Trastorno de la personalidad límite

Trastorno de la personalidad narcisista

Trastorno de la personalidad obsesivo-compulsiva

Trastorno de la personalidad esquizotípica

Trastorno de la personalidad — especificado por rasgos

El subgrupo de trabajo sobre la personalidad y sus trastornos elaboró un modelo nuevo para evaluar los trastornos y los rasgos de la personalidad que comprende tanto diagnósticos categóricos como enfoques dimensionales. Aunque la propuesta no fue aceptada por el consejo de la *American Psychiatric Association* para su inclusión en la sección II, sí se decidió incluirla en la sección III (como capítulo titulado «Modelo alternativo del DSM-5 para los trastornos de la personalidad»). De acuerdo con el DSM-5, este planteamiento sirve para «preservar una continuidad con la práctica clínica actual, al tiempo que se introduce un nuevo enfoque que tiene como objetivo hacer frente a las numerosas deficiencias de la perspectiva actual de los trastornos de la personalidad» (*American Psychiatric Association,* 2013, pág. 761).

El subgrupo propuso una reformulación general de la categoría de los trastornos de la personalidad. Esto supuso la eliminación de 4 de los 10 trastornos y la introducción de un esquema híbrido de evaluación que combina el diagnóstico categórico con la evaluación dimensional opcional del deterioro y los rasgos patológicos de la personalidad. Los miembros del subgrupo se vieron influidos por muchos factores y consideraron que había llegado el momento de instaurar una nueva forma de evaluar la personalidad. Entre las cuestiones sopesadas se hallaban: 1) el número (10) de trastornos de la personalidad, algunos de los cuales rara vez se usan y están poco avalados por la bibliografía; 2) criterios diagnósticos que dejan sin atender importantes dimensiones psicológicas en favor de los rasgos conductuales; 3) comorbilidad frecuente por la que el paciente no suele recibir el diagnóstico de un solo tipo de trastorno de la personalidad; 4) criterios politéticos (es decir, el planteamiento del «menú chino») que contribuyen a la heterogeneidad observada en algunos trastornos, como el trastorno límite, que requiere al menos cinco de nueve síntomas, lo que genera 151 maneras de satisfacer los criterios, sin que haya ninguno obligatorio (Sanislow et al., 2002), y finalmente 5) el que los clínicos no pueden describir totalmente la extensión de la patología de la personalidad por falta de elementos dimensionales. El subgrupo de trabajo concluyó que los dos enfoques son complementarios y aportan ventajas sobre el sistema del DSM-IV, y elaboró un modelo nuevo para abordar las citadas cuestiones.

El modelo fue muy criticado por clínicos e investigadores casi desde el principio. Aunque los críticos reconocían en general el valor de las evaluaciones dimensionales, el modelo propuesto se consideraba demasiado complicado para los atareados clínicos, muchos de los cuales —se pensaba— jamás tendrían tiempo para poder usarlo. Además, muchos psiquiatras poco familiarizados con los dominios y los rasgos evaluados (procedentes en gran medida del campo de la psicología académica) expresaron su disgusto hacia el modelo. A muchos les preocupaba que el uso del modelo para evaluar dimensionalmente los dominios y rasgos de la personalidad fuera obligatorio en lugar de opcional. Curiosamente, el uso de valoraciones dimensionales se tuvo en cuenta durante el desarrollo del DSM-III, aunque se rechazó principalmente porque los psiquiatras están relativamente poco familiarizados con este tipo de sistemas que, además, aportarían más información de la necesaria (Spitzer et al., 1980). El uso de cualquier sistema nuevo conlleva una curva de aprendizaje, hecho que fue especialmente cierto cuando se publicó el DSM-III y los clínicos tuvieron que replantear su forma de evaluar y diagnosticar.

En el modelo alternativo, el diagnóstico categórico se ha conservado. El número de trastornos se ha reducido de 10 a 6. Se creyó que esta reducción ayudaría a minimizar el problema de la frecuente comorbilidad. Dado que se han realizado muy pocos estudios empíricos sobre los tipos paranoide, esquizoide, histriónico y dependiente, se pensó que estos eran los trastornos que cabía excluir. Aunque también se discutió al principio la eliminación del trastorno narcisista, el subgrupo de trabajo decidió conservarlo en el modelo (Ronningstam, 2011). La justificación para conservar los seis trastornos elegidos se basó en los datos de prevalencia, en el grado de deterioro psicosocial y en otras investigaciones que respaldan la validez de estos diagnósticos. Por ejemplo, los tipos antisocial, límite y esquizotípico cuentan con muchos datos objetivos que respaldan su validez y utilidad clínica. El tipo narcisista se retuvo en gran medida a causa del interés considerable de los clínicos por este trastorno a pesar de su uso poco frecuente.

Los criterios de los seis trastornos de la personalidad se revisaron para uniformarlos y hacer que se basaran en un conjunto determinado de dominios y rasgos de personalidad comprobados empíricamente. Los criterios no son politéticos con el fin de evitar la heterogeneidad.

El diagnóstico de cualquiera de los seis trastornos de la personalidad requiere que el paciente presente deterioro en el funcionamiento de la personalidad (criterio A) y rasgos patológicos específicos de cada trastorno (criterio B). Aunque no forma parte de los criterios específicos (sino de los criterios generales del trastorno de la personalidad), la persona también debe presentar un deterioro funcional estable en el tiempo (criterio D) y sostenido entre distintas situaciones (criterio C); además, los deterioros no deben ser normativos de la fase de desarrollo ni del entorno sociocultural (criterio G) del paciente, y tampoco pueden deberse a una sustancia o a otra patología (criterio F). Para las personas que no encajen en estos diagnósticos existe la nueva categoría del trastorno de la personalidad-especificado por rasgos (que sustituye al trastorno de la personalidad no especificado del DSM-IV).

El diagnóstico categórico se combina con una evaluación dimensional opcional del nivel de deterioro de la personalidad del paciente y los rasgos patológicos de esta (Krueger y Eaton, 2010; Krueger et al., 2011). Cuando hay deterioro, se puede utilizar la «Escala del nivel de funcionamiento de la personalidad» para evaluar el grado de perturbación en los planos personal e interpersonal. Los componentes del funcionamiento propio son la identidad y la autodirección, mientras que los del funcionamiento interpersonal son la empatía y la intimidad. El deterioro se evalúa en una escala de 5 puntos, de 0 (funcionamiento sano) a 4 (funcionamiento deficiente).

También se pueden puntuar una amplia serie de facetas y de dominios de rasgos adaptativos y desadaptativos de la personalidad con la finalidad de detectar la naturaleza y el grado de la patología, información que podría resultar útil de cara a la planificación del tratamiento. Los dominios de la personalidad y las facetas pueden emplearse para describir las características de la personalidad de cualquier persona, incluso de aquellas sin trastornos de la personalidad.

El subgrupo de trabajo se basó en los modelos existentes sobre rasgos desadaptativos de la personalidad y estableció mediante consenso los grandes dominios de la personalidad que debía abarcar el nuevo sistema, siempre bajo la influencia del modelo de cinco factores de McCrae y Costa (1987).

Los cinco dominios son: afectividad negativa, desapego, antagonismo, desinhibición y psicoticismo. Cada uno contiene un suborden de rasgos específicos denominados *facetas*. Las facetas de los rasgos son útiles para representar las variaciones de la personalidad *dentro* de los dominios. Por este motivo hay muchas más facetas (25) que dominios (compárese con los 79 criterios del DSM-IV para los trastornos de la personalidad). Uno de los objetivos del subgrupo de trabajo había sido el de condensar esta cifra bastante poco práctica en un grupo de rasgos más manejable y fiable. Los dominios y las facetas se puntúan mediante una escala dimensional de 4 puntos que va de 0 (muy poco o nada descriptivo) a 3 (extremadamente descriptivo). Los dominios y sus facetas más importantes son los siguientes:

- **Afectividad negativa** (experimentar emociones negativas con frecuencia y de manera intensa): labilidad emocional, ansiedad, inseguridad de separación, perseverancia, sumisión, hostilidad, depresión, desconfianza, afecto restringido (carencia).
- **Desapego** (retraimiento ante los demás y de las relaciones sociales): afecto restringido, depresión, suspicacia, evitación, anhedonia, evitación de la intimidad.
- **Antagonismo** (conductas que enfrentan a la persona con los demás): manipulación, falsedad, grandiosidad, búsqueda de atención, insensibilidad, hostilidad.
- **Desinhibición** (conductas impulsivas, sin reflexionar en las posibles consecuencias futuras): irresponsabilidad, impulsividad, distraibilidad, asunción de riesgos, perfeccionismo rígido (carencia).
- **Psicoticismo** (experiencias inusuales y extrañas): creencias y experiencias inusuales, excentricidad, desregulación cognitiva y perceptiva.

El modelo alternativo está diseñado para ser flexible y acoplarse a las necesidades e intereses del clínico. Los clínicos pueden diagnosticar trastornos categóricos de la personalidad, diagnosticar el trastorno de la personalidad-especificado por rasgos en las personas que no cumplan los criterios de ninguno de los seis tipos especificados, describir la heterogeneidad tanto a nivel del funcionamiento de la personalidad como a nivel de los rasgos patológicos en el seno de los tipos de trastornos o describir los perfiles de rasgos de personalidad de todos los pacientes.

# CRITERIOS GENERALES DEL TRASTORNO DE LA PERSONALIDAD

El diagnóstico de un trastorno de la personalidad requiere la evaluación del grado de deterioro en dos o más de un total de cuatro áreas: identidad, autodirección, empatía e intimidad (criterio A). Los deterioros deben ser «moderados o mayores», según la «Escala del nivel de funcionamiento de la personalidad» (Tabla 21-1). Tiene que haber rasgos patológicos específicos de cada trastorno (criterio B). Los deterioros del funcionamiento personal y los rasgos de la personalidad deben ser relativamente inflexibles y generalizados en una amplia gama de situaciones personales y sociales (criterio C); relativamente estables en el tiempo, con inicios que daten al menos de la adolescencia o la juventud (criterio D); no deben ser mejor explicados por otro trastorno mental (criterio E); no deben ser atribuibles a los efectos de una sustancia o de otra afección médica (criterio F), y no deben considerarse normales para la fase de desarrollo ni el entorno sociocultural del paciente (criterio G).

## Criterios generales del trastorno de la personalidad

Las características esenciales de un trastorno de la personalidad son:

A. Dificultad moderada o grave en el funcionamiento de la personalidad (auto/interpersonal).
B. Uno o más rasgos patológicos de personalidad.
C. Las dificultades en el funcionamiento de la personalidad y la expresión del rasgo de la personalidad del individuo son relativamente inflexibles y se extienden a una amplia gama de situaciones personales y sociales.
D. Las dificultades en el funcionamiento de la personalidad y la expresión del rasgo de la personalidad del individuo son relativamente estables a través del tiempo, y se inician al menos en la adolescencia o en la edad adulta temprana.
E. Las dificultades en el funcionamiento de la personalidad y la expresión del rasgo de la personalidad del individuo no se explican mejor por otro trastorno mental.
F. Las dificultades en el funcionamiento de la personalidad y la expresión del rasgo de la personalidad del individuo no son exclusivamente atribuibles a los efectos fisiológicos de una sustancia o de otra afección médica (p. ej., un traumatismo craneoencefálico grave).
G. Las dificultades en el funcionamiento de la personalidad y la expresión del rasgo de la personalidad del individuo no se conciben como normales para la etapa de desarrollo de la persona o para su contexto sociocultural.

Todos los trastornos de la personalidad de la sección III que se describen a continuación también deben cumplir la definición general.

**TABLA 21-1. Escala del nivel de funcionamiento de la personalidad (ENFP)**

| Nivel de deterioro | PERSONAL (*SELF*) | | INTERPERSONAL | |
| --- | --- | --- | --- | --- |
| | Identidad | Autodirección | Empatía | Intimidad |
| 0: Poco o ningún deterioro. | Tiene la conciencia permanente de un yo único; mantiene límites apropiados en sus roles.<br><br>Tiene una autoestima positiva, uniforme y autorregulada; autoevaluación precisa.<br><br>Es capaz de sufrir, tolerar y regular una completa gama de emociones. | Establece y aspira a metas basadas en una evaluación realista y razonable de las capacidades personales.<br><br>Utiliza estándares apropiados de comportamiento y logra satisfacerlos en múltiples esferas.<br><br>Puede reflexionar y obtener un significado constructivo de la experiencia interna. | Es capaz de comprender con precisión las experiencias y motivaciones de los demás en la mayoría de las situaciones.<br><br>Comprende y aprecia los puntos de vista de los demás, incluso cuando está en desacuerdo.<br><br>Es consciente del efecto de las propias acciones sobre los demás. | Mantiene múltiples relaciones satisfactorias y duraderas con su entorno personal y social.<br><br>Desea y participa en una serie de relaciones cercanas, recíprocas y de apoyo mutuo.<br><br>Se esfuerza en cooperar y en obtener beneficios mutuos y responde de manera flexible a la variedad de ideas, emociones y comportamientos de los demás. |
| 1: Algún deterioro | Tiene relativamente intacto el sentido de sí mismo, con alguna disminución en la claridad de los límites cuando experimenta emociones fuertes y angustia mental.<br><br>A veces su autoestima disminuye; autoevaluación algo distorsionada o demasiado crítica.<br><br>Las emociones fuertes pueden ser muy molestas y se asocian a restricciones de la gama de experiencias emocionales. | Está dirigido a objetivos de manera excesiva, algo inhibido por sus propias metas o éstas entran en conflicto.<br><br>Puede tener normas personales poco realistas o inadecuadas socialmente, limitando el cumplimiento de algunos aspectos.<br><br>Es capaz de reflexionar sobre sus experiencias internas, pero puede exagerar algún tipo de autoconocimiento (p. ej., emocional, intelectual). | Muestra dificultad en la capacidad tanto de percibir como de comprender las experiencias de los demás; puede tender a ver a los demás con expectativas poco razonables o con deseo de control.<br><br>Aunque es capaz de considerar y comprender diferentes perspectivas, se resiste a hacerlo.<br><br>Tiene una conciencia no uniforme de los efectos de la propia conducta en los demás. | Es capaz de establecer relaciones duraderas en su entorno personal y comunitario, con algunas limitaciones en cuanto al grado de profundidad y satisfacción.<br><br>Es capaz de formar –y desea formar– relaciones íntimas y recíprocas, pero puede inhibir o constreñir la expresión significativamente si las emociones son intensas o surgen conflictos.<br><br>La cooperación puede ser inhibida por estándares irreales; algo limitado en la capacidad de respetar o responder a las ideas, las emociones y los comportamientos de otros. |

*(Continúa)*

**TABLA 21-1.** Escala del nivel de funcionamiento de la personalidad (ENFP) *(continuación)*

| Nivel de deterioro | PERSONAL (*SELF*) | | | INTERPERSONAL | | |
|---|---|---|---|---|---|---|
| | Identidad | Autodirección | | Empatía | Intimidad | |
| 2: Deterioro moderado | Depende excesivamente de los demás para la definición de la identidad, con demarcación difusa de los límites.<br><br>Posee una autoestima vulnerable controlada por una preocupación exagerada acerca de la evaluación externa, con deseo de aprobación.<br><br>Se siente incompleto o inferior, con autoevaluación compensatoria elevada o disminuida.<br><br>La regulación emocional depende de la evaluación externa positiva. Las amenazas a la autoestima pueden generar emociones fuertes, como la rabia o la vergüenza. | Las metas son más a menudo un medio para obtener la aprobación externa que autogeneradas y, por lo tanto, pueden carecer de coherencia o de estabilidad.<br><br>Las normas personales pueden ser excesivamente exigentes (p. ej., ser especial o complacer a otros) o tolerantes (p. ej., no consonantes con los valores sociales prevalentes). El cumplimiento está comprometido por un sentido de falta de autenticidad.<br><br>Posee una capacidad deteriorada para reflexionar sobre la experiencia interna. | | Se muestra en excesiva consonancia con la experiencia de los demás, pero sólo con respecto a la relevancia percibida del *self*.<br><br>Es excesivamente autorreferente, lo que compromete significativamente la capacidad de apreciar y comprender las experiencias de otros, y de considerar perspectivas alternativas.<br><br>Generalmente desconocen o no se preocupan por el efecto de su propia conducta sobre los demás o evalúan de forma poco realista dichas repercusiones. | Es capaz de formar, y desea formar, relaciones en su entorno personal y social, pero las conexiones pueden ser, en gran medida, superficiales.<br><br>Las relaciones íntimas están basadas predominantemente en la satisfacción de las necesidades de autorregulación y de autoestima, con una expectativa poco realista de ser perfectamente entendido por otros.<br><br>Tiende a no ver las relaciones en términos recíprocos y coopera principalmente para el beneficio personal. | |

*(Continúa)*

**TABLA 21-1.** **Escala del nivel de funcionamiento de la personalidad (ENFP)** *(continuación)*

| Nivel de deterioro | PERSONAL (*SELF*) | | INTERPERSONAL | |
|---|---|---|---|---|
| | **Identidad** | **Autodirección** | **Empatía** | **Intimidad** |
| 3: Deterioro grave | Tiene un sentido débil de la autonomía/de sí mismo y experimenta cierta falta de identidad o un vacío.<br><br>Límites mal definidos o rígidos: puede mostrar sobreidentificación con los demás, demasiado énfasis en la independencia de los demás u oscilación entre ambos.<br><br>Autoestima frágil, fácilmente influenciable por los acontecimientos y la propia imagen carece de coherencia. La autoevaluación no tiene matices: autodepreciación, autoensalzamiento o una combinación ilógica y poco realista de ambos.<br><br>Las emociones pueden cambiar rápidamente o aparecer en forma de sentimiento crónico e inquebrantable de desesperación. | Tiene dificultades para establecer y/o alcanzar objetivos personales.<br><br>Las normas internas de conducta son poco claras o contradictorias. La vida se percibe como carente de sentido o peligrosa.<br><br>Posee una capacidad limitada de reflexionar y entender sus propios procesos mentales. | Capacidad restringida para considerar y comprender los pensamientos, sentimientos y comportamientos de otras personas; puede discernir aspectos muy específicos de la experiencia de otros, en particular las vulnerabilidades y el sufrimiento.<br><br>Generalmente incapaz de tener en cuenta perspectivas alternativas; se siente muy amenazado por las discrepancias o puntos de vista alternativos.<br><br>Está confundido o no es consciente del impacto de las propias acciones en los demás y a menudo se muestra desconcertado por los pensamientos y acciones de otros, a quienes atribuye incorrectamente motivaciones frecuentes de perjuicio. | Tiene algún deseo de establecer relaciones en el entorno personal y comunitario, pero la capacidad para establecer conexiones positivas y duraderas está deteriorada significativamente.<br><br>Las relaciones se basan en una fuerte creencia en la absoluta necesidad de seres queridos y/o en las expectativas de abandono o malos tratos. Los sentimientos acerca de la implicación íntima con otros se alternan entre el miedo/rechazo y el deseo desesperado de conexión.<br><br>Poca reciprocidad: los demás se conceptualizan principalmente en términos de cómo afectan al *self* (negativa o positivamente); esfuerzos de cooperación interrumpidos debido a la percepción de desaires de otros. |

*(Continúa)*

**TABLA 21-1.** Escala del nivel de funcionamiento de la personalidad (ENFP) *(continuación)*

| Nivel de deterioro | PERSONAL (*SELF*) | | INTERPERSONAL | |
| --- | --- | --- | --- | --- |
| | Identidad | Autodirección | Empatía | Intimidad |
| 4: Deterioro extremo | Ausencia de la experiencia de un yo único y del sentido del sí mismo/autonomía, o ésta se organiza en torno a la percepción persecutoria externa. Se confunden o no existen los límites con los demás.<br><br>Presenta una autoimagen débil o que se ve distorsionada y fácilmente amenazada por las interacciones con los demás; autoevaluación caracterizada por distorsiones y confusiones significativas.<br><br>Las emociones no son congruentes con el contexto o la experiencia interna. El odio y la agresión pueden ser los afectos dominantes, aunque al mismo tiempo pueden repudiarse y atribuirse a los demás. | Escasa diferenciación entre pensamientos y acciones, por lo que la capacidad de establecer metas se encuentra gravemente comprometida, con objetivos nada realistas o incoherentes.<br><br>Las normas internas de conducta son casi inexistentes. Su cumplimiento genuino es prácticamente inconcebible.<br><br>Es profundamente incapaz de reflexionar de manera constructiva acerca de la propia experiencia. Las motivaciones personales pueden no reconocerse o atribuirse a experiencias externas o ajenas a uno mismo. | Posee una marcada incapacidad para identificar y comprender la experiencia y la motivación de los demás.<br><br>La atención a las perspectivas o puntos de vista de los otros es casi nula (la atención es hipervigilante, centrada en la satisfacción de sus necesidades y en la evitación del daño).<br><br>Las interacciones sociales pueden ser confusas y desorientadoras. | El deseo de afiliación es limitado porque presenta un profundo desinterés o expectativas de daño. El compromiso con los demás es individual, desorganizado o siempre negativo.<br><br>Las relaciones se conceptualizan casi exclusivamente en términos de su capacidad para proporcionar bienestar o infligir dolor y sufrimiento. El comportamiento social/interpersonal no es recíproco, sino que busca la satisfacción de necesidades básicas o la evitación del dolor. |

# TRASTORNOS DE LA PERSONALIDAD ESPECÍFICOS

En la sección III se encuentran los criterios diagnósticos de los trastornos de la personalidad antisocial, evitativa, límite, narcisista, obsesivo-compulsiva y esquizotípica. Cada uno de ellos está definido por deterioros específicos del funcionamiento de la personalidad (criterio A) y rasgos patológicos característicos (criterio B).

## Trastorno de la personalidad antisocial

El trastorno de la personalidad antisocial se caracteriza por falta de conformidad con las conductas legales y éticas, y/o ausencia egocéntrica e insensible de consideración por los demás, acompañadas de falsedad, irresponsabilidad, manipulación y/o adopción de riesgos.

---

### Criterios diagnósticos propuestos para el trastorno de la personalidad antisocial

---

A. Deterioro moderado o grave en el funcionamiento de la personalidad, que se manifiesta por las dificultades características en dos o más de las cuatro áreas siguientes:

1. *Identidad:* el egocentrismo; la autoestima derivada de la ganancia personal, del poder o del placer.
2. *Autodirección:* el establecimiento de objetivos sobre la base de la satisfacción personal, ausencia de normas internas prosociales asociadas a una falta de conformidad con el comportamiento legal o ético normalizado culturalmente.
3. *Empatía:* la falta de preocupación por los sentimientos, las necesidades o el sufrimiento de los demás, la falta de remordimientos después de herir o maltratar a otra persona.
4. *Intimidad:* incapacidad para relaciones íntimas mutuamente, por lo que la explotación es el modo fundamental de relacionarse con los demás, incluso mediante el engaño y la coacción, el abuso de una posición dominante o la intimidación para controlar a los demás.

B. Seis o más de los siete rasgos de personalidad patológicos siguientes:

1. *Manipulación* (un aspecto del **antagonismo**): el uso frecuente de subterfugios para influir o controlar a otros, emplear la seducción, el encanto, la labia o congraciarse con los demás para conseguir sus fines.
2. *Insensibilidad* (un aspecto del **antagonismo**): la falta de preocupación por los sentimientos o problemas de los demás, la falta de culpa o remordimiento por los efectos negativos o perjudiciales de las acciones de uno mismo sobre los demás; la agresión; el sadismo.
3. *El engaño* (un aspecto del **antagonismo**): la falta de honradez y fraudulencia; representación errónea de sí mismo; embellecimiento o distorsión al relatar acontecimientos.
4. *Hostilidad* (un aspecto del **antagonismo**): sentimientos de enfado persistentes o frecuentes; ira o irritabilidad en respuesta a los desaires e insultos menores; comportamiento cruel, desagradable o vengativo.
5. *Asunción de riesgos* (un aspecto de la **desinhibición**): involucrarse en actividades peligrosas, de riesgo y potencialmente dañinas, innecesariamente y sin tener en cuenta las consecuencias; propensión al aburrimiento e iniciación irreflexiva de actividades para ven-

cer el aburrimiento; falta de preocupación por las limitaciones y la negación de la realidad del peligro personal para uno.

6. *Impulsividad* (un aspecto de la **desinhibición**): dejarse llevar por el fragor del momento en respuesta a estímulos inmediatos, actuando de forma repentina y sin un plan o reflexión acerca de las consecuencias; dificultad para trazar y seguir planes.

7. *Irresponsabilidad* (un aspecto de la **desinhibición**): desinterés y falta de cumplimiento con las obligaciones o compromisos económicos y de otro tipo; falta de respeto y de cumplimiento de acuerdos y promesas.

**Nota:** El individuo debe tener, al menos, 18 años de edad.

*Especificar* si:
**Con características psicopáticas.**

## Criterio A

La persona debe presentar un deterioro moderado o mayor del funcionamiento de la personalidad en dos o más de un total de cuatro áreas: identidad, autodirección, empatía e intimidad. Estas personas pueden exhibir un notable egocentrismo cercano a la grandiosidad que podría no resultar inicialmente evidente, y un sentido al mismo tiempo de ser merecedor de privilegios e invulnerable (A1). La autoestima puede ser desproporcionadamente alta, con egoísmo y desprecio, franco o encubierto, por las restricciones legales, morales o culturales (A2). Estas personas pueden no tener en cuenta los sentimientos o necesidades de los demás y pueden carecer de remordimiento (A3). A veces aparece una forma de indiferencia o desapego emocional que se acompaña de ausencia de empatía e incapacidad para la intimidad genuina (A4), aunque estas características podrían no ser inmediatamente observables en las interacciones sociales del día a día o durante la evaluación inicial.

## Criterio B

Este criterio requiere la presencia de seis o más de un total de siete rasgos de la personalidad. Estos son la manipulación (B1), que puede manifestarse como el uso deliberado de subterfugios para controlar o influir en los demás; insensibilidad (B2), que puede incluir falta de remordimiento o culpa y/o falta de consideración hacia los sentimientos de los demás; falsedad (B3), manifestada en forma de conductas deshonestas y fraudulentas, así como representaciones sesgadas del yo, con adornos y falsificaciones; hostilidad (B4), que abarca sentimientos persistentes o frecuentes de cólera o conductas vengativas; asunción de riesgos (B5), como participar en conductas arriesgadas o peligrosas; impulsividad (B6), que supone actuar de forma imprevista sin importar las consecuencias; e irresponsabilidad (B7), que supone el descuido de los compromisos económicos o de otro tipo.

La persona debe tener al menos 18 años de edad. El especificador «con características psicopáticas» puede usarse para denotar la presencia de psicopatía, término que describe un subgrupo de personas afectadas por este trastorno caracterizadas por una «falta considerable de ansiedad o miedo y un estilo interpersonal audaz que puede enmascarar comportamientos desadaptativos» (*American Psychiatric Association*, 2013, pág. 765).

# Trastorno de la personalidad evitativa

Los rasgos típicos de este trastorno son la evitación de las situaciones sociales y la inhibición de las relaciones interpersonales en relación con sentimientos de ineptitud o incompetencia. Rasgos típicos de este tratsorno son, además, la preocupación ansiosa con evaluación negativa y rechazo, y el miedo al ridículo o a las situaciones embarazosas.

## Criterios diagnósticos propuestos para el trastorno de la personalidad evitativa

A. Deterioro moderado o grave en el funcionamiento de la personalidad, que se manifiesta por las dificultades características en dos o más de las cuatro áreas siguientes:

1. *Identidad:* baja autoestima asociada con la autoevaluación como socialmente inepto, personalmente poco atractivo o inferior y sentimientos excesivos de vergüenza.
2. *Autodirección:* estándares poco realistas de comportamiento asociados con la renuncia a perseguir sus objetivos, asumir riesgos personales o participar en nuevas actividades que impliquen contacto interpersonal.
3. *Empatía:* preocupación y sensibilidad a la crítica o al rechazo, asociadas a la inferencia negativa distorsionada de las interpretaciones de los demás.
4. *Intimidad:* reticencia a involucrarse con las personas, salvo que esté seguro que es aceptado; baja reciprocidad en las relaciones íntimas debido al temor de ser avergonzado o ridiculizado.

B. Tres o más de los siguientes cuatro rasgos patológicos de personalidad, uno de los cuales debe ser (1) ansiedad:

1. **Ansiedad** (un aspecto de la **afectividad negativa**): Intensos sentimientos de nerviosismo, tensión o pánico, como reacción a las situaciones sociales; se preocupan por los efectos negativos de las experiencias desagradables del pasado y las posibilidades futuras negativas; sentimiento de miedo, aprensión o amenaza ante la incertidumbre; temor a la vergüenza.
2. **Distanciamiento** (un aspecto del **desapego**): reticencia a participar en situaciones sociales, de tal manera que se evitan los contactos y actividades sociales; la falta de apertura para el contacto social.
3. **Anhedonia** (un aspecto del **desapego**): falta de disfrute, de participación o de energía para las experiencias vitales; déficit en la capacidad de sentir placer o de interesarse por las cosas.
4. **Evitación de la intimidad** (un aspecto del **desapego**): evita las relaciones interpersonales íntimas o románticas, el apego interpersonal, y las relaciones sexuales íntimas.

# Criterio A

La persona debe tener un deterioro moderado o mayor del funcionamiento de la personalidad en dos o más de un total de cuatro áreas: identidad, autodestrucción, empatía e intimidad. Las personas con trastorno de la personalidad evitativa pueden tener baja autoestima y considerarse socialmente incapaces, poco atractivas en lo personal o inferiores, y a veces presentan sentimientos excesivos de vergüenza o ineptitud (A1). Estas personas pueden ser reacias a asumir riesgos personales o a dedicarse a actividades nuevas que supongan contacto inter-personal. Esto puede llevarlas a rehuir todo lo nuevo o difícil que se sitúe fuera de su zona de control (A2). Pueden llegar a estar tan preocupadas por la posibilidad de ser evaluadas negativamente por la sociedad que les resulta difícil empatizar con los sentimientos o los puntos de vista de los demás (A3). Estas personas pueden incluso evitar las relaciones informales con los demás y rara vez crean relaciones íntimas debido a su convicción de que todo aquel que llegue a conocerlas bien acabará descubriendo su incapacidad y rechazán-dolas (A4).

## Criterio B

Este criterio requiere la presencia de tres o más de un total de cuatro elementos. Las personas con trastorno de la personalidad evitativa suelen sentir mucha ansiedad en las situaciones sociales y también les preocupan los efectos negativos de las experiencias desagradables del pasado (B1). Esto puede llevarlas a evitar las situaciones sociales u otras actividades que impliquen trato con otras personas. Puede que prefieran estar a solas antes que con otras personas, y puede que prefieran mantener la distancia emocional con respecto a los demás e implicarse con ellos lo mínimo cuando el contacto sea necesario (B2). La evitación también afecta a las emociones positivas. Las personas con trastorno de la personalidad evitativa pue-den carecer de interés por las actividades que interesan a la mayoría y declarar que tales actividades no les producen ningún placer. Pueden verse como faltas de energía y entusiasmo, y reconocer que no tratan de vivir plenamente y no disfrutan de las actividades cotidianas o incluso de la vida misma (B3). Se evitan especialmente las relaciones íntimas. Estas personas pueden repudiar el interés por las relaciones románticas y sexuales, y suelen distanciarse de las personas con quienes empiezan a intimar (B4).

## Trastorno de la personalidad límite

El trastorno de la personalidad límite se caracteriza por inestabilidad de la autoimagen, los objetivos personales, las relaciones interpersonales y los afectos, todo ello acompañado de impulsividad, asunción de riesgos u hostilidad.

### Criterios diagnósticos propuestos para el trastorno de la personalidad límite

A. Deterioro moderado o grave en el funcionamiento de la personalidad, que se manifiesta por las dificultades características en dos o más de las cuatro áreas siguientes:

1. *Identidad:* autoimagen marcadamente pobre, poco desarrollada o inestable, a menudo asociada a un exceso de autocrítica; sentimientos crónicos de vacío; estados disocia-tivos bajo estrés.
2. *Autodirección:* inestabilidad en las metas, aspiraciones, valores o planes de futuro.
3. *Empatía:* capacidad disminuida para reconocer los sentimientos y necesidades de los demás, asociada a la hipersensibilidad interpersonal (con tendencia a sentirse menos-preciado o insultado); percepciones de los demás sesgadas selectivamente hacia atri-butos negativos o vulnerables.

4. ***Intimidad:*** relaciones cercanas intensas, inestables y conflictivas, marcadas por la desconfianza, la necesidad y la preocupación ansiosa por un abandono real o imaginario; las relaciones íntimas son vistas dicotómicamente entre la idealización y la devaluación, que conlleva a la alternancia correspondiente entre sobreimplicación y distanciamiento.

B. Cuatro o más de los siguientes siete rasgos patológicos de personalidad, al menos uno de los cuales debe ser (5) impulsividad, (6) la toma de riesgos, o (7) hostilidad:

1. ***Labilidad emocional*** (un aspecto de la **afectividad negativa**): experiencias emocionales inestables y estado de ánimo con cambios frecuentes; las emociones se alteran fácil, intensa y/o desproporcionadamente con los acontecimientos y circunstancias.

2. ***Ansiedad*** (un aspecto de la **afectividad negativa**): sentimientos intensos de nerviosismo, tensión o pánico, a menudo en respuesta a tensiones interpersonales; se preocupan por los efectos negativos de las experiencias desagradables del pasado y posibilidades futuras negativas; sensación de miedo, aprensión o amenaza ante la incertidumbre; temor a desmoronarse o a perder el control.

3. **Inseguridad de separación** (un aspecto de la **afectividad negativa**): temores de rechazo o separación de figuras significativas, asociados con el miedo a la dependencia excesiva y a la pérdida total de autonomía.

4. **Depresión** (un aspecto de la **afectividad negativa**): sentimientos frecuentes de estar hundido, de ser miserable y/o no tener esperanza; dificultad para recuperarse de este tipo de estados de ánimo; pesimismo sobre el futuro; vergüenza generalizada, sentimientos de inferioridad y baja autoestima; ideación y comportamiento suicida.

5. **Impulsividad** (un aspecto de la **desinhibición**): actuar en el fragor del momento en respuesta a estímulos inmediatos, actuando de forma repentina y sin un plan o reflexión acerca de las consecuencias, dificultad para trazar o seguir los planes; sentido de urgencia y comportamiento autolesivo en virtud de la angustia emocional.

6. **Asunción de riesgos** (un aspecto de la **desinhibición**): implicarse en prácticas peligrosas, de riesgo, y actividades potencialmente dañinas para sí mismo, innecesariamente y sin atender a las consecuencias; falta de preocupación por las limitaciones, y negación de la realidad del peligro personal.

7. **Hostilidad** (un aspecto del **antagonismo**): sentimientos de enojo persistentes o frecuentes; ira o irritabilidad en respuesta a ofensas e insultos menores.

## Criterio A

La persona debe tener un deterioro moderado o mayor del funcionamiento de la personalidad en dos o más de un total de cuatro áreas: identidad, autodirección, empatía e intimidad. Las personas con este trastorno pueden tener una autoimagen marcadamente inestable y a menudo negativa (criterio A1), con cambios drásticos en la autodirección, incluidos los objetivos, los valores y las aspiraciones (A2). Estas personas suelen ser hipersensibles en las relaciones interpersonales y, aunque les cuesta confiar en los demás, no toleran quedarse a solas. Pueden parecer empáticas con los demás, pero la empatía aparente puede evaporarse con rapidez si creen que no se están satisfaciendo sus propias necesidades (A3). Las relaciones interpersonales suelen ser inestables e intensas. Esto podría llevar a estas personas a idealizar en exceso a las parejas románticas en la primera o la segunda reunión, demandando mucho tiempo juntos y compartiendo los más íntimos detalles de la propia vida desde el inicio de la relación (A4).

# Criterio B

Este criterio requiere la presencia de cuatro o más de un total de siete elementos, y al menos uno de ellos debe ser la impulsividad, la asunción de riesgos o la hostilidad. Las personas con trastorno de la personalidad límite pueden presentar una marcada inestabilidad afectiva debido a una intensa reactividad del estado de ánimo que no guarda proporción con los acontecimientos o las circunstancias reales (B1). Estas personas pueden presentar intensos sentimientos de ansiedad, a menudo en respuesta al estrés personal (B2). Suelen experimentar un intenso miedo al rechazo o la separación de los seres queridos, a menudo acompañado de fuerte abatimiento (B3). El ánimo disfórico es frecuente, con sentimientos frecuentes de desesperación y desesperanza que pueden conducir a pensamientos o conductas suicidas (B4). La suicidalidad recurrente puede ser el motivo que lleve a estas personas a buscar ayuda. Las personas con este trastorno suelen ser impulsivas y actúan repentinamente a menudo en respuesta a estímulos inmediatos (B5). Esto puede llevarlas a abusar de sustancias, a tener relaciones sexuales inseguras, a conducir peligrosamente o a realizar otras conductas de riesgo (B6). Les cuesta trabajo controlar la ira y pueden expresar sarcasmo extremo o amargura, o tener estallidos verbales incluso ante desaires o insultos de poca importancia (B7).

## Trastorno de la personalidad narcisista

El trastorno de la personalidad narcisista se caracteriza normalmente por una autoestima variable y vulnerable, con intentos de regulación basados en la búsqueda de atención y aprobación, y en la grandiosidad ya sea franca o encubierta.

### Criterios diagnósticos propuestos para el trastorno de la personalidad narcisista

A. Deterioro moderado o grave en el funcionamiento de la personalidad, que se manifiesta por las dificultades características en dos o más de las cuatro áreas siguientes:

1. *Identidad:* referencia excesiva a los demás para la autodefinición y regulación de la autoestima; autoevaluación exagerada o subestimada, u oscilando entre los extremos; la regulación emocional refleja las fluctuaciones en la autoestima.

2. *Autodirección:* establecimiento de objetivos basados en la obtención de la aprobación de los demás, estándares personales excesivamente elevados con el fin de verse a uno mismo como algo excepcional, o demasiado bajos en base a un sentido de «tener derecho»; a menudo no son conscientes de sus propias motivaciones.

3. *Empatía:* deterioro de la capacidad para reconocer o identificarse con los sentimientos y necesidades de los otros; pendiente en exceso de las reacciones de los demás, pero sólo de aquellas personas que considera relevantes; sobre o subestimación del efecto que causa en los demás.

4. *Intimidad:* relaciones en gran medida superficiales, que se entablan para la regulación de la autoestima; reciprocidad restringida y con poco interés genuino en las experiencias de los demás; predominio de la necesidad de obtener beneficios personales.

B. Ambos de los siguientes rasgos patológicos de personalidad:

1. *Grandiosidad* (un aspecto del **antagonismo**): sentimientos de «tener derecho», ya sea explícito o encubierto; egocentrismo; sostiene firmemente la creencia de que es mejor que los demás; condescendiente con otras personas.

2. ***Búsqueda de atención*** (un aspecto del **antagonismo**): intentos excesivos para atraer y ser el foco de atención de los demás, buscando la admiración.

## Criterio A

La persona debe tener un deterioro moderado o mayor del funcionamiento de la personalidad en dos o más de un total de cuatro áreas: identidad, autodirección, empatía e intimidad. Debe existir un sentido exagerado de la propia importancia y los propios méritos (A1). Las personas con este trastorno pueden reclamar derechos especiales (A2) y ser poco capaces de reconocer los sentimientos de los demás (A3). Las relaciones pueden parecer muy superficiales y utilitarias (A4).

## Criterio B

Este criterio requiere la presencia de dos rasgos patológicos de la personalidad: grandiosidad y búsqueda de atención. Una característica nuclear de las personas con trastorno de la personalidad narcisista es la regulación de la autoestima recurriendo a estrategias grandiosas de sobrecompensación, entre las que puede haber exigencias, egoísmo y la creencia de que uno es mejor que los demás (B1). Estas personas dependen excesivamente de la búsqueda de atención y de la admiración de los otros, o de ser el foco de atención (B2).

## Trastorno de la personalidad obsesivo-compulsiva

El trastorno de la personalidad obsesivo-compulsiva se caracteriza normalmente por dificultad para entablar y mantener relaciones íntimas, todo ello acompañado de perfeccionismo rígido, inflexibilidad y expresión emocional limitada.

### Criterios diagnósticos propuestos para el trastorno de la personalidad obsesivo-compulsiva

A. Deterioro moderado o grave en el funcionamiento de la personalidad, que se manifiesta por las dificultades características en dos o más de las cuatro áreas siguientes:

1. ***Identidad:*** sentido de autopercepción derivado principalmente del trabajo o de la productividad; experiencia y expresión constreñidas de las emociones intensas.
2. ***Autodirección:*** dificultad para completar tareas y realizar metas, asociadas con normas internas de comportamiento rígidas e irrazonablemente elevadas e inflexibles; actitudes excesivamente concienzudas y moralistas.
3. ***Empatía:*** dificultad para entender y apreciar las ideas, sentimientos o comportamientos de los demás.
4. ***Intimidad:*** las relaciones son vistas como algo secundario al trabajo y a la productividad; la rigidez y la terquedad afectan negativamente a las relaciones con los demás.

B. Tres o más de los siguientes cuatro rasgos patológicos de personalidad, uno de los cuales debe ser (1) perfeccionismo rígido:

1. ***Perfeccionismo rígido*** (un aspecto de extrema escrupulosidad [el polo opuesto a la desinhibición]): insistencia rígida en que todo sea impecable, perfecto, y sin errores o

fallos, incluyendo el rendimiento de uno mismo y de los demás; sacrificar la puntualidad para garantizar la exactitud en cada detalle; creer que sólo hay una manera
correcta de hacer las cosas; dificultad para cambiar ideas y/o puntos de vista; preocupación por los detalles, la organización y el orden.

2. **Perseverancia** (un aspecto de la **afectividad negativa**): persistencia en tareas a pesar
de que el comportamiento ha dejado de ser funcional o efectivo; continuar realizando
el mismo comportamiento tras fracasar reiteradamente.

3. **Evitación de la intimidad** (un aspecto del **desapego**): evitar las relaciones interpersonales cercanas y románticas, el apego interpersonal y las relaciones sexuales íntimas.

4. **Afectividad restringida** (un aspecto del **desapego**): poca reacción emocional ante
situaciones excitantes; experiencia y expresión emocionales constreñidas; indiferencia
o frialdad afectiva.

## Criterio A

La persona debe tener un deterioro moderado o mayor del funcionamiento de la personalidad en dos o más de un total de cuatro áreas: identidad, autodirección, empatía e intimidad.
Las personas con este trastorno pueden mostrar una devoción excesiva por el trabajo o la
productividad, con expresión limitada de las emociones (A1). Estas personas pueden tratar
de mantener su sensación de control a través de la preocupación rígida por el orden y los
detalles, hasta el punto de no llegar muchas veces a alcanzar la meta fundamental de las
actividades emprendidas (A2). Les puede resultar difícil entender y apreciar los sentimientos de los demás (A3). Estos rasgos pueden llevar a estas personas a valorar el trabajo y la
productividad por encima de las relaciones personales, que se consideran de importancia
secundaria (A4).

## Criterio B

Este criterio requiere la presencia de tres o más de un total de cuatro elementos, uno de los
cuales debe ser el perfeccionismo rígido. La persona puede centrarse excesivamente en
lograr la perfección, creyendo a menudo que solo existe una manera de hacer bien las cosas
(B1). Las actividades suelen ser excesivamente metódicas porque la persona está demasiado
preocupada por el tiempo, la puntualidad, los horarios y las normas. La persona puede
persistir en sus tareas a pesar de obtener fracasos repetidos, incluso cuando la conducta ha
dejado de ser funcional o eficaz (B2). El abordaje rígido de las tareas, los problemas y las
personas origina una capacidad limitada de adaptarse a los cambios necesarios o circuns-
tanciales. La necesidad de completar las tareas a la perfección puede producir parálisis o
indecisión, de forma que las tareas importantes nunca se completan. Estas personas no
perciben las repercusiones de sus propias conductas sobre los pensamientos y emociones de
los demás, lo que puede llevarlas a evitar las relaciones románticas, las amistades e incluso
la intimidad sexual (B3, B4).

## Trastorno de la personalidad esquizotípica

Este trastorno se caracteriza por deterioros de la capacidad de mantener relaciones sociales e
íntimas, y por excentricidades en la cognición, la percepción y la conducta que se acompañan

de una imagen propia distorsionada y metas personales incoherentes junto a suspicacia y limitación de la expresión emocional.

## Criterios diagnósticos propuestos para el trastorno de la personalidad esquizotípica

A. Deterioro moderado o grave en el funcionamiento de la personalidad, que se manifiesta por las dificultades características en dos o más de las cuatro áreas siguientes:

1. *Identidad:* límites confusos entre el yo y los demás; autoconcepto distorsionado; expresión emocional a menudo no congruente con el contexto o la experiencia interna.
2. *Autodirección:* metas irreales o incoherentes; no poseen ningún conjunto claro de normas internas.
3. *Empatía:* profunda dificultad para la comprensión del impacto de las propias conductas sobre los demás; frecuentes malas interpretaciones de las motivaciones y comportamientos de los demás.
4. *Intimidad:* dificultad considerable para desarrollar relaciones íntimas, asociada con la desconfianza y la ansiedad.

B. Cuatro o más de los siguientes seis rasgos patológicos de personalidad:

1. *Desregulación cognitiva y perceptiva* (un aspecto del **psicoticismo**): procesos de pensamiento inusuales o raros; pensamiento y lenguaje circunstancial, vago, metafórico, recargado o estereotipado; sensaciones extrañas en diversas modalidades sensoriales.
2. *Creencias y experiencias inusuales* (un aspecto del **psicoticismo**): contenido del pensamiento y visiones de la realidad que son vistos por otros como extraños o peculiares; experiencias insólitas de la realidad.
3. *Excentricidad* (un aspecto del **psicoticismo**): comportamiento o apariencia extraños, inusuales o excéntricos; se expresa de forma rara o inapropiada.
4. *Afectividad restringida* (un aspecto del **desapego**): escasa reacción ante situaciones emocionalmente estimulantes; experiencia y expresión emocionales constreñidas; indiferencia o frialdad afectivas.
5. *Distanciamiento* (un aspecto del **desapego**): preferencia por estar solo antes que acompañado; recelo en las situaciones sociales; evitación de contactos y actividades sociales; carente de iniciativa para el contacto social.
6. *Desconfianza* (un aspecto del **desapego**): expectativas y gran sensibilidad a señales indicativas de perjuicio o daño interpersonal; dudas sobre la lealtad y la fidelidad de los demás; sentimientos de persecución.

## Criterio A

La persona debe tener un deterioro moderado o mayor del funcionamiento de la personalidad en dos o más de un total de cuatro áreas: identidad, autodirección, empatía e intimidad. Las personas con trastorno de la personalidad esquizotípica pueden presentar límites confusos entre el yo y los otros, un concepto distorsionado de sí mismas y una expresión emocional que no es congruente con el contexto o la experiencia interna (A1). Entre los deterioros de la autodirección se observan metas poco realistas o incoherentes y ausencia de un conjunto claro de normas internas (A2). Entre los problemas de empatía puede haber dificultades marcadas para comprender el efecto de la propia conducta sobre los demás e interpretaciones erróneas de las motivaciones y conductas de los otros (A3). Los problemas con la intimidad pueden incluir marcados deterioros de las relaciones íntimas, acompañados de desconfianza y ansiedad (A4).

## Criterio B

Este criterio requiere la presencia de cuatro o más de un total de seis elementos. Las personas con este trastorno suelen presentar marcados rasgos patológicos de la personalidad en el área del psicoticismo porque son proclives a las experiencias de tipo psicótico, como tener procesos de pensamiento poco habituales o creencias mágicas, o pueden mostrar un discurso vago o digresivo (B1, B2). Los demás consideran que estas personas son raras o excéntricas; a veces muestran comportamientos extraños o hacen afirmaciones insólitas (B3). La afectividad restringida puede ser motivo de preocupación y el paciente puede reaccionar muy poco a los sucesos estimulantes desde el punto de vista emocional (B4). El retraimiento social es frecuente; la persona se muestra reticente en las situaciones sociales o prefiere simplemente estar sola (B5). La suspicacia es habitual. El paciente puede mostrarse hipervigilante y sospechar que los demás tienen intenciones negativas o dañinas hacia él (B6).

### Trastorno de la personalidad – especificado por rasgos

Este diagnóstico sustituye al trastorno de la personalidad no especificado del DSM-IV. Esta es una categoría residual para las personas con trastornos de la personalidad que no cumplen los criterios de ningún trastorno específico. En lugar de dejar sin especificar la naturaleza del trastorno de la personalidad, el clínico puede especificarla. Tanto a nivel de dominios como a nivel de facetas es posible evaluar detalladamente las características de la personalidad del paciente. Por ejemplo, dos personas pueden ser parecidas en términos de desinhibición extrema y diferir en que solo una de ellas presenta, además, psicoticismo, con creencias y experiencias poco usuales.

---

### Criterios diagnósticos propuestos para el trastorno de la personalidad – especificado por rasgos

A. Deterioro moderado o grave en el funcionamiento de la personalidad, que se manifiesta por las dificultades características en dos o más de las cuatro áreas siguientes:
1. *Identidad*
2. *Autodirección*
3. *Empatía*
4. *Intimidad*

B. Uno o más dominios de rasgos patológicos de personalidad O facetas específicas de rasgos dentro de los dominios, teniendo en cuenta TODOS los siguientes dominios:
1. **Afectividad negativa** (*versus* estabilidad emocional): experiencias frecuentes e intensas de una amplia gama de emociones negativas (p. ej., ansiedad, depresión, culpa/

vergüenza, preocupación, enfado), y de sus manifestaciones comportamentales (p. ej., autolesión) e interpersonales (p. ej., dependencia).

2. **Desapego** (*versus* extraversión): la evitación de la experiencia socioemocional, incluyendo tanto el distanciamiento en las interacciones interpersonales (tanto las interacciones diarias casuales como las amistades o las relaciones íntimas), así como la experiencia y la expresión afectivas restringidas, en particular la capacidad hedónica limitada.

3. **Antagonismo** (*versus* amabilidad): comportamientos que colocan a la persona en desacuerdo con los demás, incluyendo, un sentido exagerado de la propia importancia y una expectativa consiguiente de recibir un trato especial, así como la antipatía e insensibilidad hacia los demás, que abarca tanto la falta de conciencia acerca de las necesidades y sentimientos de los demás, como la disposición de utilizar a los demás en beneficio propio.

4. **Desinhibición** (*versus* escrupulosidad): orientación hacia la satisfacción inmediata, dando lugar a un comportamiento impulsivo dominado por pensamientos y sentimientos repentinos evocados por estímulos externos, sin tener en cuenta aprendizajes obtenidos de experiencias del pasado ni reflexiones sobre las consecuencias futuras.

5. **Psicoticismo** (*versus* lucidez): exhibir una amplia gama de conductas y cogniciones excéntricas, inusuales o culturalmente incongruentes y raras, incluyendo tanto el proceso (p. ej., la percepción, la disociación) como el contenido (p. ej., creencias).

# Criterios A y B

La persona debe tener un deterioro moderado o mayor del funcionamiento de la personalidad en dos o más de un total de cuatro áreas: identidad, autodirección, empatía e intimidad (criterio A). El clínico debe observar uno o más de un total de cinco dominios de rasgos patológicos o facetas concretas de estos dominios (criterio B). Este planteamiento permite al clínico ver en perspectiva y registrar los rasgos desadaptativos más destacables de la personalidad del paciente. Se puede anotar simplemente cuál de los cinco dominios de rasgos de la personalidad caracterizan al paciente o bien especificar los rasgos con más detalle y anotar las facetas más características (dentro de cada dominio). La decisión de usar esta categoría depende de las necesidades de la situación clínica.

# CAPÍTULO 22

# Afecciones que necesitan más estudio

Síndrome de psicosis atenuado

Episodios depresivos con hipomanía de corta duración

Trastorno de duelo complejo persistente

Trastorno por consumo de cafeína

Trastorno de juego por Internet

Trastorno neurocomportamental asociado con la exposición prenatal al alcohol

Trastorno de comportamiento suicida

Autolesión no suicida

En la sección III del DSM-5 se incluyen ocho trastornos que podrían llegar a incluirse en futuras ediciones del DSM (Tabla 22-1). En esta sección, los autores del DSM-5 permiten la inclusión de criterios normalizados para facilitar la investigación que determinará si un trastorno debe finalmente incluirse o no como diagnóstico oficial. La inclusión de estos criterios «pretende proporcionar un lenguaje común para los investigadores y los clínicos interesados en estudiar estos trastornos» (*American Psychiatric Association,* 2013, pág. 783). Se espera que esta medida estimulará la investigación que permita comprender mejor estas afecciones e informar las decisiones sobre su inclusión en futuras ediciones del DSM.

La colocación provisional de estos trastornos en el manual se inició con el DSM-III-R, donde se incluía el apéndice A, «Categorías diagnósticas propuestas que requieren estudios ulteriores». Se incluyeron tres conjuntos de criterios: trastorno disfórico de la fase lútea tardía, trastorno sádico de la personalidad y trastorno derrotista de la personalidad. De estos tres, tan solo el trastorno disfórico de la fase lútea tardía ganó el reconocimiento y el respaldo científico necesarios. Se incluye (modificado) en el DSM-5 como trastorno disfórico premenstrual.

En el DSM-IV se incluyeron 26 conjuntos de criterios, criterios revisados y ejes en un apéndice B («Criterios y ejes propuestos para estudios posteriores») mucho más amplio. En todos los casos se había recomendado su inclusión en el DSM-IV, pero el grupo de trabajo concluyó

**TABLA 22-1.** Conjuntos de criterios del DSM-5 para afecciones que necesitan más estudio

Síndrome de psicosis atenuado

Episodios depresivos con hipomanía de corta duración

Trastorno de duelo complejo persistente

Trastorno por consumo de cafeína

Trastorno de juego por Internet

Trastorno neurocomportamental asociado con la exposición prenatal al alcohol

Trastorno de comportamiento suicida

Autolesión no suicida

que los datos existentes no bastaban para justificar su inclusión como categorías o ejes oficiales. Había propuestas de diagnósticos (p. ej., trastorno posconmocional, trastorno de trance disociativo), de criterios (p. ej., criterio B alternativo para el trastorno distímico) y de ejes (escala de funcionamiento defensivo).

De las afecciones incluidas en el apéndice B del DSM-IV, varias se han convertido en diagnósticos del DSM-5, hecho que demuestra la utilidad de la inclusión de criterios para estimular la investigación. El trastorno posconmocional y el trastorno neurocognitivo leve se incluyen en el DSM-5, aunque el primero se ha reformulado como trastorno neurocognitivo debido a traumatismo cerebral. La abstinencia de cafeína, el trastorno disfórico premenstrual, el trastorno facticio por poderes (ahora trastorno facticio impuesto a otro) y el trastorno de atracones se incluyen también, en estos casos con retoques de los respectivos criterios. Por otra parte, hubo varios otros trastornos que no pasaron el listón: trastorno depresivo pospsicótico de la esquizofrenia, trastorno deteriorante simple (esquizofrenia simple), trastorno depresivo menor, trastorno depresivo breve recurrente, trastorno de ansiedad-depresivo mixto, trastorno de trance disociativo, trastorno de la personalidad depresiva y trastorno de la personalidad pasivo-agresiva (trastorno negativista de la personalidad).

## Síndrome de psicosis atenuado

El subgrupo de trabajo sobre trastornos psicóticos propuso este nuevo diagnóstico. El propósito es identificar a las personas con riesgo de esquizofrenia con el fin de diagnosticarlas y tratarlas antes para mejorar su pronóstico. El síndrome consta de síntomas leves de tipo psicótico con malestar y deterioro clínico importante. La progresión hacia la esquizofrenia o alguna otra psicosis franca es uno de los posibles resultados y se produce en una minoría importante de personas afectadas. Como el síndrome se ve casi siempre como un trastorno comórbido, no está claro si representa un trastorno aparte o si es más bien un rasgo, una vulnerabilidad, asociada a un mayor riesgo de trastorno psicótico. Otro motivo de preocupación es que parece solaparse con el trastorno de la personalidad esquizotípica y no está clara la interrelación.

El diagnóstico propuesto se convirtió en objeto de debate durante el desarrollo del DSM-5. Los críticos de dentro y fuera de la psiquiatría expresaron su preocupación por que el diagnóstico pudiera suponer una etiqueta psiquiátrica aplicada a personas que no están enfermas y que, en la mayoría de los casos, nunca tendrán un trastorno psicótico, y ser causa de intervenciones costosas e innecesarias. Entre ellas estaría el mayor uso extraoficial de antipsicóticos, con el consiguiente riesgo de iatrogenia (p. ej., aumento de peso, trastornos metabólicos, trastornos de los movimientos).

## Criterios propuestos para el síndrome de psicosis atenuado

A. Al menos uno de los siguientes síntomas está presente de manera atenuada, con un juicio de realidad relativamente intacto, y es de gravedad o frecuencia suficientes como para justificar la atención clínica:

1. Delirios.
2. Alucinaciones.
3. Discurso desorganizado.

B. Los síntomas deben haber estado presentes al menos una vez a la semana durante el último mes.
C. Los síntomas deben haber comenzado o empeorado en el último año.
D. Los síntomas son suficientemente angustiantes e incapacitantes para el individuo como para justificar la atención clínica.
E. Los síntomas no se explican mejor por otro trastorno mental, incluyendo un trastorno depresivo o bipolar con características psicóticas, y no son atribuibles a los efectos fisiológicos de una sustancia o de otra afección médica.
F. Nunca se han cumplido criterios para ningún trastorno psicótico.

## Episodios depresivos con hipomanía de corta duración

Las personas con hipomanía de corta duración deben haber presentado al menos un episodio depresivo mayor y al menos dos episodios de 2-3 días en que se cumplieran los criterios del episodio hipomaniaco excepto por la duración de los síntomas. Los síntomas representan un notable cambio en la conducta normal del individuo.

El subgrupo de trabajo sobre trastornos del ánimo propuso este diagnóstico en reconocimiento de que las personas que han tenido hipomanía de corta duración y un episodio depresivo mayor, con su mayor tasa de trastornos concomitantes por consumo de sustancias y sus mayores antecedentes de bipolaridad, recuerdan más a los pacientes con trastorno bipolar que a los que tienen trastorno depresivo mayor. Se calcula que el 2,8 % de la población general presenta hipomanía de corta duración, siendo la prevalencia mayor entre las mujeres.

Aunque los criterios propuestos llenarían un vacío diagnóstico, esta categoría podría confundirse con el trastorno bipolar II, el trastorno depresivo mayor con características mixtas o el trastorno ciclotímico. La afección podría también confundirse con el trastorno de la personalidad límite, donde la inestabilidad afectiva es un síntoma habitual.

## Criterios propuestos para los episodios depresivos con hipomanía de corta duración

**Un antecedente a lo largo de toda la vida de al menos un episodio de depresión mayor que cumpla los siguientes criterios:**

A. Cinco (o más) de los síntomas siguientes han estado presentes durante el mismo período de dos semanas y representan un cambio del funcionamiento anterior; al menos uno de los síntomas es (1) estado de ánimo deprimido o (2) pérdida de interés o de placer. (**Nota:** No incluir síntomas que se pueden atribuir claramente a una afección médica.)

   1. Estado de ánimo deprimido la mayor parte del día, casi todos los días, según se desprende de la información subjetiva (p. ej., se siente triste, vacío o sin esperanza) o de la observación por parte de otras personas (p. ej., se le ve lloroso). (**Nota:** En niños y adolescentes, el estado de ánimo puede ser irritable.)
   2. Disminución importante del interés o el placer por todas o casi todas las actividades la mayor parte del día, casi todos los días (como se desprende de la información subjetiva o de la observación).
   3. Pérdida importante de peso sin hacer dieta o aumento de peso (p. ej., modificación de más del 5% del peso corporal en un mes) o disminución o aumento del apetito casi todos los días. (**Nota:** En los niños, considerar el fracaso para el aumento del peso esperado.)
   4. Insomnio o hipersomnia casi todos los días.
   5. Agitación o retraso psicomotor casi todos los días (observable por parte de otros, no simplemente la sensación subjetiva de inquietud o enlentecimiento).
   6. Fatiga o pérdida de la energía casi todos los días.
   7. Sentimiento de inutilidad o culpabilidad excesiva o inapropiada (que puede ser delirante) casi todos los días (no simplemente el autorreproche o culpa por estar enfermo).
   8. Disminución de la capacidad para pensar o concentrarse, o de tomar decisiones, casi todos los días (a partir del relato subjetivo o de la observación por parte de otras personas).
   9. Pensamientos de muerte recurrentes (no sólo miedo a morir), ideas suicidas recurrentes sin un plan determinado, intento de suicidio o un plan específico para llevarlo a cabo.

B. Los síntomas causan malestar clínicamente significativo o deterioro en lo social, laboral u otras áreas importantes del funcionamiento.

C. El episodio no se puede atribuir a los efectos fisiológicos de una sustancia o de otra afección médica.

D. La alteración no se explica mejor por un trastorno esquizoafectivo y no está sobreimpuesto a una esquizofrenia, un trastorno esquizofreniforme, un trastorno delirante u otro trastorno del espectro de la esquizofrenia y otros trastornos psicóticos especificados o no especificados.

**Al menos 2 episodios de períodos hipomaníacos a lo largo de la vida que cumplen los criterios sintomáticos requeridos que aparecen abajo, pero cuya duración es insuficiente (al menos 2 días pero menos de 4 días consecutivos) como para cumplir criterios de un episodio hipomaníaco. Los criterios sintomáticos son los siguientes:**

A. Un período bien definido de estado de ánimo anormal y persistentemente elevado, expansivo o irritable, y un aumento anormal y persistente de la actividad o la energía.

B. Durante el período de alteración del estado de ánimo y aumento de la energía y actividad, han persistido tres (o más) de los síntomas siguientes (cuatro si el estado de ánimo es sólo irritable), representan un cambio notorio del comportamiento habitual y han estado presentes en un grado significativo:

1. Aumento de la autoestima o sentimiento de grandeza.
2. Disminución de la necesidad de dormir (p. ej., se siente descansado después de sólo tres horas de sueño).
3. Más hablador de lo habitual o presión para mantener la conversación.
4. Fuga de ideas o experiencia subjetiva de que los pensamientos van a gran velocidad.
5. Facilidad de distracción (es decir, la atención cambia demasiado fácilmente a estímulos externos poco importantes o irrelevantes), según se informa o se observa.
6. Aumento de la actividad dirigida a un objetivo (social, en el trabajo o la escuela, o sexual) o agitación psicomotora.
7. Participación excesiva en actividades que tienen muchas posibilidades de consecuencias dolorosas (p. ej., dedicarse de forma desenfrenada a compras, juergas, indiscreciones sexuales o inversiones de dinero imprudentes).

C. El episodio se asocia a un cambio inequívoco de funcionamiento que no es característico del individuo cuando no presenta síntomas.
D. La alteración del estado de ánimo y el cambio en el funcionamiento son observables por parte de otras personas.
E. El episodio no es suficientemente grave para causar una alteración importante del funcionamiento social o laboral, o necesitar hospitalización. Si existen características psicóticas, el episodio es, por definición, maníaco.
F. El episodio no se puede atribuir a los efectos fisiológicos de una sustancia (p. ej., una droga, un medicamento, otro tratamiento).

## Trastorno de duelo complejo persistente

El subgrupo de trabajo dedicado a los trastornos de ansiedad, del espectro obsesivo-compulsivo, postraumáticos y disociativos propuso este trastorno como nuevo diagnóstico partiendo de los estudios que muestran que las personas que presentan un duelo «prolongado» o «complicado» tras la pérdida de un familiar próximo o un amigo íntimo tienen más angustia o deterioro funcional que las que tienen reacciones de duelo normales. El subgrupo de trabajo cree que el DSM no cubre de manera suficiente estas afecciones.

## Criterios propuestos para el trastorno de duelo complejo persistente

A. El individuo ha experimentado la muerte de alguien con quien mantenía una relación cercana.
B. Desde la muerte, al menos uno de los síntomas siguientes está presente más días de los que no a un nivel clínicamente significativo, y persiste durante al menos 12 meses en el caso de adultos en duelo y 6 meses para niños en duelo:

1. Anhelo/añoranza persistente del fallecido. En niños pequeños, la añoranza puede expresarse mediante el juego y el comportamiento, incluyendo comportamientos que reflejan la separación y también el reencuentro con un cuidador u otra figura de apego.
2. Pena y malestar emocional intensos en respuesta a la muerte.
3. Preocupación en relación al fallecido.
4. Preocupación acerca de las circunstancias de la muerte. En los niños, esta preocupación con el fallecido puede expresarse a través de los contenidos del juego y del comportamiento, y puede extenderse a una preocupación por la posible muerte de otras personas cercanas.

C. Desde la muerte, al menos 6 de los síntomas siguientes están presentes más días de los que no a un nivel clínicamente significativo, y persisten durante al menos 12 meses en el caso de adultos en duelo y 6 meses para niños en duelo:

**Malestar reactivo a la muerte**

1. Importante dificultad para aceptar la muerte. En los niños, esto depende de la capacidad del niño para comprender el significado y la permanencia de la muerte.
2. Experimentar incredulidad o anestesia emocional en relación a la pérdida.
3. Dificultades para rememorar de manera positiva al fallecido.
4. Amargura o rabia en relación a la pérdida.
5. Valoraciones desadaptativas acerca de uno mismo en relación al fallecido o a su muerte (p. ej., autoinculparse).
6. Evitación excesiva de los recuerdos de la pérdida (p. ej., evitación de los individuos, lugares o situaciones asociados con el fallecido; en los niños, esto puede incluir evitar pensamientos y sentimientos acerca del fallecido).

**Alteración social/de la identidad**

7. Deseos de morir para poder estar con el fallecido.
8. Dificultades para confiar en otras personas desde el fallecimiento.
9. Sentimientos de soledad o desapego de otros individuos desde la muerte.
10. Sentir que la vida no tiene sentido o está vacía sin el fallecido, o creer que uno no puede funcionar sin el fallecido.
11. Confusión acerca del papel de uno en la vida, o una disminución del sentimiento de identidad propia (p. ej., sentir que una parte de uno mismo murió con el fallecido).
12. Dificultad o reticencia a mantener intereses (p. ej., amistades, actividades) o hacer planes de futuro desde la pérdida.

D. La alteración provoca malestar clínicamente significativo o disfunción en áreas sociales, laborales u otras áreas importantes del funcionamiento.
E. La reacción de duelo es desproporcionada o inconsistente con las normas culturales, religiosas, o apropiadas a su edad.

*Especificar* si:

**Con duelo traumático:** Duelo debido a un homicidio o suicidio con preocupaciones angustiantes persistentes acerca de la naturaleza traumática de la muerte (que a menudo aparecen en respuesta a recordatorios de la pérdida), incluyendo los últimos momentos del fallecido, el grado de sufrimiento y de lesiones mutilantes, o la naturaleza maliciosa o intencionada del fallecimiento.

# Trastorno por consumo de cafeína

El subgrupo de trabajo de los trastornos relacionados con sustancias propuso la inclusión de este diagnóstico. Los datos muestran que un porcentaje considerable de consumidores crónicos de cafeína acaban presentando rasgos propios de la dependencia de sustancias: uso continuado a pesar de daños físicos o psíquicos, esfuerzos no fructíferos para reducir o abandonar el consumo, y consumo para evitar síntomas de abstinencia. El diagnóstico de este trastorno por consumo de cafeína permitiría reconocer mejor el síndrome por parte de los facultativos y de la población general. El reconocimiento podría llevar a desarrollar estrategias específicas para dejar la cafeína e intervenciones que podrían beneficiar a un gran número de personas. Por otra parte, los críticos señalan que el reconocimiento de este trastorno podría trivializar los trastornos por consumo de sustancias en general porque la prevalencia incluiría un gran porcentaje de la población general adulta.

## Criterios propuestos para el trastorno por consumo de cafeína

Un patrón de consumo de cafeína problemático que provoca un deterioro o malestar clínicamente significativo, que se manifiesta por al menos 3 de los criterios siguientes en un plazo de 12 meses:

1. Deseo persistente o esfuerzos infructuosos de reducir o controlar el consumo de cafeína.
2. Se continúa con el consumo de cafeína a pesar de saber que se sufre un problema físico o psicológico persistente o recurrente, probablemente causado o exacerbado por ella.
3. Abstinencia, manifestada por alguno de los siguientes hechos:

    a. Presencia del síndrome de abstinencia característico de la cafeína.
    b. Se consume cafeína (o alguna sustancia muy similar) para aliviar o evitar los síntomas de abstinencia.

4. Con frecuencia se consume cafeína en cantidades superiores o durante un tiempo más prolongado del previsto.
5. Consumo recurrente de cafeína que lleva al incumplimiento de los deberes fundamentales en el trabajo, la escuela o el hogar (p. ej., retrasos o ausencias repetidas del trabajo o la escuela relacionados con el consumo o abstinencia de cafeína).
6. Consumo continuado de cafeína a pesar de sufrir problemas persistentes o recurrentes de tipo social o interpersonal, provocados o exacerbados por los efectos de la cafeína (p. ej., discusiones con el cónyuge sobre las consecuencias del consumo, los problemas médicos o el coste).
7. Tolerancia, definida por alguno de los siguientes hechos:

    a. Una necesidad de consumir cantidades cada vez mayores de cafeína para conseguir el efecto deseado.
    b. Un efecto notablemente reducido tras el consumo continuado de la misma cantidad de cafeína.

8. Se invierte mucho tiempo en las actividades necesarias para conseguir cafeína, consumirla o recuperarse de sus efectos.
9. Ansias o un poderoso deseo o necesidad de consumir cafeína.

# Trastorno de juego por Internet

El subgrupo de trabajo sobre trastornos relacionados con sustancias propuso estos criterios para una entidad nueva y que crece rápidamente gracias a la tecnología moderna. Este trastorno consiste en el uso excesivo y/o indebido de Internet para jugar, a menudo con otros jugadores. Aunque la entidad es relativamente frecuente, comunicándose muchos casos en los países asiáticos, los miembros del subgrupo de trabajo argumentaron que no estaba bien representada en los DSM. El trastorno solo es posible en aquellas sociedades que cuentan con ordenadores y acceso a Internet. Por este motivo, muestra la clara influencia, llevada al extremo, del cambio cultural y tecnológico en las conductas socialmente aceptadas. A pesar de su novedad, el trastorno presenta los mismos rasgos clínicos que las adicciones a sustancias: conductas repetitivas e impulsivas a pesar de tener consecuencias negativas, control escaso sobre dichas conductas, ansia de realizarlas y sensación placentera durante estas. También se han comunicado síntomas de tolerancia y abstinencia similares a los observados en los trastornos por consumo de sustancias.

Las conversaciones sobre si incluir o no este síndrome durante el desarrollo del DSM-5 avivaron el debate entre los profesionales y el público general. Algunos creen que su inclusión medicalizaría una mala conducta y llevaría a la inclusión de otras presuntas adicciones comportamentales en futuras ediciones del DSM (p. ej., compras compulsivas, comer en exceso, conducta hipersexual). Otros señalan que el concepto es excesivamente estrecho y que debería haberse propuesto una categoría más amplia de «adicción a Internet» o «uso compulsivo de ordenadores».

## Criterios propuestos para el trastorno de juego por Internet

Uso persistente y recurrente de Internet para participar en juegos, a menudo con otros jugadores, que provoca un deterioro o malestar clínicamente significativo tal y como indican cinco (o más) de los siguientes criterios en un período de 12 meses:

1. Preocupación con los juegos de internet. (El individuo piensa en actividades de juego previas o anticipa jugar el próximo juego; internet se convierte en la actividad dominante de la vida diaria.)
   **Nota:** Este trastorno es diferente de las apuestas por internet, que se incluyen dentro del trastorno por juego.
2. Aparecen síntomas de abstinencia al quitarle los juegos por internet. (Estos síntomas se describen típicamente como irritabilidad, ansiedad o tristeza, pero no hay signos físicos de abstinencia farmacológica).
3. Tolerancia (la necesidad de dedicar cada vez más tiempo a participar en juegos por internet).
4. Intentos infructuosos de controlar la participación en juegos por internet.
5. Pérdida del interés por aficiones y entretenimientos previos como resultado de, y con la excepción de los juegos por internet.
6. Se continúa con el uso excesivo de los juegos por internet a pesar de saber los problemas psicosociales asociados.
7. Ha engañado a miembros de su familia, terapeutas u otras personas en relación a la cantidad de tiempo que juega por internet.

8. Uso de los juegos por internet para evadirse o aliviar un afecto negativo (p. ej., sentimientos de indefensión, culpa, ansiedad).

9. Ha puesto en peligro o perdido una relación significativa, trabajo u oportunidad educativa o laboral debido a su participación en juegos por internet.

**Nota:** Sólo se incluyen en este trastorno los juegos por internet que no son de apuestas. No se incluye el uso de internet para realizar actividades requeridas en un negocio o profesión; tampoco se pretende que el trastorno incluya otros usos recreativos o sociales de internet. De manera similar, se excluyen las páginas sexuales de internet.

*Especificar la gravedad actual:*

El trastorno de juego por internet puede ser leve, moderado o grave, dependiendo del grado de disrupción de las actividades habituales. Los individuos con trastorno de juego por internet menos grave pueden presentar menos síntomas y menor alteración en sus vidas. Aquellos con un trastorno de juego por internet grave dedicarán más horas al ordenador y tendrán una mayor pérdida de relaciones o de oportunidades laborales o escolares.

# Trastorno neurocomportamental asociado con la exposición prenatal al alcohol

El subgrupo de trabajo sobre trastornos relacionados con sustancias propuso los criterios de este trastorno con el fin de abarcar toda una gama de discapacidades del desarrollo que se asocian a la exposición intrauterina al alcohol. La entidad propuesta es un síndrome conductual y psicológico que produce malestar y deterioro clínicamente significativos.

La razón para incluir esta entidad es la de potenciar el reconocimiento de las personas afectadas negativamente por la exposición prenatal al alcohol y facilitar derivación terapéutica. Estas personas están representadas en exceso, si bien sin ser reconocidas, por lo general, en el sistema de protección de menores, los reformatorios y correccionales, y los ámbitos ambulatorios y hospitalarios de psiquiatría. La inclusión de esta entidad en el DSM podría potenciar el diagnóstico de estas personas y su derivación a tratamiento en los sistemas de salud mental, educativo y de justicia penal. Como aspecto negativo, algunos dirían que estos síntomas ya están suficientemente contemplados en el DSM y que lo único necesario es que los clínicos estén sobre aviso. Otra cuestión es que el diagnóstico supone una relación causal con el alcohol, lo que es difícil de demostrar. Los síntomas son muy amplios y se superponen a los de muchos trastornos —incluidos el trastorno de conducta y el de la personalidad antisocial— que no se excluyen de manera específica.

## Criterios propuestos para el trastorno neurocomportamental asociado con la exposición prenatal al alcohol

A. Una exposición al alcohol durante la gestación, incluyendo aquella anterior a conocer el estado de embarazo, más que mínima. La confirmación de la exposición gestacional al alcohol puede obtenerse a partir del consumo de alcohol durante el embarazo referido por la propia madre, de la historia clínica o de registros de otro tipo, o de la observación clínica.

B. Afectación del funcionamiento neurocognitivo, que se manifiesta por uno o más de los siguientes:

1. Alteración del rendimiento intelectual global (es decir, un CI de 70 o menos, o una puntuación estándar de 70 o menos en una evaluación detallada del desarrollo).
2. Alteración en el funcionamiento ejecutivo (p. ej., planificación y organización pobres, falta de flexibilidad, dificultades para inhibir el comportamiento).
3. Alteración en el aprendizaje (p. ej., logros académicos menores de los esperados para su nivel intelectual, afectación específica del aprendizaje).
4. Alteración de la memoria (p. ej., problemas para recordar la información que se ha aprendido recientemente, cometer los mismos errores de manera repetida, dificultades para recordar instrucciones verbales extensas).
5. Alteración del razonamiento visoespacial (p. ej., dibujos desorganizados o pobremente planificados, problemas para diferenciar entre izquierda y derecha).

C. Afectación de la autorregulación, que se manifiesta por uno o más de los siguientes:

1. Alteración en la regulación del afecto o el comportamiento (p. ej., labilidad afectiva, afecto negativo o irritabilidad, arrebatos conductuales frecuentes).
2. Déficit de atención (p. ej., dificultad para cambiar la atención, dificultad para mantener el esfuerzo mental).
3. Alteración en el control de impulsos (p. ej., dificultad para esperar su turno, dificultad para cumplir las reglas).

D. Afectación en el funcionamiento adaptativo, que se manifiesta por dos o más de los siguientes, de los cuales uno debe ser (1) o (2):

1. Déficit en la comunicación (p. ej., retraso en la adquisición del lenguaje, dificultades para comprender el lenguaje hablado).
2. Alteración en la comunicación e interacción social (p. ej., es excesivamente amigable con desconocidos, dificultades para descifrar claves sociales, dificultades para comprender las consecuencias sociales).
3. Alteración en las habilidades de la vida diaria (p. ej., retraso en el aseo, la alimentación o el baño, dificultades para manejar la planificación de actividades diaria).
4. Alteración en las habilidades motoras (p. ej., desarrollo motor fino pobre, retraso en la adquisición de hitos motores gruesos o déficits sostenidos en la función motora gruesa, déficits en la coordinación y el equilibrio).

E. El inicio del trastorno (síntomas de los Criterios B, C y D) tiene lugar en la infancia.
F. La alteración provoca malestar clínicamente significativo o disfunción en áreas sociales, académicas, laborales u otras áreas importantes del funcionamiento.
G. El trastorno no se explica mejor por los efectos fisiológicos directos asociados al uso posnatal de una sustancia (p. ej., un medicamento, alcohol u otras drogas), a una afección médica general (p. ej., lesión cerebral traumática, delirium, demencia), a otro teratógeno conocido (p. ej., el síndrome hidantoínico fetal), a una afección genética (p. ej., el síndrome de Williams, el síndrome de Down, el síndrome de Cornelia de Lange) o a la negligencia ambiental.

## Trastorno de comportamiento suicida

La justificación de la inclusión de este trastorno que ofrece el subgrupo de trabajo sobre trastornos del ánimo tiene que ver principalmente con la codificación. Aunque el comportamiento suicida ocasiona una morbilidad importante y lleva a un uso elevado de los recursos de salud mental, los códigos del DSM que reflejan la conducta suicida se limitan a los códigos E (causa externa de lesión) de la CIE-9-CM (E950-E959) que distinguen las lesiones accidentales de las autoinfligidas. Los códigos los suelen asignar los administrativos y con frecuencia se ignoran. Aunque la conducta suicida y la ideación suicida aparecen como síntomas del trastorno depresivo mayor y del trastorno de la personalidad límite, estos síntomas no son codificables y representan mal las asociaciones independientes que tales comportamientos tienen con muchos otros trastornos psiquiátricos. Además, las investigaciones indican que las conductas suicidas tienen rasgos patológicos en común, con independencia de la comorbilidad. Así pues, la falta de un código aprobado hace que la información de la historia clínica sea incompleta y engañosa, por lo que la presencia de una entidad codificable podría ayudar con las tareas de prevención y vigilancia de la seguridad.

## Criterios propuestos para el trastorno de comportamiento suicida

A. El individuo ha realizado un intento de suicidio en los últimos 24 meses.
   **Nota:** Un intento de suicidio es una secuencia de comportamientos iniciada por el propio individuo, quien en el momento de iniciarlos espera que el conjunto de acciones llevará a su propia muerte. El «momento de inicio» es el momento en el que tuvo lugar un comportamiento en el que se aplicó el método de suicidio.
B. El acto no cumple criterios para la autolesión no suicida, es decir, no conlleva una autolesión dirigida a la superficie corporal que se realiza para aliviar un sentimiento/estado cognitivo negativo o para conseguir un estado de ánimo positivo.
C. El diagnóstico no se aplica a la ideación suicida o a los actos preparatorios.
D. El acto no se inició durante un delirium o un estado de confusión.
E. El acto no se llevó a cabo únicamente con un fin político o religioso.

*Especificar* si:
   **Actual:** No han transcurrido más de 12 meses desde el último intento.
   **En remisión inicial:** Han transcurrido 12–24 meses desde el último intento.

# Autolesión no suicida

El subgrupo de trabajo dedicado a los trastornos de la infancia y la adolescencia propuso esta entidad basándose en que estos síntomas están poco representados en el DSM. La aproximación más cercana es el criterio 5 del DSM-IV para el trastorno límite de la personalidad: «comportamientos, intentos o amenazas suicidas recurrentes, o comportamiento de automutilación». Los estudios muestran que las autolesiones repetidas se observan en adolescentes y adultos con diagnósticos muy diversos, y que muchas de estas personas no cumplen los criterios del trastorno de la personalidad límite. Los criterios corrigen la siguiente información errónea sobre las autolesiones: 1) que son patognomónicas del trastorno de la personalidad límite y 2) que constituyen una forma de intento de suicidio. Ninguna de estas dos afirmaciones es cierta y ambas podrían conducir a planteamientos clínicos excesivamente restrictivos o inapropiados (p. ej., hospitalización, psicoterapias largas y complejas). Estos criterios ayudan a distinguir las autolesiones del intento de suicidio. En la mayoría de los casos, las primeras no pretenden provocar la muerte sino aliviar la tensión y otros afectos negativos. Estas conductas (p. ej., cortes, quemaduras) tienden a poseer una letalidad escasa. La definición propuesta requiere que las lesiones seas superficiales y se repitan frecuentemente. La mayoría de las personas que realizan estas conductas son conscientes de que no ponen su vida en peligro. No obstante, las conductas autolesivas recurrentes se asocian a un riesgo elevado de intentos de suicidio y de suicidios consumados.

Uno de los problemas de los criterios de esta entidad es que no se excluye el trastorno de la personalidad límite. Aunque las autolesiones no sean específicas de este trastorno de la personalidad, sí existe una fuerte relación entre ambos, por lo que la exclusión debería quedar clara.

## Criterios propuestos para la autolesión no suicida

A. En al menos 5 días del último año, el individuo se ha infligido intencionadamente lesiones en la superficie corporal del tipo que suelen producir sangrado, hematoma o dolor (p. ej., cortar, quemar, pinchar, golpear, frotar en exceso), con la expectativa de que la lesión sólo conllevará un daño físico leve o moderado (es decir, no hay intención suicida).
   **Nota:** La ausencia de intención suicida o bien ha sido expresada por el individuo, o bien puede inferirse de la realización repetida por parte del individuo de comportamientos que sabe, o ha aprendido, que no es probable que tengan como resultado la muerte.
B. El individuo realiza los comportamientos autolesivos con una o más de las siguientes expectativas:
   1. Para aliviar un sentimiento o estado cognitivo negativo.
   2. Para resolver una dificultad interpersonal.
   3. Para inducir un estado de sentimientos positivos.

   **Nota:** El alivio o respuesta deseados se experimentan durante o poco después de la autolesión, y el individuo puede presentar patrones de comportamiento que sugieren una dependencia de realizarlos repetidamente.
C. Las autolesiones intencionadas se asocian con al menos una de las siguientes:
   1. Dificultades interpersonales o sentimientos o pensamientos negativos, tales como la depresión, la ansiedad, la tensión, el enfado, el sufrimiento generalizado o la autocrítica, que tienen lugar en el período inmediatamente anterior al acto autolesivo.
   2. Un período de preocupación con el comportamiento que se pretende realizar que es difícil de controlar y que aparece antes de realizar el acto.
   3. Pensamientos acerca de autolesionarse que aparecen frecuentemente, incluso cuando no se actúan.
D. El comportamiento no está aceptado socialmente (p. ej., *piercings*, tatuajes, parte de un ritual religioso o cultural), y no se limita a arrancarse una costra o morderse las uñas.
E. El comportamiento o sus consecuencias provocan malestar clínicamente significativo o interfieren con las áreas interpersonal, académica u otras áreas importantes del funcionamiento.
F. El comportamiento no aparece exclusivamente durante los episodios psicóticos, el delirium, la intoxicación por sustancias o la abstinencia de sustancias. En individuos con un trastorno del neurodesarrollo, el comportamiento no es parte de un patrón de estereotipias repetitivas. El comportamiento no se explica mejor por otro trastorno mental o afec-

ción médica (p. ej., trastorno psicótico, trastorno del espectro autista, discapacidad intelectual, síndrome de Lesch-Nyhan, trastorno de movimientos estereotipados con comportamiento autolesivo, tricotilomanía [trastorno de arrancarse el cabello], trastorno de excoriación [rascarse la piel]).

# PUNTOS CLAVE

- Este capítulo trata de unos trastornos propuestos que podrían incluirse en futuras ediciones del DSM. Su inclusión en el DSM-5 permite establecer criterios normalizados para facilitar la investigación.

- Para alcanzar el grado de trastorno, la entidad debe no estar representada (o no estar bien representada) en el DSM; debe tener valor clínico; debe poder permitir la mejora del diagnóstico exacto y el tratamiento, y debe ser prevalente, deteriorante y distintiva.

- En el DSM-5 se incluyen ocho conjuntos de criterios en la sección III, en el capítulo de «Afecciones que necesitan más estudio». En cada una de estas entidades se concluyó que actualmente no hay datos suficientes que justifiquen su inclusión como diagnóstico oficial del DSM. Entre las entidades propuestas están: el síndrome de psicosis atenuado, que fue un tema candente en las deliberaciones del DSM-5; los episodios depresivos con hipomanía de corta duración; el trastorno de duelo complejo persistente; el trastorno por consumo de cafeína; el trastorno de juego por Internet; el trastorno neurocomportamental asociado con la exposición prenatal al alcohol; el trastorno de comportamiento suicida, y la autolesión no suicida.

# BIBLIOGRAFÍA

Alexander FG, Selesnick ST: The History of Psychiatry: An Evaluation of Psychiatric Thought and Practice From Prehistoric Times. New York, Harper & Row, 1966

Allen RP, Walters AS, Montplaisir J, et al: Restless legs syndrome prevalence and impact: REST general population study. Arch Intern Med 165:1286-1292, 2005

American Academy of Sleep Medicine: International Classification of Sleep Disorders. Chicago, IL, American Academy of Sleep Medicine, 2005

American Medical Association: A Standard Classified Nomenclature of Disease. Chicago, IL, American Medical Association, 1933

American Medico-Psychological Association: Statistical Manual for the Use of Institutions for the Insane. New York, National Committee for Mental Hygiene, 1918

American Psychiatric Association: Diagnostic and Statistical Manual: Mental Disorders. Washington, DC, American Psychiatric Association, 1952

American Psychiatric Association: Diagnostic and Statistical Manual of Mental Disorders, 2nd Edition. Washington, DC, American Psychiatric Association, 1968

American Psychiatric Association: Diagnostic and Statistical Manual of Mental Disorders, 3rd Edition. Washington, DC, American Psychiatric Association, 1980

American Psychiatric Association: Diagnostic and Statistical Manual of Mental Disorders, 3rd Edition, Revised. Washington, DC, American Psychiatric Association, 1987

American Psychiatric Association: Diagnostic and Statistical Manual of Mental Disorders, 4th Edition. Washington, DC, American Psychiatric Association, 1994

American Psychiatric Association: Diagnostic and Statistical Manual of Mental Disorders, 4th Edition, Text Revision. Washington, DC, American Psychiatric Association, 2000

American Psychiatric Association: Diagnostic and Statistical Manual of Mental Disorders, 5th Edition, Arlington, VA, American Psychiatric Association, 2013

Andlauer O, Moore H, Jouhier L, et al: Nocturnal rapid eye movement sleep latency for identifying patients with narcolepsy/hypocretin deficiency. JAMA Neurol 6:1-12, 2013

Andrews G, Charney DS, Sirovatka PJ, et al: Stress-Induced and Fear Circuitry Disorders: Refining the Research Agenda for DSM-V. Arlington, VA, American Psychiatric Association, 2009

Andrews G, Goldberg DP, Krueger RF, et al: Exploring the feasibility of a meta-structure for DSM-V and ICD-11: could it improve utility and validity? Psychol Med 39:1993-2000, 2009

Angst J, Azorin JM, Bowden CL, et al: Prevalence and characteristics of undiagnosed bipolar disorders in patients with a major depressive episode: the BRIDGE study. Arch Gen Psychiatry 68:791-798, 2011

Angst J, Gamma A, Bowden CL, et al: Diagnostic criteria for bipolarity based on an international sample of 5,635 patients with DSM-IV major depressive episodes. Eur Arch Psychiatry Clin Neurosci 262:3-11, 2012

Applegate B, Lahey BB, Hart EL, et al: Validity of the age-of-onset criterion for ADHD: a report from the DSM-IV field trials. J Am Acad Child Adolesc Psychiatry 36:1211-1221, 1997

Axelson D, Birmaher B, Strober M, et al: Phenomenology of children and adolescents with bipolar spectrum disorders. Arch Gen Psychiatry 63:1139-1148, 2006

Bell V, Halligan PW, Ellis HD: Diagnosing delusions: a review of inter-rater reliability. Schizophr Res 86:76-79, 2006

Bishop DVM: Pragmatic language impairment: a correlate of SLI, a distinct subgroup, or part of the autistic continuum? in Speech and Language Impairments in Children: Causes, Characteristics, Intervention, and Outcome. Edited by Bishop DVM, Leonard LB. East Sussex, UK, Psychology Press, 2000, pp 99-113

Bishop DV, Norbury CF: Exploring the borderlands of autistic disorder and specific language impairment: a study using standardised diagnostic instruments. J Child Psychol Psychiatry 43:917-929, 2002

Black DW: Bad Boys, Bad Men: Confronting Antisocial Personality Disorder (Sociopathy), Revised and Updated. New York, Oxford University Press, 2013

Bleuler E: Dementia Praecox or the Group of Schizophrenias. Translated by Zinken J. New York, International Universities Press, 1950

Brotto LA: The DSM diagnostic criteria for hypoactive sexual desire disorder. Arch Sex Behav 39:221-239, 2010

Bryant RA, Friedman MJ, Spiegel D, et al: A review of acute stress disorder in DSM-5. Depress Anxiety 28:802-817, 2011

Burgess CR, Scammell TE: Narcolepsy: neural mechanisms of sleepiness and cataplexy. J Neurosci 32:12305-12311, 2012

Burke JD, Loeber R, Birmaher B: Oppositional defiant disorder and conduct disorder: a review of the past 10 years, part II. J Am Acad Child Adolesc Psychiatry 41:1275-1293, 2002

Cassano GB, Rucci P, Frank E, et al: The mood spectrum in unipolar and bipolar disorder: arguments for a unitary approach. Am J Psychiatry 161:1264-1269, 2004

Cermolacce M, Sass L, Parnas J: What is bizarre in bizarre delusions? A critical review. Schizophr Bull 36:667-679, 2010

Coccaro EF: Intermittent explosive disorder as a disorder of impulsive aggression for DSM-5. Am J Psychiatry 169:577-588, 2012

Cosgrove L, Krimsky S: A comparison of DSM-IV and DSM-5 panel members' financial associations with industry: a pernicious problem persists. PLoS Med 9(3):e1001190, 2012 (doi:10.1371/journal.pmed.1001190)

Dauvilliers Y, Arnulf I, Mignot E: Narcolepsy with cataplexy. Lancet 369:499-511, 2007

Dement WC: A history of narcolepsy and other sleep disorders. J Hist Neurosci 2:121-134, 1993

Dement W, Rechtschaffen A, Gulevich G: The nature of the narcoleptic sleep attack. Neurology 16:18-33, 1966

Dimsdale JE, Creed F: The proposed diagnosis of somatic symptom disorders in DSM-V to replace somatoform disorders in DSM-IV—a preliminary report. J Psychosom Res 76:473-476, 2009

Dimsdale JE, Xin Y, Kleinman A, et al (eds): Somatic Presentations of Mental Disorders: Refining the Research Agenda for DSM-5. Arlington, VA, American Psychiatric Association, 2009

Drossman DA, Dumitrascu DL: Rome III: new standard for functional gastrointestinal disorders. J Gastrointestin Liver Dis 15:237-241, 2006

Endicott J, Spitzer RL, Fleiss JL, et al: The Global Assessment Scale: a procedure for measuring overall severity of psychiatric disturbance. Arch Gen Psychiatry 33:766-771, 1976

Esquirol JE: Des maladies mentales. Paris, Baillière, 1838

Feighner JP, Robins E, Guze SB, et al: Diagnostic criteria for use in psychiatric research. Arch Gen Psychiatry 26:57-63, 1972

Foote B, Smolin Y, Kaplan M, et al: Prevalence of dissociative disorders in psychiatric outpatients. Am J Psychiatry 163:623-629, 2006

Ford DE, Kamerow DB: Epidemiologic study of sleep disturbances and psychiatric disorders: an opportunity for prevention? JAMA 262:1479-1484, 1989

Frances A, Pincus HA, Widiger TA, et al: DSM-IV: work in progress. Am J Psychiatry 147:1439-1448, 1990

Freud S: Obsessions and phobias: their psychical mechanism and their aetiology (1895), in The Standard Edition of the Complete Psychological Works of Sigmund Freud, Vol 3. Translated and edited by Strachey J. London, Hogarth Press, 1962, pp 74-82

Friedman MJ, Resick PA, Bryant RA, et al: Considering PTSD for DSM-5. Depress Anxiety 28:750-769, 2011

Frost RO, Steketee G, Tolin DF: Diagnosis and assessment of hoarding disorder. Annu Rev Clin Psychol 8:219-242, 2012

Goldberg JF, Perlis RH, Bowden CL, et al: Manic symptoms during depressive episodes in 1,380 patients with bipolar disorder: findings from the STEP-BD. Am J Psychiatry 166:173-181, 2009

Goodwin D, Guze S: Psychiatric Diagnosis, 4th Edition. New York, Oxford University Press, 1989

Grant JE, Levine L, Kim D, et al: Impulse control disorders in adult psychiatric inpatients. Am J Psychiatry. 162:2184-2188, 2005

Gunderson JG: Commentary on «Personality traits and the classification of mental disorders: toward a more complete integration in DSM-5 and an empirical model of psychopathology.» Personal Disord 1:119-122, 2010

Hasler B, Germain A: Correlates and treatments of nightmares in adults. Sleep Med Clin 4:507-517, 2009

Helmes E, Landmark J: Subtypes of schizophrenia: a cluster analytic approach. Can J Psychiatry 48:702-708, 2003

Helzer JE, van den Brink W, Guth SE: Should there be both categorical and dimensional criteria for the substance use disorders in DSM-V? Addiction 101:17-22, 2006

Helzer R, Kraemer H, Krueger R, et al: Dimensional Approaches in Diagnostic Classification: Refining the Research Agenda for DSM-V. Arlington, VA, American Psychiatric Association, 2008

Hollander E, Zohar J, Sirovatka PJ, et al: Obsessive-Compulsive Spectrum Disorders: Refining the Research Agenda for DSM-V. Arlington, VA, American Psychiatric Association, 2011

Joinson C, Heron J, Butler U, et al: Psychological differences between children with and without soiling problems. Pediatrics 117:1575-1584, 2006

Kanner L: Child Psychiatry, 2nd Edition. Springfield, IL, Charles C Thomas, 1948

Kasanin J: The acute schizoaffective psychoses. Am J Psychiatry 90:97-126, 1933

Kendler KS, Muñoz RA, Murphy G: The development of the Feighner criteria: a historical perspective. Am J Psychiatry 167:134-142, 2010

Kieling C, Kieling RR, Rohde LA, et al: The age at onset of attention deficit hyperactivity disorder. Am J Psychiatry 167:14-16, 2010

Klein DN, Shankman SA, Lewinsohn PM, et al: Family study of chronic depression in a community sample of young adults. Am J Psychiatry 161:646-653, 2004

Kraemer HC, Kupfer DJ, Narrow WE, et al: Moving toward DSM-5: the field trials. Am J Psychiatry 167:1158-1159, 2010

Kraemer HC, Kupfer DJ, Clarke DE, et al: DSM-5: how reliable is reliable enough? Am J Psychiatry 169:13-15, 2012

Kraepelin E: Dementia Praecox and Paraphrenia. Translated by Barclay RM, Robertson GM. Edinburgh, E & S Livingstone, 1919

Krueger RF, Eaton NR: Personality traits and the classification of mental disorders: toward a more complete integration in DSM-5 and an empirical model of psychopathology. Personal Disord 1:97-118, 2010

Krueger RF, Eaton NR, Clark LA, et al: Deriving an empirical structure of personality pathology for DSM-5. J Pers Disord 25:170-191, 2011

Kupfer DJ, Regier DA: Neuroscience, clinical evidence, and the future of psychiatric classification. Am J Psychiatry 168:1-3, 2011

Kupfer DJ, First MB, Regier DA (eds): A Research Agenda for DSM-V. Washington, DC, American Psychiatric Publishing, 2002

Kupfer DJ, Kuhl EA, Regier DA: DSM-5—the future arrived. JAMA 309(16):1691-1692, 2013

Langfeldt G: The Schizophreniform States: A Katamnestic Study Based on Individual Reexaminations. Copenhagen, Denmark, Munksgaard, 1939

Lanius R, Brand B, Vermetten E, et al: The dissociative subtype of posttraumatic stress disorder: rationale, clinical and neurobiological evidence, and implications. Depress Anxiety 29:701-708, 2012

Leckman JF, Denys D, Simpson HB, et al: Obsessive-compulsive disorder: a review of the diagnostic criteria and possible subtypes and dimensional specifiers for DSMV. Depress Anxiety 27:507-527, 2010

Mataix-Cols D, Frost RO, Pertusa A, et al: Hoarding disorder: a new diagnosis for DSM-V? Depress Anxiety 27:556-572, 2010

Matte B, Rohde LA, Grevet EH: ADHD in adults: a concept in evolution. Atten Defic Hyperact Disord 4:53-62, 2012

McCrae RR, Costa PT Jr: Validation of the five-factor model of personality across instruments and observers. J Person Soc Psychol 52:81-90, 1987

McCullough JP Jr, Klein DN, Keller MB, et al: Comparison of DSM-III-R chronic major depression and major depression superimposed on dysthymia (double depression): validity of the distinction. J Abnorm Psychol 109:419-427, 2000

McGlashan T, Fenton W: Classical Subtypes of Schizophrenia. Washington, DC, American Psychiatric Association, 1994

McKeith IG: Consensus guidelines for the clinical and pathologic diagnosis of dementia with Lewy bodies (DLB): report of the Consortium on DLB International Workshop. J Alzheimers Dis 9:417-423, 2006

McKeith IG, Galasko D, Kosaka K, et al: Consensus guidelines for the clinical and pathologic diagnosis of dementia with Lewy bodies (DLB): report of the Consortium on DLB International Workshop. Neurology 47:1113-1124, 1996

Morin CM, Edinger JD: Sleep/wake disorders, in Oxford Textbook of Psychopathology, 2nd Edition. Edited by Blaney PH, Millon T. New York, Oxford University Press, 2009, pp 506-526

Murray CJL, Lopez AD: The Global Burden of Disease. Boston, MA, Harvard University Press, 1996

Narrow W, First MB, Sirovatka PJ, et al: Age and General Considerations in Psychiatric Diagnosis: A Research Agenda for DSM-V. Arlington, VA, American Psychiatric Association, 2007

National Institutes of Health: National Institutes of Health State of the Science Conference statement on Manifestations and Management of Chronic Insomnia in Adults, June 13-15, 2005. Sleep 28:1049-1057, 2005

National Sleep Foundation: 2005 adult sleep habits and styles (Sleep in America polls). Available at: http://www.sleepfoundation.org/article/sleep-america-polls/2005-adult-sleep-habits-and-styles. Accessed July 12, 2013

Nielsen T, Zadra A: Idiopathic nightmares and dream disturbances associated with sleepwake transitions, in Principles and Practice of Sleep Medicine, 5th Edition. Edited by Kryger MH, Roth T, Dement WC. New York, Elsevier, 2010, pp 1106-1115

Nordgaard J, Arnfred SM, Handest P, et al: The diagnostic status of first-rank symptoms. Schizophr Bull 34:137-154, 2008

Ohayon MM, Dauvilliers Y, Reynolds CF: Operational definitions and algorithms for excessive sleepiness in the general population: implications for DSM-5 nosology. Arch Gen Psychiatry 69:71-79, 2012

Petersen RC, O'Brien J: Mild cognitive impairment should be considered for DSM-V. J Geriatr Psychiatry Neurol 19:147-154, 2006

Phillips KA, Wilhelm S, Koran LM, et al: Body dysmorphic disorder: some key issues for DSM-V. Depress Anxiety 27:573-591, 2010

Potenza MN: Should addictive disorders include non-substance-related conditions? Addiction 101:142-151, 2006

Regier DA: Dimensional approaches to psychiatric classification: refining the research agenda for DSM-V: an introduction. Int J Methods Psychiatr Res 16(suppl):S1-S5, 2007

Regier DA, Narrow WE, Kuhl EA, et al (eds): The Conceptual Evolution of DSM-5. Arlington, VA, American Psychiatric Association, 2011

Robins E, Guze SB: Establishment of diagnostic validity in psychiatric illness: its application to schizophrenia. Am J Psychiatry 126:983-987, 1970

Ronningstam E: Narcissistic personality disorder in DSM-V—in support of retaining a significant diagnosis. J Pers Disord 25:248-259, 2011

Roth B, Nevsimalova S, Rechtschaffen A: Hypersomnia with «sleep drunkenness». Arch Gen Psychiatry 26:456-462, 1972

Russell G: Bulimia nervosa: an ominous variant of anorexia nervosa. Psychol Med 9:429-448, 1979

Sanislow CA, Gillo CM, Morey LC, et al: Confirmatory factor analysis of the DSM-IV criteria for borderline personality disorder: findings from the Collaborative Longitudinal Personality Disorders Study. Am J Psychiatry 159:284-290, 2002

Sar V, Akyuz G, Dogan O: Prevalence of dissociative disorders among women in the general population. Psychiatry Res 149:169-176, 2007

Scheeringa MS, Zeanah CH, Cohen JA: PTSD in children and adolescents: toward an empirically based algorithm. Depress Anxiety 28:770-782, 2011

Schneider K: Clinical Psychopathology. New York, Grune & Stratton, 1959

Segraves RT: Considerations for diagnostic criteria for erectile dysfunction in DSM V. J Sex Med 7:654-660, 2010

Shorter E: A History of Psychiatry: From the Era of the Asylum to the Age of Prozac. New York, Wiley, 1997

Spiegel D, Loewenstein RJ, Lewis-Fernandez R, et al: Dissociative disorders in DSM-5. Depress Anxiety 28:824-852, 2011

Spitzer RL, Endicott J, Robins E: Research diagnostic criteria (RDC). New York, Biometrics Research, New York State Psychiatric Institute, 1975

Spitzer RL, Williams JB, Skodol AE: DSM-III: the major achievements and an overview. Am J Psychiatry 137:151-164, 1980

Stein DJ, Grant JE, Franklin ME, et al: Trichotillomania (hair pulling disorder), skin picking disorder, and stereotypic movement disorder: toward DSM-V. Depress Anxiety 27:611-626, 2010

Strain JJ, Friedman MJ: Considering adjustment disorders as stress response syndromes for DSM-5. Depress Anxiety 28:818-823, 2011

Walkup JT, Ferrao Y, Leckman JF, et al: Tic disorders: some key issues for DSM-V. Depress Anxiety 27:600-610, 2010

Widiger T, Simonsen E, Sirovatka P, et al (eds): Dimensional Models of Personality Disorders: Refining the Research Agenda for DSM-V. Arlington, VA, American Psychiatric Association, 2006

Wittchen HU, Gloster AT, Beesdo-Baum K, et al: Agoraphobia: a review of the diagnostic classificatory position and criteria. Depress Anxiety 27:113-133, 2010

World Health Organization: Manual of International Statistical Classification of Diseases, Injuries, and Causes of Death, 6th Revision. Geneva, World Health Organization, 1948

World Health Organization: International Classification of Diseases, 8th Revision. Geneva, World Health Organization, 1967

World Health Organization: International Classification of Diseases, 9th Revision. Geneva, World Health Organization, 1977

World Health Organization: International Classification of Diseases, 9th Revision, Clinical Modification. Ann Arbor, MI, Commission on Professional and Hospital Activities, 1978

World Health Organization: International Statistical Classification of Diseases and Related Health Problems, 10th Revision. Geneva, World Health Organization, 1992

World Health Organization: The World Health Report 2001—Mental Health: New Understanding, New Hope. Geneva, World Health Organization, 2001. Available at: http://www.who.int/whr/2001/en/index.html. Accessed July 12, 2013

# Clasificación DSM-5

Antes del nombre de cada trastorno, se indica el código CIE-9-MC seguido del código CIE-10-MC entre paréntesis. Las líneas en blanco indican que el código CIE-9-MC o CIE-10-MC no son aplicables. En algunos trastornos, el código se puede indicar únicamente de acuerdo con el subtipo o el especificador.

Los códigos CIE-9-MC se utilizarán a efectos de codificación en Estados Unidos hasta el 30 de septiembre de 2014 y los códigos CIE-10-MC se emplearán a partir del 1 de octubre de 2014.

Después del título del capítulo y del nombre del trastorno, se incluye entre paréntesis el número de página del texto o criterios correspondientes.

**Nota para todos los trastornos mentales debidos a otra afección médica:** El nombre de la otra afección médica se indica en el nombre del trastorno mental debido a [la afección médica]. El código y el nombre de la otra afección médica se indicarán en primer lugar inmediatamente antes del trastorno mental debido a la afección médica.

## Trastornos del neurodesarrollo

### Discapacidad intelectual

___.__ (___.__)   Discapacidad intelectual (trastorno del desarrollo intelectual)
*Especificar* la gravedad actual:

| | | |
|---|---|---|
| **317** (F70) | Leve |
| **318.0** (F71) | Moderado |
| **318.1** (F72) | Grave |
| **318.2** (F73) | Profundo |

**315.8**  (F88)          Retraso global del desarrollo

**319**   (F79)          Discapacidad intelectual (trastorno del desarrollo intelectual) no especificada

## Trastornos de la comunicación

**315.32** (F80.2)       Trastorno del lenguaje

**315.39** (F80.0)       Trastorno fonológico

**315.35** (F80.81)      Trastorno de fluidez de inicio en la infancia (tartamudeo)

> **Nota:** Los casos de inicio más tardío se diagnostican como 307.0 (F98.5), trastorno de la fluidez de inicio en el adulto.

**315.39** (F80.89)      Trastorno de la comunicación social (pragmático)

**307.9**  (F80.9)       Trastorno de la comunicación no especificado

## Trastorno del espectro autista

**299.00** (F84.0)       Trastorno del espectro autista
*Especificar* si: Asociado a una afección médica o genética, o a un factor ambiental conocidos; Asociado a otro trastorno del neurodesarrollo, mental o del comportamiento
*Especificar* la gravedad actual de los Criterios A y de los Criterios B: Necesita ayuda muy notable, Necesita ayuda notable, Necesita ayuda
*Especificar* si: Con o sin discapacidad intelectual acompañante, Con o sin deterioro del lenguaje acompañante, Con catatonía (utilizar el código adicional 293.89 [F06.1])

## Trastorno por déficit de atención/hiperactividad

___.__ (___.__)          Trastorno por déficit de atención/hiperactividad
*Especificar* si:

**314.01** (F90.2)          Presentación combinada

**314.00** (F90.0)          Presentación predominante con falta de atención

**314.01** (F90.1)          Presentación predominante hiperactiva/impulsiva
*Especificar* si: En remisión parcial
*Especificar* la gravedad actual: Leve, Moderado, Grave

**314.01** (F90.8)       Otro trastorno por déficit de atención/hiperactividad especificado

**314.01** (F90.9)       Trastorno por déficit de atención/hiperactividad no especificado

## Trastorno específico del aprendizaje

___.__ (___.__)          Trastorno específico del aprendizaje
*Especificar* si:

**315.00** (F81.0)          Con dificultades en la lectura (especificar si con precisión en la lectura de palabras, velocidad o fluidez de la lectura, comprensión de la lectura)

**315.2**  (F81.81)         Con dificultad en la expresión escrita (especificar si con corrección ortográfica, corrección gramatical y de la puntuación, claridad u organización de la expresión escrita)

**315.1** (F81.2)          Con dificultad matemática (especificar si con sentido de los números, memorización de operaciones aritméticas, cálculo correcto o fluido, razonamiento matemático correcto)
*Especificar* la gravedad actual: Leve, Moderado, Grave

## Trastornos motores

**315.4** (F82)          Trastorno del desarrollo de la coordinación

**307.3** (F98.4)          Trastorno de movimientos estereotipados
*Especificar* si: Con comportamiento autolesivo, Sin comportamiento autolesivo
*Especificar* si: Asociado a una afección médica o genética, a un trastorno del neurodesarrollo o a un factor ambiental conocidos
*Especificar* la gravedad actual: Leve, Moderado, Grave

## Trastornos de tics

**307.23** (F95.2)          Trastorno de Gilles la Tourette

**307.22** (F95.1)          Trastorno de tics motores o vocales persistente (crónico)
*Especificar* si: Sólo con tics motores, Sólo con tics vocales

**307.21** (F95.0)          Trastorno de tics transitorio

**307.20** (F95.8)          Otro trastorno de tics especificado

**307.20** (F95.9)          Trastorno de tics no especificado

## Otros trastornos del neurodesarrollo

**315.8** (F88)          Otro trastorno del neurodesarrollo especificado

**315.9** (F89)          Trastorno del neurodesarrollo no especificado

# Espectro de la esquizofrenia y otros trastornos psicóticos

Los siguientes especificadores se aplican al espectro de la esquizofrenia y otros trastornos psicóticos en los casos indicados:
[a]*Especificar* si: Los siguientes especificadores del curso sólo se utilizarán después de 1 año de duración del trastorno: Primer episodio, actualmente en episodio agudo; Primer episodio, actualmente en remisión parcial; Primer episodio, actualmente en remisión total; Episodios múltiples, actualmente en episodio agudo; Episodios múltiples, actualmente en remisión parcial; Episodios múltiples, actualmente en remisión total; Continuo; No especificado
[b]*Especificar* si: Con catatonía (utilizar el código adicional 293.89 [F06.1])
[c]*Especificar* la gravedad actual de los delirios, alucinaciones, habla desorganizada, conducta psicomotora anómala, síntomas negativos, deterioro cognitivo, depresión y síntomas maníacos

**301.22** (F21)          Trastorno esquizotípico (de la personalidad)

**297.1** (F22)          Trastorno delirante[a, c]
*Especificar* si: Tipo erotomaníaco, Tipo de grandeza, Tipo celotípico, Tipo persecutorio, Tipo somático, Tipo mixto, Tipo no especificado
*Especificar* si: Con contenido extravagante

**298.8** (F23)          Trastorno psicótico breve[b, c]
*Especificar* si: Con factor(es) de estrés notable(s), Sin factor(es) de estrés notable(s), Con inicio posparto

**295.40** (F20.81)     Trastorno esquizofreniforme[b, c]
                        *Especificar* si: Con características de buen pronóstico, Sin características de
                        buen pronóstico

**295.90** (F20.9)      Esquizofrenia[a, b, c]

___.__ (___.__)         Trastorno esquizoafectivo[a, b, c]
                        *Especificar* si:
**295.70** (F25.0)          Tipo bipolar

**295.70** (F25.1)          Tipo depresivo

___.__ (___.__)         Trastorno psicótico inducido por sustancias/medicamentos[c]
                        **Nota:** Véanse los criterios y procedimientos de registro correspondientes
                        para los códigos específicos de sustancias y la codificación CIE-9 MC y
                        CIE-10-MC.
                        *Especificar* si: Con inicio durante la intoxicación, Con inicio durante la abs-
                        tinencia

___.__ (___.__)         Trastorno psicótico debido a otra afección médica[c]
                        *Especificar* si:
**293.81** (F06.2)          Con delirios

**293.82** (F06.0)          Con alucinaciones
**293.89** (F06.1)      Catatonía asociada a otro trastorno mental (especificador de catatonía)

**293.89** (F06.1)      Trastorno catatónico debido a otra afección médica

**293.89** (F06.1)      Catatonía no especificada
                        **Nota:** Codificar en primer lugar **781.99 (R29.818)** otros síntomas que
                        afectan a los sistemas nervioso y musculoesquelético.

**298.8** (F28)         Otro trastorno del espectro de la esquizofrenia especificado y otro tras-
                        torno psicótico

**298.9** (F29)         Trastorno del espectro de la esquizofrenia no especificado y otro trastorno
                        psicótico

## Trastorno bipolar y trastornos relacionados

Los siguientes especificadores se aplican a los trastornos bipolar y trastornos relacionados en
los casos indicados:
[a]*Especificar*: Con ansiedad (*especificar* la gravedad actual: leve, moderado, moderado-grave,
grave); Con características mixtas; Con ciclos rápidos; Con características melancólicas; Con
características atípicas; Con características psicóticas congruentes con el estado de ánimo;
Con características psicóticas no congruentes con el estado de ánimo; Con catatonía (utilizar
el código adicional 293.89 [F06.1]); Con inicio durante el periparto; Con patrón estacional

___.__ (___.__)         Trastorno bipolar I[a]
___.__ (___.__)             Episodio maníaco actual o más reciente
**296.41** (F31.11)             Leve
**296.42** (F31.12)             Moderado
**296.43** (F31.13)             Grave
**296.44** (F31.2)              Con características psicóticas
**296.45** (F31.73)             En remisión parcial
**296.46** (F31.74)             En remisión total
**296.40** (F31.9)              No especificado

**296.40** (F31.0)          Episodio hipomaníaco actual o más reciente
**296.45** (F31.71)             En remisión parcial

| | |
|---|---|
| **296.46** (F31.72) | En remisión total |
| **296.40** (F31.9) | No especificado |
| __.__ (__.__) | Episodio depresivo actual o más reciente |
| **296.51** (F31.31) | Leve |
| **296.52** (F31.32) | Moderado |
| **296.53** (F31.4) | Grave |
| **296.54** (F31.5) | Con características psicóticas |
| **296.55** (F31.75) | En remisión parcial |
| **296.56** (F31.76) | En remisión total |
| **296.50** (F31.9) | No especificado |
| **296.7** (F31.9) | Episodio no especificado actual o más reciente |

**296.89** (F31.81)    Trastorno bipolar II[a]

*Especificar* el episodio actual o más reciente: Hipomaníaco, Depresivo
*Especificar* el curso si no se cumplen actualmente todos los criterios para un episodio del estado de ánimo: En remisión parcial, En remisión total
*Especificar* la gravedad si se cumplen actualmente todos los criterios para un episodio del estado de ánimo: Leve, Moderado, Grave

**301.13** (F34.0)    Trastorno ciclotímico
*Especificar* si: Con ansiedad

__.__ (__.__)    Trastorno bipolar y trastorno relacionado inducido por sustancias/medicamentos

**Nota:** Véanse los criterios y procedimientos de registro correspondientes para los códigos específicos de sustancias y la codificación CIE-9-MC y CIE-10-MC.
*Especificar* si: Con inicio durante la intoxicación, Con inicio durante la abstinencia

**293.83** (__.__)    Trastorno bipolar y trastorno relacionado debido a otra afección médica
*Especificar* si:

| | |
|---|---|
| (F06.33) | Con características maníacas |
| (F06.33) | Con episodio de tipo maníaco o hipomaníaco |
| (F06.34) | Con características mixtas |

**296.89** (F31.89)    Otro trastorno bipolar y trastorno relacionado especificado

**296.80** (F31.9)    Trastorno bipolar y trastorno relacionado no especificado

---

# Trastornos depresivos

Los siguientes especificadores se aplican a los trastornos depresivos en los casos indicados:
[a]*Especificar*: Con ansiedad (especificar la gravedad actual: leve, moderado, moderado-grave, grave); Con características mixtas; Con características melancólicas; Con características atípicas; Con características psicóticas congruentes con el estado de ánimo; Con características psicóticas no congruentes con el estado de ánimo; Con catatonía (utilizar el código adicional 293.89 [F06.1]); Con inicio en el periparto; Con patrón estacional

**296.99** (F34.8)    Trastorno de desregulación disruptiva del estado de ánimo

| | |
|---|---|
| __.__ (__.__) | Trastorno de depresión mayor[a] |
| __.__ (__.__) | Episodio único |
| **296.21** (F32.0) | Leve |
| **296.22** (F32.1) | Moderado |
| **296.23** (F32.2) | Grave |
| **296.24** (F32.3) | Con características psicóticas |

| | | |
|---|---|---|
| **296.25** (F32.4) | | En remisión parcial |
| **296.26** (F32.5) | | En remisión total |
| **296.20** (F32.9) | | No especificado |
| \_\_\_.\_\_ (\_\_\_.\_\_) | | Episodio recurrente |
| **296.31** (F33.0) | | Leve |
| **296.32** (F33.1) | | Moderado |
| **296.33** (F33.2) | | Grave |
| **296.34** (F33.3) | | Con características psicóticas |
| **296.35** (F33.41) | | En remisión parcial |
| **296.36** (F33.42) | | En remisión total |
| **296.30** (F33.9) | | No especificado |

**300.4** (F34.1)   Trastorno depresivo persistente (distimia)[a]
*Especificar* si: En remisión parcial, En remisión total
*Especificar* si: Inicio temprano, Inicio tardío
*Especificar* si: Con síndrome distímico puro; Con episodio de depresión mayor persistente; Con episodios intermitentes de depresión mayor, con episodio actual; Con episodios intermitentes de depresión mayor, sin episodio actual
*Especificar* la gravedad actual: Leve, Moderado, Grave

**625.4** (N94.3)   Trastorno disfórico premenstrual

\_\_\_.\_\_ (\_\_\_.\_\_)   Trastorno depresivo inducido por sustancia/medicamento
**Nota:** Véanse los criterios y procedimientos de registro correspondientes para los códigos específicos de sustancias y la codificación CIE-9-MC y CIE-10-MC.
*Especificar* si: Con inicio durante la intoxicación, Con inicio durante la abstinencia

**293.83** (\_\_\_.\_\_)   Trastorno depresivo debido a otra afección médica
*Especificar* si:
(F06.31)   Con características depresivas
(F06.32)   Con episodio del tipo de depresión mayor
(F06.34)   Con características mixtas

**311**   (F32.8)   Otro trastorno depresivo especificado

**311**   (F32.9)   Otro trastorno depresivo no especificado

## Trastornos de ansiedad

**309.21** (F93.0)   Trastorno de ansiedad por separación
**313.23** (F94.0)   Mutismo selectivo
**300.29** (\_\_\_.\_\_)   Fobia específica
*Especificar* si:
(F40.218)   Animal
(F40.228)   Entorno natural
(\_\_\_.\_\_)   Sangre-inyección-herida
(F40.230)   Miedo a la sangre
(F40.231)   Miedo a las inyecciones y transfusiones
(F40.232)   Miedo a otra atención médica
(F40.233)   Miedo a una lesión

|            |           |                                                            |
|------------|-----------|------------------------------------------------------------|
| (F40.248)  | Situacional |                                                          |
| (F40.298)  | Otra      |                                                            |

**300.23** (F40.10)    Trastorno de ansiedad social (fobia social)
*Especificar* si: Sólo actuación

**300.01** (F41.0)    Trastorno de pánico

___.__ (___.__)    Especificador de ataque de pánico

**300.22** (F40.00)    Agorafobia

**300.02** (F41.1)    Trastorno de ansiedad generalizada

___.__ (___.__)    Trastorno de ansiedad inducido por sustancias/medicamentos
**Nota:** Véanse los criterios y procedimientos de registro correspondientes para los códigos específicos de sustancias y la codificación CIE-9-MC y CIE-10-MC.
*Especificar* si: Con inicio durante la intoxicación, Con inicio durante la abstinencia, Con inicio después del consumo de medicamentos

**293.84** (F06.4)    Trastorno de ansiedad debido a otra afección médica

**300.09** (F41.8)    Otro trastorno de ansiedad especificado

**300.00** (F41.9)    Otro trastorno de ansiedad no especificado

---

# Trastorno obsesivo-compulsivo y trastornos relacionados

---

Los siguientes especificadores se aplican a los trastornos obsesivo-compulsivos y trastornos relacionados en los casos indicados:
[a]*Especificar* si: Con introspección buena o aceptable, Con poca introspección, Con ausencia de introspección/con creencias delirantes

**300.3**  (F42)    Trastorno obsesivo-compulsivo[a]
*Especificar* si: Relacionado con tics

**300.7**  (F45.22)    Trastorno dismórfico corporal[a]
*Especificar* si: Con dismorfia muscular

**300.3**  (F42)    Trastorno de acumulación[a]
*Especificar* si: Con adquisición excesiva

**312.39** (F63.3)    Tricotilomanía (trastorno de arrancarse el cabello)

**698.4**  (L98.1)    Trastorno de excoriación (rascarse la piel)

___.__ (___.__)    Trastorno obsesivo-compulsivo y trastornos relacionados inducidos por sustancias/medicamentos
**Nota:** Véanse los criterios y procedimientos de registro correspondientes para los códigos específicos de sustancias y la codificación CIE-9-MC y CIE-10-MC.
*Especificar* si: Con inicio durante la intoxicación, Con inicio durante la abstinencia, Con inicio después del consumo de medicamentos

**294.8**  (F06.8)    Trastorno obsesivo-compulsivo y trastornos relacionados debidos a otra afección médica
*Especificar* si: Con síntomas del tipo trastorno obsesivo-compulsivo, Con preocupación por el aspecto, Con síntomas de acumulación, Con síntomas de arrancarse el pelo, Con síntomas de rascarse la piel

**300.3**  (F42)    Otros trastornos obsesivo-compulsivos y trastornos relacionados especificados

**300.3**  (F42)    Trastorno obsesivo-compulsivo y trastornos relacionados no especificados

# Trastornos relacionados con traumas y factores de estrés

**313.89** (F94.1)  Trastorno de apego reactivo
*Especificar* si: Persistente
*Especificar* la gravedad actual: Grave

**313.89** (F94.2)  Trastorno de relación social desinhibida
*Especificar* si: Persistente
*Especificar* la gravedad actual: Grave

**309.81** (F43.10)  Trastorno de estrés postraumático (incluye el trastorno de estrés postrau-
mático en niños menores de 6 años
*Especificar* si: Con síntomas disociativos
*Especificar* si: Con expresión retardada

**308.3**  (F43.0)  Trastorno de estrés agudo
___.___ (___.___)  Trastornos de adaptación
*Especificar* si:
**309.0**  (F43.21)  Con estado de ánimo deprimido
**309.24** (F43.22)  Con ansiedad
**309.28** (F43.23)  Con ansiedad mixta y estado de ánimo deprimido
**309.3**  (F43.24)  Con alteración de la conducta
**309.4**  (F43.25)  Con alteración mixta de las emociones y la conducta
**309.9**  (F43.20)  Sin especificar
*Especificar* si: Agudo, Persistente, Crónico

**309.89** (F43.8)  Otro trastorno relacionado con traumas y factores de estrés especificado

**309.9**  (F43.9)  Trastorno relacionado con traumas y factores de estrés no especificado

# Trastornos disociativos

**300.14** (F44.81)  Trastorno de identidad disociativo

**300.12** (F44.0)  Amnesia disociativa
*Especificar* si:
**300.13** (F44.1)  Con fuga disociativa

**300.6**  (F48.1)  Trastorno de despersonalización/desrealización

**300.15** (F44.89)  Otro trastorno disociativo especificado

**300.15** (F44.9)  Trastorno disociativo no especificado

# Trastornos de síntomas somáticos y trastornos relacionados

**300.82** (F45.1)  Trastorno de síntomas somáticos
*Especificar* si: Con predominio de dolor
*Especificar* si: Persistente
*Especificar* la gravedad actual: Leve, Moderado, Grave

**300.7**  (F45.21)  Trastorno de ansiedad por enfermedad
*Especificar* si: Tipo con solicitud de asistencia, Tipo con evitación de asistencia

**300.11** (___.___)  Trastorno de conversión (trastorno de síntomas neurológicos funcionales)
*Especificar* el tipo de síntoma:

    (F44.4)  Con debilidad o parálisis

    (F44.4)  Con movimiento anómalo

    (F44.4)  Con síntomas de la deglución

    (F44.4)  Con síntomas del habla

    (F44.5)  Con ataques o convulsiones

    (F44.6)  Con anestesia o pérdida sensitiva

    (F44.6)  Con síntoma sensitivo especial

    (F44.7)  Con síntomas mixtos

    *Especificar* si: Episodio agudo, Persistente
    *Especificar* si: Con factor de estrés psicológico (especificar el factor de estrés), Sin factor de estrés psicológico

**316**  (F54)  Factores psicológicos que influyen en otras afecciones médicas
*Especificar* la gravedad actual: Leve, Moderado, Grave, Extremo

**300.19** (F68.10)  Trastorno facticio (incluye trastorno facticio aplicado a uno mismo, trastorno facticio aplicado a otro)
*Especificar* Episodio único, Episodios recurrentes

**300.89** (F45.8)  Otro trastorno de síntomas somáticos y trastornos relacionados especificados

**300.82** (F45.9)  Trastorno de síntomas somáticos y trastornos relacionados no especificados

---

# Trastornos de la conducta alimentaria y de la ingesta de alimentos

---

Los siguientes especificadores se aplican a los trastornos de la conducta alimentaria y de la ingesta de alimentos en los casos indicados:
[a]*Especificar* si: En remisión
[b]*Especificar* si: En remisión parcial, En remisión total
[c]*Especificar* la gravedad actual: Leve, Moderado, Grave, Extremo

**307.52** (___.___)  Pica[a]

    (F98.3)  En niños

    (F50.8)  En adultos

**307.53** (F98.21)  Trastorno de rumiación[a]

**307.59** (F50.8)  Trastorno de evitación/restricción de la ingesta de alimentos

**307.1**  (___.___)  Anorexia nerviosa[b, c]
*Especificar* si:

    (F50.01)  Tipo restrictivo

    (F50.02)  Tipo con atracones/purgas

**307.51** (F50.2)  Bulimia nerviosa[b, c]

**307.51** (F50.8)  Trastorno de atracones[b, c]

**307.59** (F50.8)  Otro trastorno de la conducta alimentaria o de la ingesta de alimentos especificado

**307.50** (F50.9)  Trastorno de la conducta alimentaria o de la ingesta de alimentos no especificado

# Trastornos de la excreción

**307.6**  (F98.0)      Enuresis
                        *Especificar* si: Sólo nocturna, Sólo diurna, Nocturna y diurna

**307.7**  (F98.1)      Encopresis
                        *Especificar* si: Con estreñimiento e incontinencia por desbordamiento; Sin
                        estreñimiento e incontinencia por desbordamiento

___.__  (___.__)        Otro trastorno de la excreción especificado

**788.39** (N39.498)      Con síntomas urinarios

**787.60** (R15.9)        Con síntomas fecales

___.__  (___.__)        Trastorno de la excreción no especificado

**788.30** (R32)          Con síntomas urinarios

**787.60** (R15.9)        Con síntomas fecales

# Trastornos del sueño-vigilia

Los siguientes especificadores se aplican a los trastornos del sueño vigilia en los casos indicados:
[a]*Especificar* si: Episódico, Persistente, Recurrente
[b]*Especificar* si: Agudo, Subagudo, Persistente
[c]*Especificar* la gravedad actual: Leve, Moderado, Grave

**307.42** (F51.01)      Trastorno de insomnio[a]
                        *Especificar* si: Con trastorno mental concurrente no relacionado con el
                        sueño, Con otra afección médica concurrente, Con otro trastorno del
                        sueño

**307.44** (F51.11)      Trastorno por hipersomnia[b, c]
                        *Especificar* si: Con trastorno mental, Con afección médica, Con otro
                        trastorno del sueño

___.__  (___.__)        Narcolepsia[c]
                        *Especificar* si:

**347.00** (G47.419)      Narcolepsia sin cataplejía pero con deficiencia de hipocretina

**347.01** (G47.411)      Narcolepsia con cataplejía pero sin deficiencia de hipocretina

**347.00** (G47.419)      Ataxia cerebelosa autosómica dominante, sordera y narcolepsia

**347.00** (G47.419)      Narcolepsia autosómica dominante, obesidad y diabetes de tipo 2

**347.10** (G47.429)      Narcolepsia secundaria a otra afección médica

## Trastornos del sueño relacionados con la respiración

**327.23** (G47.33)      Apnea e hipopnea obstructiva del sueño[c]

___.__  (___.__)        Apnea central del sueño
                        *Especificar* si:

**327.21** (G47.31)       Apnea central del sueño idiopática

**786.04** (R06.3)        Respiración de Cheyne-Stokes

**780.57** (G47.37)       Apnea central del sueño con consumo concurrente de opiáceos
                        **Nota:** Codificar en primer lugar el trastorno por consumo de opiáceos,
                        si está presente.
                        *Especificar* la gravedad actual

| | |
|---|---|
| ___.__ (___.__) | Hipoventilación relacionada con el sueño<br>*Especificar* si: |
| **327.24** (G47.34) | Hipoventilación idiopática |
| **327.25** (G47.35) | Hipoventilación alveolar central congénita |
| **327.26** (G47.36) | Hipoventilación concurrente relacionada con el sueño<br>*Especificar* la gravedad actual |
| ___.__ (___.__) | Trastornos del ritmo circadiano de sueño-vigilia[a]<br>*Especificar* si: |
| **307.45** (G47.21) | Tipo de fase de sueño retrasada<br>*Especificar* si: Familiar, Superposición a un tipo de sueño-vigilia no ajustado a las 24 horas |
| **307.45** (G47.22) | Tipo de fases de sueño avanzadas<br>*Especificar* si: Familiar |
| **307.45** (G47.23) | Tipo de sueño-vigilia irregular |
| **307.45** (G47.24) | Tipo de sueño-vigilia no ajustado a las 24 horas |
| **307.45** (G47.26) | Tipo asociado a turnos laborales |
| **307.45** (G47.20) | Tipo no especificado |

**Parasomnias**

| | |
|---|---|
| ___.__ (___.__) | Trastornos del despertar del sueño no REM<br>*Especificar* si: |
| **307.46** (F51.3) | Tipo con sonambulismo<br>*Especificar* si: Con ingestión de alimentos relacionada con el sueño, Con comportamiento sexual relacionado con el sueño (sexsomnia) |
| **307.46** (F51.4) | Tipo con terrores nocturnos |
| **307.47** (F51.5) | Trastorno de pesadillas[b, c]<br>*Especificar* si: Durante el inicio del sueño<br>*Especificar* si: Con trastorno asociado no relacionado con el sueño, Con otra afección médica asociada, Con otro trastorno del sueño asociado |
| **327.42** (G47.52) | Trastorno del comportamiento del sueño REM |
| **333.94** (G25.81) | Síndrome de las piernas inquietas |
| ___.__ (___.__) | Trastorno del sueño inducido por sustancias/medicamentos<br>**Nota:** Véanse los criterios y procedimientos de registro correspondientes para los códigos específicos de sustancias y la codificación CIE-9-MC y CIE-10-MC.<br>*Especificar* si: Tipo con insomnio, Tipo con somnolencia diurna, Tipo con parasomnia, Tipo mixto<br>*Especificar* si: Con inicio durante la intoxicación, Con inicio durante la retirada/abstinencia |
| **780.52** (G47.09) | Otro trastorno de insomnio especificado |
| **780.52** (G47.00) | Trastorno de insomnio no especificado |
| **780.54** (G47.19) | Otro trastorno de hipersomnia especificado |
| **780.54** (G47.10) | Trastorno de hipersomnia no especificado |
| **780.59** (G47.8) | Otro trastorno del sueño-vigilia especificado |
| **780.59** (G47.9) | Trastorno del sueño-vigilia no especificado |

# Disfunciones sexuales

Los siguientes especificadores se aplican a las disfunciones sexuales en los casos indicados:
[a]*Especificar* si: De por vida, Adquirido
[b]*Especificar* si: Generalizado, Situacional
[c]*Especificar* la gravedad actual: Leve, Moderado, Grave

**302.74** (F52.32)   Eyaculación retardada[a, b, c]

**302.72** (F52.21)   Trastorno eréctil[a, b, c]

**302.73** (F52.31)   Trastorno orgásmico femenino[a, b, c]

                      *Especificar* si: Nunca experimentó un orgasmo en ninguna situación

**302.72** (F52.22)   Trastorno del interés/excitación sexual femenino[a, b, c]

**302.76** (F52.6)    Trastorno de dolor génito-pélvico/penetración[a, c]

**302.71** (F52.0)    Trastorno de deseo sexual hipoactivo en el varón[a, b, c]

**302.75** (F52.4)    Eyaculación prematura (precoz)[a, b, c]

___.__ (___.__)       Disfunción sexual inducida por sustancias/medicamentos
                      **Nota:** Véanse los criterios y procedimientos de registro correspondientes
                      para los códigos específicos de sustancias y la codificación CIE-9-MC y
                      CIE-10-MC.
                      *Especificar* si: Con inicio durante la intoxicación, Con inicio durante la
                      abstinencia, Con inicio después de tomar el medicamento

**302.79** (F52.8)    Otra disfunción sexual especificada

**302.70** (F52.9)    Disfunción sexual no especificada

# Disforia de género

___.__ (___.__)       Disforia de género

**302.6** (F64.2)     Disforia de género en niños
                      *Especificar* si: Con un trastorno de desarrollo sexual

**302.85** (F64.1)    Disforia de género en adolescentes y adultos
                      *Especificar* si: Con un trastorno de desarrollo sexual
                      *Especificar* si: Postransición
                      **Nota:** Codificar el trastorno de desarrollo sexual si está presente, además
                      de la disforia de género.

**302.6** (F64.8)     Otra disforia de género especificada

**302.6** (F64.9)     Disforia de género no especificada

# Trastornos disruptivos, del control de los impulsos y de la conducta

**313.81** (F91.3)    Trastorno negativista desafiante
                      *Especificar* la gravedad actual: Leve, Moderado, Grave

**312.34** (F63.81)   Trastorno explosivo intermitente

| | |
|---|---|
| ___.__ (__.__) | Trastorno de la conducta |
| | *Especificar* si: |
| **312.81** (F91.1) | Tipo de inicio infantil |
| **312.82** (F91.2) | Tipo de inicio adolescente |
| **312.89** (F91.9) | Tipo de inicio no especificado |
| | *Especificar* si: Con emociones prosociales limitadas |
| | *Especificar* la gravedad actual: Leve, Moderado, Grave |
| **301.7** (F60.2) | Trastorno de la personalidad antisocial |
| **312.33** (F63.1) | Piromanía |
| **312.32** (F63.2) | Cleptomanía |
| **312.89** (F91.8) | Otro trastorno disruptivo, del control de los impulsos y de la conducta especificado |
| **312.9** (F91.9) | Trastorno disruptivo, del control de los impulsos y de la conducta no especificado |

## Trastornos relacionados con sustancias y trastornos adictivos

Los siguientes especificadores y la nota se aplican a los trastornos relacionados con sustancias y trastornos adictivos en los casos indicados:
[a]*Especificar* si: En remisión inicial, En remisión continuada
[b]*Especificar* si: En un entorno controlado
[c]*Especificar* si: Con alteraciones de la percepción
[d]El código CIE-10-MC indica la presencia concurrente de un trastorno de uso de sustancias moderado o grave, que debe estar presente a fin de aplicar el código para abstinencia de sustancias.

### Trastornos relacionados con sustancias

### Trastornos relacionados con el alcohol

| | |
|---|---|
| ___.__ (__.__) | Trastorno por consumo de alcohol[a, b] |
| | *Especificar* la gravedad actual: |
| **305.00** (F10.10) | Leve |
| **303.90** (F10.20) | Moderado |
| **303.90** (F10.20) | Grave |
| **303.00** (__.__) | Intoxicación por alcohol |
| (F10.129) | Con trastorno por consumo, leve |
| (F10.229) | Con trastorno por consumo, moderado o grave |
| (F10.929) | Sin trastorno por consumo |
| **291.81** (__.__) | Abstinencia de alcohol[c, d] |
| (F10.239) | Sin alteraciones de la percepción |
| (F10.232) | Con alteraciones de la percepción |
| ___.__ (__.__) | Otros trastornos inducidos por el alcohol |
| **291.9** (F10.99) | Trastorno relacionado con el alcohol no especificado |

### Trastornos relacionados con la cafeína

| | |
|---|---|
| **305.90** (F15.929) | Intoxicación por cafeína |

**292.0**   (F15.93)   Abstinencia de cafeína

\_\_\_.\_\_   (\_\_\_.\_\_)   Otro trastorno inducido por la cafeína

**292.9**   (F15.99)   Trastorno relacionado con la cafeína no especificado

## Trastornos relacionados con el cannabis

\_\_\_.\_\_   (\_\_\_.\_\_)   Trastorno por consumo de cannabis[a, b]
Especificar la gravedad actual:

**305.20** (F12.10)   Leve

**304.30** (F12.20)   Moderado

**304.30** (F12.20)   Grave

**292.89** (\_\_\_.\_\_)   Intoxicación por cannabis[c]

   Sin alteraciones de la percepción
(F12.129)    Con trastorno por consumo, leve
(F12.229)    Con trastorno por consumo, moderado o grave
(F12.929)    Sin trastorno por consumo

   Con alteraciones de la percepción
(F12.122)    Con trastorno por consumo, leve
(F12.222)    Con trastorno por consumo, moderado o grave
(F12.922)    Sin trastorno por consumo

**292.0**   (F12.288)   Abstinencia de cannabis[d]

\_\_\_.\_\_   (\_\_\_.\_\_)   Otros trastornos inducidos por el cannabis

**292.9**   (F12.99)   Trastorno relacionado con el cannabis no especificado

## Trastornos relacionados con los alucinógenos

\_\_\_.\_\_   (\_\_\_.\_\_)   Trastorno por consumo de fenciclidina[a, b]
Especificar la gravedad actual:

**305.90** (F16.10)   Leve

**304.60** (F16.20)   Moderado

**304.60** (F16.20)   Grave

\_\_\_.\_\_   (\_\_\_.\_\_)   Trastorno por consumo de otros alucinógenos[a, b]
Especificar el alucinógeno en particular
Especificar la gravedad actual:

**305.30** (F16.10)   Leve

**304.50** (F16.20)   Moderado

**304.50** (F16.20)   Grave

**292.89** (\_\_\_.\_\_)   Intoxicación por fenciclidina

(F16.129)    Con trastorno por consumo, leve
(F16.229)    Con trastorno por consumo, moderado o grave
(F16.929)    Sin trastorno por consumo

**292.89** (\_\_\_.\_\_)   Intoxicación por otros alucinógenos

(F16.129)    Con trastorno por consumo, leve

| | |
|---|---|
| (F16.229) | Con trastorno por consumo, moderado o grave |
| (F16.929) | Sin trastorno por consumo |

**292.89** (F16.983)  Trastorno perceptivo persistente por alucinógenos

\_\_\_.\_\_ (\_\_\_.\_\_)  Otros trastornos inducidos por fenciclidina

\_\_\_.\_\_ (\_\_\_.\_\_)  Trastornos inducidos por otros alucinógenos

**292.9** (F16.99)  Trastorno relacionado con la fenciclidina no especificado

**292.9** (F16.99)  Trastorno relacionado con los alucinógenos no especificado

## Trastornos relacionados con los inhalantes

\_\_\_.\_\_ (\_\_\_.\_\_)  Trastorno por consumo de inhalantes[a, b]
*Especificar* el inhalante en particular
*Especificar* la gravedad actual:

**305.90** (F18.10)  Leve

**304.60** (F18.20)  Moderado

**304.60** (F18.20)  Grave

**292.89** (\_\_\_.\_\_)  Intoxicación por inhalantes

(F18.129)  Con trastorno por consumo, leve

(F18.229)  Con trastorno por consumo, moderado o grave

(F18.929)  Sin trastorno por consumo

\_\_\_.\_\_ (\_\_\_.\_\_)  Otros trastornos inducidos por inhalantes

**292.9** (F18.99)  Trastorno relacionado con inhalantes no especificado

## Trastornos relacionados con los opiáceos

\_\_\_.\_\_ (\_\_\_.\_\_)  Trastorno por consumo de opiáceos[a]
*Especificar* si: En terapia de mantenimiento, En un entorno controlado
*Especificar* la gravedad actual:

**305.50** (F11.10)  Leve

**304.00** (F11.20)  Moderado

**304.00** (F11.20)  Grave

**292.89** (\_\_\_.\_\_)  Intoxicación por opiáceos[c]

Sin alteraciones de la percepción

(F11.129)  Con trastorno por consumo, leve

(F11.229)  Con trastorno por consumo, moderado o grave

(F11.929)  Sin trastorno por consumo

Con alteraciones de la percepción

(F11.122)  Con trastorno por consumo, leve

(F11.222)  Con trastorno por consumo, moderado o grave

(F11.922)  Sin trastorno por consumo

**292.0** (F11.23)  Abstinencia de opiáceos[d]

\_\_\_.\_\_ (\_\_\_.\_\_)  Otros trastornos inducidos por opiáceos

**292.9** (F11.99)  Trastorno relacionado con opiáceos no especificado

## Trastornos relacionados con sedantes, hipnóticos o ansiolíticos

___.__ (___.__)    Trastorno por consumo de sedantes, hipnóticos o ansiolíticos[a, b]
                   *Especificar* la gravedad actual:

**305.40** (F13.10)    Leve
**304.10** (F13.20)    Moderado
**304.10** (F13.20)    Grave

**292.89** (___.__)    Intoxicación por sedantes, hipnóticos o ansiolíticos
         (F13.129)    Con trastorno por consumo, leve
         (F13.229)    Con trastorno por consumo, moderado o grave
         (F13.929)    Sin trastorno por consumo

**292.0** (___.__)    Abstinencia de sedantes, hipnóticos o ansiolíticos[c, d]
         (F13.239)    Sin alteraciones de la percepción
         (F13.232)    Con alteraciones de la percepción


___.__ (___.__)    Otros trastornos inducidos por los sedantes, hipnóticos o ansiolíticos

**292.9** (F13.99)    Trastorno relacionado con los sedantes, hipnóticos o ansiolíticos no
                   especificado

## Trastornos relacionados con los estimulantes

___.__ (___.__)    Trastorno por consumo de estimulantes[a, b]
                   *Especificar* la gravedad actual:
___.__ (___.__)       Leve
**305.70** (F15.10)       Sustancia anfetamínica
**305.60** (F14.10)       Cocaína
**305.70** (F15.10)       Otro estimulante o un estimulante no especificado
___.__ (___.__)       Moderado
**304.40** (F15.20)       Sustancia anfetamínica
**304.20** (F14.20)       Cocaína
**304.40** (F15.20)       Otro estimulante o un estimulante no especificado
___.__ (___.__)       Grave
**304.40** (F15.20)       Sustancia anfetamínica
**304.20** (F14.20)       Cocaína
**304.40** (F15.20)       Otro estimulante o un estimulante no especificado

**292.89** (___.__)    Intoxicación por estimulantes[c]
                   *Especificar* la sustancia específica

**292.89** (___.__)       Anfetamina u otro estimulante, Sin alteraciones de la percepción
         (F15.129)       Con trastorno por consumo, leve
         (F15.229)       Con trastorno por consumo, moderado o grave
         (F15.929)       Sin trastorno por consumo

**292.89** (___.__)       Cocaína, Sin alteraciones de la percepción
         (F14.129)       Con trastorno por consumo, leve

| | |
|---|---|
| (F14.229) | Con trastorno por consumo, moderado o grave |
| (F14.929) | Sin trastorno por consumo |

**292.89** (___.___)     Anfetamina u otro estimulante, Con alteraciones de la percepción
      (F15.122)         Con trastorno por consumo, leve
      (F15.222)         Con trastorno por consumo, moderado o grave
      (F15.922)         Sin trastorno por consumo

**292.89** (___.___)     Cocaína, Con alteraciones de la percepción
      (F14.122)         Con trastorno por consumo, leve
      (F14.222)         Con trastorno por consumo, moderado o grave
      (F14.922)         Sin trastorno por consumo

**292.0** (___.___)     Abstinencia de estimulantes[d]
                   *Especificar* la sustancia específica que provoca el síndrome de abstinencia
      (F15.23)         Anfetamina u otro estimulante
      (F14.23)         Cocaína

___.___ (___.___)     Otros trastornos inducidos por estimulantes

**292.9** (___.___)     Trastorno relacionado con estimulantes
                   no especificado
      (F15.99)         Anfetamina u otro estimulante
      (F14.99)         Cocaína

## Trastornos relacionados con el tabaco

___.___ (___.___)     Trastorno por consumo de tabaco[a]
                   *Especificar* si: En terapia de mantenimiento, En un entorno controlado
                   *Especificar* la gravedad actual:
**305.1** (Z72.0)      Leve
**305.1** (F17.200)    Moderado
**305.1** (F17.200)    Grave

**292.0** (F17.203)     Abstinencia de tabaco[d]

___.___ (___.___)     Otros trastornos inducidos por el tabaco

**292.9** (F17.209)     Trastorno relacionado con el tabaco no especificado

## Trastornos relacionados con otras sustancias (o sustancias desconocidas)

___.___ (___.___)     Trastorno por consumo de otras sustancias (o sustancias desconocidas)[a, b]
                   *Especificar* la gravedad actual:
**305.90** (F19.10)    Leve
**304.90** (F19.20)    Moderado
**304.90** (F19.20)    Grave

**292.89** (___.___)     Intoxicación por otras sustancias (o sustancias desconocidas)
      (F19.129)         Con trastorno por consumo, leve
      (F19.229)         Con trastorno por consumo, moderado o grave
      (F19.929)         Sin trastorno por consumo

**292.0** (F19.239)     Abstinencia de otras sustancias (o sustancias desconocidas)[d]

___.___ (___.___)     Trastornos inducidos por otras sustancias (o sustancias desconocidas)

**292.9** (F19.99)     Trastorno relacionado con otras sustancias (o sustancias desconocidas) no
                        especificado

### Trastornos no relacionados con sustancias

**312.31** (F63.0)     Trastorno por juego[a]
                        *Especificar* si: Episódico, Persistente
                        *Especificar* la gravedad actual: Leve, Moderado, Grave

---

# Trastornos neurocognitivos

---

___.___ (___.___)     Delirium (596)
                        [a]**Nota:** Véanse los criterios y los procedimientos de registro correspondien-
                        tes para códigos específicos de sustancias y la codificación CIE-9-MC y
                        CIE-10-MC.
                        *Especificar* si:

___.___ (___.___)         Delirium por intoxicación por sustancias[a]

___.___ (___.___)         Delirium por abstinencia de sustancias[a]

**292.81** (___.___)       Delirium inducido por medicamentos[a]

**293.0** (F05)            Delirium debido a otra afección médica

**293.0** (F05)            Delirium debido a etiologías múltiples
                        *Especificar* si: Agudo, Persistente
                        *Especificar* si: Nivel de actividad Hiperactivo, Hipoactivo, Mixto

**780.09** (R41.0)     Otro delirium especificado

**780.09** (R41.0)     Delirium no especificado

### Trastornos neurocognitivos mayores y leves

*Especificar* si debido a: Enfermedad de Alzheimer, Degeneración del lóbulo frontotemporal,
    Enfermedad por cuerpos de Lewy, Enfermedad vascular, Traumatismo cerebral, Consumo
    de sustancias o medicamentos, Infección por VIH, Enfermedad por priones, Enfermedad de
    Parkinson, Enfermedad de Huntington, Otra afección médica, Etiologías múltiples, No espe-
    cificado
[a]*Especificar* Sin alteración del comportamiento, Con alteración del comportamiento. Para un
    posible trastorno neurocognitivo mayor y para un trastorno neurocognitivo leve, la altera-
    ción del comportamiento no se puede codificar, pero aun así se debería indicar por escrito.
[b]*Especificar* la gravedad actual: Leve, Moderado, Grave. Este especificador se aplica sólo a
    trastornos neurocognitivos mayores (incluidos probables y posibles).
**Nota:** Como se indica para cada subtipo, se necesita un código médico adicional para trastornos
    neurocognitivos mayores, incluidos los debidos a etiologías médicas probables y posibles. La
    etiología médica se debería codificar en primer lugar, antes del código para el trastorno neuro-
    cognitivo mayor. Para el trastorno neurocognitivo leve, no se usará un código médico adicional.

### Trastorno neurocognitivo mayor o leve debido a la enfermedad de Alzheimer

___.___ (___.___)     Trastorno neurocognitivo mayor probable debido a la enfermedad
                            de Alzheimer[b]
                        **Nota:** Codificar en primer lugar **331.0 (G30.9)** enfermedad de Alzheimer.

**294.11** (F02.81)        Con alteración del comportamiento

**294.10** (F02.80)        Sin alteración del comportamiento

\_\_\_.\_\_ (\_\_\_.\_\_)   Trastorno neurocognitivo mayor debido a la enfermedad de Alzheimer posible[b]

**Nota:** Codificar en primer lugar **331.0 (G30.9)** la enfermedad de Alzheimer

**294.11** (F02.81)   Con alteración del comportamiento
**294.10** (F02.80)   Sin alteración del comportamiento
**331.83** (G31.84)   Trastorno neurocognitivo leve debido a la enfermedad de Alzheimer[a]

Trastorno neurocognitivo frontotemporal mayor o leve

\_\_\_.\_\_ (\_\_\_.\_\_)   Trastorno neurocognitivo mayor probable debido a la degeneración del lóbulo frontotemporal[b]
**Nota:** Codificar en primer lugar **331.19 (G31.09)** enfermedad frontotemporal.

**294.11** (F02.81)   Con alteración del comportamiento
**294.10** (F02.80)   Sin alteración del comportamiento
\_\_\_.\_\_ (\_\_\_.\_\_)   Trastorno neurocognitivo mayor debido a una degeneración del lóbulo frontotemporal posible[b]
**Nota:** Codificar en primer lugar **331.19 (G31.09)** la enfermedad frontotemporal.

**294.11** (F02.81)   Con alteración del comportamiento
**294.10** (F02.80)   Sin alteración del comportamiento

**331.83** (G31.84)   Trastorno neurocognitivo leve debido a una degeneración del lóbulo frontotemporal[a]

Trastorno neurocognitivo mayor o leve con cuerpos de Lewy

\_\_\_.\_\_ (\_\_\_.\_\_)   Trastorno neurocognitivo mayor probable con cuerpos de Lewy[b]
**Nota:** Codificar en primer lugar **331.82 (G31.83)** la enfermedad por cuerpos de Lewy.

**294.11** (F02.81)   Con alteración del comportamiento
**294.10** (F02.80)   Sin alteración del comportamiento
\_\_\_.\_\_ (\_\_\_.\_\_)   Trastorno neurocognitivo mayor con cuerpos de Lewy posible[b]
**Nota:** Codificar en primer lugar **331.82 (G31.83)** la enfermedad con cuerpos de Lewy.

**294.11** (F02.81)   Con alteración del comportamiento
**294.10** (F02.80)   Sin alteración del comportamiento

**331.83** (G31.84)   Trastorno neurocognitivo leve con cuerpos de Lewy[a]

Trastorno neurocognitivo vascular mayor o leve

\_\_\_.\_\_ (\_\_\_.\_\_)   Trastorno neurocognitivo vascular mayor probable[b]
**Nota:** Ningún código médico adicional para enfermedad vascular.
**290.40** (F01.51)   Con alteración del comportamiento
**290.40** (F01.50)   Sin alteración del comportamiento
\_\_\_.\_\_ (\_\_\_.\_\_)   Trastorno neurocognitivo mayor probablemente debido a una enfermedad vascular[b]
**Nota:** Ningún código médico adicional para enfermedad vascular.

**294.11** (F02.81)   Con alteración del comportamiento
**294.10** (F02.80)   Sin alteración del comportamiento

**331.83** (G31.84)   Trastorno neurocognitivo vascular leve[a]

## Trastorno neurocognitivo mayor o leve debido a un traumatismo cerebral

___.__ (___.__)     Trastorno neurocognitivo mayor debido a un traumatismo cerebral[b]
                   **Nota:** Para la CIE-9-MC, codificar en primer lugar **907.0** el efecto tardío de
                   una lesión intracraneal sin fractura de cráneo. Para la CIE-10-MC, codi-
                   ficar en primer lugar **S06.2X9S** traumatismo cerebral difuso con pérdida
                   de conciencia de duración sin especificar, secuela.

**294.11** (F02.81)     Con alteración del comportamiento
**294.10** (F02.80)     Sin alteración del comportamiento

**331.83** (G31.84)     Trastorno neurocognitivo leve debido a un traumatismo cerebral[a]

## Trastorno neurocognitivo mayor o leve inducido por sustancias/medicamentos

**Nota:** Ningún código médico adicional. Véanse los criterios y procedimientos de registro
   correspondientes para códigos específicos de sustancias y la codificación CIE-9-MC y
   CIE-10-MC.
*Especificar* si: Persistente

## Trastorno neurocognitivo mayor o leve debido a infección por VIH

___.__ (___.__)     Trastorno neurocognitivo mayor debido a infección por VIH[b]
                   **Nota:** Codificar en primer lugar **042 (B20)** la infección por VIH.

**294.11** (F02.81)     Con alteración del comportamiento
**294.10** (F02.80)     Sin alteración del comportamiento

**331.83** (G31.84)     Trastorno neurocognitivo leve debido a infección por VIH[a]

## Trastorno neurocognitivo mayor o leve debido a enfermedad por priones

___.__ (___.__)     Trastorno neurocognitivo mayor debido a enfermedad por priones[b]
                   **Nota:** Codificar en primer lugar **046.79 (A81.9)** enfermedad por priones.

**294.11** (F02.81)     Con alteración del comportamiento
**294.10** (F02.80)     Sin alteración del comportamiento

**331.83** (G31.84)     Trastorno neurocognitivo leve debido a enfermedad por priones[a]

## Trastorno neurocognitivo mayor o leve debido a la enfermedad de Parkinson

___.__ (___.__)     Trastorno neurocognitivo mayor probablemente debido a la enfermedad
                   de Parkinson[b]
                   **Nota:** Codificar en primer lugar **332.0 (G20)** enfermedad de Parkinson.

**294.11** (F02.81)     Con alteración del comportamiento
**294.10** (F02.80)     Sin alteración del comportamiento

___.__ (___.__)     Trastorno neurocognitivo mayor posiblemente debido a la enfermedad de
                   Parkinson[b]
                   **Nota:** Codificar en primer lugar **332.0 (G20)** enfermedad de Parkinson.

**294.11** (F02.81)     Con alteración del comportamiento
**294.10** (F02.80)     Sin alteración del comportamiento

**331.83** (G31.84)     Trastorno neurocognitivo leve debido a la enfermedad de Parkinson[a]

## Trastorno neurocognitivo mayor o leve debido a la enfermedad de Huntington

___.__ (___.__)     Trastorno neurocognitivo mayor debido a la enfermedad de Huntington[b]
                   **Nota:** Codificar en primer lugar **333.4 (G10)** enfermedad de Huntington.

**294.11** (F02.81)     Con alteración del comportamiento
**294.10** (F02.80)     Sin alteración del comportamiento

**331.83** (G31.84)     Trastorno neurocognitivo leve debido a la enfermedad de Huntington[a]

Trastorno neurocognitivo mayor o leve debido a otra afección médica

___.__ (___.__)     Trastorno neurocognitivo mayor debido a otra afección médica[b]
        **Nota:** Codificar en primer lugar la otra afección médica.

**294.11** (F02.81)     Con alteración del comportamiento
**294.10** (F02.80)     Sin alteración del comportamiento

**331.83** (G31.84)     Trastorno neurocognitivo leve debido a otra afección médica

Trastorno neurocognitivo mayor o leve debido a etiologías múltiples

___.__ (___.__)     Trastorno neurocognitivo mayor debido a etiologías múltiples[b]
        **Nota:** Codificar en primer lugar todas las afecciones médicas causantes (excepto enfermedad vascular).

**294.11** (F02.81)     Con alteración del comportamiento
**294.10** (F02.80)     Sin alteración del comportamiento

**331.83** (G31.84)     Trastorno neurocognitivo leve debido a etiologías múltiples[a]

Trastorno neurocognitivo no especificado

**799.59** (R41.9)     Trastorno neurocognitivo no especificado[a]

# Trastornos de la personalidad

Trastornos de la personalidad: Grupo A

**301.0**  (F60.0)     Trastorno de la personalidad paranoide
**301.20** (F60.1)     Trastorno de la personalidad esquizoide
**301.22** (F21)     Trastorno de la personalidad esquizotípica

Trastornos de la personalidad: Grupo B

**301.7**  (F60.2)     Trastorno de la personalidad antisocial
**301.83** (F60.3)     Trastorno de la personalidad límite
**301.50** (F60.4)     Trastorno de la personalidad histriónica
**301.81** (F60.81)     Trastorno de la personalidad narcisista

Trastornos de la personalidad: Grupo C

**301.82** (F60.6)     Trastorno de la personalidad evitativa
**301.6**  (F60.7)     Trastorno de la personalidad dependiente
**301.4**  (F60.5)     Trastorno de la personalidad obsesivo-compulsiva

Otros trastornos de la personalidad

**310.1**  (F07.0)     Cambio de la personalidad debido a otra afección médica
        *Especificar* si: Tipo lábil, Tipo desinhibido, Tipo agresivo, Tipo apático, Tipo paranoide, Otro tipo, Tipo combinado, Tipo no especificado

**301.89** (F60.89)     Otro trastorno de la personalidad especificado

**301.9**  (F60.9)     Trastorno de la personalidad no especificado

# Trastornos parafílicos

El siguiente especificador se aplica a los trastornos parafílicos en los casos indicados:
[a]*Especificar* si: En un entorno controlado, En remisión total

| | | |
|---|---|---|
| **302.82** | (F65.3) | Trastorno de voyeurismo[a] |
| **302.4** | (F65.2) | Trastorno de exhibicionismo[a] |

*Especificar* si: Sexualmente excitado por exposición de los genitales a niños prepúberes, Sexualmente excitado por exposición de los genitales a individuos físicamente maduros, Sexualmente excitado por exposición de los genitales a niños prepúberes y a individuos físicamente maduros

| | | |
|---|---|---|
| **302.89** | (F65.81) | Trastorno de frotteurismo[a] |
| **302.83** | (F65.51) | Trastorno de masoquismo sexual[a] |

*Especificar* si: Con asfixiofilia

| | | |
|---|---|---|
| **302.84** | (F65.52) | Trastorno de sadismo sexual[a] |
| **302.2** | (F65.4) | Trastorno de pedofilia |

*Especificar* si: Tipo exclusivo, Tipo no exclusivo
*Especificar* si: Atracción sexual por el sexo masculino, Atracción sexual por el sexo femenino, Atracción sexual por ambos sexos
*Especificar* si: Limitado al incesto

| | | |
|---|---|---|
| **302.81** | (F65.0) | Trastorno de fetichismo[a] |

*Especificar:* Parte(s) del cuerpo, Objeto(s) inanimado(s), Otro

| | | |
|---|---|---|
| **302.3** | (F65.1) | Trastorno de travestismo[a] |

*Especificar* si: Con fetichismo, Con autoginofilia

| | | |
|---|---|---|
| **302.89** | (F65.89) | Otro trastorno parafílico especificado |
| **302.9** | (F65.9) | Trastorno parafílico no especificado |

## Otros trastornos mentales

| | | |
|---|---|---|
| **294.8** | (F06.8) | Otro trastorno mental especificado debido a otra afección médica |
| **294.9** | (F09) | Trastorno mental no especificado debido a otra afección médica |
| **300.9** | (F99) | Otro trastorno mental especificado |
| **300.9** | (F99) | Trastorno mental no especificado |

## Trastornos motores inducidos por medicamentos y otros efectos adversos de los medicamentos

| | | |
|---|---|---|
| **332.1** | (G21.11) | Parkinsonismo inducido por neurolépticos |
| **332.1** | (G21.19) | Parkinsonismo inducido por otros medicamentos |
| **333.92** | (G21.0) | Síndrome neuroléptico maligno |
| **333.72** | (G24.02) | Distonía aguda inducida por medicamentos |
| **333.99** | (G25.71) | Acatisia aguda inducida por medicamentos |
| **333.85** | (G24.01) | Discinesia tardía |
| **333.72** | (G24.09) | Distonía tardía |
| **333.99** | (G25.71) | Acatisia tardía |
| **333.1** | (G25.1) | Temblor postural inducido por medicamentos |
| **333.99** | (G25.79) | Otro trastorno motor inducido por medicamentos |
| __.__ | (__.__) | Síndrome de suspensión de antidepresivos |
| **995.29** | (T43.205A) | Hallazgo inicial |
| **995.29** | (T43.205D) | Hallazgo ulterior |
| **995.29** | (T43.205S) | Secuelas |

___.__ (___.__)     Otro efecto adverso de medicamentos

**995.20** (T50.905A)    Hallazgo inicial

**995.20** (T50.905D)    Hallazgo ulterior

**995.20** (T50.905S)    Secuelas

# Otros problemas que pueden ser objeto de atención clínica

## Problemas de relación

### Problemas relacionados con la educación familiar

**V61.20** (Z62.820)   Problema de relación entre padres e hijos

**V61.8**  (Z62.891)   Problema de relación con los hermanos

**V61.8**  (Z62.29)    Educación lejos de los padres

**V61.29** (Z62.898)   Niño afectado por una relación parental conflictiva

### Otros problemas relacionados con el grupo de apoyo primario

**V61.10** (Z63.0)     Relación conflictiva con el cónyuge o la pareja

**V61.03** (Z63.5)     Ruptura familiar por separación o divorcio

**V61.8**  (Z63.8)     Nivel elevado de emoción expresada en la familia

**V62.82** (Z63.4)     Duelo no complicado

## Maltrato y negligencia

### Maltrato infantil y problemas de negligencia

**Maltrato físico infantil**

Maltrato físico infantil, confirmado

**995.54** (T74.12XA) Hallazgo inicial

**995.54** (T74.12XD) Hallazgo ulterior

Maltrato físico infantil, sospechado

**995.54** (T76.12XA) Hallazgo inicial

**995.54** (T76.12XD) Hallazgo ulterior

Otras circunstancias relacionadas con el maltrato físico infantil

**V61.21** (Z69.010)   Visita de salud mental para la víctima de maltrato infantil por parte de los padres

**V61.21** (Z69.020)   Visita de salud mental para la víctima de maltrato infantil no parental

**V15.41** (Z62.810)   Historia personal (antecedentes) de maltrato físico infantil

**V61.22** (Z69.011)   Visita de salud mental para el autor de maltrato infantil parental

**V62.83** (Z69.021)   Visita de salud mental para el autor de maltrato infantil no parental

**Abuso sexual infantil**

Abuso sexual infantil, confirmado

**995.53** (T74.22XA) Hallazgo inicial

**995.53** (T74.22XD) Hallazgo ulterior

Abuso sexual infantil, sospechado

**995.53** (T76.22XA) Hallazgo inicial

**995.53** (T76.22XD) Hallazgo ulterior

Otras circunstancias relacionadas con el abuso sexual infantil

**V61.21** (Z69.010)   Visita de salud mental para la víctima de abuso sexual infantil por parte de los padres

**V61.21** (Z69.020)   Visita de salud mental para la víctima de abuso sexual infantil no parental

**V15.41** (Z62.810)   Historia personal (antecedentes) de abuso sexual infantil

**V61.22** (Z69.011)   Visita de salud mental para el autor de abuso sexual infantil parental

**V62.83** (Z69.021)   Visita de salud mental para el autor de abuso sexual infantil no parental

**Negligencia infantil**

Negligencia infantil, confirmada

**995.52** (T74.02XA)    Hallazgo inicial

**995.52** (T74.02XD)    Hallazgo ulterior

Negligencia infantil, sospechada

**995.52** (T76.02XA)    Hallazgo inicial

**995.52** (T76.02XD)    Hallazgo ulterior

Otras circunstancias relacionadas con la negligencia infantil

**V61.21** (Z69.010)    Visita de salud mental para la víctima de negligencia infantil parental

**V61.21** (Z69.020)    Visita de salud mental para la víctima de negligencia infantil no parental

**V15.42** (Z62.812)    Historia personal (antecedentes) de negligencia infantil

**V61.22** (Z69.011)    Visita de salud mental para el autor de negligencia infantil parental

**V62.83** (Z69.021)    Visita de salud mental para el autor de negligencia infantil no parental

**Maltrato psicológico infantil**

Maltrato psicológico infantil, confirmado

**995.51** (T74.32XA)    Hallazgo inicial

**995.51** (T74.32XD)    Hallazgo ulterior

Maltrato psicológico infantil, sospechado

**995.51** (T76.32XA)    Hallazgo inicial

**995.51** (T76.32XD)    Hallazgo ulterior

Otras circunstancias relacionadas con el maltrato psicológico infantil

**V61.21** (Z69.010)   Visita de salud mental para la víctima de maltrato psicológico infantil por parte de los padres

**V61.21** (Z69.020)   Visita de salud mental para la víctima de maltrato psicológico infantil no parental

**V15.42** (Z62.811)   Historia personal (antecedentes) de maltrato psicológico infantil

**V61.22** (Z69.011)   Visita de salud mental para el autor de maltrato psicológico infantil parental

**V62.83** (Z69.021)   Visita de salud mental para el autor de maltrato psicológico infantil no parental

## Maltrato del adulto y problemas de negligencia

### Violencia física por parte del cónyuge o la pareja

Violencia física por parte del cónyuge o la pareja, confirmada

**995.81** (T74.11XA)   Hallazgo inicial

**995.81** (T74.11XD)   Hallazgo ulterior

Violencia física por parte del cónyuge o la pareja, sospechada

**995.81** (T76.11XA)   Hallazgo inicial

**995.81** (T76.11XD)   Hallazgo ulterior

Otras circunstancias relacionadas con la violencia física por parte del cónyuge o la pareja

**V61.11** (Z69.11)   Visita de salud mental para la víctima de violencia física por parte del cónyuge o la pareja

**V15.41** (Z91.410)   Historia personal (antecedentes) de violencia física por parte del cónyuge o la pareja

**V61.12** (Z69.12)   Visita de salud mental para el autor de violencia física hacia el cónyuge o la pareja

### Violencia sexual por parte del cónyuge o la pareja

Violencia sexual por parte del cónyuge o la pareja, confirmada

**995.83** (T74.21XA)   Hallazgo inicial

**995.83** (T74.21XD)   Hallazgo ulterior

Violencia sexual por parte del cónyuge o la pareja, sospechada

**995.83** (T76.21XA)   Hallazgo inicial

**995.83** (T76.21XD)   Hallazgo ulterior

Otras circunstancias relacionadas con la violencia sexual por parte del cónyuge o la pareja

**V61.11** (Z69.81)   Visita de salud mental para la víctima de violencia sexual por parte del cónyuge o la pareja

**V15.41** (Z91.410)   Historia personal (antecedentes) de violencia sexual por parte del cónyuge o la pareja

**V61.12** (Z69.12)   Visita de salud mental para el autor de violencia sexual por parte del cónyuge o la pareja

## Negligencia por parte del cónyuge o la pareja

Negligencia por parte del cónyuge o la pareja, confirmada

**995.85** (T74.01XA)    Hallazgo inicial

**995.85** (T74.01XD)    Hallazgo ulterior

Negligencia por parte del cónyuge o la pareja, sospechada

**995.85** (T76.01XA)    Hallazgo inicial

**995.85** (T76.01XD)    Hallazgo ulterior

Otras circunstancias relacionadas con la negligencia por parte del cónyuge o la pareja

**V61.11** (Z69.11)       Visita de salud mental para la víctima de negligencia por parte del cónyuge o la pareja

**V15.42** (Z91.412)      Historia personal (antecedentes) de negligencia por parte del cónyuge o la pareja

**V61.12** (Z69.12)       Visita de salud mental para el autor de negligencia por parte del cónyuge o la pareja

## Maltrato psicológico por parte del cónyuge o la pareja

Maltrato psicológico por parte del cónyuge o la pareja, confirmado

**995.82** (T74.31XA)    Hallazgo inicial

**995.82** (T74.31XD)    Hallazgo ulterior

Maltrato psicológico por parte del cónyuge o la pareja, sospechado

**995.82** (T76.31XA)    Hallazgo inicial

**995.82** (T76.31XD)    Hallazgo ulterior

Otras circunstancias relacionadas con el maltrato psicológico por parte del cónyuge o la pareja

**V61.11** (Z69.11)       Visita de salud mental para la víctima de maltrato psicológico por parte del cónyuge o la pareja

**V15.42** (Z91.411)      Historia personal (antecedentes) de maltrato psicológico por parte del cónyuge o la pareja

**V61.12** (Z69.12)       Visita de salud mental para el autor de maltrato psicológico por parte del cónyuge o la pareja

## Maltrato del adulto por parte de una persona distinta del cónyuge o la pareja

Maltrato físico del adulto por parte de una persona distinta del cónyuge o la pareja, confirmado

**995.81** (T74.11XA)    Hallazgo inicial

**995.81** (T74.11XD)    Hallazgo ulterior

Maltrato físico del adulto por parte de una persona distinta del cónyuge o la pareja, sospechado

**995.81** (T76.11XA)    Hallazgo inicial

**995.81** (T76.11XD)    Hallazgo ulterior

Abuso sexual del adulto por parte de una persona distinta del cónyuge o la pareja, confirmado

**995.83** (T74.21XA)    Hallazgo inicial

**995.83** (T74.21XD)    Hallazgo ulterior

Abuso sexual del adulto por parte de una persona distinta del cónyuge o la pareja, sospechado

**995.83** (T76.21XA)    Hallazgo inicial

**995.83** (T76.21XD)    Hallazgo ulterior

Maltrato psicológico del adulto por parte de una persona distinta del cónyuge o la pareja, confirmado

**995.82** (T74.31XA)    Hallazgo inicial

**995.82** (T74.31XD)    Hallazgo ulterior

Maltrato psicológico del adulto por parte de una persona distinta del cónyuge o la pareja, sospechado

**995.82** (T76.31XA)    Hallazgo inicial

**995.82** (T76.31XD)    Hallazgo ulterior

Otras circunstancias relacionadas con el maltrato o abuso del adulto por parte de una persona distinta del cónyuge o la pareja

**V65.49** (Z69.81)    Visita de salud mental para la víctima de maltrato o abuso del adulto por parte de una persona distinta del cónyuge

**V62.83** (Z69.82)    Visita de salud mental para el autor de maltrato o abuso del adulto por parte de una persona distinta del cónyuge

### Problemas educativos y laborales

#### Problemas educativos

**V62.3** (Z55.9)    Problema académico o educativo

#### Problemas laborales

**V62.21** (Z56.82)    Problema relacionado con el estado actual de despliegue militar

**V62.29** (Z56.9)    Otro problema relacionado con el empleo

### Problemas de vivienda y económicos

#### Problemas de vivienda

**V60.0**   (Z59.0)    Personas sin hogar

**V60.1**   (Z59.1)    Alojamiento inadecuado

**V60.89** (Z59.2)    Discordia con un vecino, inquilino o arrendador

**V60.6**   (Z59.3)    Problema relacionado con la vida en una residencia institucional

#### Problemas económicos

**V60.2** (Z59.4)    Falta de alimentos adecuados o de agua potable

**V60.2** (Z59.5)    Pobreza extrema

**V60.2** (Z59.6)    Ingresos bajos

**V60.2** (Z59.7)    Seguro social o asistencia pública insuficiente

**V60.9** (Z59.9)    Problema de vivienda o económico no especificado

### Otros problemas relacionados con el entorno social

**V62.89** (Z60.0)    Problema de fase de la vida

**V60.3** (Z60.2)    Problema relacionado con vivir solo

**V62.4** (Z60.3)    Dificultad de aculturación

**V62.4** (Z60.4)    Exclusión o rechazo social

**V62.4** (Z60.5)    Blanco (percibido) de discriminación adversa o persecución

**V62.9** (Z60.9)    Problema relacionado con el entorno social no especificado

## Problemas relacionados con delincuencia o interacción con el sistema legal

**V62.89** (Z65.4)    Víctima de delincuencia

**V62.5** (Z65.0)    Sentencia civil o penal sin encarcelamiento

**V62.5** (Z65.1)    Encarcelamiento u otra reclusión

**V62.5** (Z65.2)    Problemas relacionados con la excarcelación

**V62.5** (Z65.3)    Problemas relacionados con otras circunstancias legales

## Otros encuentros con los servicios sanitarios para asesoramiento y consejo médico

**V65.49** (Z70.9)    Asesoramiento sexual

**V65.40** (Z71.9)    Otro asesoramiento o consulta

## Problemas relacionados con otras circunstancias psicosociales, personales o ambientales

**V62.89** (Z65.8)    Problema religioso o espiritual

**V61.7** (Z64.0)    Problemas relacionados con embarazo no deseado

**V61.5** (Z64.1)    Problemas relacionados con multiparidad

**V62.89** (Z64.4)    Discordia con el proveedor de servicios sociales, incluido perito, gestor de casos o asistente social

**V62.89** (Z65.4)    Víctima de terrorismo o tortura

**V62.22** (Z65.5)    Exposición a catástrofe, guerra u otras hostilidades

**V62.89** (Z65.8)    Otro problema relacionado con circunstancias psicosociales

**V62.9** (Z65.9)    Problema no especificado relacionado con circunstancias psicosociales no especificadas

## Otras circunstancias de la historia personal

**V15.49** (Z91.49)    Otra historia personal de trauma psicológico

**V15.59** (Z91.5)    Historia personal de autolesión

**V62.22** (Z91.82)    Historia personal de despliegue militar

**V15.89** (Z91.89)    Otros factores de riesgo personal

**V69.9** (Z72.9)    Problema relacionado con el estilo de vida

**V71.01** (Z72.811)    Comportamiento antisocial del adulto

**V71.02** (Z72.810)    Comportamiento antisocial infantil o adolescente

## Problemas relacionados con el acceso a la asistencia médica y otra asistencia sanitaria (726)

**V63.9** (Z75.3)    No disponibilidad o acceso a centros de asistencia sanitaria

**V63.8** (Z75.4)    No disponibilidad o acceso a otros centros de ayuda

## Incumplimiento de tratamiento médico

**V15.81** (Z91.19)    Incumplimiento de tratamiento médico

**278.00** (E66.9)    Sobrepeso u obesidad

**V65.2** (Z76.5)    Simulación

**V40.31** (Z91.83)     Vagabundeo asociado a un trastorno mental
**V62.89** (R41.83)     Funcionamiento intelectual límite

# Índice

Los números de página en negrita se refieren a tablas.
Los números de página seguidos de *n* indican notas.